Stop
Alzheimer's
Now!

即时遏止
阿尔兹海默症

[美] 布鲁斯·菲佛(Bruce Fife)

上海科学普及出版社

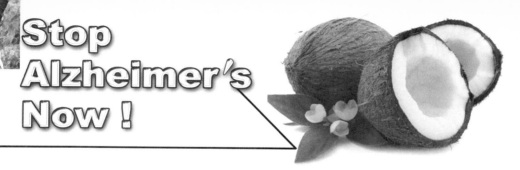

图书在版编目(CIP)数据

本书版权登记号：图字：09-2017-092号

即时遏止阿尔兹海默症/(美)布鲁斯·菲佛(Bruce Fife)著；

张贻新翻译小组译. --上海：上海科学普及出版社，2017.3

ISBN 978-7-5427-6868-1

Ⅰ. ①即…　　Ⅱ. ①布…　②张…　　Ⅲ. ①阿尔兹海默

病一防治　Ⅳ. ①R749.1

中国版本图书馆 CIP 数据核字(2017)第 037828 号

即时遏止
阿尔兹海默症

作　　者：[美]布鲁斯·菲佛(Bruce Fife)

译　　者：张贻新翻译小组

出 版 者：上海科学普及出版社

　　　　　　（上海市中山北路 832 号　http://www.pspsh.com）

印　　刷：上海金顺包装印刷厂

开　　本：787×1092　16 开

印　　张：29

字　　数：470 千字

标准书号：ISBN 978-7-5427-6868-1

版　　次：2017 年 3 月第 1 版　2017 年 3 月第 1 次印刷

定　　价：128.00 元

出 版 说 明

　　本书力求所述信息的完整性与正确性。然而,本书出版者与作者均非针对个别读者提供专业建议或服务。书中所述的理念、疗程与建议无法取代医师的诊治,所有与您健康相关的议题均需寻求专业医疗咨询。本书作者与出版者均不承担任何因与书中所述的信息或建议而导致的损失或伤害等相关责任。

　　本书中所指的椰子油,无特别指出的,均指冷压榨椰子油(Vrigin Coconut Oil)。它是一种在低温中被压榨提取,不使用任何化学成分和溶剂,只用新鲜椰子肉制成,保留了椰子纯天然的植物元素,有淡雅的椰子清香的椰子油。

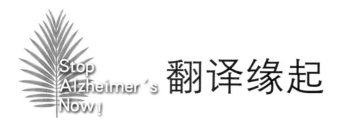

翻译缘起

随着《椰子的疗效》简体中文版的发行，我们很高兴看到冷压榨椰子油在中国大陆地区被越来越多的人所了解和使用，也给千万中国家庭带去了更加健康的生活方式。

布鲁斯·菲佛博士继《椰子的疗效》（*Coconut Cures*）一书之后，再度与张贻新先生携手向中国广大读者推荐《即时遏止阿尔兹海默症》。该书荣获2012年美国鹦鹉螺图书奖。书中详细、科学地阐述了冷压榨椰子油在遏止以阿尔兹海默症为代表的各类失智症中所起到的作用，并提供了大量关于健康生活的建议和观点。

汤金兵先生和姜欣培先生很荣幸再次接受本书中文版所有人张贻新先生的委托推出《即时遏止阿尔兹海默症》（*Stop Alzheimer's Now !*）的简体中文版。我们由衷地希望本书能给患有以阿尔兹海默症为代表的各类失智症的患者及其家庭带来希望和温暖。

最后，祝愿所有热爱生活、追求幸福的人们永远充满活力，健康幸福！

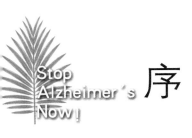

序

罗素·L.布雷洛克 医师(Russell L. Blaylock, M. D. , CCN)

神经科学理论研究中心主任(Theoretical Neurosciences Research, LLC)

生物学客座教授

密西西比州杰克森市贝尔文大学(Belhaven University, Jackson, MS)

www. blaylockwellness. com

www. russellblaylockmd. com

　　我常获邀为新书写序,并尝试在同意写序的时候也务求保持洞察力。当菲佛医师要求我为他的书——《即时遏止阿尔兹海默症》写序时,我便对他表示想先读过原稿,看看我是不是同意他的论述。他毫不犹豫地答应了。

　　开始翻阅数章之后,我很高兴了解到菲佛医师不只饱读有关人脑退化的科学与医学文献,更确切理解导致诸如阿尔兹海默症、帕金森病与卢·盖瑞氏症(Lou Gehrig's-Amyotrophic Lateral Sclerosis, ALS 肌萎缩性脊髓侧索硬化症)这些具破坏性疾病的致病机制。

　　多年以来,神经科学专家对于阿尔兹海默症与帕金森病等神经退行性疾病的发生感到困惑。这些疾病似乎也对抗着所有研究者的心力付出,令人难以探寻造成局部或广泛脑部退化以及发病频率常随着年龄老化提高的原因。

　　许多事物似乎也与这些病症有关,例如:接触重金属(汞与铅)、特定轻金属(铝、镉)、杀虫剂、除草剂、杀菌剂、头部创伤、感染与特定基因(APOE4)的遗传。尽管遍阅大量的资料与数千件罹病脑组织的病理检测,神经科学专家对这病症仍然所知有限。

　　虽然他们了解,在每件神经退行性疾病的个案中常发现显微病理组织的特定变异,却不太理解这些变异是如何,又为何发生? 例如,他们知道一种称为 β-淀粉样蛋白(beta-amyloid)的结构异常蛋白质积聚于阿尔兹海默症患者大脑组织中的特定部位,而且其神经管中的树状突起也异常(称为神经纤维

1

结节——由过度磷酸化的 tau 蛋白所造成）。但是，又是什么导致这些变异？

已经耗费数千万美元的研究经费研究有关 β-淀粉样蛋白以及 tau 蛋白的生物化学专家，解答却是寥寥无几。同时，每年均诊断出数百万件神经退行性疾病的病例，令人极为忧心。这些疾病的发病率不断增加，也正快速扩散至较年轻的人群。换句话说，40 岁的年轻一代也罹患了原来被认为只发生于老年人的失智疾病。

借由本书，您将了解这些具破坏性的神经性疾病发生率成长的原因。过去 10 年来，神经科学专家已经获得许多惊人的发现。最重要的是，随着我们老化，大脑发炎变得更为严重，对部分人而言，这种状况更为惊人。也正是这群人面临罹患神经退行性疾病的最高风险。

菲佛医师的著作以浅显易懂而具逻辑的方式，引导读者破解错综复杂的致病原因。人脑是极为复杂的结构，至今仍难以完全理解。不同于其他器官，大脑功能依赖着数以万兆的联结进行奇迹般的交互作用、成千上万的生物化学反应、极端繁复的生物物理组织，还有神经元、神经胶质细胞、神经传递介质、神经调节物质及神经肽等进行瞬息万变的交互作用。

要了解这些神经退行性疾病的核心肇因，即是要理解由大脑固有的免疫细胞、小胶质细胞、星形胶质细胞以及来自身体免疫细胞、巨噬细胞、单核细胞和 T 细胞等交互作用所掌控的大脑独特免疫系统。

一般而言，这些大脑免疫细胞处于静止的休憩状态，一旦大脑受到惊扰，不论原因为何，这些免疫细胞顿时启动，而倾泻出具毁灭性的免疫细胞因子、兴奋毒素以及大量的自由基与油脂过氧化产物。这些"不速之客"的目标在于追杀入侵大脑的细菌、病菌或真菌。在正常状况之下，得以迅速平息这种袭击，而小胶质细胞也转换模式尝试修补为了追杀入侵者所造成的损害；也就是收拾受到连累的残局（称为祸及无辜）。

目前可以证明的是，包括阿尔兹海默症、额颞叶失智症（Frontotempora Degeneration，FTD）、路易小体失智症（Dementia with Lewy Bodies）、血管型失智症（Vascular Dementia）、亨延顿舞蹈症（Huntington's Disease）、肌萎缩性脊髓侧索硬化症、多发性硬化症（Multiple Sclerosis，MS）或甚至与年龄有关的记忆丧失等多种神经退行性疾病中都发现类似的过程。有几个因素造成大脑的免疫系统在启动之后未能如期关闭，反而持续释放出毁灭性的免疫细胞因子、兴奋毒素以及自由基。状况甚至可以延续数十年。

菲佛医师在书中揭晓在此过程中大脑能量生产的关键重要性。多数的细胞能量包括神经元,都是由线粒体所产生。粒线体也同时是多数自由基与油脂过氧化产物的来源。现在我们了解,远在任何神经性症状出现前——也就是说,在出现任何记忆问题、方向障碍或迷乱之前,粒线体的能量制造早已发生失能。

一项研究显示,具有 APOE4 基因、平均年龄 55 岁的男性中,大脑呈现线粒体能量制造受到显著压抑的部位,与阿尔兹海默症患者的大脑病变在同一部位。在发病前数十年即存在此现象。更有惊人的研究显示,检查带有 APOE4 基因、平均年龄 30.7 岁年轻男性的大脑代谢功能发现:即使在如此年轻的阶段,在同样部位中,大脑线粒体的能量制造就已经明显受损。因此,确切证实了大脑能量代谢在任何症状出现的数十年之前就已经开始衰退。然而,最大的疑问则是什么导致线粒体衰退?

我们现在的生活环境,也就是我们饮用的水、呼吸的空气、摄取的食物都来自化学毒海之中。惊人的证据显示:许多化学物质损坏了粒线体制造能量的能力。也同时了解到:这些化学物质之中许多都会相互激化个别毒性,亦即具有协同性。这是指,当具有神经毒的化学物质剂量低于可能造成毒性的一般值时,一经混合即完全具有毒性。环保部门与食品药物管理部门在评估时则鲜少考虑或检测此化学协同性。

汞、铅、镉、氯、铝、众多杀虫剂、除草剂以及杀菌剂对粒线体都具有毒性,而我们也都暴露于所有这些毒素之中,无人能豁免。证据更明确显示,这些毒素也长期启动小胶质细胞而导致大脑发炎;而因为所启动的小胶质细胞群组的不同引发不同的神经性疾病。最高浓度的小胶质细胞常见于中脑的黑质部位之中(帕金森病)以及受到阿尔兹海默症影响的部位。

讽刺的是,这也显示发炎的诱发,例如疫苗的接种,可能增加部分环境毒素的神经毒性——特别是杀虫剂。同时也了解到,兴奋神经传递介质的接收器与发炎细胞因子的交互作用激化了兴奋性毒性。我暂时以"免疫兴奋性毒性"这个名词来描述大脑发炎与兴奋性毒性的摧毁性互动。诸多证据显示:免疫兴奋性毒性在许多神经性疾病与失调中扮演了核心的角色,包括神经退行性疾病、脑卒中、多发性硬化症、头部受伤与脑部感染。这也解释了为什么许多事物与这些病症均有关联。

这也与线粒体失调有关。据了解,兴奋性毒性本身削减了线粒体的功能、剧烈地增加了氧化压力以及脂质过氧化作用并阻碍了线粒体从神经元细胞体到突触的必要迁移。有趣的是,脑部发炎也导致一样的效果。免疫兴奋性毒性呈现所有神经退行性疾病本身的特性，包括β-淀粉样蛋白的累积以及神经纤维絮的结节。

已经确认的是：不论原因为何，抑制线粒体会更加激化兴奋性毒性。也有可能线粒体本身的失调一旦开始便更加剧烈，而超越了免疫兴奋性毒性的过程。这也解释了为什么线粒体异常的人在失智的症状发生之前仍然可以长期拥有正常的脑部功能。研究显示：线粒体自体功能的温和减退很少阻碍脑部功能。但是，经过一段时间之后，因为粒线体失调而引发的氧化压力与脂质氧化作用可能在相当程度上损害了与神经树突之间的联结而导致脑部功能受到阻碍。在此阶段，小胶质细胞便会启动并延续免疫兴奋性毒性的病理进程。

如书中所解释的，借由造成身体产生更多的酮（Ketone）并借由从中链三酸甘油酯（Medium-Chain Triglycerides）供给酮，不但能显著刺激线粒体的能量制造，另外数项研究显示，可以在同时促成线粒体减少产生自由基。这显示出酮具有坚强的抗发炎属性并能强固防御大脑免于兴奋性毒性。

尽管增加酮的摄取是导致代谢与兴奋性毒性问题的关键，如书中所述，借由特定的膳食改变并结合服用特殊补充品以提供更多防护。举例而言，姜黄素（Curcumin）呈现对抗兴奋性毒性、减少脑部发炎，并提供强效的防护、抵御部分对脑部反应最有害的氧与氮，这是其他抗氧化维生素所无能为力的。数种植物黄酮类化合物也呈现类似的效果，包括芹菜、木樨草素（毛地黄黄酮）、橙皮苷、鞣花酸与儿茶素。

本书不仅具有整体学术品质，我对于其就控制慢性感染，特别是口腔感染的重要性等细节的讨论而感受良深。这些感染主导脑部免疫兴奋性毒性的诱发与驱使。如菲佛医师所言，椰子油显著减缓口腔感染以及系统性的感染。保护我们的另一名主要成员则是维生素 D_3：他针对维生素 D_3 制造抗菌肽的讨论是我所研读过最优秀的论述之一。

最后，本书不只是一本有关神经退行性疾病的神经病理因果关系的科学论文，菲佛医师拟定了特别大作战以对抗这种疾病，既妥切符合我们对这些病症的理解又容易遵循。我想鼓励所有患者，包括我们多数人，都要仔细研读本书。这部宝典藏着无价的信息与务实的忠告。

罗素·L.布雷洛克医师是领有专业证照的神经外科医师，也是密西西比大学神经外科的前任临床助理教授。著作有三部书：《兴奋性毒素：致命的美味》(Excitotoxins: The Taste That Kills)、《救命的健康与营养秘诀》(Health and Nutrition Secrets That Can Save Your Life)、《癌症病患的天然策略》(Natural Strategies for Cancer Patients),并共同著作了《泛自闭症障碍的细胞与分子生物学》(Cellular and Molecular Biology of Autism Spectrum Disorders)。布雷洛克医师同时担任《美国营养医学协会期刊》(Journal of the American Nutraceutical Association)与《美国内外科医师期刊》(Journal of American Physicians and Surgeons)的编辑成员。目前任职密西西比州杰克森市贝尔文大学生物学客座教授,以及神经科学理论研究中心主任。

目录

Stop Alzheimer's Now!

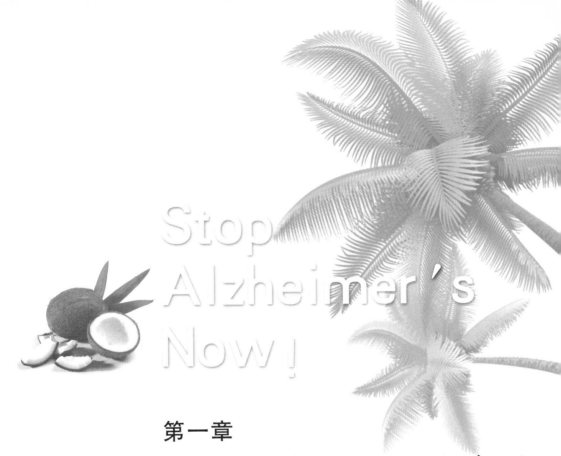

Stop
Alzheimer's
Now！

第一章

阿尔兹海默症能治愈吗

全在脑子里

阿尔兹海默症是令人惊恐的疾病，不只掠走了患者的记忆力，还有他们思考、推理、自我照护的能力以及社会功能。这种疾病所威胁的对象不论贵贱，无论是巨贾、贫民、名人还是一般人，无论受教育高低，全都一视同仁。

美国前总统隆纳德·里根(Ronald Reagan)与导致心智衰退的阿尔兹海默症奋战10年之后辞世。1994年11月5日，里根以一份亲笔信宣布他已经步入阿尔兹海默症的初期阶段："我现在步上这个终会将我引往人生夕暮的旅程……真希望有什么方法能让我太太南希免除这种痛苦的体验。"

之后，南希·里根(Nancy Reagan)在丈夫健康恶化时提到她的煎熬："里根的漫长旅程终于将他带往我无法能及的遥远之境。我们再也不能分享厮守52年的美好回忆，我想，这是最艰难的部分。"

莎拉·哈里斯(Sarah Harris)非常了解阿尔兹海默症所带来的忧伤。她的丈夫俄尼(Ernie)只有56岁，但是罹病3年之后，她必须包办处理他所有的事：喂他吃饭、帮他洗澡更衣，甚至帮他刷牙。哈里斯说："有一天，他醒来后看着我，问：'你是哪位？'这可能是最令人心碎的事了。"

目前，药物治疗是唯一的选项。安东尼奥·瓦斯奎兹(Antonio Vasquez)在60岁时开始受到阿尔兹海默症的影响。因为老是将巧克力碎片饼干烤焦或是忘记放进烤箱，而失去了烘焙坊的工作。然后他要去面试工作时却迷了路，在自家社区中绕圈子。安东尼奥服用了阿尔兹海默症患者广泛使用的药物——爱忆欣(Aricept)，一般认为可以舒缓症状，却无法抑制这种疾病或甚至减缓进程。该药物的不良反应通常包括：恶心、呕吐、腹泻、头痛、失眠、全身痛楚以及晕眩，更常常伴随抽筋、疲倦、忧郁、关节炎、皮肤变色及昏厥。最近研究显示，该药甚至会增加死亡风险。呈报的优点则微乎其微，也无法逆转或抑制该病的蔓延，缺点却甚为惊人。但是，又还能怎么办呢？

苏(Sue)与唐·米勒(Don Miller)对于药物治疗没有兴趣。唐在55岁时确诊罹病。唐说："在罹患阿尔兹海默症之前，我头脑很敏锐。我的智力急剧下降。"原来是财务经理的他现在连找换零钱或付账单都做不了。

苏·米勒说："我记得陪着去复诊时，医师看着我们说：'两位有没有思考过阿尔兹海默症这种疾病？'我们几乎瘫软在地上。那是老年人的疾病啊！"

医师的诊断给我们造成了重大的打击。

尽管多数人在 70 岁之后才确诊罹病,阿尔兹海默症却也侵袭中年人。面对漫长、广泛的记忆与心智毁损,米勒夫妻正考虑着一项新式的治疗——基因治疗。这种治疗包括将特定生长蛋白注入大脑深处。科学家相信神经生长因子具有复活大脑细胞并延缓老化过程的潜能。

这项实验需要在唐的大脑钻洞,风险包括疼痛、流血、大脑的永久伤害甚至死亡。苏·米勒说:"我从来没想过自己是个甘愿冒风险的人。但是,又没有别的选择了。令人挫败的是,没有选择。"

对米勒夫妇而言,这实在是令人忧烦的取舍:到底是该让唐经历阿尔兹海默症既定的漫漫侵袭,或是参与这项医学冒险的不确定性并与风险竞赛。这两种选择都不能提供慰藉。

振作起来吧!如果朋友或自己所关爱的人患有阿尔兹海默症,或是如果想要防护自己免于罹患这种令人绝望的疾病,还是有希望的!不用吃药,也不用冒险接受脑部手术。解决方法与膳食疗法以及强化大脑的特定医药食物有关,可以遏止疾病进程。而在多数案例中,这些显著的改善甚至无法借由药物或其他疗程达成。

许多阿尔兹海默症患者现在也运用这项成效卓著的计划。

"好像脑袋中的电灯突然点亮了一样。"

"感觉像是另一个人。"

"我的人生恢复了!"

这些患者在遵循本书拟定的计划后,表达的感言描述着重新取得失去的认知能力与记忆、体验到社交能力的改善、增加与他人的互动、展现对话能力、重获幽默感、重拾喜爱的活动,并再次欢享人生。甚至多名患者视力也从青光眼及黄斑部病变的状况获得改善。这很合乎理论,因为眼睛是脑部的延展,许多案例中,大脑获得的疗愈也会惠及眼睛。

全球性流行疾病

现在全球约有超过 3 500 万人罹患失智症。每年美国约有 26 万例新确诊病例,全球则有 460 万例新确诊病例;也就是每 7 秒就有一例新确诊病例。预估全球到 2030 年患此病人数更会增加 1 倍,达到 7 000 万人。

阿尔兹海默症是最常见的失智症。在美国,65 岁以上的人群中每 8 人就有 1 人,而 85 岁以上的人群则多达半数人罹患阿尔兹海默症。每 3 个家庭至少就有一名成员罹患阿尔兹海默症。据报道,养老中心的老人半数都罹患阿尔兹海默症或其他失智疾病。

次于阿尔兹海默症的则是帕金森病,这种神经肌肉疾病是最普遍的神经退行性疾病,全球共有 400 万人罹病。另外还有数百万人罹患肌萎缩性脊髓侧索硬化症、亨廷顿舞蹈症及其他神经退行性疾病。

对神经退行性疾病而言,年龄是最大的风险因素。由于平均寿命的延长,随着人口老化,预期罹病人数也将急剧增加。婴儿潮时代(出生于生育率高涨的 1946—1964 年)现在正进入黄金年代,却也开始步入神经退行性疾病显现阶段。

担任国际阿尔兹海默症学会(Alzheimer's Disease International,ADI)总监的黛希·雅柯丝塔医师(Daisy Acosta,MD)说:"我们正面临一个紧急状态。"阿尔兹海默症、帕金森病以及其他神经退行性疾病的跃升超乎预期。比起科学家 5 年前的预估,现在阿尔兹海默症的罹病率还更超过 10%。如果维持这样下去,这将远远超过本已令人心惊的预估值。

受到罹病率增加的警示,ADI 敦促世界卫生组织(World Health Organization)将失智症列为健康的优先议题,以便各国政府跟进,更敦促将主要的新投资注入研究中,以发现导致失智症的原因;而若不能遏止,则努力研究如何延缓这种渐进掠夺患者记忆以及自我照护能力、最终致命的可怕的脑部疾病。目前并没有治愈的方法,当今药物只能暂时缓和症状。科学家甚至不确定造成阿尔兹海默症的原因。美国阿尔兹海默症协会(US Alzheimer Association)正推动研究,增加经费至每年 10 亿美元。

尽管绝对有必要增加更多的研究,我们倒也不用再多等 10 年、20 年或 30 年以求得有效的治疗。治疗方法早已存在,本书的目的就是要将这信息传递给所有需要协助的人。书中将会揭晓导致神经退行性疾病的主要因子,还有最重要、最普遍的因素;更重要的是,如何同时预防或甚至逆转这类疾病。

革命性突破

史提夫·纽波特(Steve Newport)是一名 50 多岁的会计师。起先,他只

即时遏止 阿尔兹海默症

是在工作上出现了问题。过了几个月，他变得更加乱了套，老是出错，并感到挫败和忧郁。史提夫说："我不知道到底怎么了，我感到很混乱。"他终于向一名神经科医师求诊，被诊断为初期阿尔兹海默症。最初他吃了几颗医师开的处方药爱忆欣（Aricept），似乎也没什么作用。而病症持续恶化，最后发展为手部及脸部颤抖，并开始难以保持平衡，甚至影响走路。

他的妻子玛莉·纽波特医师一直在寻找可能有益的新疗法。她偶然发现一份公告，正寻求自愿者参加一款阿尔兹海默症新药物的临床研究。初步研究展现惊人的效果：不仅遏止了这项疾病的进程，而且能达成记忆的实质进步，这更是任何其他药物都难以达成的效果。

她试着让史提夫加入这项研究，却因为他状况太过严重而被拒绝。即使有了这种新的奇迹药方，他仍然被认为是毫无希望，也无药可医。她说："我们伤心欲绝。"

在研究这款新药时，纽波特医师发现了其活性成分是被称为中链三酸甘油酯或中链三酸甘油酯油的特殊种类油脂。中链三酸甘油酯油撷取自椰子油，而椰子油的 60% 是由中链三酸甘油酯所组成。她说："我突然被点醒了，为什么不干脆试试以椰子油当膳食补充品？这会有什么损失？"于是她前往健康食品店挑了一些椰子油，开始让史提夫每天食用。奇迹出现了，史提夫感觉到脑中的迷雾仿佛被吹散了。到了第五天，史提夫就有相当的进步。

纽波特医师说："他说，好像有人给他点亮了灯。他变得有警觉、笑容满面，还会开玩笑。他又成了史提夫。他回来了！"

经过几个月，他的颤抖消失了，阻碍阅读的视觉干扰也消失了，变得乐于社交，对周围的人也很有兴趣。虽然说话语句仍会停顿，但他又开始阅读了；还在他妻子的医院当志愿者，还能除草。在膳食改变之前，他会将除草机解体，将油倒入油箱，然后忘记除草。

史提夫·纽波特在两年前确诊为严重的阿尔兹海默症患者。现在经过膳食的调整，已经恢复了大部分的认知技巧与记忆。史提夫很幸运地娶了一名医师，引导他往正确的方向。

纽波特医师说："我有活生生的证据证明这可以帮助患者。我要把这信息告诉所有人，这也可以帮助他们。"

酮疗程

史提夫显著成功的秘密可归功于酮疗程（Ketone therapy）。酮是由肝脏特别为滋养脑部所制造的特殊高能量燃料。正常情况下，血液中仅含有少量的酮；但在特别状况下，酮的浓度将会爆量上升以供给脑部能量，并提供基础材料以形成新的脑部组织。

阿尔兹海默症患者的脑细胞难以代谢葡萄糖——脑部的主要能量来源。一旦缺乏充分的燃料，脑细胞便会灭亡。而酮则是供应脑部生存与运作所需的能量。

纽约市哥伦比亚大学医学院名誉教授汐欧朵蕊·梵意特里耶医师（Theordore Vanltallie，MD）研究酮已经超过 25 年，他表示："我们了解到如果将酮提供给患者，就能绕开这个葡萄糖的阻碍。酮是滋养脑部的高能量燃料。"

人一旦未能摄取提供葡萄糖的食物，例如经历饥饿或严格的热量限制，人体便借由溶解体脂肪来制造酮，以供应脑部赖以生存的能量。酮也能直接由中链三酸甘油酯制造而不需历经饥饿的状态。肝脏将中链三酸甘油酯转化为酮。人类母乳则含有天然的中链三酸甘油酯。中链三酸甘油酯对于新生儿的脑部与脊椎的正常成长与发展是不可或缺的。

中链三酸甘油酯在医学中用于将能量提供给早产儿、术后复原中的患者以及患有营养不良或营养吸收困难的患者。运动员用于增进表现与耐力，而节食者也用于控制胃口并刺激脂肪燃烧。研究更指出酮可以强化心脏功能与免疫健康。中链三酸甘油酯衍生的效益多是在经由肝脏转化为酮之后。

酮对脑部具有强烈的愈疗效果，能将脑部功能正常化，并产生动态平衡。酮疗法成功用于治疗癫痫已超过 90 年，也是唯一已知能确实治愈癫痫的疗法。

梵意特里耶医师在 2005 年时将酮疗法应用于 5 名帕金森患者。28 天之后，患者的颤抖、僵直与步行能力进步高达 81%。梵意特里耶医师说："研究非常成功。"[1] 显示酮疗法并非局限于阿尔兹海默症或癫痫，而是具有治疗数种神经退行性疾病的潜力。

酮疗法被证明在各种应用中是有用的。美国陆军曾征集各研究机构探

第一章　阿尔兹海默症能治愈吗

7

求让士兵在战场上经历多日少量或未能进食的状况下仍能维持体能与认知功能的方法。英国牛津大学生理生物化学教授戚尔兰·克拉克博士（Kieran Clarke，PhD)回应了这个征集，并召集牛津大学的心肌代谢研究团队。他表示："我们以酮为基础发展了这款膳食，酮实际上是目前为止最具功效的人体能量燃料。"酮所产生的能量高于葡萄糖达28％;在极端状况下，例如在战场上，可以增进耐力与认知功能。

克拉克医师说："我们多年以来研究酮，并观察其对于心脏功能等的效果。美国陆军征集寻求让'战士'上战场断粮5天还能维持认知功能的方法。我们便说，你们不能这么做，这是不可能的。但是我们可以为你们发明一种膳食，让他们能比平常更有效率、帮助他们更擅于思考。"美国陆军便将1 200万美元的经费投入克拉克的研究。

酮疗法的运用不只于战场上。克拉克说："我们希望能用于治疗阿尔兹海默症与帕金森病。借由为脑部提供另类形式的能量，以规避他们的代谢缺陷，如此便能挽救大脑。"

马里兰州贝希斯达国家健康机构（National Institutes of Health in Bethesda，Maryland)的资深研究科学家理查·韦柯（Richard Veech，MD)说："酮是脑部的超级燃料。"韦柯医师研究酮已经超过40年了，也写了数本相关主题的研究文献。韦柯医师说细胞一旦感受到能量遭到掠夺的威胁，这包括了广泛的疾病种类，酮便可以在任何时候提供疗愈。

梵意特里耶教授、克拉克教授、韦柯医师及其他医师数年来都指出，酮疗法可能有助于治疗阿尔兹海默症、帕金森病、肌萎缩性脊髓侧索硬化症（渐冻人）、亨廷顿舞蹈症、癫痫、多发性硬化症、自闭症、1型和2型糖尿病、脑卒中、心脏衰竭、头部创伤、忧郁症、各种形式的失智症、雷特症（Rett syndrome)、妥瑞症（Tourette's syndrome)、梅尼埃症（Meniere's desease)等，以及由罕见突变造成的多种代谢异常及其他状况。

韦柯说："要以某种魔幻物质治疗这些看来迥异的疾病并应对所有不同的状况，似乎是不太可能。"但是医师们见识到以酮疗法为主的实验结果，这想法便不再显得异乎寻常。

酮疗法非常新颖，而许多医师对此却所知不多。他们或许曾听过用来治疗癫痫的生酮饮食，但是本书所描述的却是截然不同的状况。结果，医师们仍然开列已经惯用多年的甚无疗效或助益的标准药方来治疗神经退行性疾病。您可以不必等医师追赶上酮科学的最新发展，立刻以您当地健康食品店或杂货店有销售的相关产品开始进行酮疗法吧。许多人已经体验到令人难以置信的结果。

康涅狄克州山地凅(Sandy Hook)，83岁的玛莉·赫斯特(Manry Hurst)开始为自己着装打扮了。在食用这种油脂之前，她从来不曾换下睡衣跟睡袍。她的女儿黛安·史丹狄胥(Diane Standish)形容她整天就坐在椅子上不说话，"像植物一样。"

史丹狄胥说："最近赫斯特走进厨房，打开冰箱，这是她多年未曾做过的事。我就问她要做什么。"赫斯特回答说："给自己弄块蛋糕，你有意见吗？"

"她记得我前一天给她买了蛋糕，太神奇了！"史丹狄胥说。

加利福尼亚州圣里安卓(San Leandro)的罗柏·康达(Robert Condap)在服用了椰子油跟MCT油之后，话也变多了。当他的妻子葛雯(Gwen)最近在帮他吹干头发时，他居然爆出低级笑话。她说："我好兴奋。他原来失去的那部分正在恢复。"

洛希·珑(Roxie Long)说："我开始研究椰子油是因为看到新闻报道说，阿尔兹海默症患者在服用之后有明显改进。我买了一些给最近被诊断罹患阿尔兹海默症的爸爸服用，他现在认为阿尔兹海默症已经消失了！我服用后也感觉良好，生理、心理俱佳！"

科罗拉多州威斯克里夫(Westcliff)的退休电脑技师狄克·柯斯田(Dick Kerstiens)在见证到妻子贝蒂(Betty)服用的效果之后也开始服用。5年前，贝蒂在71岁时出现阿尔兹海默症的迹象，疾病进展到她需要丈夫全天照护的地步。

在阅读到茱莉安·维塔克(Julian Whitaker)医师进行酮疗法的成功故事之后，狄克开始每天为她喂食两次。狄克惊讶得不得了："只不过吃了8天，她就从胡言乱语到精确表达！"2周之后，他们邀请朋友晚上来家中相聚；相隔3年之后，他总算第一次听到妻子的笑声。

加利福尼亚州纽波海滩(Newport Beach)的维塔克健康中心(Whitaker Wellness Institute)主任茱莉安·维塔克(Julian Whitaker)医师说："这种强效的天然疗法也可能是部分致命疾病的疗方，多年来藏在我们眼皮底下，除了一家药商和极少数研究人员之外，都没有被发现。我现在推荐酮疗法给我所有的阿尔兹海默症、帕金森病、多发性硬化症、肌萎缩性脊髓侧索硬化症，以及其他神经退行性病症的患者。证据指出，这也可能有益于唐氏综合症、自闭症及糖尿病患者。"

9

"一盎司"的预防

本书不只是为了神经退行性疾病的患者所写,也是为了想要防护自己免于遭遇单一或多种这类绝望悲痛疾病的读者所写。阿尔兹海默症与帕金森病都不是一朝一夕造成的,而是需要数年甚至数十年的发展。就阿尔兹海默症而言,在症状被注意到之前,大约 70％ 主管记忆的脑细胞早就已被摧毁了。一旦症状出现,脑部已经进入退化的晚期阶段,是不可能完全恢复的。

不要等到脑部都坏死得差不多了才开始行动。古训所言:"一盎司的预防等值于一磅的治疗。"预防胜于治疗,就神经退行性疾病而言是千真万确的。在阿尔兹海默症、帕金森病及其他神经退行性疾病接管我们的人生之前,就可以遏止这些疾病的发生。但是,现在就必须开始:维护现在拥有的一切,远比努力重新捕捉已经失去的更为容易。

幸运的是,夺回"正常"功能并不必然一定要达到完全修复。大脑具有自我适应及重整线路的惊人能力。如果某个部位的脑细胞死亡了,其他脑细胞就会接管功能。也因此,许多经历脑卒中与意外事故等脑部损害的受害者仍然具有正常功能,而不会有任何智能损害。脑部含有干细胞可以创造新的神经组织。

酮疗法能遏止疾病的进程,甚至有助于重建受损或失去的细胞。但是单单使用酮疗法是不够的,必须以适当的膳食疗养补充充足的养分、平衡血糖,并减少接触激化神经退行性疾病的有害物质。

本书也将提供阿尔兹海默症大作战的战略计划,将酮疗法与促进脑部再生的膳食疗法结合,进而遏止疾病进程并恢复已丧失的功能。虽然称为与阿尔兹海默症大作战,这战略计划也适用于各种神经退行性疾病,因此尽可以命名为:"与帕金森病大作战""与肌萎缩性脊髓侧索硬化症大作战"或"与亨廷顿舞蹈症大作战"等。

虽然有遗传因子可能影响神经退行性疾病的部分案例,膳食、生活方式与环境才是主要因素。如果父母、祖父母或兄弟姊妹曾经罹患这类疾病,则自己罹病的风险也会增加。但这并不完全是基因性的,而是因为共享的环境或习惯的仿效而激化这些病况。

针对老年夫妻的研究发现,如果伴侣患有失智症,另一方可能并发症状的概率高达 6 倍。[2] 意味着在这些案例中,造成疾病的主因是夫妻共享的环境,而并非基因性。如果家庭成员患有神经退行性疾病,自己罹病的风险也会增加。

失智症与其他形式的神经退行性疾病并非正常老化过程的一部分,不应预期随着老化而变成失智。不论寿命有多长,头脑完全具有终生正常运作的能力。尽管老化是神经退行性疾病的风险因素之一,却绝非起因!失智症与其他神经退行性疾病是可以预防与治疗的疾病过程。本书将示范如何终生掌握脑力。

希望您从封面到封底彻底阅读本书。然而,书页中含有众多信息,如果心急到想要单刀直入撷取锦囊妙物,最重要的信息在第十二章至第十九章。当然,阅读全书才能获得较深入的赏析与理解。

概述而言,第二章提供脑部架构的基本信息。第三章简述主要的神经退行性疾病。一般并无单一起因,却由于许多因素的结合而发生。从第四章到第十一章描述导致神经退行性疾病的主要因子。第十二章到第十五章讨论油脂与胆固醇在脑部健康所扮演的角色,并解释食用的油脂可能伤害或愈疗脑部。这些章节介绍酮疗法的奇迹,也是本书作战计划的基础原则。第十六章到第十八章检视膳食疗法对脑部健康的效果,是作战计划中的另一个必要方向。第十九章总结所有章节相关资讯,拟定与阿尔兹海默症大作战计划。最后,第二十章提供数种食谱设计,以协助成功达成计划。

第一章　阿尔兹海默症能治愈吗

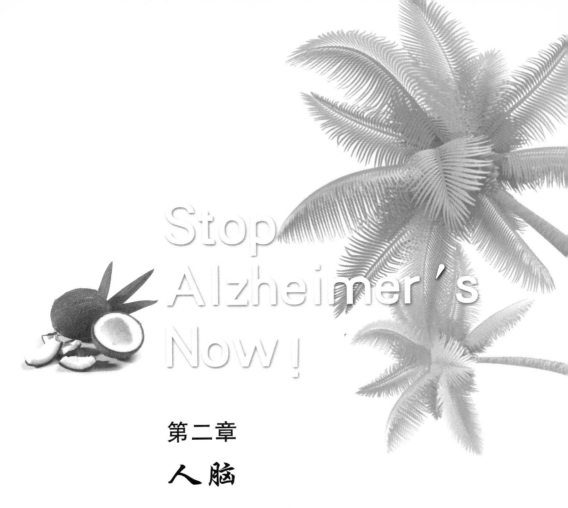

Stop Alzheimer's Now!

第二章

人脑

超级电脑

地球上的每种动物几乎都有大脑，包括鸟类、鱼类，甚至最微小的昆虫都有大脑。仅有的例外就是非常原始的动物，例如：水母与海绵。大脑就像强力电脑，借由大量的回传机制与持续涌入的数据来协调复杂的资料序列。即使是最先进的超级电脑也比不上人脑，因为尽管电脑可以在不到 1 秒之内进行演算或读取资料，却无法利用资料思考、推理、做决定、处理情绪或创意。大脑不但具有这些功能，还可以做得更多。然而，脑部的大小却如一小颗青花椰菜，平均重量仅 3 磅（1.3 千克）重。

神经系统以大脑、脊椎为控制中心，与外周神经组成一组复杂、整合的信息处理与控制网络，合称为中枢神经系统。

无论在清醒或睡眠时，大脑持续运作着，以协调难以计数的功能。这需要大量的能量与持续的氧气及营养供应，因此脑部具有人体最丰富的血管网络之一。大脑重量仅约占成人体重的 2％，但每次心跳时动脉却将 20％～25％的血液运送往脑部，消耗几乎 25％的体内含氧量。

脑细胞

大脑以长达数千英里（约 1 609 米）、相互交错的神经细胞（总计约 1 000 亿个细胞），透过难以计数的延伸控制所有动作、感官、思考与情绪等，并总和为人类技能。神经细胞的种类、功能各异，部分借由外围神经将感官信息从肉体传达至脑部，部分则从脑部传递指令至全身，其余神经细胞则担任其他神经的支援骨架。虽然全部都是由神经细胞组成，脑部却因无痛感接收器而没有痛觉。头痛的感觉多半是因为来自颅部周围组织的感官脉冲。

脑部包含两类神经细胞：神经胶质细胞与神经元。神经胶质细胞占脑细胞的绝大多数，用以提供结构性的支撑，换句话说，胶质将所有脑细胞聚拢一起。神经胶质细胞也有不同分类，各自担任不同的重要功能，包括营养支援、隔离神经元、对抗病原、移除死亡的神经元，并调节脑部周遭的脑脊液环境。然而神经胶质细胞并不传递信息，这是神经元的功能。神经元以电化脉冲发送信息,让我们得以思考、行动并察觉环境。神经细胞大小迥异,指尖的单一神经细胞可以延展为整只手臂的长度,而脑中的神经元却仅能达数毫米长。单一神经元可以直接联结上几万个其他神经元,达到总计超过百万兆的联结,各自均能每秒执行数百项计算功能,这样便组成了脑部记忆与思考能力的基础。

　　神经元的组成分为三个部分:(1)细胞体:包含大部分的细胞器(细胞器官),包括基底核、线粒体(制造能量)、核糖体(建立蛋白质)等;(2)轴突:长电缆般的细胞突出,沿着细胞的长度传导电化信息(神经脉冲);以及(3)树突或神经末梢:像树一般分枝外扩,以便与其他细胞联结,使神经元得以相互"交谈"或感应环境。

　　神经元以闪电般的速度透过电化脉冲送出信息。脉冲只有发射传输或维持静止两种活动,没有不完全的中间状态。强度则依发射的神经元数量与速度而定,这是因多个神经元连续快速发射所引发的强烈反应。一接到指令,神经元便发射脉冲;这可能是因为外围神经的感官或者是脑部的指令或考量所触发。信息则以单一方向传送,然后由神经树突接收,并沿着细胞转运至轴突,然后分枝到许多轴突终端,再传递至神经元联结的神经树突。

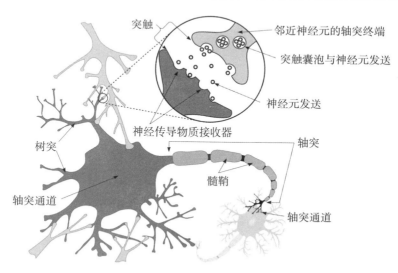

神经元的结构与神经元之间的突触关口

　　轴突终端事实上并不与邻近神经元的神经树突相联结。电信号必须在细胞之间"跳接"。轴突终端与神经树突间的沟槽称为突触。每个神经元一般有 1 000～10 000 个突触。这极为狭窄的空间仅约 2/100 万厘米宽。当神经脉冲到达轴突末端时便借由释放称为神经传递质（neurotransmitters）的化学物质，将信号转接至下一个神经元，进入充满液体的空间。这些神经传递质跨越突触抵达下一个神经元，触发一种电化脉冲，再以同样方式传递至下一个神经元。

神经传递质是神经元相互之间沟通的方式。神经传递质各有不同，较为人熟知的有：脑内啡、肾上腺素、褪黑素、麸醯胺酸、多巴胺。特定的神经传递质被特定的神经元用于脑部不同区块。精神药物借由启动神经元中的神经传递质接受器发挥效用，例如毒瘾性药物，如古柯碱、安非他命与海洛因，触发的是对多巴胺敏感的神经元。

脑部构造

轴突占据了脑部大部分空间。许多轴突被包覆于称为髓磷脂的白色油脂物的厚鞘之中，作用在于让脉冲透过神经的速度急剧增加。髓磷脂包覆的轴突形成脑部称为大脑髓质（白质）的区域。没有髓磷脂包覆的神经细胞体形成大脑皮质（灰白质）。脑部的神经元在结构上是由细如发丝的神经胶质细胞所支撑。

与体内其他细胞相比，神经含有不成比例的高量脂质（脂肪与胆固醇）。扣掉水含量，脑部的组成约有 60％ 是油脂，为脑部提供了近似凝胶般的柔软质感。这纤弱、攸关生死的器官，被套入头颅这个坚硬的保护罩中，并包覆于称为硬脊膜（dura mater，拉丁文意指"硬挺的母亲"）的坚韧纤维膜之中，以称为脑脊髓液的液状填充物包围，作为吸收重力震荡的安全囊袋。这设计机制在多数的冲撞跌倒状况下都能保护脑部。

脑部血管提供了另一种形式的保护。脑部对于化学及微生物的攻击非常敏感，而毒素以及微生物常存在于血管中，会对敏感的脑组织造成许多伤害。

为了隔离有害物质，脑部血管壁中的细胞紧密相连，形成所谓的血脑屏障。这屏障隔开最不需要的物质，大部分是只让激素、氧气、葡萄糖、酮、氨基酸与其他营养素通过。

脑部结构分为三个主要部分：脑干、小脑及大脑。大脑的每个部位都有

第二章　人脑

17

对应的功能,虽然许多功能可能涉及数个不同部位。脑干是脊髓的延伸并监控非意识活动,例如呼吸与消化;小脑协调肌肉运动,并监测姿势与平衡;大脑占有脑部最大比例,也是三种之中体积最大的,占有整个神经系统70％的重量。大脑表面显得叠卷皱褶。外表层上的灰质结构称为大脑皮质,是身体大部分的主要控管枢纽。大脑皮质分析感官资料、思考、记忆与推理,并发送控制肌肉与淋巴活动的整个范围脉冲。大脑则是以一道鸿沟裂缝垂直分为左右半球,虽然原理不明,却能交互联结。大脑左半脑控制右侧身体,而右半脑则控制左侧。例如,左半脑控制右手的动作,而右半脑则控制左手动作。

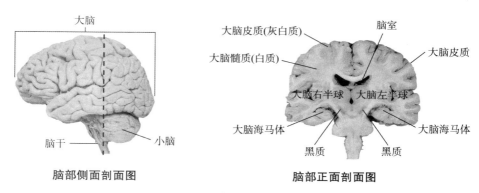

脑部侧面剖面图　　　　　　　脑部正面剖面图

　　大脑发生严重伤害时,大脑皮层的细胞有能力逐渐适应新功能,而且因为两个大脑半球在相当程度上彼此复制,一侧可以接管另一侧的部分功能。

脑退化

　　脑部不同部位的神经元因为过度伤害与坏死,将导致与各种神经退行性疾病相关的症状。

　　脑卒中中断了脑细胞的氧输送,并导致发病部位的脑部死亡。大脑皮质左半脑的脑卒中将导致右侧身体失去功能。多数人的左半脑控制语言能力,因此如果这个部位发生脑卒中,也会导致失去说话或理解语言的能力。

　　肌萎缩性脊髓侧索硬化症则是因为控制肌肉意识活动的大脑皮质细胞毁灭而发生。

　　大脑皮质底下,大脑中央是大脑髓质,含有数个岛状灰白质的基底神经节,控制意识的活动。基底神经节功能的中断将引起帕金森病或亨廷顿舞蹈症。

髓磷脂是环绕神经细胞轴突周围的重要物质,主要集中在大脑髓质,却可见于脑部各处以及脊髓。一旦大脑髓质的防护鞘瓦解,神经细胞的沟通便会中断,而呈现多发性硬化症的症状特征。

称为大脑海马体的结构位于大脑的中心,这是主管短期记忆与思考的中心。此部位以及大脑皮质的细胞功能一旦发生失调,将导致阿尔兹海默症以及失智症。如果因为疾病或多次小脑卒中而导致供养这部分脑部的动脉阻塞,将造成血管型失智症。

脑部会随着年龄老化,脑部的老化有几个方式与特征。随着时间发展,血液流量与运作的神经元数量会逐渐减少。能量代谢减缓、生命历程中累积的不同程度氧化压力所造成的伤害,以及如淀粉样蛋白斑等废物的堆积,这些因素通常会干扰正常的细胞功能。记忆、平衡、听觉以及所有其他心智能力与特质都随着时间而失去效能。正常的老化则是在相当的程度影响所有神经组织,成为渐进而普遍的退化。另一方面,退行性疾病则加速老化的效应,但仅限于特定的组织与部位。肌萎缩性脊髓侧索硬化症患者的肌肉控制与力量,让患者退减至残障的程度,然而心理技能却未呈现明显的衰退。对照下来,阿尔兹海默症最普遍的症状就是记忆消失,但是生理力量与协调却几乎没有影响。尽管老化会增加罹患这些神经退行性疾病的风险,这些病况却不是正常老化过程的一部分,仍然有人迈入高龄却未曾罹患任何神经退行性疾病。这种非自然状况的疾病,不但可以预防,在某种程度上也能得以逆转。

神经元是体内最长寿的细胞。多数其他细胞每每在数周或数月之后便坏死而遭到取代,部分像消化道的内膜甚至只能撑几天。最耐用的堪称骨细胞,也是每几年便遭到替换。神经细胞则可以终生使用,这也就是要好好照顾它们的原因。现在拥有的脑细胞多数都是出生时就存在的,随着老化,脑细胞逐渐死亡。受伤与疾病也会导致脑细胞的损害。因此,脑细胞的数量可能会比出生时期要少。神经退行性疾病加速脑细胞的损害,让心智能力急转直下。

脑部再生

3 岁的尼可(Nico)罹患严重威胁生命的癫痫症。药物并无疗效,他的唯一希望却是可能导致他永久智障并且肢体残废的激进手术。无法医治的癫痫症能因此获得舒缓的可能性战胜了其他的风险考量。医师将尼可的整个右脑切除，癫痫也不再发作了。

手术相当成功，但是尼可又如何以半个大脑生存？虽然运动技能有些小小问题，尼可却相当正常。手术 8 年之后，他只有在跑步玩耍时略为颠跛。尼可右半脑的能力——数学、视觉艺术与音乐已经移转至左半脑。尼可的语言能力表现超过平均值，这是左脑的技能。在学校，他在算术与音乐方面的表现能力与同龄小孩相当，仅仅在工艺与手写项目较差，但是没有认知障碍。他可以用电脑书写，并且在图形设计上表现优异。他的医师安东尼奥·巴卓（Antonio Battro，MD，PhD）写了《半个脑袋就够了》（*Half A Brain is Enough*）这本书分享尼可惊人的故事。

尼可并非是唯一一名在切除大部分的脑部后仍然能够生存，同时未受任何主要智能缺陷折磨的人，许多患者均有类似经验。1987 年，14 岁的高中生阿海·依斯拉飞（Ahad Israfil）在实习时，因为他的雇主不小心撞倒一支枪掉到地上而造成走火，不幸射中他的脑部。枪伤毁掉了阿海大部分的右头颅与右脑。经过 5 小时的抢救手术，医师很惊讶地发现他努力想说话。

手术在阿海的头颅上留下一个大窟隆。最终借由矽胶块填补，再以一片皮肤覆盖，重新长出头发，给予他一个相当正常的外表。虽然阿海以轮椅行动，却已经恢复大部分的认知能力，并在当地以优异的成绩毕业。

尽管脑部无法重建消失的脑半球，却能功能互补。如果半个脑可以跟整个脑拥有一样的功能作用，那么受到伤害、疾病或老化的脑部也有恢复正常运作的潜能。脑部有惊人的能力重新连线，如果有一部分停止运作，其他的神经元就会接管功能。

然而脑部的功能不止是重新连线，还可以修复、重生新的脑细胞。对许多人而言，这是惊人的启示。近一个世纪以来，传统医疗知识相信全部 1 000 亿个脑细胞在出生时就已经存在，成人的脑部无法生长新细胞，深信与生俱来的脑细胞必须终生使用。一旦脑细胞因为受伤、疾病或老化而死去，就永远消失了。脑细胞若受到严重损害，患者便毫无希望。然而，过去数年以来证据显示事实并非如此。在我们的生命历程中，神经元持续获得替代，代表着脑细胞若遭到阿尔兹海默症、帕金森病的伤害，或神经退行性疾病的损坏是可能获得修复的。神经退行性疾病并非毫无治愈希望。

多年来，科学家观察到鸟类与鼠类的脑细胞重生（称为神经再生），将之推论为进化的发展与心智能力的增加，认为脑部愈来愈不支援神经再生。1999 年，普林斯顿大学的研究员观察到成年猕猴的脑细胞重生，强烈暗示人类也有同样的过程[1]。

普林斯顿的科学家发现新神经元是形成于脑室膜，这个深藏于脑部中央、充满液体的大片组织中，然后移动相当的距离到大脑皮质的各部位，再以较老的细胞建立突触分布在额叶（主理个性、计划、决定与记忆）以及顶叶（视觉的辨识记忆）中。

在癌症疗程中，医师有时会为患者注入称为溴脱氧尿苷（bromodeoxyuridine），或 BrdU 的化学显踪剂以监测肿瘤的发展。溴脱氧尿苷会与新形成细胞中的 DNA 整合。化学剂不只出现于癌细胞的 DNA 中，还出现在注射时即已形成的任何细胞中。当检查已逝癌症患者的脑部时，医师也发现溴脱氧尿苷出现于细胞中，显示成人体中也有新的脑细胞生长。

进一步的研究显示，新细胞的生长出现于成人脑部的不同部位，包括嗅觉系统（主理嗅觉）以及大脑海马体（主要记忆中心）[2]。研究员也发现充满液体的脑室藏有脑部干细胞库，可以转换成任何类型的脑细胞。显而易见的，成年人脑部的神经再生会一直持续到老年期。正受折磨的神经退行性疾病患者以及希望预防这类疾病的人，都因这项新近的发现而获得了希望。

> 人类神经再生或脑细胞重生会一直持续到老年期。

第二章 人脑

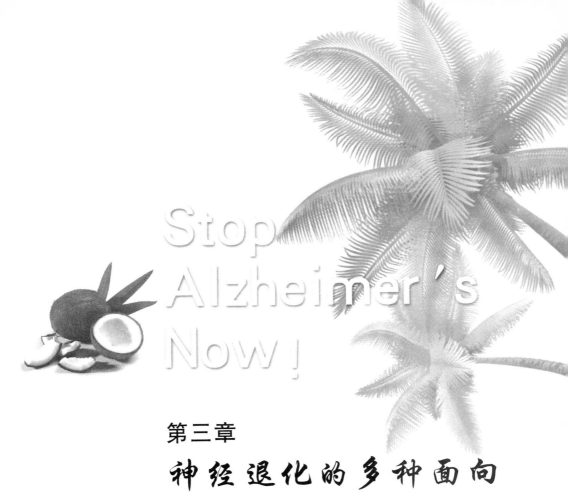

Stop
Alzheimer's
Now！

第三章
神经退化的多种面向

神经退行性疾病的类别繁多。本章将讨论最普遍的几种,其他多种类别都可以借由本书后段所叙述的方法治疗。

阿尔兹海默症

曾经扮演《十诫》(*The Ten Commandments*)中的摩西(Moses)以及《宾汉》(*Ben-Hur*)中的犹大·宾汉(Judah Ben-Hur)等主要角色的演员查尔登·

希斯顿(Charlton Heston)在2002年宣布罹患阿尔兹海默症。在电影中常常扮演无惧的不败英雄郑重宣布:"我必须以对等的勇气与屈服来面对。"他提起勇气接受命运,却陷入无可避免的结局。阿尔兹海默症影响各行业的人,即使是电影英雄也无法克服这种疾病的绝望钳制。与阿尔兹海默症奋战的其他名人包括:美国前总统隆纳德·里根(Ronald Reagan),演员查尔斯·布朗森(Charles Bronson)、詹姆斯·杜安(James Doohan)以及丽塔·海华斯(Rita Hayworth),歌手沛瑞·科莫(Perry Como),拳击冠军苏格·瑞·罗宾森(Sugar Ray Robinson)。

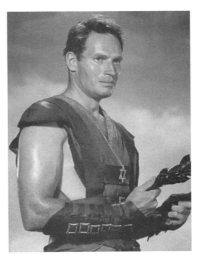

电影《宾汉》中的查尔登·希斯顿

阿尔兹海默症最初是由德国神经病理学家暨精神科医师亚罗伊斯·阿尔兹海默(Alois Alzheimer,1864—1915)所发现。时至今日,阿尔兹海默症已成为西方国家最为普遍的失智症类型,约有多达530万的美国人罹患阿尔兹海默症。阿尔兹海默症摧毁脑细胞,导致记忆损害、思考困难及干扰日常生活的正常活动行为。此病会随着时间恶化,并且会致命。而今,已经成为美国的第七大死因。

目前并无标准化的医药治疗,治疗方式专注于症状的减缓,并配合提供服务与支援,以便可以与这种疾病共生。

阿尔兹海默症通常在60岁之后显现,呈现包括记忆、推理与计划等认知功能的衰退,心智功能则逐渐退化。开始时,通常几乎无法注意到的记忆

第三章 神经退化的多种面向

25

减退,接着失去计划、推理、执行判断熟练工作的能力;最后,记忆损害增加到无行为能力的严重程度,丧失正确表达的能力,情绪与个性的变化也会显现。情绪问题如易怒、判断力不佳、心智混淆、情感畏缩、方向迷失与幻觉的出现都很普遍。患者也可能出现癫痫发作、肌肉亢进(肌肉动作增加)与失禁。

阿尔兹海默症患者在确诊罹病之后,平均可活 8 年,但是也可能只有 1 年或长达 20 年。罹病期长短的决定因素一部分是确诊时的年龄以及其他健康问题的出现。

阿尔兹海默症不会突然显现,而是一种在症状初现的数十年前就已经开始的渐进式疾病。阿尔兹海默症从轻度进展到中度阶段通常需要 2～10 年。严重的阿尔兹海默症则是1～5 年。

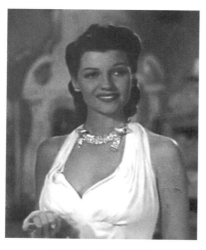

女演员丽塔·海华斯

尽管阿尔兹海默症影响的通常是老年人,有少数人是在 40 多或 50 多岁时发病,称为早发性阿尔兹海默症。阿尔兹海默症的罹病比率占 65～74 岁人口的 3%;75～84 岁为 19%,超过 85 岁则为 47%或将近半数。罹病的女性较男性略多。阿尔兹海默症的发生率正快速成长。1979 年时,罹病率约为 2/100 万。到了 2006 年,数字蹿升到 20/10 万[1]。未来 20 年,发生率预估将会倍增。

部分人士指出,阿尔兹海默症的增加是因为人类寿命延长,其实不然。阿尔兹海默症并非老化的正常过程,这不

正常的状况是一种疾病。事实上,阿尔兹海默症的患者年龄其实变得愈来愈年轻。阿尔兹海默症患者中有 10%很早发病(通常是 40 多与 50 多岁),记录上最年轻的则是 17 岁。因此,发生率的增加不能完全归咎于人口老化,环境状况明显有强烈的关联性。

阿尔兹海默症的最佳治疗时机就是在症状仍不明显的时候。跟任何神经性疾病一样,一旦病况进展到症状明显,大量的伤害便已经造成,因此愈早发现问题,治疗就愈有效。

医师们使用迷你心智状态检测(MMSE)来筛检阿尔兹海默症,借由 30 个问

题的设计测试记忆能力，以评估心智衰退的严重度。答错问题的数目代表认知障碍的程度。MMSE 在罹病过程中可以重复执行，以监测患者对治疗的反应，并确认疾病的进展。MMSE 是具有版权的测试，因此无法在此复制。但是网络上有较旧版本可供搜寻。附录 A：心智状态测验是一项有 30 道问题并与 MMSE 类似的测试。可供自行检试或测试他人，以取得心智状态的评估。

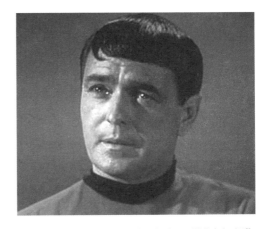

詹姆斯·杜安扮演《星舰迷航记》的"史柯堤"
（杜安晚年罹患糖尿病、帕金森病与阿尔兹海默症）

阿尔兹海默症的病程阶段

第 1 阶段：无障碍

无明显记忆问题或情绪与个性改变。

第 2 阶段：极轻度认知衰退

部分记忆损害，特别是忘记熟悉的字词、名字，或记不住钥匙、眼镜等日常用品放在哪里，但是这些状况在医疗检查上，或对于亲友、同事而言都不明显。

第 3 阶段：轻度认知衰退

部分罹患阿尔兹海默症的人可以在这阶段被诊断出来，但非全部。亲友及同事开始注意到记忆或注意力的问题，这可以在临床测验或深入的医疗面谈时测得。症状包括在认识新朋友时记忆名字的能力衰退，表现明显退步，不记得阅读的资料，遗失或误置珍贵物品，以及计划组织能力的衰退。

第 4 阶段：中度认知衰退

可以在谨慎的医疗面谈中察觉。不清楚最近的私事或时事；对于不复杂的基本算术有演算障碍（例如，从 100 开始，每次减 3 倒数）；执行任务的能力衰退，例如：为客人安排晚餐、付账单、理财能力下降；个人往事记忆的衰减；还可能变得畏缩，特别是在社交场合。

第三章　神经退化的多种面向

第5阶段：中重度衰退

开始显现有关记忆与认知功能的大问题。无法记得地址、电话号码或曾就读的学校校名等重要细节；对于所在地、日期、星期几或是季节感到混淆；简单的计算有困难；需要协助选择适当的衣服。但是仍有能力记得个人信息，例如自己、配偶及孩子的名字；通常进食或上厕所不需要协助。

第6阶段：重度衰退

迅速遗忘新近的经验；虽然仍然知道自己的名字，却对自己过去的记忆有困难；忘记自己、配偶、孩子与老朋友的名字，但是仍能分辨熟人与陌生人的脸；需要协助妥善着衣，否则可能会犯下诸如将睡衣套在外出服的外面或鞋子穿错脚等错误；睡眠——苏醒周期的破坏；需要协助上厕所；偶有大小便失禁；个性与行为的重大改变，包括多疑、妄想（例如坚信他们的看护人是冒牌货）、幻觉或具重复性的强迫行为，如：写字或撕卫生纸；游荡而迷失方向。

第7阶段：极重度衰退

无法清楚表达，仅有部分字词偶尔可以被了解；进食与上厕所需要协助，通常有膀胱失禁；需要协助才能行走，进展到若无支撑就无法坐着、微笑与抬头；反射变得不正常，肌肉变得僵硬，也有吞咽障碍。

资料来源：阿尔兹海默症协会（www.alz.org）

血管型失智症

血管型失智症（Vascular Dementia）被认为是仅次于阿尔兹海默症最普遍的失智症，约占所有失智症案例的20％。"血管"意指与循环系统相关的状况。病症的发生是因含有养分与氧的血液在流向脑部时受到阻断，这可能是因为供给脑部的血管因为斑块与血栓（atheros-clerosis——动脉粥样硬化）而阻塞；或是当一个或多个动脉破裂（动脉瘤）时血液涌向周围组织。当动脉中的血液在流向脑部遇到阻滞或破裂而中断时，便发生脑卒中。动脉阻塞所造成的称为缺血性脑卒中（ischemic strokes），而因为血管破裂所造成的则称为出血性脑卒中（hemorrhagic stokes）。缺血性脑卒中约占所有确诊案例的

85％，出血性脑卒中则约 15％。脑卒中被列为北美地区第三大死因。脑卒中程度可分为：轻微到几乎无法察觉、严重而瘫痪或致命。脑卒中存活下来后可能导致失智。

在一次大的脑卒中后，立即出现失智症状时进行诊断是最为明确的，有时被称为"脑卒中后失智症"。统计显示，多达 1/3 的脑卒中患者将在 6 个月之内发展为血管型失智症。血管型失智症也可能由多次的小的脑卒中所引起。这些小的脑卒中不会造成重大症状，通常不会被察觉，但是经过一段时间的累积，效应会变得明显。小的脑卒中造成主理学习、记忆及语言的大脑皮质损毁。

血管型失智症与阿尔兹海默症有可能同时发生，称为混合型失智症（mixed dementia）。脑部病理的解剖显示 45％的阿尔兹海默症患者同时具有阿尔兹海默症与血管型失智症的迹象。

血管型失智症的症状各异，依脑部关联的特定部位而定。记忆丧失不一定是最明显的症状，需就主理脑部记忆的部位是否受到影响而论。除了记忆与语言的困难、行动能力退步、无法辨认物品、无法计划或思考抽象化，都可能会显现。心智衰退的进程速度可能会引起注意，而并非是常见于阿尔兹海默症的缓慢、稳定衰退。

老化是血管性脑卒中的主要风险因素之一。血管性脑卒中患者的疾病史上都曾有过心脏病、脑卒中、高血压、血栓（动脉硬化）、糖尿病，或其他心脏疾病等风险因子。

症状可能包括：迷惑混淆，在晚间可能会更加恶化；无法专注、计划、沟通或接受指令；进行日常活动的能力减退、行为改变，以及与脑卒中相关的生理症状：如言语困难以及突发的肌无力，特别是在身体的一侧。病况可借由脑部磁共振显像（MRI）的诊断以显现与血管受损相关的特殊异常。

多数人都经历过偶发的记忆减退，例如忘记车钥匙放在哪里或车子停在停车场的哪个位置。随着老化，健忘是正常的。目前已经开发出一项称为"日常认知"（Everyday Cognition）或 ECog 的问卷，以作为协助区分一般健忘、初期失智或阿尔兹海默症的筛检工具。这问卷共有 39 道问题，以一般人完成普通任务的能力为基础，例如：跟得上一般人的交谈、不列清单购买数项商品或看地图寻找一个新地点。测验由共同居住或与患者相识多年的家庭成员或好友执行，以便将患者现在的智能状况与往年相比较。

血管型失智症并无已知的疗法。治疗方式则包括减少再次脑卒中的风险：降低血压、规律运动、营养充分、增进血糖控制，并关注与心脏疾病相关的心血管议题。尽管药物的害处可能比好处多，还是有人服用以缓和症状。

如果患者过胖，也建议要减肥。中广型肥胖（腰际肥胖）与失智症有关：腰线愈大，风险愈高。40多岁的人如果腰围过大，很可能在70岁时就罹患失智症。约翰·霍普金斯大学彭博公共卫生学院（Johns Hopkins Bloomberg School of Public Health）的研究人员发现，肥胖在晚年将增加罹患阿尔兹海默症的风险达80％；增加罹患心血管失智症的风险则为73％[2]。这些发现是根据过去进行的10项研究来检视失智症与体重的关联性。进行该项研究的资深医师王耀发（Youfa Wang, MD, PhD）表示："在年纪较轻时即预防或治疗肥胖，对于减少失智症以及其他一般相关的疾病具有决定性的影响，例如对阿尔兹海默症患者人数的影响可能高达20％。"

体重过轻也有风险。另一项研究显示，体重过轻的老年人或快速减肥者会有更高的风险罹患失智症，特别是如果他们一开始就过重或肥胖。[3] 应该注意的是，在这种状况下的体重降低，并非是借由理性的膳食或运动使健康获得改善，而是偶然发生的。不是特意的体重降低，很可能是葡萄糖代谢改变的结果。主任研究员蒂芬尼·休斯（Tiffany Hughes, PhD, MPH）注意到老年人体重的快速降低，可能是发生脑部疾病的征兆。休斯说："中年人的肥胖可能成为失智的风险因子，但是晚年的体重下降则被认为可能是疾病在实际开始影响记忆之前的初步变化。"然而，在另一项研究中，研究员发现患有失智症的女性，在被诊断出患病至少10年之前体重就已经开始下降[4]。

阿尔兹海默症目前是最常见的失智症形式，然后是血管型失智症及路易小体失智症；后者包括帕金森失智。个别研究则呈报各类失智症的不同数据。在欧洲进行的鹿特丹研究（Rotterdam Study）呈报大致的百分比：总计有年龄介于55～106岁的7 528名参与者，其中474名患有失智症，占整体患病人数的6.3％。罹病组群中，阿尔兹海默症约占72％，血管型失智症为16％，帕金森失智则有6％，其他失智症约有5％[5]。

路易小体失智症

路易小体失智症是渐进式的脑部病变，特性是在脑部主理思考与行动的部位累积了异常极微小的蛋白质沉淀物，称为路易小体（Lwey Bodies）。这是以菲德立克·汉立克·路易医师（Dr. Frederich Heinrich Lewy，1885—1950）之名命名，纪念该医师于 1912 年在研究因帕金森病而过世的患者脑部标本时首次发现。

路易小体失智症包括帕金森病的失智，以及另一种相近的状况——弥漫性路易小体症（Diffuse Lewy Body Disease）。帕金森病患者的路易小体多数出现在控制自主行动的中脑黑质细胞。弥漫性路易氏体症的路易小体扩散至脑部各处，包括中脑黑质细胞甚至大脑皮质，影响控制情绪、行为、判断与意识的部位。

因为路易小体会扩散至脑部各处，路易小体失智症患者出现的部分症状通常与帕金森病相关。例如，姿势佝偻、曳足而行、行动迟缓以及不自主的颤抖。也具有部分与阿尔兹海默症相关的症状，如记忆丧失、精神错乱以及情绪问题。界定这种疾病的症状包括衰退的心智能力（失智症）、起伏不定的注意力与警觉性、栩栩如生的幻视以及行动能力困难。最引人注意的症状可能就是幻视，很可能就是脑神经失调异常的初期征兆之一。幻觉从抽象的外形或颜色，到与去世的亲人对话。虽然不是全部，但许多案例中，路易小体失智症影响了记忆。

这种疾病通常在数年之间缓慢发展，进程却因人而异。例如，开始可能有失智的迹象，之后失去了行动能力。也可能在疾病开始时有行动困难，之后出现失智的征兆。许多路易小体失智症患者在一两年之内接连经历失智与行动能力的困难。随着疾病进展，所有症状通常越趋严重。

目前，并无疗法或特定的疗法可以遏止或延缓疾病的进展。然而，症状可以在改进患者的活动能力以及生活品质的情况下，被某种程度地缓和下来。为此病症设计的药物疗程，通常以帕金森病与阿尔兹海默症用药为主。药物治疗需要谨慎监控，因为不良反应可能致使症状恶化，例如幻觉、肌肉僵直与颤抖。

路易小体失智症估计对 65 岁以上人口的影响不到 1%。风险随着年龄而增加。据统计，85 岁以上未入住养老院的成人中至少有 5% 患有这种疾病。

第三章　神经退化的多种面向

帕金森病

1984 年时，三届世界重量级拳击赛冠军穆罕默德·阿里（Muhammad Ali）

确诊罹患帕金森病。当时他年仅 42 岁。他在 1981 年从拳击擂台退役后不久，就开始出现的症状包括：说话含糊不清、丧失手眼协调以及肌力减退。医疗团队推测他之所以罹患此疾病的部分原因是因为在拳击生涯中，头部与脸部曾经承受无数重击。事实上，研究的确显示拳击手罹患帕金森病的比例要高于平均，但是倒也不是职业拳击手才会罹患帕金森病。即使举止温和、从未受过任何严重脑部创伤的人也可能罹病。部分患病的名人包括：麦可·J. 福克斯（Michael J. Fox）、比利·格拉汉（Billy Graham）、教宗约翰·保罗二世（Pope John Paul Ⅱ）、黛柏拉·可儿（Deborah Kerr），以及文生·普拉斯（Vincent Price）。

很难想象会有人像演员麦可·J. 福克斯这样要求医师摧毁自己的部分脑部。这种非自主颤抖的特殊疾病通常会以药物控制，但是当药物失效后，外科手术便成为一种选项。这种无法逆转的程序涉及在患者的头颅钻洞，再将电极注入脑部，摧毁造成颤抖的神经元。目标部位在脑部深处，患者的头必须固定于不能移动的金属钳夹上。外科医师依赖磁共振显像将电极注入脑部，非常小心地到达正确的部位与深度——仅仅深度超过 1 厘米就会破坏视力，偏离 1 厘米就会造成瘫痪。整个手术过程中，患者必须保持清醒，以便外科医师确认没有造成伤害。虽然已经接受手术治疗，福克斯仍然患有无法控制的颤抖与僵直。尽管类似这种摧毁脑细胞的极端疗程可能提供某种协助，但目前帕金森病的疗法都称不上能治愈。

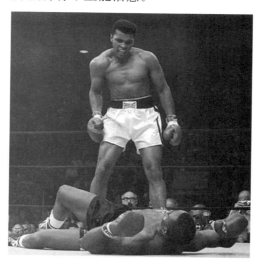

穆罕默德·阿里击倒前世界重量级拳击冠军桑尼·李斯顿

帕金森病是渐进式的脑部病变,在美国的患者人数约为 150 万人,英国约 12 万人,全球约有 400 万人。多数患者罹病时都超过 60 岁,但是也有 40 多岁或更年轻的患者。麦可·J.福克斯在 30 岁时确诊患病。在 60 岁以前罹病的称为早发性帕金森病。一如所有的神经退行性疾病,脑细胞的衰败是经过长时间的发展,而在症状明显之前,脑部发生病变部位的细胞有 80% 早已死亡。

虽然人们一般不将帕金森病视为致命疾病,美国疾病控制与预防中心(US Centers for Disease Control and Prevention,CDC)的统计则将之列为美国的第十四大死因。

帕金森病的特征就是路易小体会累积在中脑黑质细胞中——中脑是主控自主行动的部位。受到影响的神经元无法制造神经传递质多巴胺,以启动神经控制行动,包括自发运动。

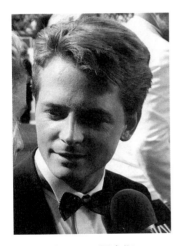

麦可·J.福克斯

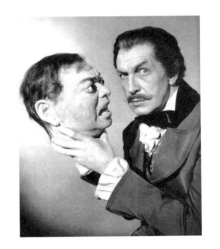

文生·普拉斯以恐怖电影与悬疑片成名
(晚年罹患帕金森病)

帕金森病最普遍的症状就是手部、臂部、下巴与脸部的颤抖(摇晃、抖动)以及躯干与四肢的僵硬(僵直)、运动迟缓(行动缓慢)、丧失平衡与协调。其他症状包括曳足而行、言语困难(或是说话非常轻细)、面具脸(像面具般的面无表情)、吞咽困难以及姿势佝偻。

帕金森病是渐进式的发病,通常开始时只有手部在静止时发生轻微的颤抖以及不自主的点头。脸部肌肉反应迟缓,因此呈现面具般的表情,而双眼也固定不眨眼。进入晚期，肌肉颤抖可能影响全身。而因为抖动是帕金森病普遍的症状，因此称为"震颤麻痹"。可能会有语言障碍与不自主的翻眼，走路变成缓慢拖曳的碎步，身体佝偻，患者偶尔会为了保持平衡而开跑或以小快步行进。疲倦与情绪压力通常使症状恶化。

多数症状涉及动作功能（肌肉与行动）的干扰，也常见缺乏活力或忧郁、焦虑、个性与行为的改变，睡眠干扰、记忆丧失以及痛楚，症状也会随着时间恶化。并非所有患者都会经历全部症状，而病程的进展也因人而异。

在许多病例中，帕金森病并不会影响思考、推理、学习与记忆的能力。然而部分患者最终会经历一种或多种认知过程的损害。帕金森病患者如果有幻觉以及更严重的行动控制问题，发展成失智症的风险也会提高，这种病况便称为帕金森病失智。帕金森病通常伴随其他导致失智的脑部退化病变，例如血管型失智症与路易小体失智症。约有半数的帕金森病患者会有轻微的认知障碍[6]。其中 20%～40% 可能发展为症状严重的失智症。无论病发时年龄大小，失智的症状通常是在患病的 10～15 年后才出现。

技术上来说，帕金森病失智这名词是指在确诊为帕金森病之后至少 2 年才发生的失智症。如果失智在运动神经症状出现后的 2 年之内或之前发生，那么就符合路易小体失智症相关病征的条件。认知状况与阿尔兹海默症相似，但是帕金森病合并失智的患者通常会有更为严重的视觉空间缺陷、注意力的大幅波动、常有幻视与较不严重的记忆问题。

帕金森病并无已知的治疗方式。治疗则包括运动、物理治疗与药物治疗。并无任何药物可以遏止疾病的发展，只能减轻症状。

帕金森病的症状

主要症状

• 运动迟缓：自主动作（例如站立、行走与坐下）均以慢动作完成。这是因为发自脑部的传输信号延迟抵达肌肉，可能导致起步困难与行走中的"冻结发作"。

• 颤抖：无法控制的抖动，见于手部、手指、前臂、脚、嘴与下巴。典型的是，颤抖是在肌肉静止时发生，而不是在意识行动时发生。

• 僵直：肌肉僵硬，常引发随着动作而增加的肌肉疼痛。

• 平衡不佳：失去对平衡与姿势的反射控制。

次要症状

- 焦虑、忧郁、孤独
- 呛噎、咳嗽或流口水
- 便秘
- 吞咽困难
- 口水分泌过多
- 流汗过多
- 幻觉
- 大小便失禁
- 记忆与智能丧失
- 脸部或头皮产生皮屑、皮肤干燥
- 回答反应迟缓
- 手写的字体过小或偏挤
- 说话无力或如耳语

帕金森病的发生与制造多巴胺（Dopamine）的神经元缓慢耗损有关。将多巴胺注入血液并不能有效治疗帕金森病，因为多巴胺无法跨越血脑屏障。帕金森病的突破性疗法则是因为发现左旋多巴药物（Levodopa）或 L-dopa 可以增加患者的多巴胺含量。神经元利用可以跨越血脑屏障的左旋多巴制造多巴胺。由于某种原因，左旋多巴并不能在个别患者身上永远产生预期的效果。因此便发展出一些替代疗法，选项之一便是探讨以手术移植正常的多巴胺分泌神经元进入帕金森病患者的脑部。

另一种药是昔宁（Sinement），成分则包括左旋多巴以及卡比多巴（Carbidopa——一种协助左旋多巴抵达脑部的化学成分）。它对多数患者能有效控制症状，但也会产生一些不良反应，尤其在服药多年后，随着病程演进以及更多制造多巴胺的神经元死去，药效也会减弱。

左旋多巴的不良反应包括无法控制的行动、肌肉抽动、癫痫发作、恶心、呕吐、腹泻、心律不齐、情绪与行为的异常改变、忧郁、便秘、口干、视力模糊、晕眩、失眠、疲倦、心智混淆以及幻觉。部分既存的相关症状可能加剧，也可能因为被误认为是疾病单纯的部分发展而未被注意。

可能替代左旋多巴的是可以刺激脑细胞制造更多多巴胺的药物，包括

第三章　神经退化的多种面向

ropinorole 利必平(Requip)与 paramipaxole 乐伯克(Mirapex)这两种普遍的药物,却都没有像左旋多巴的长期不良反应。然而却仍然可能造成晕眩与幻觉,特别是用于患有失智症的老年患者,而年轻患者的耐受力则较佳。

如何分辨是否罹患帕金森病?医师们利用一种称为帕金森病统一测评量表(UPDRS)的工具,协助诊断评估帕金森病症状的严重程度,并监测病情。本书附录 B(第 365 页)中附有修正版的评量表。

亨廷顿舞蹈症

美国著名民歌歌手兼作曲家伍迪·戈斯里(Woody Guthrie)可能是最知名的亨廷顿舞蹈症患者。20 世纪 50 年代,戈斯里的妻子玛湫莉(Marjorie)有一天注意到丈夫走路时很奇怪地往一边歪斜,之后连说话都含糊不清了。尽管有这些遮掩不住的迹象,她倒没怀疑会有什么大问题。直到他突然暴怒,变得完全不像他原本的个性。最后,他失去了说话、阅读以及走路的能力。唯一能跟妻子和孩子沟通的方式就是挥舞着他的手臂指向"是"与"否"的牌子。直到 1967 年,他过世 9 年之后,玛湫莉·戈斯里创立了美国亨廷顿舞蹈症协会,以协助患者与家属改善生活、鼓励研究,并教育大众与医疗界认识这种疾病。

亨廷顿舞蹈症是遗传性疾病,因为脑部神经细胞损耗而无法控制行动、丧失智能,还有情绪干扰。以乔治·亨廷顿医师(Dr. George Huntington,1850—1916)之名命名,纪念这位在纽约长岛执业的医师在 1872 年首次发现这种病变。如果父母之中有一人罹患此病,孩子也有罹病的高风险。而在部分病例中,家族中则无人罹病。因此,似乎也找不到基因关联性。

亨廷顿舞蹈症影响各种族的男女。症状通常出现于 30～50 岁,但也可能较早或较晚。在成年罹病时,通常是中年,称为成人亨廷顿舞蹈症,也是目前较为普遍的类型。若是孩童期或青少年时期病发,就称为早发性或少年亨廷顿舞蹈症。

美国约有 3 万人(每 10 万人就有 10 人)罹患亨廷顿舞蹈症,据统计另有15 万人可能在人生某个阶段面临罹病的风险。在英国则有 4 800 名患者,大约每 10 万人就有 8 人罹病。全世界发病率最高的地点是委内瑞拉的马拉凯波湖(Lake Maracaibo),约每 10 万人就有 700 人患病。

与亨廷顿舞蹈症有关的基因控制,称为亨廷顿蛋白(huntingtin protein)的蛋白质制造。尽管这蛋白质的名字取自病症的命名,其实却是存在于动物与人类细胞中的正常蛋白。部分人的蛋白质会变成细长形而聚集在神经细胞中,形成导致这种疾病特征的蛋白质累积物。这些蛋白质团块的出现会干扰正常的细胞功能。然而,强有力的证据显示,蛋白质的形成是为了回应压力所制造出来以进行细胞的防护。至于到底是蛋白质的聚集而导致这疾病,抑或只是疾病所引发的结果,则仍在辩论之中。

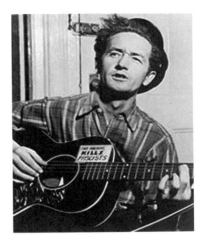

伍迪·戈斯里

亨廷顿舞蹈症中,亨廷顿蛋白质倾向聚集于脑部的基底神经节,主控自主行动。基底神经节涉及两种神经性病变——亨廷顿舞蹈症与帕金森病。帕金森病中,位于基底神经节的一部分称为中脑黑质细胞中的神经元无法制造正常量的多巴胺。在亨廷顿舞蹈症中,细胞位于基底神经节的另一部分,称为纹状体,变成对多巴胺过敏。于是,这两种病变的症状是实质相反。帕金森病的特性是逐渐丧失开始行动的能力,而亨廷顿舞蹈症的特色则是无法抑制身体不由自主地动。尽管这两种疾病特别在晚期都有认知上的病况,最明显的症状便是开始与控制行动的能力。因此,两者都归类为行动失调。

生理症状最初显现的是轻微的"笨手笨脚",到发展成无法控制行动,例如抽搐或肌肉痉挛、平衡与协调的问题、步伐不稳、头部扭转到眼位移的位置、缓慢而无法控制的动作,以及快速而突然的手臂、腿部、脸部与其他身体部位的抽搐动作,还有吞咽困难。这些动作看来可能相当怪异,另外还有奇怪的身体姿势。有 30%～50% 的患者还会有癫痫发作的状况。

心智与情绪健康也会受到影响,导致记忆力丧失、缺乏注意力、决定与判断都发生困难、说话方式改变、失去方向感,或混淆、易怒、幻觉、偏执、忧郁以及反社会的行为。所有症状都会随着时间渐渐恶化,程度也因人而异。

亨廷顿舞蹈症造成渐进式的失能,而导致必须完全依赖他人。患者最终死于并发症,例如心脏衰竭或吸入性肺炎。统计显示,成人亨廷顿舞蹈症患者通常在确诊后有 15～25 年的存活期。早发性亨廷顿舞蹈症患者病情则更为严重,通常也只有 10～15 年的存活期。

即时遏止

阿尔兹海默症

目前并无疗法可以遏止这种疾病发展。治疗的目的在于减缓疾病的进程，同时协助患者尽可能延长舒适的生活功能。治疗包括服用药物以减缓非自主行动以及运动治疗。生理健康非常重要，保持运动与活跃的患者多数能过着较好的生活。

虽然罹患亨廷顿舞蹈症具有基因因素，环境也具有显著影响。针对同卵双胞胎的研究显示，两人具有相同的基因。理论上，如果基因全面掌握控制，同卵双胞胎就会在同时罹病。如果生活环境相同或类似，遗传了亨廷顿基因的同卵双胞胎会在 1 年左右相继罹病。然而，如果双胞胎的生活环境不同，发病状况就可能极为不同。

案例包括一名罹患亨廷顿舞蹈症的 71 岁女性，在确诊之前的 6 年便已经出现症状。然而她的双胞胎姊妹却一直到她的症状出现 7 年后才出现症状。为什么会有这样长的时间差异？研究人员推定是环境因素所造成。[7] 同样的验证也出现于罹患亨廷顿舞蹈症的动物。[8]

这两名女性在马萨诸塞州纽贝福（New Bedford）的同一栋房子长大。她们出生的家对街就有一座制造精准切割工具的大型机具工厂，在 1800—1987 年，营运生产期间发生过无数次的化学物质污染与外泻。在 1993 年，因为空气品质被列为污染级别，就在二度关厂的 2 年之后，厂房被列为需要进行毒素清污的联邦污染地。双胞胎在 23 岁之前都一样接触到工厂毒物；然后双胞胎的"A"离开原来的家，搬到 2 英里以外的地点；双胞胎的"B"，也就是首先呈现亨廷顿舞蹈症的那一个则留在原来的家。两人在饮食或生活方式上并无明显差异，虽然双胞胎的"B"服用 7 种处方药及 3 种非处方药物，而另一个则未曾服药。两人均抽烟。A 在 35 岁时戒烟，而 B 则一直抽到 65 岁。两人都患有高血压，B 的健康状况较差，还患有类风湿性关节炎、慢性支气管炎、2 型糖尿病，也是两人中首先发病的亨廷顿舞蹈症患者；两人都被归咎为居住在工厂附近以及长期抽烟的结果。B 因为接触到更多的化学毒物，而比 A 早了 7 年罹患亨廷顿舞蹈症。想必，如果双胞胎生活在更洁净的环境中而且没有抽烟，也许病症永远也不会显现。

肌萎缩性脊髓侧索硬化症

1939 年，一种鲜为人知的罕见疾病，称为肌萎缩性脊髓侧索硬化症

（ALS——渐冻人症）占据了报纸头版头条,正是因为棒球名人堂巨星卢·格瑞(Lou Gehrig)确诊罹病。此后,这种疾病即通称为卢·格瑞症。

卢·格瑞是有始以来最具才华的棒球运动员之一。他曾与贝比·鲁斯(Babe Ruth)争夺棒球全垒打王的宝座,并创下在 1925—1939 年间连续出赛 2 130 场的纪录。尽管面临手指、脚趾骨折,或背部一再疼挛,他仍然场场表现杰出。到了他职棒生涯晚期,医师从格瑞的手部 X 线片发现有 17 处的骨折竟然都在他持续出赛的时候愈合,他的耐受力与毅力为他赢得"铁马(Iron Horse)"的昵称。1938 年,尽管他有强大的运动力与疼痛的忍受力,他的身体开始迅速耗损,他的爆发力与协调性也出现恶化。队友注意到他已经缺少了以往的力量与能量,开始拖着脚走路。1939 年球季开始后,他的异样表现让他了解到自己再也不能打棒球,因而迅速引退。医师团诊断他罹患肌萎缩性脊髓侧索硬化症,而且无药可治。他于 1941 年逝世,距离 38 岁生日只差两个礼拜。

除了格瑞,其他患病的著名人物包括:著名物理学家史蒂芬·霍金(Stephen Hawking)、吉他手兼作曲人杰生·贝可(Jason Becker)、演员大卫·尼文(David Niven)、棒球员吉姆·"鲶鱼"亨特(Jim "Catfish" Hunter)、歌手丹尼斯·戴(Dennis Day)等。

肌萎缩性脊髓侧索硬化症是在 1869 年由法国神经学家吉安马丁·夏寇(Jean-Martin Charcot,1825—1893)首先发现。这种疾病的病程进展快速,是必定致命的病变,特性是渐进式的肌肉无力导致瘫痪。病症攻击位于脑部与脊髓中控制自主运动的肌肉和神经元。

运动神经元是在神经系统与身体自主之间进行沟通控制的神经细胞。发自脑部运动神经元的信息传输到脊髓中的运动神经元,再传至个别肌肉。渐冻人患者脑部与脊髓中的运动神经元退化死亡,不再将信息传输到肌肉。肌肉不再收到信息运作,因而衰退并逐渐损耗(萎缩)。脑部发令与控制自主运动的能力消失,最终影响到所有自主控制的肌肉,患者失去移动手臂、双腿与身体的力量与能力。

肌萎缩性脊髓侧索硬化症的初步征

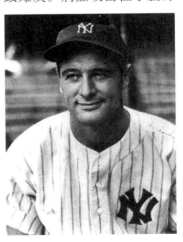

纽约扬基队一垒手卢·格瑞

兆可能会不易察觉。最初期的症状包括抽搐、痉挛、肌肉僵硬或说话含糊。一旦肌肉恶化可能变成行走不便、绊倒或跌跌撞撞。手部不再灵巧、无法执行一般任务,例如扣扣子、写字或转动门锁上的钥匙。最后患者会无法站立、走路、自行上下床或使用手部或臂部。吞咽困难使患者无法正常进食,也增加了呛噎的风险。体重的维持也会成为一个问题。尽管大部分的自主肌肉控制已经消失,患者通常能维持眼部肌肉的控制以及大小便的功能。当横膈膜与胸部肌肉失去功能时,患者将失去自行呼吸的能力,而必须依赖换气装置维持生存。多数肌萎缩性脊髓侧索硬化症患者死于呼吸衰竭。

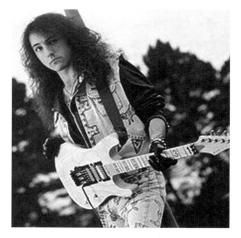 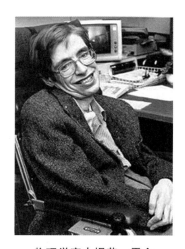

摇滚乐手杰生·贝可　　　　　　　　　物理学家史提芬·霍金

肌萎缩性脊髓侧索硬化症主要影响的只有运动神经元,大部分案例中不会损害心智、个性、智能、理性或记忆。美国作曲者杰生·贝可就是主要例子,贝可在 1996 年确诊为肌萎缩性脊髓侧索硬化症患者,最后失去弹奏吉他、走路、说话的能力,然后通过他父亲发明一个系统以眼部动作来与人沟通。虽然失去行动能力,他仍然维持心智敏锐,并利用电脑持续作曲。

少部分患者可能发展成额颞叶失智症,特性是深层的个性改变。较多的患者则经历语言退化、注意力或做决定的障碍等轻度问题。

肌萎缩性脊髓侧索硬化症患者涵盖全球各色人种。患病的男性较女性略多。在美国每天约有 15 个肌萎缩性脊髓侧索硬化症新案例,多数在 40～70 岁。美国大约有 3 万患者,全球约有 7 万人罹患肌萎缩性脊髓侧索硬化症,而每年每 20 万人就有一人罹患肌萎缩性脊髓侧索硬化症。患病后的平均生存期为 3～5 年,3 年之内死亡的约占半数,6 年之内则达 90％。生存期最长的患者则在罹病后奋战了 39 年。

科学家尚未确定导致疾病的原因,可能导致发病的因素包括感染、接触毒物、DNA 缺陷、免疫系统异常、职业因素(兵役与竞技运动)以及酶素异常。有 5％～10％的案例显示与铜/锌超氧化物歧化酶突变的遗传因素有关,这是负责中和自由基的酶素。

各种化学与天然毒物也被视为重大致病因素。高发病率常见于职业橄榄球运动员、足球运动员与棒球运动员之间。意大利足球运动员异常高的发病率(高于一般预估的 5 倍)引起医学界关切这种疾病与球场草坪使用杀虫剂的可能关联性。

美国退役官兵罹患肌萎缩性脊髓侧索硬化症的风险也相对增加。根据美国肌萎缩性脊髓侧索硬化症协会的资料,退役官兵患病的风险高于一般人群将近 60％。对于海湾战争的官兵而言,他们罹病的风险为非驻军于波斯湾官兵的 2 倍,显示出可能的化学关联。

西太平洋则有几个热区:特别值得注意的是关岛,显示致病因素是长期吸收存在于苏铁(cycad)这种可食用的热带植物种子中的神经毒素。从 20 世纪 50 年代至 60 年代初期,因为食用这种毒素,造成肌萎缩性脊髓侧索硬化症的流行疫情。目前并无药物可预防或治疗。

多发性硬化症

一开始是右脚的刺痛感,接着泰瑞·卡儿(Teri Garr)在纽约中央公园慢跑时跌倒了。她觉得很奇怪,自己为什么会绊倒? 没多久,她感到右手臂好像遭到切割般的痛楚,然后感受到极度疲倦的侵袭。

当时是 1983 年,泰瑞 38 岁,正值演艺事业的高峰,电影作品如《新科学怪人》(*Young Frankenstein*,1974)、《第三类接触》(*Close Encounters of the Third Kind*,1977)均深获观众喜爱。她因为在《窈窕淑男》(*Tootsie*,1982)中扮演女朋友一角的精彩演出,而在当年获得奥斯卡提名。

接下来 16 年的岁月中,她的症状忽隐忽现,迷惑了她求诊的许多专家。终于,她在 1999 年确诊为多发性硬化症——一种慢性、耗损元气的疾病。

第三章　神经退化的多种面向

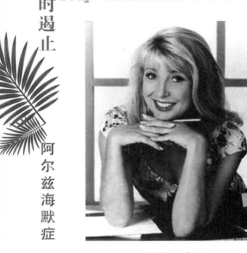

泰瑞·卡儿

在好莱坞，她即将大放异彩的事业可能因为罹患生理残疾而戛然停止。因此泰瑞将诊断保密，试图隐藏她的症状。然而在家里时，她却常滚下楼梯还有打破盘子。有一年圣诞，她被滑板绊倒，冲进壁炉，跌断锁骨。因为谈话秀主持人蒙特尔·威廉斯（Montel Williams）上了"赖瑞·金现场"（Larry King Live）的节目谈论他与多发性硬化症的奋战，泰瑞决定公开她的秘密。

2002年10月8日，泰瑞上了赖瑞·金的节目，公开自己的病情。金追问了她的苦痛以及应付病症的困难。但是，泰瑞微笑着、乐观地开玩笑，丝毫不想扮演一名受害者。她说："我真的没有一点负面思考。"她传达的是，多发性硬化症患者需要的是希望，不是沮丧。

泰瑞现在担任多发性硬化症生命线的发言人，这是由雪兰诺（Serono）与辉瑞（Pfizer）这两家西药公司设立以提供教育与支援服务的机构。她与听众分享自己的症状：突发的极端倦怠、无法控制右手、跌跌撞撞。"另一个大问题就是记忆力丧失，"她说着，停了好一会儿，然后问，"嗯，我刚刚是说了什么来着？"

除了泰瑞与蒙特尔·威廉斯，其他名人患者包括：安娜特·富妮契洛（Annette Funicello）、罗曼·盖布希尔（Roman Gabriel）、蕾娜·霍恩（Lena Home）以及李察·普莱尔（Richard Pryor）。

多发性硬化症是在1868年由法国神经学家吉安马丁·夏寇（Jean-Martin Charcot）首先确认为疾病特型。夏寇也是第一个发现肌萎缩性脊髓侧索硬化症的专家。

多发性硬化症是一种炎性病症，特性是脱髓鞘，或是脑部以及脊椎中的神经轴

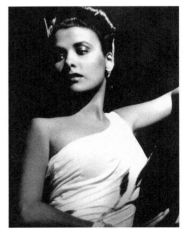

歌星及演员蕾娜·霍恩

42

突附近防护性髓鞘的崩坏。髓鞘的丧失影响神经细胞的传输，并干扰脑部与身体其他部位的沟通。多发性硬化症患者的余命比未患病者要短5～10年。

多发性硬化症患者多数有神经性的症状，包括麻木、肌肉无力、肌肉痉挛、刺痛或痛楚、行动困难、协调与平衡困难、语言困难、视觉问题、疲倦、大小便困难。普遍还有认知障碍、忧郁与情绪起伏。多发性硬化症的特征是当弯曲颈部时，沿着背部会有电击般的感觉，但并非特定如此。多发性硬化症重症患者可能失去步行或说话的能力，因为尚无特定的测验可以检测多发性硬化症，症状也常忽隐忽现，疾病的初期可能难以诊断。

至少有85％的多发性硬化症患者体验到症状的突袭，接着数月或数年都悄然无息，疾病完全没有活动的新迹象。在下次突袭之前，症状可能完全消失。永久性的神经问题经常存在，并随着接连的袭击而恶化。10％～15％的患者在症状首次发生之后就再也不得安宁。

全球有超过200万人罹患多发性硬化症。美国约有35万人罹病，而每周约有200例新确诊案例。疾病通常好发于20～40岁，但可能发生于任何年龄。女性罹患多发性硬化症的可能性则高于男性。

关于疾病发展的资讯不多，一般相信是自体免疫的反应结果，也就是身体的自我攻击。最近证据显示环境因素，例如慢性感染与营养不足的关联。

额颞叶失智症

著名的德国哲学家与作家弗里德里希·威廉·尼采（Friedrich W. Nietzsche，1844—1900）据说是受到额颞叶失智症所折磨。1886年，他的朋友开始注意到他个性上的改变，症状逐渐恶化，他的行为也变得怪异。到了1889年，他被送进疯人院，随后由他母亲照顾直到他过世。这就是许多额颞叶失智症及其他各种失智症患者因为个性与行为的改变所遭受的命运。

额颞叶失智症呈现数种影响脑部前叶与颞叶的神经退行性状况——通常是与个性、行为及语言相关的部位。额颞叶失智症也称为匹克失智症（Pick's disease），是以布拉格大学的精神病学教授阿诺·匹克（Arnold Pick，1851—1924）名字命名的，以纪念他在1892年首先发现这种疾病。然而，现在

第三章 神经退化的多种面向

匹克失智症这名词为一种额颞叶失智症的亚型所专用,特征是在退化的神经细胞中出现异常蛋白质的结节,称为匹克小体。

额颞叶失智症的特征是个性与行为的剧烈改变。在病症初期发生个人与社会行为的改变,包括无法控制行为而导致不适合社会的行为,缺乏判断力、冲动、冷漠、社交退缩、个人卫生习惯衰退、仪式般的强迫行为,也因此额颞叶失智症也常被误诊为精神性问题,而将患者送入精神病院。

部分额颞叶失智症的类型显示语言能力的障碍或衰退,以及无法了解书面或口述的语言。较少出现与帕金森病或肌萎缩性脊髓侧索硬化症类似的行动异常,例如颤抖、僵直、肌肉痉挛、协调不佳、吞咽困难与肌无力。

不同于帕金森病患者所遭遇的严重记忆问题,额颞叶失智症患者可能出现记忆干扰,但是对于时间和地点却都很清楚,也能记起过去与现在的信息。

美国约有 700 万人罹患失智症,其中额颞叶失智症占 2%～5%,估计达到 14 万～35 万例。疾病的进展通常稳定而快速,确诊后的生存从少于 2 年到超过 10 年。通常发生于 40 岁之后、65 岁之前,男女的发病率相当。如果父母或兄弟姊妹一方有失智症,其罹患额颞叶失智症的风险也会提高。目前并无其他已知的风险因素。虽然某些病例呈现可能的基因关联,超过半数的额颞叶失智症患者并无家族失智症的病史。

部分额颞叶失智症患者的脑部病变与肌萎缩性脊髓侧索硬化症患者的脑部病变属于相同的类型,直指相似的肇因。部分额颞叶失智症与肌萎缩性脊髓侧索硬化症的类型代表相同疾病过程的不同呈现,差别在于发现脑部病变的部位。如果运动神经元受到影响,便会造成肌萎缩性脊髓侧索硬化症;如果是在大脑皮质,就成为额颞叶失智症。部分患者可能在这两个部位都发生病变。肌萎缩性脊髓侧索硬化症患者中大约有 15% 也同时罹患额颞叶失智症。

额颞叶失智症并无治疗方法,也缺乏有效延缓病症进展的方式。治疗则是依赖抗忧郁药物与抗精神病药物进行症状管理。患者若有语言困难,则语言治疗可以协助学习替代的沟通方式。

渐进式的致命疾病

阿尔兹海默症与帕金森病等神经退行性疾病普遍被视为是脑部老化的

单纯功能失调,跟关节老化或单纯的记忆衰退是类似的。然而它们并不只是老化过程的不便或症状。

正确地说,神经退行性疾病是导致脑部衰退的渐进式致命疾病。脑部衰退跟癌症一样是绝症,在生理上杀害患者;就像心脏衰弱或肾脏衰败一样,最后结果就是死亡。脑部是最重要的器官,控制着心脏、肺脏以及其他器官。脑部一旦停工,其他重要器官也会跟着罢工。失智症是脑部即将死亡的症状,患者也会因失智症而死亡。

误信失智症不会致死而未将失智症列为死因加以呈报,已经造成死亡统计数据的扭曲。失智症,特别是阿尔兹海默症,通常不会注记在死亡证明书上;其他出现的病况反而担起死因。美国国家健康统计中心(The National Center for Health Statistics)根据死亡证明书上的资料,将阿尔兹海默症列为美国 65 岁以上人口的第五大死因。但是任职于波士顿妇女医院(Women's Hospital in Boston)的布林翰大学公共卫生硕士(MPH of Bringham)梅莉莎·瓦特曼医师(Melissa Wachterman,MD)表示:死亡证明书在惯例上低报了与失智症疾病相关的死亡病因[9]。瓦特曼的团队查阅了波士顿地区在死前确诊罹患阿尔兹海默症或其他形式阿尔兹海默症患者的死亡证明,约有 37％的死者并未将失智症记载在其死亡证明书中,甚至连合并状况中也未提及。而针对死前即确诊患有阿尔兹海默症的 114 名死者中,只有 27％的死亡证明书登载了阿尔兹海默症。这意味着阿尔兹海默症与其他神经退行性疾病的致死率,可能比呈报的数据要高上好几倍。

患者通常不只罹患阿尔兹海默症,而是并发其他神经退行性疾病。一项研究以 141 名志愿在去世后捐出脑部组织的老年人为对象,进行了临床与病理学的资料比较。每年的生理与精神检查显示,141 名参与者在世时,其中有 50 名患有失智症。在他们去世后,一名对临床评估内容不知情的神经病理学家研究了所有捐赠者的脑部。

比较了临床病例与验尸的结果显示,具有失智症迹象的样本之中,有 30％患有阿尔兹海默症,42％的失智症患者同时患有阿尔兹海默症与血管型失智症,而 16％则罹患阿尔兹海默症与帕金森病(包括 2 名同时患有 3 种病症)。

此外,这 141 名参与者中,有 33 名在死亡时并未诊断出失智症的症状,脑部却呈现出充分符合阿尔兹海默症类型的疾病病理现象。这些疾病并不会突然发生,而是历经多年渐进发生。当症状明确时,脑部显然已

即时遏止

阿尔兹海默症

经承受严重损害,因此应该及早采取预防措施。成年后就马上开始预防也不嫌早,因为这时损害的状况通常已经启动,并将在人生晚期进展成神经退行性疾病。

> **60 岁之后,罹患失智症的风险每 5 年增加 1 倍。**

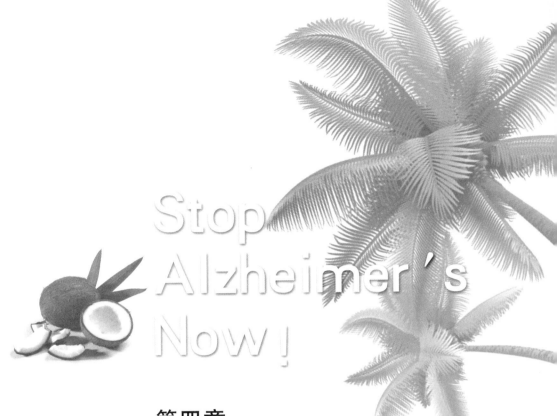

Stop
Alzheimer's
Now！

第四章

早发性老化与神经
退行性疾病

自由基

是什么样的共同状况分别造成阿尔兹海默症、帕金森病、亨廷顿舞蹈症、血管型失智症、肌萎缩性脊髓侧索硬化症、糖尿病、多发性硬化症与心脏疾病？也许可以说是老化，但是部分状况发生于相当年轻的时候，而连结这些状况的就是自由基（Free Radical）。自由基就是分子的叛军，攻击并摧毁其他分子。体内的组织可能因为自由基的反应而受损。长久下来，这些累积的损害导致身体组织的退化与功能衰败，代表着老化的症状。

所有影响人类健康的因素之中，自由基是最险恶的。它不像食物中毒或流行感冒一样突袭，却同样具危险性。单一的自由基起不了什么损害，但是长年下来，数百万的累积效果具有火药一般的威力。它们的出现未被察觉，但年复一年缓缓地破坏我们的健康。健康渐渐衰退，疾病慢慢发生，而我们却鲜少注意。同时，自由基却与摧毁健康的病毒与毒素结成同盟，增加了痛楚与折磨。无论凭借任何形式，自由基与所有折磨人类的重大疾病都有关。

简单而言，自由基是外围轨道中不成对电子的分子。消失的电子造成分子高度活跃而且不稳定，侵略性地想从周围的分子偷窃一个电子。一旦电子被拉走，第二个分子就少了一个电子，自己也变成高度活跃的自由基，再从附近的分子上拉一个电子过来。这毁灭性的连锁反应持续进行，可能影响数以千计的分子。

一旦分子成为自由基，其生理与化学成分便以氧化的过程发生改变。分子的正常功能遭到中断，便会影响到它们所构成的整个细胞。活的细胞受到自由基的攻击就会退化而失调。自由基会侵袭细胞，撕开细胞保护膜。而敏感的细胞组成，例如细胞核与载有细胞基因蓝图的 DNA 可能受损，并导致细胞的突变与死亡。

基本上，氧化是物质结合氧或其他非金属物质造成退化的过程，环境中可见金属锈蚀、油脂腐臭以及橡胶硬化。自然中，自由基破坏的最经典例子之一就是生锈。铁一经暴露于空气之中，成分便开始氧化。过程中，腐锈的铁扩张、脆化、瓦解、解体而朽坏。当身体受到自由基的攻击时，基本上就发生"锈蚀"或解体，而加速了老化。

当细胞受到自由基的侵袭后，组织便渐进受损。部分研究人员相信自由

第四章 早发性老化与神经退行性疾病

49

基的损害才是造成老化的原因。身体愈老,便承受愈多终生累积下来的自由基攻击与损害。

看来在我们变老时,自由基对于我们的外貌、感觉与功能至少应该承担部分责任。自由基让人体组织缓缓退化,老化也是退化的过程。自由基造成的退化,也许在皮肤上是最明显的。自由基摧毁最甚的人体组织之一就是胶原。胶原为人体组织赋予了具有力量与弹性的矩阵模型,在人体中处处塑造定型,保持肌肤平滑、有弹性而年轻。在遭到自由基破坏时,皮肤变得干燥、厚如皮革、产生皱纹是老年所有的典型迹象。

自由基以类似的方式影响脑部。罹患阿尔兹海默症、帕金森病及其他神经退行性疾病的患者脑部组织中,均被自由基破坏得千疮百孔。脑部对于氧化的伤害特别敏感,因为细胞膜含有人体中最高比例又极端脆弱的多不饱和脂肪酸浓度。

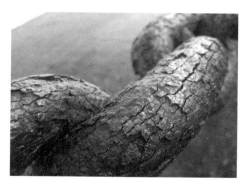

铁链氧化造成的厚重铁锈,人体细胞一经氧化也呈现类似的损害

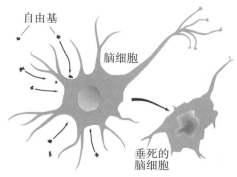

过多的自由基接触引起脑细胞衰弱和死亡

要防止体内及脑内的自由基作用是不可能的。这是日常生活的一部分，自由基也通常被视为正常代谢过程的自然结果。然而，细胞并非毫无抵抗之力。一直存在的抗氧化酶可以在造成重大损害之前即迅速破坏这些自由基。只有在自由基制造的速度比能够中和自由基的抗氧化成分更快时才会发生问题。

除了体内自由基的正常产生，这些为恶分子也会因为受伤、感染、毒素、压力过大以及各种环境刺激而制造。饮食是自由基的主要来源，特定的食品添加物、杀虫剂的残留、化学物、污染等增加了自由基的负荷，甚至食物的烹调方式也能决定自由基的含量。多元不饱和植物油是形成自由基的主要来源。

存在于植物、坚果、谷物等天然食物之中的多元不饱和脂肪，只要还新鲜，就没有太大的问题。因为大自然总是以具有保护性的抗氧化物包装以便防止腐化（氧化）。只有在这些油脂被萃取醇化成液态油脂时才会造成问题。这些油脂在室温中自发产生自由基，一经加热，例如烹饪，便会加速自由基的产生。食用大量的多元不饱和植物油可能造成体内自由基的负荷暴增，这是因为多元不饱和脂肪容易造成自由基的形成，致使身体的抗氧化剂存量为了中和这些干扰而快速被吞噬。这不可能只导致抗氧化物的不足，更造成营养不良，因为许多抗氧化物是必要的维生素与矿物质，对于维护良好的消化功能、激素平衡、强健的免疫系统以及正常的心智功能是很重要的。

要限制接触过量的氧化压力，应做到：减少接触烟草烟雾及其他污染物；避免食用含有化学添加物的包装食品；不食用加工过的多元不饱和脂肪植物油，其最普遍的制品包括：大豆、玉米、红花、葵花、花生、油菜籽与棉籽油等，也应该避免所有含有这类油脂的加工食品，食用前请细读成分标示。

减少自由基的后半方程式则是增加抗氧化物的储存。体内的抗氧化酶是由食物中的许多养分所建构，包括最重要的维生素 C、维生素 E、硒与锌。最佳的抗氧化物营养来源则是新鲜的水果蔬菜以及糙谷，多种维生素与矿物质的膳食补充品也有益。但是要注意，别依赖膳食补充品来满足营养需求。膳食补充品并非食物，是用来补充良好的饮食，不是用来弥补不良的饮食。

老化的脑部

◎ 高度糖化终产物（AGEs）

氧化不仅仅是与老化及心智衰退有关的毁灭武器，氧还是非常活跃的分子，随时可以造成氧化与自由基的产生。同样，葡萄糖也会以类似的方式反应造成糖化（glycation）。糖化的过程基本上与氧化一致，但是以葡萄糖取代氧。糖化即是将某种物质与葡萄糖结合。犹如氧化，蛋白质与多元不饱和脂肪的糖化产生了自由基，以及其他高度活跃且具摧毁性的分子实体。

葡萄糖是非常具有黏性的物质，因此能轻易与其他分子结合，也能与脂肪结合，却特别容易附着于蛋白质。蛋白质的糖化形成了所谓的高度糖化终产物（Advanced Glycation End Products，AGEs）。

体内多数的化学反应是以回馈机制的复杂系统所治理，井然有序而控制有方的努力维持平衡或动态平衡。在这过程中，特定的酶被用来启动每个化学反应，然而糖化却没有酶的参与而随机发生。这种偶然的过程却造成这些蛋白质永久性的破坏，并干扰组织的正常功能与结构。

高度糖化终产物的结果很充分地表达于缩写"AGE－年龄"中，因为这正是它们的作为——让身体老化。老化是受损细胞的累积，愈多的高度糖化终产物存在体内，不论年龄多大，功能便会愈显得"老化"。高度糖化终产物不利于其他分子，制造自由基、氧化 LDL 胆固醇（因此产生堆积于动脉中，并造成动脉粥样硬化、心脏病与脑卒中胆固醇类型）、劣化的胶原（器官与肌肤的主要支撑结构）、损坏神经组织（包括脑部）与体内每种器官的毁灭浩劫。高度糖化终产物在糖尿病的慢性并发症与阿尔兹海默症、帕金森病、肌萎缩性脊髓侧索硬化症，以及其他神经退行性疾病中扮演重要角色[1-3]。

许多观察显示，有关老化的高度糖化终产物假说，亦即组织老化的特征就是许多高度糖化终产物的累积。高度糖化终产物涉及炎症、自由基的产生、高度糖化终产物的大量制造、更多的炎症等恶性循环。

某种程度上我们都体验到高度糖化终产物的效果，这是生活的一部分。随着我们变老，也会累积更多的高度糖化终产物，身体也会反应出弹性与光泽的耗损、器官功能效率的减损、记忆与行动能力的衰退、对抗感染的能力降低以及与老化相关的其他症状。部分的人比其他人会暴露于更多的高度糖化终产物之中——糖尿病患者特别会受到这些为恶分子的困扰，主要的并发症——视力衰退、神经受损、肾脏衰竭与心脏疾病，都与高度糖化终产物直接相关。

为什么糖尿病患者对于这些滋事分子特别脆弱？答案是葡萄糖，或更明确而言，血糖。慢性的血糖含量上升将我们的细胞与组织长时间暴露于高浓度的葡萄糖中。葡萄糖与蛋白质接触的时间愈长，形成高度糖化终产物的机会就愈大。高血糖导致加速形成高度糖化终产物。

身体对于高度糖化终产物并非毫无抵抗力，因为总有办法排除如此有害的物质。白血球细胞有特定的接受器，用以锁定受损蛋白质并将之移除。

然而，部分的糖化蛋白质如存在于胶原或神经组织并不容易移除，它们倾向互相粘连或粘住其他蛋白质，再累积并导致周遭组织的损害。这菌斑状的物质多少成为永久固定物以及持续的刺激原。当白细胞遭遇到糖化蛋白质时便会触发发炎的反应。高度糖化终产物的接受器非常适合昵称为"忿怒（RAGE）"，因为白细胞对于高度糖化终产物的反应会造成长期发炎，进而导致包括阿尔兹海默症、心脏疾病与糖尿病等许多退行性疾病的特征。

高度糖化终产物在体内的形成是一种正常的过程，虽然无法完全避免，却可以借由减少摄取糖与精制碳水化合物而维持在最低量，您的脑袋还有身体的其他部分都会由衷感谢您。

膳食中的糖化终产物

高度糖化终产物会在体内、体外形成。烤箱中的烤鸡就是在制造糖化蛋白质，鸡皮的焦化就是高度糖化终产物所造成的。

将蛋白质与糖放在一起、不加水而进行高温烹煮时，便会形成高度糖化终产物。其实不是只有将肉类等高蛋白质食物与碳水化合物（糖）一起烹煮才会制造高度糖化终产物，多数食物的天然成分就同时含有蛋白质与糖类。所有谷类、蔬菜、水果及坚果都含有充分的蛋白质与糖，在合适的环境下就会形成高度糖化终产物。

烹煮食物的颜色就显示了高度糖化终产物的形成——变成焦黄色，这焦化的效果散发着许多食物中的美味。食物完全烤熟时的"金黄焦糖"色正是烹饪过程中产生高度糖化终产物的结果，包括饼干、吐司边、烘烤或 BBQ 肉类，甚至是烘烤的咖啡豆。以糖和牛奶制作焦糖也涉及糖化蛋白质的形成。事实上，食品业以"焦糖化"这个名词来取代"糖化"。含有焦糖的糖果满载高度糖化终产物，不像奶酪、面包只有外围一圈的面包皮受到焦化，焦糖中有害的化学反应其实关联到全部产品的每一个分子。高度糖化终产物就是把脑部焦糖化，这可不太妙。

并非所有的烹饪方式都会产生高度糖化终产物，以水烹煮可以避免糖与蛋白质结合而形成有毒分子。虽然煎、焙、烤会产生高度糖化终产物，水煮或蒸煮则不会，或至少不到同样程度。

幸运的是，多数的糖化蛋白质产品可以通过身体吸收而不会有太多伤害。然而，大约有 10% 会被吸收，其中有 2/3 则积存于组织之中——动脉、肾脏、眼睛与脑部[4]。显然，摄食愈多含有这类物质的食品，就会对健康造成愈大的影响。

需要担心被组织吸收的少量糖化蛋白质吗？绝对需要！膳食衍生的高度糖化终产物是累积身体总库存糖化蛋白质的主要来源，膳食中高含量的高度糖化终产物加速了自然老化，并启动或造成退行性疾病的结果。

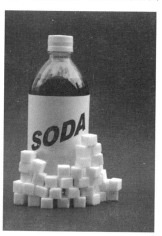

一瓶 907 克的汽水中含有超过 30 茶匙的糖（通常以高果糖玉米糖浆的形式存在）

在一项研究中，20 名患者先食用低含量的高度糖化终产物膳食，之后才食用高含量的高度糖化终产物膳食。膳食中含有相同的成分，却以不同的烹饪时间与温度，以达到含量不同的高度糖化终产物。食用高含量的高度糖化终产物膳食之后，血管的扩张反应（一种血管功能指标）下降了 36.2%，食用低含量的高度糖化终产物膳食之后为 20.9%[5]。也就是说，在摄食高含量的高度糖化终产物膳食之后，血流更受到限制，血流减少则倾向血压增高，并限制了将营养与氧输送往脑部与其他重要器官，因此这是重要的发现。

减少膳食中高度糖化终产物的摄取量对健康有正面的影响。另一个研究则安排老鼠食用低含量的高度糖化终产物膳食，不只减少高度糖化终产物的累积,还能改善胰岛素抗性与伴随年龄的肾脏功能失调。食用低含量的高度糖化终产物膳食的动物(比控制组少 50％)也显示比控制组更为长寿[6]。

随着老化,我们倾向累积更大量的高度糖化终产物。研究指出,高含量的高度糖化终产物膳食会加速自然老化,而且与糖尿病和阿尔兹海默症等退行性疾病相关[7]。一项研究报告指出,比较 172 名年轻对象(45 岁以下)以及较年长对象(60 岁以上),高度糖化终产物循环会随着年纪增加。虽然与预期相同,但是研究发现,无论研究对象的年龄为多少,炎症的迹象、氧化压力以及胰岛素抗性都随着高度糖化终产物增加[8]。因此,比起年龄,高度糖化终产物的含量更是决定生理与功能年龄的关键,也就是说累积的损害量才是健康程度的决定因素。

环境因素也会产生高度糖化终产物。说抽烟是另一项高度糖化终产物的主要来源也不令人意外,吸烟者血液中的高度糖化终产物含量较非吸烟者为高[9];罹患冠状动脉心脏病与脑卒中的风险也显著较高,这两种疾病皆由高度糖化终产物造成。二手烟的伤害程度也相当。

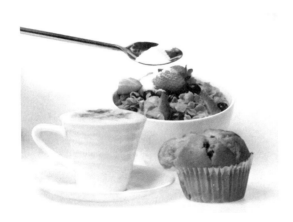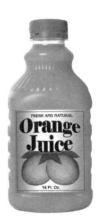

许多日常食物中,糖都以某种形式或其他种形式
来呈现,如早餐麦片、咖啡、松饼、果汁、煎饼等

除了烹饪过程与香烟,高度糖化终产物的另一项主要来源是膳食糖量。食用糖与精制碳水化合物会导致血糖增高,也就是增加高度糖化终产物的形成速率。精制的碳水化合物也被包括在内,是因为它们会快速分解成糖,导致血糖升高的速度跟食用纯糖是一样快。虽然在谈论糖化时,最常想到的是

葡萄糖,但另外两种糖——果糖及半乳糖,它们糖化的速率比葡萄糖要快上10倍。

牛奶糖或乳糖是由 50% 的葡萄糖和 50% 的半乳糖所组成。当以高温烹煮时,半乳糖与奶蛋白糖化形成高度糖化终产物。不论是全脂、2% 含脂或无脂,所有的巴氏杀菌乳(pasteurized milk)都含有高度糖化终产物:凡是经过巴氏杀菌,就会含有糖化蛋白质[10]。

更为扰人的则是果糖。近几年来,已经以高果糖玉米糖浆的形式取代了蔗糖,成为外卖食物的主要甜味来源。因为果糖的甜度是蔗糖的 2 倍,用量较少却能产生同量的甜味。也就是说,既便宜又可以减少制造成本。看看冰淇淋、糖果、饼干、面包与其他即食食品的成分标示,高果糖玉米糖浆已经取代了蔗糖或其他糖类,而被用于大多数的加工食物中。只要有添加糖分,大多数用的就是高果糖玉米糖浆。

果糖跟蔗糖相比,因为比较不会造成血糖升高,通常被推荐给糖尿病与胰岛素抗性患者使用。讽刺的是,虽然果糖对血糖的影响不如蔗糖剧烈,却会造成更大的全面性损害,因为这会促进高度糖化终产物的形成并激化胰岛素抗性,而使病况恶化。

任何来源的果糖都会对身体造成相同的影响,不论是来自高果糖玉米糖浆或是龙舌兰糖浆(健康食品业所爱用,用来增添甜味的产品)等天然来源,影响程度是一致的。

一项在欧洲展开的有趣研究显示,研究员将无糖尿病的研究对象分为两组:一组为蔬食,另一组为杂食,并记录膳食内容及测量血液中的高度糖化终产物含量,结果相当令人意外。一般预期蔬食组不食用肉类(烤、炸或其他方式)、摄取较少的牛奶、食用较多的水果与蔬菜、多以较低温的方式烹调,应该会有较低的高度糖化终产物含量,结果却不尽然。杂食组比起蔬食组,显著呈现较低的高度糖化终产物。比起杂食组,蔬食组摄食了 2～3 倍量的鲜果、3 倍的干燥水果、4 倍的蜂蜜以及大约等量的商业用糖。研究人员将蔬食组较高的高度糖化终产物含量归因于摄取了高量的果糖[11]。

有趣的是,虽然已经食用了较低高度糖化终产物的食物,蔬食组的糖含量比起杂食组对体内高度糖化终产物的形成具有更大的影响。比起烹煮的方式,摄取食品的类型对体内的高度糖化终产物含量影响更大。含糖量高的食物,特别是果糖,对于高度糖化终产物的形成有强大的影响。这倒不是说烹煮的方式不重要,而是糖的食用量才是更大的顾虑。

虽然不可能完全避免糖化蛋白质与脂肪,或是所谓的糖化毒素,却能以改变调理食物的方式减少接触,减少惊扰这些麻烦制造者的机会。减少高温煎炸或烧烤,而以蒸煮、轻油快炒或慢炖的方式调理。煎的时候,加一些水,让水蒸气来进行调理。以较低温调理肉类,并在较生或半熟时食用。食用较多生食,或干脆不加以烹调。对于即食的早餐玉米片、饼干、薯片、甜甜圈等即食、加工食品,以及熟食、高碳水化合物等食物更要特别小心。食品制造商蓄意加强焦糖化与焦化的食物烹调方式来增添美味,而这些正是高度糖化终产物的主要来源。如果可能,选择生奶。不论是生食或烹煮,要摄取更多的新鲜蔬菜,因为蔬菜是抗氧化物的丰富来源,可以协助对抗高度糖化终产物的形成。抗氧化物与富含抗氧化物的食物能协助减少糖化与高度糖化终产物的形成[12-13]。

异常蛋白质:菌斑、结节与集合体

◎ β-淀粉样蛋白与神经纤维结节

阿尔兹海默症患者的脑部呈现渐进的淀粉样蛋白斑块与神经纤维结节(Neurofibrillary Tangles)。研究人员推论淀粉样蛋白斑块与神经纤维结节的结构是造成阿尔兹海默症患者脑细胞受损灭亡的主因。

淀粉样蛋白斑块在神经细胞间堆积,含有称为β-淀粉样蛋白的蛋白质。淀粉样蛋白是不溶性蛋白质的存积,不但无法被分解,更会干扰或改变附着组织原来的正常功能。

神经纤维结节是在垂死的脑细胞中形成的不溶性扭曲纤维。这些结节主要是由称为tau的蛋白质组成形成微管结构的一部分。微管协助神经细胞之间的养分及其他重要物质运输。然而,阿尔兹海默症患者的tau蛋白质异常,而微管的结构也崩解。

随着老化,多少都会发生斑块或结节的状况。阿尔兹海默症患者比起正常人来说,累积量会达到5~10倍之多。斑块或结节的形成是从有关学习与记忆的重要部位开始,最终会扩散至脑部其他部位。

阿尔兹海默症患者的斑块首先出现于脑部深处协助记忆编码的大脑海马体,以及对于思考决定非常重要的大脑皮质。

第四章 早发性老化与神经退行性疾病

斑块的形成始于称为淀粉样前驱蛋白（APP－amyloid precursor protein）的正常血蛋白。虽然尚无法完全了解，淀粉样前驱蛋白据说与神经细胞的保护有关，也似乎对于协助神经元的成长与生存相当重要。它们能协助受损的神经元自我修复，并协助部分神经元在受伤后重新生长。

创伤、氧化、糖化与其他压力因素会向淀粉样前驱蛋白发出求助。高度糖化终产物可能是启动这种反应的主因：触发了自由基的快速制造并激化炎症反应，而导致组织受伤与瓦解。

自由基与高度糖化终产物加速了淀粉样蛋白的形成与聚合，并引发炎症反应。随着疾病的进展，蛋白质的累积增加，神经元枯萎死去，脑部便缩小。脑室——含有脑脊液的小空洞变大，脑的质量便消失。

斑块与纤维结节不只发现于阿尔兹海默症患者，也同时出现于其他神经退行性疾病的患者脑部，包括帕金森病、亨廷顿舞蹈症与肌萎缩性脊髓侧索硬化症。

◎ 路易小体

路易小体是在制造多巴胺的神经细胞变质中发现的蛋白质异常聚合。路易小体普遍见于帕金森病与路易小体失智症的患者脑中。帕金森病患者的路易小体大量出现于脑干的基底神经节，控制的是自主动作。这些蛋白质堆积耗尽了神经传输的多巴胺，造成帕金森病的特别生理症状。而路易小体失智症中，路易小体则扩散至全脑，包括大脑皮质控制思考与记忆的部位。

路易小体主要组成成分是α－突触核蛋白（alpha-synuclein）。α－突触核蛋白通常参与调节多巴胺在神经细胞与突触之间的运送活动。在过多氧化压力的状况下，这些蛋白质倾向聚合为路易小体，而在细胞中改变了正常的细胞功能与运作。研究人员因而推论这会导致细胞退化死亡，许多研究也追寻这条理论线索。然而部分证据指出路易小体并非突然形成，而是为了防护细胞受到自由基的攻击而产生的防卫反应。路易小体出现在受损细胞中，并不是因为它们造成了损害，而是因为细胞受到自由基的损害，进而启动路易小体的形成以作为因应对策。它们的出现也许干扰了细胞的功能，却是在过程中延长了细胞的寿命。目前仍在研究到底是路易小体造成细胞退化，抑或是为了自我保护而形成路易小体。

◎ 亨廷顿蛋白质

亨廷顿舞蹈症的显著特色就是脑细胞出现聚合的蛋白质,称为亨廷顿蛋白质(Huntingtin Proteins),这是会出现在细胞中的正常蛋白质。虽然尚未能确知明确功能,据说在神经细胞功能中扮演着重要的角色。在细胞中,亨廷顿蛋白质似乎参与了发送信号、运送物质、与其他蛋白质连结并调节细胞寿命。

蛋白质的长度会因内含麸醯胺酸(glutamine,一种氨基酸)的分子数量不同而异。亨廷顿蛋白质通常含有 3 144 个氨基酸(蛋白质的建材砖块),尾端联结着 6～35 个麸醯胺酸分子。

亨廷顿舞蹈症患者的亨廷顿蛋白质被额外的麸醯胺酸拉长了。亨廷顿蛋白质愈长(例如尾端连结更多的麸醯胺酸分子),病况便会愈严重。当亨廷顿蛋白质含有少于 36 个麸醯胺酸的正常数时就不会产生亨廷顿舞蹈症。连结序达到 26～40 个麸醯胺酸的人不见得会有病症的发生;但是数量超过 40 的人,如果够长寿就会发病。如果蛋白质上的麸醯胺酸连结超过 60,病况便会很严重,患者很可能罹患早发性的亨廷顿舞蹈症。

根据最普遍的理论,亨廷顿舞蹈症据说是由于基因突变制造了长型的亨廷顿蛋白质,这种遗传性基因会传给子孙。然而,与其他基因不同的是,这基因会产生世代变异,因此也怀疑这疾病是否是绝对的基因缺陷。当基因传给下一代时,亨廷顿蛋白质的大小明显改变,或变大、变小。未发病的双亲可能会将基因传给子孙,而有此基因的父母亲也可能会有未患此病的子女。

造成基因世代变异的原因仍然成谜。既然亨廷顿蛋白质的长度会改变有些显然是环境影响所造成的,其中可能包括压力的大小。[14]其他因素可能如膳食、生活方式、毒物接触与感染,另外如胰岛素抗性或糖尿病也可能成为因素。若是如此,患有这些病症的人可以经由改善自己的状况,以减少将基因缺陷传给子女的风险。

长型亨廷顿蛋白质的出现本身并无害。细胞中的酶将这长型的蛋白质切成段之后,这些蛋白质块倾向在脑中聚集成团。影响最大的脑部部位是纹状体(脑部协调动作的部位)以及额叶皮质(控制思考与情绪)。这些亨廷顿蛋白质的聚合物影响了细胞的功能,一般视为对细胞有害,而且可能造成细胞夭折。

即时遏止

阿尔兹海默症

这些蛋白质块的出现曾经被认为是导致亨廷顿舞蹈症的主因，也是基因缺陷造成的结果。深入的研究改变了这推论。研究员发现这些聚合的蛋白质，例如亨廷顿舞蹈症中的亨廷顿蛋白质团块，就像阿尔兹海默症的淀粉样蛋白斑块一样，其实并不会造成亨廷顿舞蹈症。即使没有发现团块，脑细胞也会死亡；未曾出现症状或未发病的病理中也会出现团块，[15] 更何况，这些蛋白质团块似乎是因为受伤或压力而形成的防护反应。目前研究显示，亨廷顿蛋白质团块的出现实际上延长了神经元的寿命，并降低对附近神经元的损害。[16] 因此，长型的亨廷顿蛋白质可能并非基因缺陷，而是用以防护细胞免于受伤或压力的正常自然产物。蛋白质的长度是体内压力程度的指标，而不是基因突变的随机结果。

证据显示，亨廷顿蛋白质团块只有在脑部受到某种类型的压力时才会产生，也因此才会在亨廷顿舞蹈症患者体内大量出现。神经退行性疾病包括亨廷顿舞蹈症，是数十年渐进发生的过程。因此，长型的亨廷顿蛋白质团块在症状出现之前，可能早就已经存在脑组织之中了。阿尔兹海默症患者的淀粉样蛋白斑和帕金森病患者与路易小体失智症患者的路易小体，都可能是中枢神经系统对压力的抵抗反应。

亨廷顿舞蹈症具有基因组成的论点是根据大规模的观察中，发现亨廷顿舞蹈症儿童患者的父母通常最后也会病发。然而，这并不意味疾病是绝对基因性的。父母亲如果因为营养不良、感染、接触毒物而发生健康问题，也可能将各类的健康问题传继给子女，如脊柱裂、心脏缺陷，或容易患有健康问题如过敏、胰岛素抵抗（2 型糖尿病）、认知障碍、心脏疾病、经常感染，等等[17-25]。

具遗传倾向性的健康问题并非一定会发病，只是意味着在特定环境中会有较高的致病率，就像亨廷顿舞蹈症一样。具遗传倾向的人比起不具遗传倾向的人会更早罹患亨廷顿舞蹈症，病况也会较严重，但是任何人处于导致此种疾病的压力环境都可能会致病。因此，有些人罹患早发性神经退行性疾病，而其他人到晚年才发病，甚至不会发病。

◎ TDP－43

肌萎缩性脊髓侧索硬化症以及部分额颞叶失智症的特性，就是一种称为TDP－43 的蛋白质的累积。这种蛋白质出现于全身，一般对其所知不多。肌萎缩性脊髓侧索硬化症与额颞叶失智症的病症中，发现这种蛋白质遭到细胞"跟踪"，然后被摧毁消灭。当移除的过程失败时，遭到"跟踪"的蛋白质便会累积成为团块。这种状况会出现在肌萎缩性脊髓侧索硬化症患者的行动神经元中，而额颞叶失智症患者则显现于大脑皮质的前叶与颞叶。

TDP－43是存在于神经细胞核中的正常蛋白质。细胞核是细胞储存信息（DNA）以制造蛋白质，以便维持正常的细胞功能。肌萎缩性脊髓侧索硬化症与额颞叶失智症的病症中，蛋白质的变种淤积在细胞核外的细胞质中。科学家推测，堆积在细胞质中的TDP－43造成细胞退化。然而，就像其他的异常蛋白质，很可能蛋白质出现于此是为了因应毒素或氧化压力，这是压力的结果，而不是压力的肇因。

近期研究显示，可以从血液样本中测得TDP－43蛋白质，而且额颞叶失智症与肌萎缩性脊髓侧索硬化症以及阿尔兹海默症的患者这种蛋白质的含量会提高[26]。

◎ 匹克小体

另一种淤积在部分额颞叶失智症疾病形式中的蛋白质是匹克小体（Pick Bodies），这种状况的疾病称为匹克氏症。跟其他额颞叶失智症病症的形式一样，这些蛋白质堆积在脑部中控制个性、行为及语言的前叶与颞叶。

匹克氏体是存在于垂死神经元中的圆球块tau蛋白，是由无数的tau纤维以杂乱的排列组成。虽然tau蛋白是匹克小体的重要组成，它们可能也含α－突触核蛋白——与形成路易小体的是属于同一种蛋白质。

β－淀粉样蛋白、结节、路易小体、亨廷顿蛋白质、TDP－43、匹克小体及其他蛋白质随着脑部老化，以不同的速率累积。当其中一种或多种蛋白质异常大量累积时，脑部功能可能受到严重影响。在某种程度上，各类型的神经退行性疾病中会出现这类蛋白质的任何一种。举例而言，β－淀粉样蛋白并不只出现于阿尔兹海默症中，也可能影响到无外显症状的帕金森病或任何其他神经退行性疾病的患者。路易小体或TDP－43也一样，虽然趋势上会由其中一种来主控特定的疾病类型[27]。

随着神经退行性疾病的进展，以及更多的蛋白质残留堆积，就会愈来愈难区分各种疾病。

慢性炎症

虽然每种神经退行性疾病都能借由个别症状以及累积的特定蛋白质团块来加以辨认，病况却都有一项统一的特征，就是慢性炎症（Chronic Inflammation）[28]。

慢性炎症就是脑部开始退化的初期，并与病症进展有强烈的关联[29-30]。因此，慢性发炎在疾病的根源与进展都扮演着相当重要的角色。例如亨廷顿舞蹈症的慢性发炎在症状出现 16 年前就已经在脑部测得，炎症的程度则随着疾病的进展而增加[31]。

炎症是对受伤与压力的正常自然反应，刺激血液与氧汇流至受伤部位以供疗养。血液带入血小板以止血。必要时，还有其他蛋白质以重建受损组织。一般炎症为期短暂，一旦修复完成，炎症消退，一切恢复正常。然而，如果刺激或伤害持续，炎症也会延续。慢性刺激导致慢性炎症，慢性炎症本身可能导致额外的刺激，造成更多的炎症与更多刺激的恶性循环。

是什么导致脑部炎症呢？受伤与刺激触发炎症的两个罪魁祸首就是自由基与高度糖化终产物。创伤与生理受伤导致细胞释放自由基，而造成细胞周围出现刺激。在脑部中会有各种因素造成损害。例如，因为车祸造成的颈部创伤、食用有毒物质而损害了脑细胞，或具有感染性的有机体侵袭细胞。免疫系统制造了自由基以抵御感染，扫荡入侵的微生物，但是也可能损害周围的组织而加深炎症的状况。

证据显示，蛋白质团块通常与神经退行性疾病相关，正因为是身体防御反应造成的结果，跟炎症的发展很相像[32-33]。这些蛋白质进场调解来自自由基、高度糖化终产物及其他压力所造成的损害，以延长细胞的生命。慢性压力导致耐久蛋白质的累积。这些防御性的蛋白质在缓和压力的战斗中，可能会干扰正常的细胞功能，长期下来就变成有害，就像慢性炎症一样。问题并不在于蛋白质或感染，而是压力驱使身体制造了这些物质。

要将神经退行性疾病归咎于蛋白质团块或炎症，就像要求赶来救火的消防员担起房子被火烧毁的责任一样。消防队在灭火过程中，因为用水可能造成部分损害，但他们挽救了房子，因此为了挽救房子的其他部分，这点小损害是正当的。然而，如果火势太大或重复被引燃（成为慢性），那么消防队可能表现得就会不太好。拉长战线可能导致损害，就像慢性压力造成了慢性炎症与神经退行性疾病。

随着老化，器官也变得比较没有效力，这就是老化过程的一部分，我们的心智也一样，我们却能健康生活到晚年，而不会罹患这种可能造成瘫痪的神经退行性疾病。罹患阿尔兹海默症的患者与单纯正常老化的人呈现惊人的差异——正常老化过程的脑部呈现一致性的退化；而在阿尔兹海默症或帕金森病中，只发生在脑部的特定部位。老化在脑部呈现极微量的生理与化学改变；而神经退行性疾病却显现相当大的生理、化学与退行性的改变。

失智症与其他类型的退行性疾病并非老化的正常结果，而是既有肇因也有解方的疾病状况。有人可以一辈子，甚至到非常高龄，都不会罹患任何神经退行性疾病。年龄不能拿来当借口。

来自荷兰的亨德里克耶·范·安德尔-席佩尔（Hendrikje van Andel-Schipper）就是个绝佳的例子。席佩尔曾是世界上最高寿的人瑞，2005年去世时高龄115岁，心智一直都很敏锐，她开玩笑说食用腌制的鲱鱼就是长寿的秘诀。被问到要给希望长寿的人什么忠告，向来反应灵敏的她妙语回说："保持呼吸！"科学家说席佩尔的心智的确如亲眼所见的一样好：病理剖验的脑部分析显示仅呈现少量与心智能力减损相关的退化迹象。

1972年，82岁的席佩尔打电话给葛宁箴大学（University of Groningen），以便去世后捐赠遗体供科学研究。到了111岁时，她又打了电话，因为她担心可能大学对她不再有兴趣。研究人员发现了可以研究非常高龄人瑞的机会，他们即刻开始测试她的认知能力。虽然视力略有问题，她却很机灵，而且表现得比60或70岁同龄人的平均值还好。席佩尔的健康状况并不完美，她罹患乳腺癌，进行治疗已有15年，最后死于胃癌。尽管有这些问题，她到最后都心智清楚而敏锐。席佩尔证明了年龄老化并不是神经退行性疾病的同名词，人可以活到非常高龄而不会有严重的心智减损。

那么，是什么导致脑部退化的加速进行？人脑组织的解剖分析，有关的动物研究及临床试验，都指向过大的氧化压力（特别

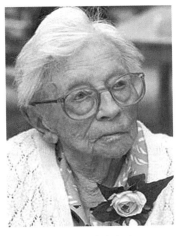

113岁时的席佩尔

是膜脂过氧化)、高度糖化终产物堆积以及神经细胞葡萄糖的摄取与利用,这些都会刺激炎症反应。一旦刺激变成慢性,炎症也会变成慢性。这些状况成为所有主要神经退行性疾病的相关肇因[34]。

药物与手术仅能处理症状,不能遏止疾病的进程。唯一能处理这问题的就是确认导致这项病况的因素,并尽力预防与纠正。

是什么导致了氧化压力、高度糖化终产物累积以及葡萄糖代谢的中断?虽然基因可能扮演了某种角色,到目前为止,主要影响则涉及膳食、创伤、药物、毒素与感染等总和[35]。以下章节中将分别进行讨论。

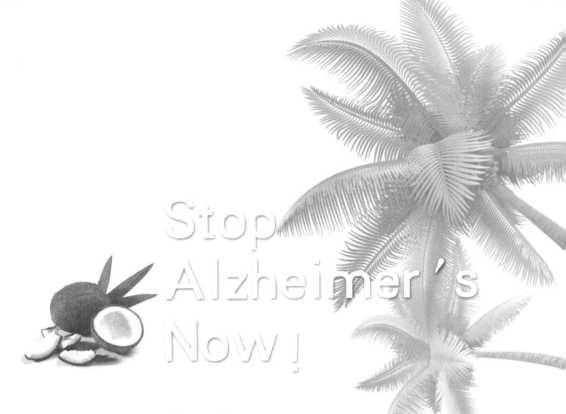

Stop
Alzheimer's
Now！

第五章

胰岛素抵抗与神经退行性疾病

神经退行性疾病：新型糖尿病

如果医师诊断为阿尔兹海默症，我们应该自动联想到糖尿病。或者更明确地说，胰岛素抵抗也是造成这两种疾病的主要因素。比起一般大众，糖尿病患者罹患阿尔兹海默症与其他神经退行性疾病的风险更高。糖尿病常会发展为阿尔兹海默症，而这两种病况的紧密关联，现在阿尔兹海默症已经被认定为新型糖尿病之一[1]。

糖尿病是造成视盲、下肢截除、肾脏疾病及神经伤害等失能的主因。目前美国有 2 360 万人（约占人口的 7.8%）罹患糖尿病，有将近 600 万人不知道自己就患有糖尿病。60 岁以上的成人中，有超过 23% 的人患有糖尿病；也就是每 5 个老年人就有一人患此病！但是糖尿病并不是一种老年疾病，20 岁以下的族群，有将近 20 万人确诊患此病。在所有的年龄族群中，每年有超过160 万例新确诊案例。这些人大部分具有罹患阿尔兹海默症的风险，会在人生的某个阶段病发。罹患糖尿病的年龄愈轻，风险就愈高。糖尿病高居第六大死因，刚好排在阿尔兹海默症之前。

糖尿病的发生是因为身体无法适当调节血糖。用餐后，食物大部分被转化为葡萄糖或血糖，然后进入血液，血糖含量蹿升太快（或骤降过低），以代谢而言，身体便像被抛入惊慌的状态。胰岛素这种由胰腺分泌的激素会进入血液，尝试将血糖含量恢复正常。然而，如果有某种因素而无法在合理的时间中让血糖正常化，细胞与组织便会受损。

糖尿病分为两型：1 型糖尿病是胰脏停止制造或制造不足量的胰岛素，而无法适当调节或控制血液葡萄糖。好发于儿童，过去被称为是青少年糖尿病或胰岛素依赖型糖尿病，患者需要终身定期注射胰岛素以维持血糖平衡。年龄较长的人也可能因为酗酒或其他疾病导致胰脏功能失调而罹患 1 型糖尿病，约占美国所有糖尿病案例的 10%。

在 2 型糖尿病中，胰脏可能可以制造正常量的胰岛素。但是，身体细胞却变成无反应或抵抗着胰岛素的作用，于是需要更大量的胰岛素来完成任务，因而称为胰岛素抵抗。这是目前为止最为普遍的糖尿病类型，约占 90%。2 型糖尿病基本上全都发生在成年期，通常是在 45 岁之后。过去被称为成年型糖尿病，或者非胰岛素依赖型糖尿病，这些名称现在则不再适用。因为 2 型糖

第五章　胰岛素抵抗与神经退行性疾病

67

尿病的确会发生在较年轻的族群,部分也需要使用胰岛素。病程初期,胰脏通常还能制造大量的胰岛素,以克服细胞的胰岛素抵抗。经过一段时间,胰岛素的大量需求让胰脏付出了代价,而胰岛素的制造也开始下降。超过一半的患者到了老年,最后会需要胰岛素来控制血糖量。2 型糖尿病的控管通常包括膳食与体重的管理、运动以及口服用药。

妊娠糖尿病是 2 型糖尿病的暂时病况,发生于妇女怀孕的后期,通常也会在分娩胎儿后消失。患有妊娠糖尿病的妇女处于糖尿病前期状态,比起其他女性也更可能在晚年罹患 2 型糖尿病。

3 型糖尿病则是近期确认出来的新病型,将胰岛素抵抗与神经退行性疾病联结,最明显的就是阿尔兹海默症。3 型糖尿病结合了 1 型糖尿病与 2 型糖尿病的特征,既有 1 型糖尿病的脑部胰岛素不足,也有 2 型糖尿病的胰岛素抵抗,胰岛素抵抗是主要的分辨特征。本书提到的"糖尿病",通常就是指 2 型糖尿病,若有区分之需要,则会特别标明为 1 型、2 型或 3 型糖尿病。

阿尔兹海默症会被认定为另一种形式的糖尿病其实并不奇怪。长久以来我们知道糖尿病不利于包括脑部在内的全身神经组织。研究显示,比起非糖尿病的研究对象,糖尿病患者的脑部体积明显较小,就是因为脑细胞的死亡,患者脑部也出现早发性的老化。波士顿大学的神经科专家苏妲·瑟夏里医师(Sudha Seshadri, M. D.)表示,比起同龄的非糖尿病人士,糖尿病患者的脑部差不多"老了十岁"。她说:"虽然不是直接因素,但是因为脑部的快速衰败,糖尿病可能导致阿尔兹海默症患者的临床症状加速出现。"

胰岛素的作用不只调节血糖,同时扮演正常认知功能的主角。胰岛素失调增加认知障碍,以及罹患阿尔兹海默症与其他神经退行性疾病的风险。近期研究确认了糖尿病导致相当程度的认知衰退,并提高了罹患失智症,尤其是阿尔兹海默症的风险达 150%[2]。

尽管目前的研究,将一般神经退行性疾病与阿尔兹海默症都归因于胰岛素代谢的干扰,但是血管型失智症、帕金森病、亨廷顿舞蹈症及肌萎缩性脊髓侧索硬化症等其他疾病,也显现胰岛素抵抗的特征,成为导致或触发以及病程进展的相关因素[3-4]。

所有的主要神经退行性疾病都呈现能量代谢的明显衰退,进而导致细胞死亡以及脑部体积的缩减。对正常的胰岛素功能所造成的任何干扰,都可能会剧烈改变能量代谢与脑部功能。这时,则可以全部视为 3 型糖尿病的各种症状显现。

进一步研究其他神经退行性疾病与胰岛素抵抗的关联就越能获得证明。研究帕金森病与胰岛素抵抗之间的关联才刚起步[5]。80％的帕金森病患者呈现异常的葡萄糖耐受度。在帕金森病中，是脑部的胰岛素代谢先出现失调、才会发生制造多巴胺的神经元死亡[6]。胰岛素抗性也加重了症状的严重性，并降低了左旋多巴与其他具有多巴胺能成分的疗效[7]。

证据显示，糖尿病患者罹患帕金森病的风险较高。目前为止最大规模的一项研究追踪了一组总计超过5万名的男女超过18年以上。当时，324名男性与309名女性罹患了帕金森病。研究员发现，比起非糖尿病患者，在研究开始时就已经患有2型糖尿病的患者，在老年时有83％可能会罹患帕金森病[8]。如果研究期间拉长，毫无疑问会呈现更大的相关性实证，正是因为帕金森病的罹病风险会随着年龄增加。

即使亨廷顿舞蹈症被认为主要是遗传性病症，其实也受到胰岛素抗性的影响。研究显示亨廷顿舞蹈症患者也更容易罹患糖尿病[9-10]。

其实在这些疾病的病症显现之前，引发糖尿病及神经退行性疾病的改变早就已经在体内发生。葡萄糖代谢的异常在2型糖尿病出现的10～20年之前就已经发生[11]。神经退行性疾病则会在之后数十年的人生晚年才显现。

糖尿病患者持续增加。根据马攸诊所（Mayo Clinic）的资料显示，美国的糖尿病患者人数在过去15年增加了1倍。全球的糖尿病患者则在过去20年之间，从3 000万人大量增加到2.3亿人。科学家甚为关切现今不停蔓延的糖尿病流行疫情，可能演变成明天的阿尔兹海默症流行疫情或帕金森病流行疫情。见识了阿尔兹海默症、帕金森病及其他神经退行性疾病的增加速率，其实这流行疫情早已开始。

葡萄糖提供细胞动力

神经元、脑细胞以及体内的所有其他细胞需要能量来进行各种功能。能量则取自食物中的3种养分：碳水化合物、蛋白质以及脂肪。虽然蛋白质与脂肪能用以制造能量，主要功能却是提供基本建材，以建构组织、激素、酶与其他人体组成架构。另一方面，碳水化合物的主要目标则是制造能量，也是人体偏好的能量来源。基本上，碳水化合物提供了55％～60％的能量需求，其他则来自蛋白质与脂肪。

几乎所有植物都含有碳水化合物，来自动物的食物中唯有牛奶含有碳水化合物。植物主要由碳水化合物构成，而碳水化合物则由糖所组成。糖分子是提供所有植物的基本组成材料。前院的草坪、门廊上的花、厨房料理台上的苹果与橘子、冰箱中的蔬菜几乎全部是由糖与水所组成。

对膳食非常重要的基本糖分子有 3 种类型——葡萄糖、果糖与半乳糖。所有膳食中的碳水化合物都由这 3 种分子做某种组合。简单碳水化合物则只有一或两单位的糖，例如食糖或蔗糖的成分包括一个分子的葡萄糖以及一个分子的果糖，牛奶的糖分或乳糖则包括一个分子的葡萄糖与一个分子的半乳糖。复杂碳水化合物则是以化学键联结着许多的糖分子，例如玉米粉是有许多长链联结的葡萄糖。目前为止，葡萄糖是植物中最丰富的糖分子。

食用面包时，摄取的大多是碳水化合物形式的糖。其他还有部分的水、纤维（也同时是一种碳水化合物的类型）、维生素与矿物质。苹果、胡萝卜、玉米、马铃薯或其他来自植物的食物也一样。

在摄取含有碳水化合物的食物之后，消化酶便破坏糖分子之间的联结，释放出个别的葡萄糖、果糖及半乳糖的分子，再输送往血液中。葡萄糖又称为血糖，被输送往全身以提供细胞所需要的燃料。果糖与半乳糖则无法以原本的形式供给细胞制造能量，于是便会被肝脏占有，转化为葡萄糖，再释放回血液中。含有高葡萄糖的食物会导致血糖浓度的快速升高。果糖与半乳糖也会增加血糖，但是因为要先经过肝脏处理，速度就没有那么快。

膳食纤维也是一种碳水化合物，但是人体不会制造酶来破坏联结这些糖的化学键。因此，纤维释放少量的糖或根本无糖，也就不会升高血糖浓度；而纤维便通过消化道，多数会被完好地排出体外。

由于大多数细胞无法储存少量的葡萄糖，于是便用来应付立即的需求。肝脏与肌肉细胞则为例外，它们有能力储存葡萄糖以供稍后使用。

如果经历一段时间未曾进食，肝糖的存量耗尽，身体便开始代谢脂肪与蛋白质以应能量需求。而当肝糖累积到达极限后，便会将葡萄糖转化为脂肪，最终储存于脂肪细胞中。当血糖浓度降低时，脂肪便成为能量的替代来源。在有限程度下，蛋白质可以转化为葡萄糖以供应能量需求。然而脂肪却不行，脂肪被释放为个别的脂肪分子，称为脂肪酸，部分再转化为分子单位，称为酮体或酮。脂肪酸与酮可以供细胞使用，以取代葡萄糖来提供能量需求。

胰岛素的角色

在全身循环的葡萄糖会被细胞拦截转换成能量。然而,细胞本身无法吸收葡萄糖,而需要胰岛素的协助,才能将细胞膜的门打开以便葡萄糖进入。如果缺乏胰岛素,血中的葡萄糖就会呈现饱和状态,细胞就会"挨饿",然后死亡。

体内的每个细胞都需要葡萄糖的持续供应以便正常运作。就像我们,如果没有定时摄取食物,便会耗损健康,然后死亡。同样,细胞没有持续获得充分的葡萄糖就会退化,然后死亡。

但是过量的葡萄糖也不好,太多的葡萄糖是有毒的。为了避免葡萄糖过少或过多而造成可怕的结果,身体有内建的回馈机制,以维持血液中葡萄糖的含量在一个狭窄的范围内。

每次进食后血糖浓度就升高,胰脏中的特别细胞就会触发,将胰岛素释放至血液中。当胰岛素再将葡萄糖送回细胞时,血糖便会下降。在某个时间点上,发出另一个信号到胰脏停止胰岛素的分泌。如果血糖过低就会触动肝脏释放肝糖,进而提高血糖浓度,就能持续维持血糖的稳定。

血糖每天都会自然地微幅震荡,进食后血糖就变高,两餐之间或进行剧烈的体能活动时,身体的能量需求就会增加,血糖浓度便下降。只要身体能够补偿高低波动的血糖,就能迅速重建并维持平衡。

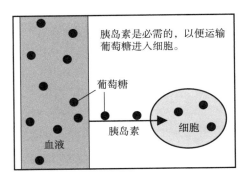

胰岛素是必需的,以便运输葡萄糖进入细胞。

葡萄糖

胰岛素

细胞

血液

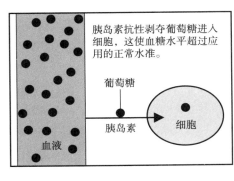

胰岛素抗性剥夺葡萄糖进入细胞,这使血糖水平超过应用的正常水准。

葡萄糖

胰岛素

细胞

血液

膳食内容影响身体系统的运作。高碳水化合物的膳食,特别是含有大量的单纯碳水化合物以及缺少复杂碳水化合物、纤维、脂肪与蛋白质,则会导致

71

血糖含量骤升。精制碳水化合物以及白面粉被筛除了大部分的纤维与米糠，变成像糖一样运作，增加血糖浓度。

纤维、蛋白质以及特定脂肪减缓碳水化合物的消化与吸收，因此葡萄糖缓缓进入血液中，提供稳定而持续的供应量。简单与精制碳水化合物的摄取量愈大，血糖蹿升就愈大，对身体负荷也愈大。

如果每4～5小时就摄取一次高碳水化合物的膳食，两餐之间再食用一或两种高碳水化合物零食，例如糖果条、苏打饼干、甜甜圈或加糖咖啡，当天大部分时间胰岛素含量就会持续提高。如果细胞持续浸润于高胰岛素浓度中，便会开始失去对激素的敏感度。就像走进一间充满臭味的房间，一开始可能难忍恶臭，但是待了一段时间之后，鼻子的嗅觉接受器变得不敏感，就不会再注意到臭味了。臭味仍然存在，侦测味道的能力却已经减退。离开房间一阵子之后，嗅觉就会恢复灵敏，一回到房间便会再注意到臭味。人体对胰岛素的反应亦同，长期浸润于高浓度的胰岛素之中，细胞便失去敏感度，变得无反应或对胰岛素的作用产生抵抗。而为了将葡萄糖送入细胞中，就需要高于正常浓度的胰岛素，更加重了胰脏制造激素的压力。胰岛素抵抗是沦为糖尿病的第一步，也是迈向阿尔兹海默症的第一步。因此，膳食对于胰岛素抵抗的发生以及糖尿病与神经失调具有直接的影响。

胰岛素抵抗的问题会因胰腺制造胰岛素的能力衰退而变得更为复杂。在摄取高碳水化合物的膳食之后，血糖危险蹿升，如果上升太高或持续太久，可能导致严重的健康问题，最严重的便是造成昏迷或死亡。因此，血糖迅速蹿升就会置身体于极端的紧急状态。胰脏被迫急速抽取胰岛素，如果一切运作稳当，大量的胰岛素便能迅速将血糖浓度降低至正常。然而，既然将过量的胰岛素快速导入血液以处理危机，胰岛素将会持续维持高浓度，而血糖浓度却已经降至正常。结果，血糖浓度开始急转直下，身体再次进入紧急状态，胰腺都还没有从大量释出胰岛素的状况恢复过来，现在却必须疯狂再制造肝糖，来抵消大量胰岛素被制造出来的结果。胰升血糖素（升血糖激素）下令肝脏将肝糖释放出来，葡萄糖的浓度便升高。

为了抵消胰岛素的高浓量，需要大量的胰升血糖素（升血糖激素）而导致血糖的升高。胰腺再次受到召唤制造更多的胰岛素，以平衡过量的胰升血糖素（升血糖激素）。这种篮板球效应可能像弹跳的橡皮球一样持续进行，一旦从高楼掉下，每一次弹跳就慢慢损失些高度。这过程让胰腺负担沉重。时日一久，便会造成功能耗损，因而激素的制造以及维持适当葡萄糖含量的能力也减退。

如果每次进食都摄取富含单一、精纯的碳水化合物，又缺少纤维、蛋白质与脂肪，就会造成身体巨大的耗损，日复一日、年复一年，身体正常应变的能力终将消失。到了某个阶段，就会需要胰岛素的注射，以弥补激素制造能力的衰退。此时，胰岛素抵抗便会进展到全面发作的糖尿病。也正因此，半数的 2 型糖尿病患者最后都需要补充胰岛素。

胰岛素抵抗

非糖尿病的一般人早上醒来时的血糖值为 65～100 mg/dl，这也是所谓的空腹血糖浓度，即是至少 8 小时未进食之后所测量的血糖，而理想数值为75～90 mg/dl。

未进食时，细胞仍然持续从血液中摄取葡萄糖，血糖含量便会降低。多数人会在血糖值约为 65 mg/dl，也就是正常值的低档时感觉饥饿，对饥饿感的正常反应便是需要进食以提高血糖。一般来说，进食后的血糖不应该攀升超过 139 mg/dl，这称为餐后血糖值。进食前后高升的血糖值代表发生胰岛素抵抗。

糖尿病的确诊通常是空腹血糖值达到或超过 126 mg/dl。空腹血糖值介于 101～125 mg/dl 则视为初期糖尿病，通常称为"糖尿病前期"。空腹血糖值超过 90 mg/dl 显示胰岛素抵抗的出现。随着胰岛素抵抗的增加，血糖浓度也会增加。血糖愈高，胰岛素抵抗也愈强。

要界定全面病发糖尿病患的血糖值多少是有些随意独断的。许多年来，空腹血糖超过 140 mg/dl 便会被视为糖尿病的判定点。1997 年，美国糖尿病协会将判定点降为 126 mg/dl，这难道表示空腹血糖值为 125 mg/dl 就是健康而没有糖尿病吗？并不尽然。126 mg/dl 就跟 140 mg/dl 一样是随性断定。胰岛素抗性通常出现在空腹血糖值超过 90 mg/dl 的人体内。虽然高达100 mg/dl 的血糖值一般仍被视为正常，却也只是因为许多人符合这个等级。对于健康的个人而言，这不太"正常"。即使状况相当轻微，胰岛素抵抗的存在就不是健康的状态。

约有 2 400 万的美国人确诊罹患糖尿病，更有 4 100 万人呈现被视为糖尿病前期的胰岛素抵抗，这些人都具有罹患阿尔兹海默症的风险。并非确诊为糖尿病患者才会发展为阿尔兹海默症——即使只是糖尿病前期都会显著增加罹病风险。

斯德哥尔摩卡洛琳丝卡研究院（Karolinska Institute）的研究员执行的一项研究验证了这项推理。历经 9 年追踪研究的参与者并记录罹患阿尔兹海默症的患者人数发现：在研究开始时即呈现糖尿病前期的患者罹患阿尔兹海默症的风险增加了 70％。如果研究能持续更长的时间，这个比例很可能会再攀升，还会发现更多罹病的患者。

过去数十年来，2 型糖尿病患者的人数增加了 10 倍，这普遍出现于日本人、以色列人、非洲人、美洲原住民、爱斯基摩人、波利尼西亚人与密克罗尼西亚人等[12]。据说是因为增加了精制碳水化合物的摄取。动物研究显示，高糖量的膳食导致胰岛素抵抗与糖尿病，因此合理推论膳食习惯的改变，是逆转目前糖尿病流行疫情的关键。

部分人因为双亲的影响，更容易发展糖尿病或胰岛素抗性。若双亲为糖尿病患者，儿童便担负着出现胰岛素抵抗并成为糖尿病患者的更高风险[11]。

如果只有父亲或母亲呈现胰岛素抵抗，即使并不严重到成为全面的糖尿病患者，其子女也面临发展为胰岛素抵抗的较高风险。患有妊娠糖尿病的母亲，其子女在稍后的人生中也较易罹患胰岛素抵抗，这也正是糖尿病有时呈现为家族性疾病的原因。换句话说，不良膳食的结果会传递给未来的世代。更糟糕的是，孩童会将不良的膳食习惯再传授予下一代，结果罹患糖尿病的年龄便会越发提早。

1997 年 6 月，美国政府推荐所有成人在年满 45 岁之前进行糖尿病的测试，以避免糖尿病的并发症发展而难以治疗。45 岁才测试，其实可能为时已晚。

2 型糖尿病过去被称为成人糖尿病，是因为发病多在 60 岁以后，被视为老年人疾病，也是老化的结果。但是这类型的糖尿病在过去数十年，已经出现于越发年轻的族群，即使青少年也罹患这种退行性疾病。"成人糖尿病"的名称已经不再合适，因此改称 2 型糖尿病。

目前确诊糖尿病患者的平均年龄是 27 岁，美国疾病控制及预防中心的研究人员建议，应该在 25 岁时即接受糖尿病测试。

遗传到易发型的胰岛素抵抗或糖尿病并不一定会发病，而是只会在特定的状况下才会发病，也就是指摄取高量的碳水化合物，特别是精制的碳水化合物及糖类。只要摄取健康的膳食，具有遗传易感性的人也可以拥有长寿而健康的人生,对胰岛素抗性不必有丝毫的烦忧。

脑部糖尿病

◎ 3型糖尿病

　　胰岛素抵抗可能损害体内的所有器官与系统。神经的高度敏感是为了提高血糖与胰岛素含量。慢性的胰岛素抵抗导致神经受损,称为糖尿病神经性病变。糖尿病神经性病变是最为普遍的糖尿病严重并发症,有60%～70%的糖尿病患者会有某种形式的神经性病变,症状包括手部、臂部、脚部及腿部的痛楚、刺痛、麻木感,最常见于影响腿部与脚部等部位,但是神经受损可能发展到全身,包括脑部。

　　以人口为样本的研究显示2型糖尿病的患者出现认知障碍、阿尔兹海默症及神经退行性疾病的风险会增加[13]。胰岛素抗性对神经的伤害增加了罹患阿尔兹海默症以及其他神经退行性疾病的风险[14]。出现胰岛素抵抗的年龄愈轻,风险便愈大。若在65岁之前即已罹患糖尿病,最终发展为阿尔兹海默症的风险即增加了125%[15],甚至尚未发展为全面发病的糖尿病前期患者,也有罹患阿尔兹海默症的危险。糖尿病前期、糖尿病以及阿尔兹海默症的共同分母就是胰岛素抗性。

　　导致糖尿病的主因——胰岛素抵抗似乎是发展为阿尔兹海默症的必要因素。体内的所有细胞都依赖葡萄糖来提供能量需求,脑细胞也一样。即使是在睡眠时段,脑细胞也维持持续性的活跃状态。因此,也持续摄取周围液体中的葡萄糖。为了维持供应,稳定的血液流量便在这些细胞间推进,在细胞消耗葡萄糖之后持续补给。葡萄糖供应的中断可能造成灾难性的后果,如果没有葡萄糖来维持神经元的运作,神经元便会衰萎而死亡。

　　阿尔兹海默症患者的脑部具有低于正常量的胰岛素,因此降低了摄取并利用葡萄糖的能力[16]。葡萄糖运用的减缓以及能量代谢的不足会出现在糖尿病的初期,很可能是病程进展的致病角色,因此有了阿尔兹海默症实际上是3型糖尿病的发现,虽然与1型或2型糖尿病类似却明显有异。

　　布朗医学院(Brown Medical School)的医学研究人员发现阿尔兹海默症患者脑部中的胰岛素与相关蛋白质减少,而率先在2005年发布了这种3型

第五章　胰岛素抵抗与神经退行性疾病

"脑部糖尿病"的新论[1]。"3型糖尿病"的名称则是由研究团队的主导研究员、一名神经医学专家苏瓚·德·拉蒙医师(Dr. Suzanne de la Monte)所提出。

这是第一次有研究能提供直接证据,以验证糖尿病与阿尔兹海默症具有关联的疑论。新证据持续涌现,助长了阿尔兹海默症就是一种脑部糖尿病的概念。

阿尔兹海默症并非是唯一与胰岛素抗性相关的神经退行性病症,研究帕金森病患者的结果也发现葡萄糖代谢的周围出现改变[17]。这类变异一般类似于阿尔兹海默症的病变,也包括异常的葡萄糖耐受度与增加的胰岛素抗性。这些研究结果特别有趣,因为针对啮齿动物的研究显示,慢性高血糖可能导致多巴胺输送功能的失调。

自20世纪50年代以来发现,相当比例的肌萎缩性脊髓侧素硬化症患者呈现葡萄糖耐受不良[18-19]。巴黎的研究员发现,比较21名未患糖尿病的肌萎缩性脊髓侧索硬化症患者与21名年龄与性别相同的正常研究对象,肌萎缩性脊髓侧索硬化症患者显现出异常的葡萄糖耐受度以及较高风险的胰岛素抗性[20]。

胰岛素抵抗与脑部

脑部的胰岛素抵抗与阿尔兹海默症似乎受到全身胰岛素抵抗的强烈影响,虽然细节尚待理清,但是简而言之,这就是一般原理。一旦出现胰岛素抵抗,血液中的胰岛素含量便会上升。而脑部的胰岛素主要来自胰腺,并借由血液传递至脑部,自然预期脑部胰岛素含量也会升高。事实并非如此,血液中的胰岛素含量上升时,脑部的胰岛素含量其实是下降的,落在正常值之下。血液中的高量胰岛素导致脑部的低量胰岛素。主要原因就是胰岛素抵抗导致血脑屏障对胰岛素产生抵抗,胰岛素的通道因而受到这个屏障的限制。因为到达脑部的胰岛素变少了,能进入神经元并驱使脑细胞功能的葡萄糖也变少了,神经元遭到剥夺养分而开始挨饿、退化并死亡。

脑部胰岛素的短缺并非唯一的问题,胰岛素抵抗患者通常也呈现高血糖的状况。然而不像胰岛素,葡萄糖并不会被阻绝通过血脑屏障,结果脑部的葡萄糖含量便增加了。因为脑部的胰岛素含量低,葡萄糖含量却维持高涨。如果葡萄糖未进入细胞,便会在血液中徘徊,容易与血液蛋白质和脂肪联结形成有害物质，激化炎症、糖化与氧化，造成β-淀粉样蛋白及淀粉样蛋白斑块的形成，以及神经退行性疾病相关的主要征兆。

在阿尔兹海默症初期，脑部的胰岛素含量与神经细胞中的胰岛素接收器骤降，显示出胰岛素不足在神经退化过程中扮演主要的角色。病况愈严重时，胰岛素浓度也会持续渐进下降。

显然，胰岛素在阿尔兹海默症的进展中扮演着核心角色，因此维持胰岛素浓度的平衡对于良好的精神健康是必要的。糖尿病患者的胰腺无法制造充足的胰岛素，因此借由将激素注射到血液中。类似的疗程也被推荐予治疗脑部糖尿病。

然而，将胰岛素注入全身血液中，并不会让受到胰岛素抵抗折磨的脑部受惠。事实上，可能因为血中胰岛素浓度的增加使状况恶化，致使血脑屏障更加抗拒胰岛素，加剧阻碍胰岛素的通道。

为了避免血液中胰岛素浓度的高升或导致低血糖（血液中葡萄糖降低），就必须将胰岛素直接注入脑部。经由鼻部通道以喷剂注入胰岛素是达成这项任务的新方法，胰岛素从鼻部通道被脑部吸收，并不影响全身循环系统。每天以这种方式输送胰岛素，脑部的胰岛素含量便会增加，认知功能也有暂时的进步，而影响的只有脑部，身体其他部分的血糖与胰岛素含量不变。阿尔兹海默症初期患者借由鼻内部输送胰岛素，则呈现记忆的进步与注意力幅度的增加，似乎也减少了β-淀粉样蛋白的黏度[21]。

研究员也成功使用标准的糖尿病药物，如文迪雅（Avandia），增进胰岛素灵敏度——至少在实验室的脑细胞培养是成功的。文迪雅是2型糖尿病患者的常用口服药，用以治疗胰岛素抵抗。一如其他药物，都具有恼人的不良反应风险，包括视力模糊、呼吸困难、胸痛、胃痛、食欲增加、口渴、皮肤红疹、腿部与足部水肿，还有比较不常见的迷惑混淆或方向感的迷失、身体麻痹、心脏病及脑卒中。

药物与鼻道喷雾会是治愈方法吗？药物必须终生每天服用，它只是暂时修复，无法解决导致疾病的主要问题。更好的解决方式涉及妥善选择膳食，也就不用购买高价的药物，不必担心有害的不良反应；更棒的是，胰岛素抵抗这个造成疾病的根源会被自然纠正。药物不能治愈主要问题，只能粉饰症状。阿尔兹海默症的主要问题在于胰岛素抵抗，而胰岛素抵抗借由膳食与生活习惯的修正，则可能得以成功治愈。

多数的神经退行性疾病涉及脑部正常葡萄糖代谢的中断。系统化的胰岛素抵抗或者 2 型糖尿病,是造成阿尔兹海默症与其他神经退行性疾病的强烈风险因子。但是,即便是在胰岛素抵抗相当严重时,也不是所有的糖尿病都会发展为阿尔兹海默症,因为单单胰岛素抵抗是无能为力的。神经退行性疾病所涉及的状况比葡萄糖代谢的中断还要更复杂。其他普遍与神经退行性疾病相关的因素包括:过量的氧化压力、自由基的摧毁、慢性炎症以及高度糖化终产物的累积。可能激化这些状况的数项因素包括:膳食不良、身体创伤、毒素与感染。由于胰岛素抵抗与其他对于脑部攻击的总和力量,终于导致神经退行性疾病。后面章节中,将分别探讨其对脑部功能的有害影响。

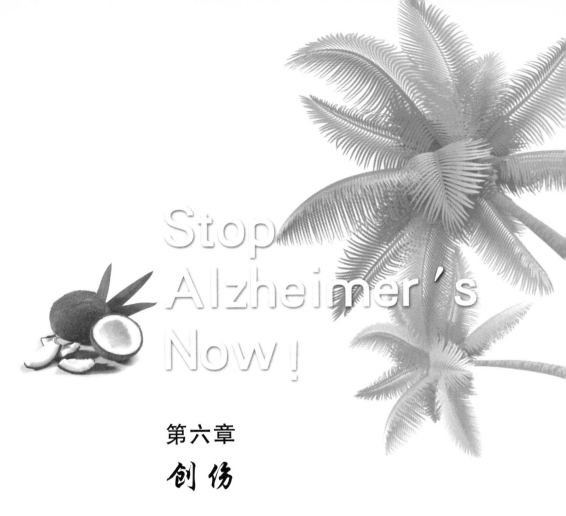

Stop
Alzheimer's
Now！

第六章

创 伤

钝挫伤

钝挫伤是物理力量所造成的伤害,例如对头部的挥击。钝挫伤会造成脑部与脊椎伤害,进而影响脑功能。最明显的莫过于拳击运动,其目的就是极度猛烈攻击对手,以致造成脑震荡——一种脑部的伤害。

拳击手是所有职业中脑伤比例最高的,因此罹患神经退行性疾病的比例也极高。这类持续性的头部物理创伤所造成的脑部伤害,医生为它取了特别的名字,叫做拳击手失智症(dementia pugilistica),症状包括记忆丧失、震颤、缺乏协调性、不适当的行为、步态不稳及语言困难,造成外观类似喝醉的表现。因为这个原因,它通常被称做拳击失智综合征(Punch-drunk syndrome)。在患有拳击手失智症的脑部神经细胞的流失、损伤及蛋白质的累积聚集,与其他神经退行性疾病中被发现的病征非常类似。

头与颈部创伤长期以来被认为影响认知能力与运动技巧,该影响无法立即被发现,特别是相当轻微的创伤。即使是轻微的伤害也造成自由基的释放,刺激发炎,以及促进产生诸如乙型淀粉样蛋白的异常蛋白质,它们与神经退行性疾病有关。[1]

不论其强度,如果伤害多年来重复发生,如同许多运动中常看到的,发炎就会变成慢性的。久而久之,脑细胞退化且异常蛋白质积聚,形成神经退行性疾病中常见的特征。因为这个原因,退休拳击手常在晚年患有神经退行性疾病[2]。患有神经退行性疾病的拳击手有穆罕默德·阿里(帕金森病)、乔·路易(失智症)、弗洛伊德·派特森

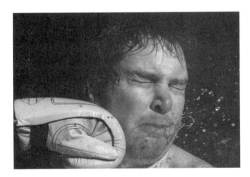

拳击手会经历大量的头部创伤

(阿尔兹海默症)、杰克·登普西(帕金森病)、杰瑞·夸瑞(失智症)、雷·罗宾森(阿尔兹海默症)、艾扎德·查尔斯(渐冻人——肌萎缩性脊髓侧索硬化症)及里昂·史宾克斯(失智症)等人。脑部创伤不限于拳击手,而是可能发生在参与任何运动与娱乐性活动的人身上。它也在许多非运动情况中被看到,例

如车祸与跌倒。

肌萎缩性脊髓侧索硬化症（渐冻人，为运动神经元疾病）通常与运动员职业及头部创伤有关，它是夺去棒球传奇人物卢·格瑞生命的疾病。许多拳击手、美式足球运动员、棒球选手、足球选手、骑师及其他职业运动员患有肌萎缩性脊髓侧索硬化症。虽然这种疾病通常在退休后显现，但也有可能发生在仍活跃的运动员身上，就像卢·格瑞、世界重量级拳击冠军艾扎德·查尔斯及休士顿油人队美式足球员葛兰·蒙哥马利的病例。

多年来，许多知名运动员患有肌萎缩性脊髓侧索硬化症，但是否与头部创伤有关联尚未完全被认识，直到许多的欧洲足球运动员患有该病的事实被发现。一般相信，发生在足球运动员用头控球前进时一再重复的振动可能造成脑部伤害，最终会导致肌萎缩性脊髓侧索硬化症。这些研究因此确认头、颈及背部伤害与肌萎缩性脊髓侧索硬化症风险增加的关联性[3]。即便是轻微重复的伤害，譬如用头接球，都会增加肌萎缩性脊髓侧索硬化症的风险性[4]。

多次轻微伤害有累积效果，但单一次较严重的伤害可能就有风险。一项研究将问卷发给 45 岁前罹患肌萎缩性脊髓侧索硬化症的患者，135 名答复的患者中，78 名（58％）说在疾病发作前，就承受严重到足以需要医疗照顾的伤害。这项调查的发现显示，承受单一严重头或颈部伤害是肌萎缩性脊髓侧索硬化症的高风险因子[5]。

承受的头部伤害愈严重，风险愈大。另一项研究显示，对最近过去 10 年有过多次头部伤害者，风险程度提高至比那些只承受一次头部伤害者多 11 倍。像手臂、脚及肢体等身体其他部位的伤害，则与肌萎缩性脊髓侧索硬化症风险无关[6]。

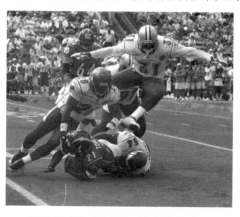

对阿尔兹海默症患者的研究显示同样的结果，头部伤害与未来阿尔兹海默症及其他神经退行性疾病风险之间有强烈关联[7]。承受头及颈部伤害的那些人，在他们后来的生命中，有两到三倍的可能性罹患肌萎缩性脊髓侧索硬化症、额颞叶失智症、阿尔兹海默症及其他神经退行性疾病[8-10]。

职业足球比赛很有可能会造成脑伤

伤害不一定是职业运动的结

果,许多生活中的伤害可能促进神经退行性疾病。一个 38 岁的男人在一次迎面撞击的车祸中,额头撞上挡风玻璃,他立即感受到颈部疼痛散发至左手臂及左手虚弱。车祸 5 个月后,他被诊断得了肌萎缩性脊髓侧索硬化症。

症状可能在车祸后几个月内显现,或数年后才出现。某些案例中,与神经退化有关的脑部伤害被追踪到孩童时期,孩童时期的意外可能造成未来的问题。

缺 氧

另一种形式的创伤是缺氧,缺氧是发生在脑部的氧气不足。无氧状态下,脑细胞只能存活几分钟。这可能发生在生产过程,婴儿的脑部不能忍受超过 5 分钟的缺氧。在任何年龄层,心脏病发作(心脏停止跳动)、脑血管事件(脑卒中)、呼吸停止、中毒、溺水、电击或癫痫持续状态都可能造成缺氧。

中断正常血液流动与输送氧气到脑部,是脑部功能障碍的最主要原因之一。源自生产过程中的窒息是脑性麻痹的一个原因;在后来的生命中,脑缺氧可能源于如电击或溺水而导致的呼吸与心跳障碍;中年以后,最普通的脑部缺氧原因是脑卒中。

脑卒中能以两种方式限制血液流向脑部——阻塞或破裂。当一条血管被血块限缩后会被血块堵塞,称为缺血性脑卒中。若一条虚弱的血管破裂且流血进入周边组织,称为出血性脑卒中。缺血性脑卒中是两种中较为普通的一种,占所有病例的 87％。

当一条主动脉(如输送血液到脑部的颈动脉)忽然被堵塞或破裂后,就造成严重与威胁生命症状的脑卒中。症状可能包括单边身体的脸部、手臂或腿部突然发作的麻木与无力、意识混乱、说话或理解困难、视觉困难、不良言行、晕眩、平衡失调、严重头痛,甚至可能死亡。在北美,脑卒中是第三大死因及严重失能的首要原因,如果一个人经历了一次脑卒中,他的脑部就永远的受损,可能影响行动与认知技能。

影响较小动脉的轻微脑卒中被称作暂时性脑缺血,是通往脑部部分血流的暂时中断,迹象和症状与脑卒中相同,但延续的时间短得多(几分钟到 24 小时),然后消失,没有留下任何可注意到的永久影响。这些侵袭可能且通常再发生,它们可能如此细微而不被发现,可能归因于劳累、年迈或其他原因。虽然影响似乎远离,但这些小脑卒中可能造成随时间推移而累积的损伤,导致失智症、阿尔兹海默症或其他形式的神经退行性疾病。

虽然确实的原因仍然未知,脑卒中的主要风险因子包括高血压、超重、糖尿病、动脉硬化与抽烟。明确与脑卒中诱发失智症有关的风险因子除了上述,还有居住在农村地区或因职业而常暴露在杀虫剂或肥料中,以及忧郁、居住在疗养院、吃阿司匹林等[11]。最近,病菌与病毒感染也被认为是风险因子[12],另外还有食用反式脂肪酸的食物。

反式脂肪酸是在氢化或部分氢化的植物油里发现的有毒脂肪分子,人造奶油和起酥油是氢化植物油,液态植物油被氢化,以使它们在室温固化,并且延长它们的保存期限。液态植物油非常容易氧化,且氧化得相当快,让食物有腐臭味。借由氢化植物油,使食物氧化或腐臭得更慢,并且更长久地维持其味道。氢化的植物油被发现很广泛用在各种加工食物中,包括薯片、饼干、小甜饼、糖、面包、冷冻松饼、烘烤糕点、汤、冷冻晚餐、披萨饼、锅馅饼、冰淇淋、沙拉调味品、墨西哥卷饼、卷饼、豆子等,无以数计。不论是在杂货店或餐厅,几乎所有油炸食物都是在氢化植物油中烹调的——炸薯条、洋葱圈、甜甜圈、炸鸡块、炸鱼片、炸玉米饼、炸秋葵等。氢化油是较受欢迎的油炸用油,因为在腐臭前,它的使用期远比液态植物油来得久。牛油或椰子油等饱和脂肪用于油炸更为健康,因为它们不会像植物油在正常烹调温度中分解,而且它们不包含反式脂肪。

近来,北卡罗莱纳州大学教堂山分校(the University of North Carolina, Chapel Hill)的研究人员宣布高脂肪酸的饮食显著地提高脑卒中的风险,该研究包括 8.7 万多名参与者,是妇女健康行动(Women's Health Initiative)的一部分。那些摄取较多反式脂肪者——每日大约 7 克——脑卒中的可能性增加 30%。

反式脂肪牵连很多的健康问题,包括糖尿病、自身免疫病、肥胖、心脏病及脑卒中。美国医学学会(Institute of Medicine, IOM)的研究人员花了 3 年时间检视与评估所有已发表的氢化油与反式脂肪酸的研究,他们最后做成一项公告。他们警告在饮食中没有任何的反式脂肪是安全的,让每个人都惊讶的是美国医学学会没有像往常对食品添加物所做的,提出建议多少百分比以下的反式脂肪是安全的,它直截了当地叙述没有任何的反式脂肪吃起来是安全的。因为这项公告,美国食品与药物管理局(FDA)颁布新法规,要求所有食品制造商列出它们产品中的反式脂肪酸含量。这项叙述被列在美国出售的所有包装食品营养说明栏,加拿大和一些其他国家也有类似规定。

可以对抗脑卒中的因素包括吃贝类、经常运动,不管相信与否,还包括吃饱和脂肪。为数众多的研究一致显示,动物与人类对饱和脂肪酸的摄取将减少脑卒中的发生概率[13-16]。这些研究中最著名的是研究人员在哈佛医学院(Harvard Medical School)所做的研究。研究目的是检验脑卒中发生率与脂肪种类及摄取量间的关联性,那是对参与弗明汉心脏研究(Framingham Heart Study)的中年男人长达 20 年的追踪。该研究包括 832 名年龄在 45～65 岁的男人,他们原先没有心脏病。与之前研究符合,饱和脂肪酸的摄取与降低缺血性脑卒中的风险有关,该研究也显示最高的脑卒中发生率与最高的多元不饱和脂肪酸的摄取相关。

饱和脂肪酸预防脑卒中的事实对大部分人来说是很惊奇的事情,多年来大家普遍认为饱和脂肪酸对心血管系统是有害的。当新的研究显示后,这个信念开始改变。这个主题将在下一章中更详细地讨论。

第六章　创伤

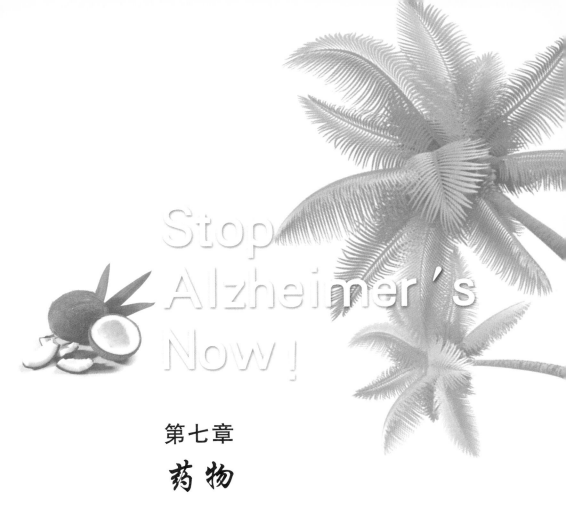

Stop
Alzheimer's
Now!

第七章

药 物

曾在电视上播出最令人难忘的反毒公益广告中，一个男人手拿着一枚蛋，他说："这是您的脑"。然后他展示一个热油锅，接着说："这是毒品。"他动手把蛋打进吱吱作响的热油锅，当蛋在热油中被油炸得噼啪作响时，他说："这就是在毒品上的您的脑。"最后，他抬头看着镜头，并问道："有没有问题?"虽然这段公益广告是为了劝阻街头毒品的使用，但它也适用在处方药与非处方药。

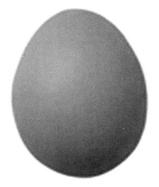

这是您的脑

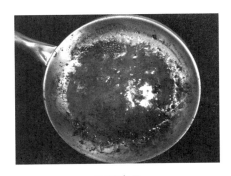

这是毒品

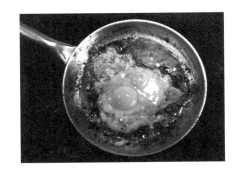

您的脑放在毒品上

　　有许多药破坏脑化学与功能，而有一些民众几乎天天都在服用，包括烦宁(Valium)、赞安诺(Xanax)、可那氮平(Klonopin)、安定文(Ativan)、百忧解(Prozac)、利他能(Ritalin)、乐复得(Zoloft)和好度(Haldol)，这些都是开给有精神疾病的人服用的；右佐匹克隆(Lunesta)、唑吡坦(Ambien)、柔速瑞(Rozerem)、酣乐欣(Halcion)、舒你眠(Sominex)、赞你眠(Sonata)是给失眠的人服用的；胃复安(Reglan)、抗氧剂(Octamide)、盐酸胃复安(Metozolv)是给胃病患者服用的；善胃得(Zantac)、菲莫替定(Pepcid)、泰胃美(Tagamet)用

即时遏止 阿尔兹海默症

来处理过多的胃酸；泰诺 PM(Tylenol PM)、安那欣(Anacin PM)、对乙酰氨基酚(EXcedrin PM)、安舒痛(Advil)、莫痛(Motrin)和萘普生钠(Aleve)是止痛的；特里通(Dristan)、抗感冒止咳露(Dimetapp)、派德(Sinutab)、康泰克(Contac)、耐克(NY Quil)和苯海拉明(Benadryl)是治感冒与过敏的；以及高血压药 Harmonyl 和 Cardura 等。长期服用它们任何一种都可能导致各种智力问题，例如，胃复安(Reglan)，它是给患有消化不良（如胃食管反流）的患者服用的，它妨碍处理多巴胺的神经元，可能造成不可逆与不治的不自主重复动作，就像帕金森病那样。常服用善胃得(Zantac)与其他解酸剂的人会多出2.5 倍得失智症的风险[1]。降低胆固醇的施德丁类药物(statin drugs)常被开给中、老年人，是与记忆丧失、精神错乱、忧郁及自杀有关最常用的处方药。

本章中，我们无法论及所有对中枢神经系统有负面作用的药物。以下所提供的是一些会影响心理健康较为普遍及有趣的药物之实例，特别是促进神经退行性疾病的药物。

麻醉与止痛药

达内特(Danette)说："我爸（71 岁）在户外拿出他厢型车的座椅去清洗，结果他从座椅跌落，背部朝下，倒在水泥车道上，他的椎间盘断裂了几个，脊椎也裂了。他唯一选择是做背部手术……我爸从没有阿尔兹海默症的征兆……然后'嘣'的一下子跟着他的手术……几乎就像在手术期间把阿尔兹海默症插进他的脑部。从那时起全面引爆，他的记忆力迅速衰退，而且 5 年后，他就躺在我妈妈家的病床上，穿着纸尿裤，躺在塑胶床单上，再也无法走路。"

估计全世界每年有 2 亿人接受手术，使用于开刀的全身麻醉剂的不良反应包括认知障碍、精神错乱和神智混淆，这个问题在老年人及已经有认知困难的人身上特别明显，术后精神功能障碍会影响接受手术的老年患者高达61%[2]。大部分的情形，障碍只是短暂的。但有些情形，障碍可能是永久的。如果患者已经有神经退化的症状，例如早期的阿尔兹海默症，它能恶化与加速病情。几项研究已经显示，甚至在手术之前这两种病情都不存在时，全身麻醉剂能导致阿尔兹海默症与帕金森病[3-4]。

不幸的是，很多人在不知道潜在风险的情况下接受手术，像上述一样的案例太普遍了。谢莉（Sherrie）说："我爸爸只是被诊断有渐进形式的阿尔兹海默症。一年前他接受了一次手术，之后他开始快速地失去数学技能，他是一家铺路公司的估算师，因此丢了工作。他情绪迅速跌落，6个月后他在家里都找不到路。慌乱之下，我尝试劝服我妈让他做检查，才能知道到底哪里出了问题。她求我等到他接受另一次口腔手术，植入四个钛基植体进他的下颌后再说。他在一年内又被麻醉了一次，病情恶化到了拉警报的地步！他开始有幻觉、错乱，说话下一个字接不上前一个字！因此，我知道一项事实，如果有阿尔兹海默症，麻醉剂确实会恶化它，也加速它！但是，为什么我们没有被告知？医生提到他的患者有85％是因麻醉剂而患病的！我爸可能以前就有阿尔兹海默症，但它应该会更缓慢地恶化！我爸爸才67岁。"

艾米（Amy）说："我爸才63岁。他刚刚被诊断过去3年有初期的阿尔兹海默症。10月1日那天（他的63岁生日前一星期），他必须把他的肾结石震碎，医生使用了麻醉剂。从那以后他不再一样了！现在他在医院里，我都要疯了！所有他的检查都是负面的（感染、心脏问题、糖尿病等）。他有幻觉、胡言乱语、不记得他的生日，就好像他的阿尔兹海默症飞下悬崖，并且在一个礼拜内恶化了30年。"

虽然精神障碍在术后老年人身上常见，但它通常被视为短暂与轻微的不良反应。但近期的研究正显示，它不必然是短暂或轻微的，常发生永久性损害。

许多研究已经显示，施用麻醉剂在培养的脑细胞，能导致乙型淀粉样蛋白的形成——阿尔兹海默症患者脑内所见到的老年斑特征——并称为细胞凋亡的死亡过程。美国马萨诸塞州综合医院神经退行性疾病研究所的医学博士 Zhongcong Xie 表示："我们的研究已经显示异氟醚（isoflurane，一种普遍使用的麻醉气体）可能诱发细胞凋亡、乙型淀粉样蛋白增生以及进一步导致细胞死亡的细胞凋亡之恶性循环"[5]。

当异氟醚按患者接受手术的比例施用在实验室动物上时，它们被发现细胞培养中有相同的退行性特征，麻醉剂对脑部的危害"可能导致长期性的脑部损害"。Xie 博士说："并且可能促进阿尔兹海默症[6]。"

布伦德·普拉斯曼（Brenda Plassman）博士服务于杜克大学医学中心，她表示同意。"短期术后认知功能障碍在老年人身上是普遍的。"她说她的研究团队检验麻醉剂对术后患者的长期效果（6个月以上），他们评估856名70岁或以上的手术患者。"我们的研究显示，对老年患者用全身麻醉的手术会增

第七章　药物

91

加失智症的风险性。"普拉斯曼博士说："这种增加失智症的风险可能在决定做手术时需仔细考量，特别是那些在生命后期可选择做或不做的手术。"[7]

相较于静脉注射麻醉剂，麻醉气体如异氟醚及卤乙烷（halothane）似乎会造成更多的麻烦。但是大部分的全身麻醉剂是有风险的，若手术是必要的，最好倾向于静脉注射麻醉剂，不要用麻醉气体。如果可能，更好的选择是局部麻醉，不会带有像全身麻醉一样的风险。

医院使用麻醉剂是以缓和疼痛或使患者无意识。其他较温和种类的止痛药，医生可开立处方或在药房直接购买，这些也会有害于脑部健康。

研究建议，希望避免阿尔兹海默症或其他形式失智症的年长民众，可能要避免服用如 ibuprofen（Advil，Motrin）、naproxen（Aleve）和 celecoxib（Celebrex）等抗炎止痛药。

自从知道慢性脑部炎症是阿尔兹海默症及其他神经退行性疾病的特征，科学家就设想，透过非类固醇消炎药（nonsteroidal anti-inflammatory drugs，NsAlDs）的使用以减少炎症，可能避免或改善阿尔兹海默症的症状，一些使用阿司匹林的研究似乎支持这项假设。

为进一步测试这项假设，研究人员评估两种常用的消炎止痛药伟克适（Vioxx）与萘普生钠（Aleve）在阿尔兹海默症患者身上，并且与服用安慰剂的患者作比较。他们发现消炎止痛药对减缓阿尔兹海默症的病情没有帮助。事实上，相较于服用安慰剂的受试者，那些服用药物的患者显现更大的精神低落。此外，治疗组也经历更高百分比的反效果，如疲惫、晕眩及高血压。伟克适这项药品后来退出市场，因为它被发现增加心脏病发作与脑卒中的风险。[8]

几年之后，进行了一项更大规模的研究，有 2 000 名 70 岁以上有阿尔兹海默症家族史但无认知问题的民众参与，消炎止痛药 Aleve 与 Celebrex（一种相似于 Vioxx 的药）被用来与安慰剂作比较。该研究预定持续数年，但是那些服用 Celebrex 受试者的心脏风险出现，研究于是提前中止。研究人员也注意到服用 Aleve 的人有更多心脏病发作和脑卒中的机会。尽管该研究提早结束，数据显示，Celebrex 与 Aleve 的服用者比吃安慰剂的有更低的认知得分。[9]

次年，另一项研究发表，包括 2 700 名 65 岁或更年长的受试者。这项研究中，研究人员检查受试者服用 Advil 与 Aleve，他们发现经常服用这些药物的人得失智症的概率比不常服用的人高 66%[10]。每项这类研究都显示，服用止痛药者被测出有加速的精神低落。其他诸如 indomethacin（Lndocin）、 oxaprozin（Daypro）与 piroxicam（Feldene）等止痛药（NSAID），也显示造成各种神经性病态，从精神错乱与眩晕到帕金森病与癫痫。

虽然阿司匹林（Aspirin）与泰诺（Tylenol）也有不良反应的风险，但它们似乎没有像很多其他的止痛剂那样有害。可是，当这些止痛药与其他药物混合，并被作为治疗症状，而不只是解痛时，问题可能升高。例如，泰诺 PM，它被作为帮助睡眠与治疗过敏。

神经病学家 Amarish Dave 首次引起大众对泰诺 PM 的注意。他说到一名多年来经历记忆丧失、错乱与精神集中困难的 57 岁患者，起初这些症状显示早期的失智症，Dave 医生检查所有她曾服用的药物，发现泰诺 PM 被用来助眠。他知道活性成分中有一样能加重精神低落，从该患者的药单剔除该药品，改善几乎立即发生，患者形容她自己停止服用泰诺 PM 后，如同"走出迷雾"。

除了止痛成分对乙酰氨基酚（acetaminophen），泰诺 PM 还包含抗组胺药苯海拉明（antihistamine diphenhydramine，使用在过敏或感冒药苯海拉明（Benadryl）中的活性成分）。苯海拉明是已知为抗胆碱性药物这一类药中的成员，这种药对中枢神经系统施加很多的反效果，其他需留意的泰诺产品包括泰诺感冒舒解，泰诺夜间喉咙痛、加强泰诺疼痛与紧张、加强泰诺过敏，甚至儿童用药——儿童泰诺感冒与儿童泰诺过敏。和泰诺 PM 一样，Anacin PM 与 Excedrin PM 含有相同两种化学活性成分。

"我发现许多这类患者服用有抗胆碱（anticholinergic）性质的药能造成记忆问题，借由剔除它们，记忆问题有时就能减轻或改善，而且有时候大幅度地改善。"Dave 医生说："通常抗胆碱性药物的不良反应被认为主要是对老年人不利，但是这件案例中，我的患者是 50 多岁。您想象一下，有多少中年患者在服用像泰诺 PM 这样有抗胆碱性药物不良反应的药品，那真是令人震惊的，评估这个年龄群的记忆流失将具有重大意义。"

抗胆碱性药物不只包括抗组胺药（antihistamines），而且还有很多种给中年与老年患者服用的药物，所有这些药对心智能力与运动技能都会有不良反应，这类药物是我们下一节的主题。

抗胆碱药物

凭借阻挡神经传递质乙酰胆碱（acetylcholine），抗胆碱药物（Anticholinergics）

是一类抑制胆碱能神经元功能的药物(副交感神经系统中的神经元及提供头部肌肉的运动神经元)。阻挡这种神经递质,防止控制平滑肌非自主运动的神经传输。平滑肌出现在消化道、尿道、肺及血管中。

抗胆碱药物被用来治疗如胃溃疡、胃炎、胃食管反流(GERD)、胃灼热、憩室炎、溃疡性结肠炎、膀胱炎、尿道炎、前列腺炎、尿失禁、气喘、慢性支气管炎、动晕症、肌肉痉挛、高血压、帕金森病、某些有毒化合物中毒及有助于麻醉等各种病症。大多数用来对抗过敏与感冒的抗组胺药是抗胆碱药物,这些药物也被用来诱导睡眠。

就像您可能期待的,任何改变脑化学成分及影响许多身体系统的药物势必有一些不良反应。下面是与抗胆碱药物有关的普通性不良反应:

一般不良反应:

- 窒息(呼吸停止)
- 协调性丧失
- 口干
- 排汗停止
- 低血压
- 肌肉疼痛
- 恶心
- 模糊或双重影像
- 便秘
- 发抖

- 喉咙灼热疼痛
- 鼻子与喉咙内减少黏液产生
- 昏昏欲睡
- 头痛
- 发热
- 肌内无力
- 瞳孔扩大及对强光敏感
- 心跳加速(心搏过速)
- 坐立不安
- 尿滞留

中枢神经系统不良反应:

- 焦虑
- 错乱
- 晕眩
- 记忆力丧失
- 注意力无法集中
- 语无伦次
- 对突然的声响不寻常的敏感
- 癫痫发作

- 谵忘
- 定向障碍
- 兴奋
- 幻觉
- 无法维持思路
- 不随意肌抽搐与痉挛
- 不合逻辑的思考
- 昏迷

有趣的是，请注意抗胆碱药物是首先用来治疗帕金森病，且目前仍被使用的处方药之一。如果您看上面所列的不良反应，您将注意到肌肉无力、不随意肌抽搐与痉挛、发抖及语言问题等帕金森病的许多典型症状都包括在内！事实上，某些抗胆碱药物能产生帕金森病，所以为什么医生会开药给已经患有这些症状的人呢？

既然所有的药物都带有风险，医生必须权衡他们开药的风险与益处，许多医生在一开始时就考量益处胜过风险。

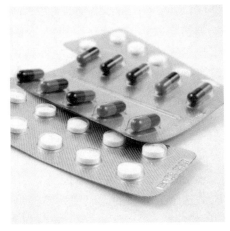

正常健康的脑子里，神经传导物质多巴胺与乙酰胆碱之间是均衡的。在帕金森病患者的脑子里，多巴胺生产的神经元流失了，减少脑中的多巴胺量，但乙酰胆碱的水准相当正常，一般相信这种不平衡促成一些帕金森病有关的症状。抗胆碱药物抑制乙酰胆碱的活性，将多巴胺与乙酰胆碱的平衡带回来。但是，这也表示原来只有一样的神经传导物质不足，现在反而有两样不足。这可能有助于改善某些症状，但也制造了其他问题。

用来治疗帕金森病的抗胆碱药物包括 benztropine、biperiden、diphenhydramine、ethopro-pazine、orphenadrine、procyclidine 和 trihexyphenidyl，可能这些药物暂时有帮助，但最终它们将加速疾病的进程。

已知的是有时候不应开抗胆碱药物给患失智症的人，这会导致他们的症状恶化，甚至有正常认知技能的人也可能被其负面作用影响。

这项发现开始于 Jack Tsao 医师的观察，他是医学博士，服务于马里兰州统一医学服务大学 Bethesda 分校（the Uniformed Medical Services University in Bethesda, Maryland）的神经学家。Tsao 博士检查一名忽然开始有幻觉与记忆问题的 74 岁妇女，对于症状的突然发作十分惊讶，在进行密集测试以查看她是否患了阿尔兹海默症之前，他查找任何她之前服用的可能是元凶的药。他发现她刚开始吃 2 毫克的 Detrol，是治疗膀胱过度活动症的药，该症状似乎与该药品有关联性。她停止服用该药，而她的症状在几个星期后就消失了。

这段经历促使 Tsao 博士进行一项研究，用以查看抗胆碱药物对那些有正常认知能力者的影响程度。他比较 191 名从未服用与 679 名有服用抗胆碱药物的民众,参与者的平均年龄是 75 岁。经过 8 年的时间,服用药物的群组之认知下降率是那些没有服药的 1.5 倍。很明显,任何服用抗胆碱性药物的人都经历某些认知衰退。

某些人心智能力的流失是短暂的,且一旦停药将会恢复,而对另一些人的影响会是永久的。目前研究显示,频繁使用抗胆碱药物,可能不仅产生短期的认知影响,而且增加导致失智症、阿尔兹海默症及帕金森病之不可逆的脑部伤害风险[11]。

老年人应永久避开某些种类的药物,因为风险高过益处。然而,虽然常常有更好与更安全的替代品,这些药仍然常规地被开在处方笺上,医院接受的 30% 老年患者与来自药品的有害作用有关[12]。一项养老院研究显示,在 4 年期间,66% 的居民呈现有害药物反应,每 7 人中就有 1 人需要住院治疗[13]。

医学博士 Mark H. Beers 及一组医生专家团队于 1997 年确认:不管患者的健康程度与疾病的严重性,他们认为不适合给大于 65 岁的人服用的药物为数众多[14]。该研究团队同意这些药有关的潜在风险大于潜在利益,并且不应被这个年龄层的人服用。该药单即为已知的"毕尔斯标准之高龄者须慎用药物清单",该名单于 2003 年更新,其中包括抗胆碱药物。请您看着这些药一长串的不良反应,原因是很明显的,它们不只对脑部有影响[15]。

许多抗胆碱药物被普遍地用来治疗中年和老年人身上的病情,因此,许多中、老年人频繁使用这些药。虽然明确指出抗胆碱药物不适合年长者。可是医生仍然开这些药给中、老年人,而且很多是药房可买到的非处方药,也是卖给这个年龄层的人。

抗胆碱药物包括一些市场上最熟知的药,它们之中有 Dristan、苯海拉明(Benadryl)、Contac、Sominex、Vicks Formula 44m、善胃得(Zantac),以及多种形式的泰诺(例如泰诺感冒舒解、泰诺 PM 等),但不是泰诺本身。更多抗胆碱药物的名称及其他有害中枢神经系统的药物,请参看附录 C:老年人应避免的药物。

年长者平均定期服用 2～6 粒处方药及 1～3 粒非处方药,很不幸的是,许多老年人长年与药物诱发的失智症、帕金森病或其他神经性疾病为伍,且死于这些病。许多案例中,只要移除该药物,就会带来显著的舒缓。

讽刺的是,一些被用来治疗神经退化的药加速这些疾病的进展,或造成的不良反应和它们打算要治疗的病一样严重。

因为用抗胆碱药物阻挡神经传导物质乙酰胆碱,常造成促进失智症退化的过程，反向做可能会改善大脑功能。利用这一逻辑，抑制分解乙酰胆碱的酶的药品（cholinesterase inhibitors，胆碱酯酶抑制剂），会容许更多这种神经传导物质被大脑使用。普及的阿尔兹海默症药爱忆欣（Aricept）、忆思能（Exelon）和利忆灵（Reminyl）是以这种方式作用的。但是，像所有的药物一样，这些也有不良反应，包括死亡。一项最近的研究，包括648名服用爱忆欣及326名服用安慰剂的患者，在仅仅24周后，医疗组就有11人死亡，安慰剂组则没有[16]。

该研究显示这些药物有"令人质疑的"价值，但这3种药在2004年的销售额总计超过8.61亿美元。这些药物不是短暂性药品，它们要被服用一辈子，即使生命可能被缩短。

这些药物销售得好，不是因为它们有效，而是由于制药产业行销技巧。销售阿尔兹海默症药物的成功策略是基于希望、恐惧与罪恶感：希望这些药中有一种可能"有作用"，恐惧如果它们之中有一种没有迅速启用，所有心智都将丧失，以及如果家人没有决定用这些昂贵、最小效用的药与疾病"战斗"，就会有罪恶感。

任何干扰大脑化学物的药物会有严重后果，讽刺的是，医生常一起开爱忆欣及抗胆碱药物给患者，其结果是，当它们干扰及产生不良反应时，它们个别的效果彼此抵消，将毁灭任一方的医疗价值。

施德丁类药物

施德丁类药物（Statins）是历来最广为使用的处方药，每年为制药厂赚进数十亿美元的利润。虽然它们被宣传是安全的，但其实它们有一长串令人困扰的不良反应，包括消化问题、肌肉退化与疼痛、肝功能衰竭、肾功能衰竭、心智损害及大脑损坏，导致记忆流失、情绪波动及行为改变。接着肌肉疼痛，施德丁类药物疗法最常见不良反应的报告是认知问题[17]。

最普及的施德丁类药物是立普妥（Lipition）、Crestor、Pravachol、Zocor 和 Mevacor，立普妥则是到目前为止最普遍的处方药。另一种施德丁类药 Baycol 于2001年撤出市场，因为有数量惊人的使用者遭受了严重的肌肉萎缩、肾衰竭以及死亡。

医学博士碧翠丝·葛洛姆（Beatrice A. Golomb）带领加州大学圣地亚哥

即时遏止 阿尔兹海默症

分校（University of California at San Diego）施德丁研究团队，她的团队积极研究施德丁药品的不良反应。她从施德丁不良反应有关的患者搜集了数千份案例报告，她说来自服用施德丁类药患者的最普通抱怨，包括不能记住孙子的名字、走进房间却忘记为何到那儿，或开始要讲一句话但不能完成它，也有些人抱怨性格改变或易怒。

一个典型的案例是 69 岁的珍·布朗尼（Jane Brunzie），她是如此健忘，导致她的女儿寻求阿尔兹海默症的协助照顾，以及拒绝让她看护她的 9 岁孙女。然后，布朗尼开始停止服用施德丁类药物，布朗尼说："确实，我在 8 天内就恢复正常——就是这么夸张。"可医生依旧开施德丁类药物给她且不下三次。"他们说：'拿去，试试这些样品。'医生不愿放弃信任它。"她说，"开始服用另一种药物的几天之内，我又再次开始失去语言能力。"有了正常的心智，她重回她喜爱的当地小学当志愿者。"我感到被保佑——我拿回 99% 的记忆。"她接着说，"但我担心像我一样的人开始失去他们的语言能力，可能认为他们只是老化，但事实情况可能并不是。"

虽然所有施德丁类药物带有神经性问题，但是最普及的施德丁药品立普妥似乎在这方面是最麻烦的。记忆问题会在服用施德丁类药品后 5 天内发生，但可能一直到施德丁类药品治疗数年后才会显现。记忆流失会突然发生，造成伴随错乱与定向障碍的完全健忘症。停止服药后记忆可能恢复，但是，有些患者的认知问题可能无限地继续。

类固醇激素

鲍伯·华特斯（Bob Waters）于 20 世纪 60 年代任旧金山 49 人队后援四分卫的 5 年期间，他遭遇了碰撞、擦伤及骨折。44 岁时，他的右手臂开始某种颤抖，但只是归因于用金属板修复的老旧运动伤害，他的医生表示应该与那块金属有关。华特斯继续过他的日子，他担任位于北卡罗莱纳州的西卡罗莱纳大学 Cullowhee 校区（Western Carolina University in Cullowhee，NC）的美式足球队教练。接下来的 4 年期间，该肌肉痉挛与无力逐渐扩散到两只手臂，华特斯变得恐慌，有比那块金属板更多反应的东西正在发作。1985 年，医生进一步地评估确认他罹患了肌萎缩性脊髓侧索硬化症。

华特斯偶发的不幸随即开始演变成如来自医学之谜的场景。华特斯在诊断后不久，得知前 49 人的队友后卫盖瑞·路易斯(Gary Lewis)也患了肌萎缩性脊髓侧索硬化症。1986 年 12 月，路易斯死于该病，享年 44 岁。接下来的那个月，华特斯听到另一名 1964 年的防守队友线卫 53 岁的麦特·赫索泰(Matt Hazeltine)，刚刚死于肌萎缩性脊髓侧索硬化症。他们 3 人都在 1964 年美式足球季为同一队打球。华特斯的身体状况确实恶化，他瘦了 20 磅，两只手臂都失去功能，3 年内他也去世了，享年 50 岁。

华特斯、路易斯与赫索泰之间，唯一的共同点是他们在 1964 年美式足球季为同一队打球。他们死于同一罕见疾病只是巧合吗？肌萎缩性脊髓侧索硬化症通常每年只攻击 1/5 万的美国人，但它打击一个有 55 人球队的 3 名队友。虽然它很可能只是概率，但 3/55 也远超过比例。

这 3 人案例只是肌萎缩性脊髓侧索硬化症群其中的一个。在俄亥俄州，3 名教同一高中班级的老师罹患了这种病，6 名住在加州大学伯克利分校校园后方山坡的居民也一样，约有 85 名曾在德克萨斯州圣安东尼奥 Kelly 空军基地工作或居住的人得了这种病，而且他们之中至少有 17 人在同一栋建筑物工作。这些群集案例表示在所有受害者共同的饮食或环境中含有有毒性物质，许多可疑因子已经被发现，包括脊髓灰质炎病毒的感染、暴露在重金属或杀虫剂中、吃有毒的物质、在塑胶产业就业以及创伤病史。49 人的案例中，可疑因子是使用在该队练习场的肥料，虽然未曾被证实。其他的可疑因子是华特斯他自己提供的，他承认在他的 49 名队员曾使用类固醇。可能类固醇的使用结合多年踢美式足球一再的头部创伤造成了这个问题，或者可能是头部创伤、类固醇及一些环境因素——诸如使用在球场上被污染的肥料、杀虫剂或其他未知的因素——集体地造成这个令人困惑的情况。

类固醇的使用是高可能性促进因子。合成代谢类固醇是人造的雄激素，制成药丸服用或注射，用以迅速地缔造肌肉。当合成代谢类固醇缔造肌肉时，它们使大脑萎缩。研究显示它们造成脑细胞的大量损失，在动物中，它们被显示阻碍学习与记忆。长期使用者常患有情绪波动、幻觉、偏执狂、忧郁、易怒及攻击与自杀的行为，并且增加脑卒中的风险，包括有害于大脑的多发性的小脑脑卒中。类固醇诱发的攻击性在健身界是众所周知的，在那里被称作类固醇愤怒(roid rage)。

类固醇会促使健康细胞变成"自杀性的"，造成神经元死亡及大脑萎缩，一直和一些阿尔兹海默症、亨廷顿舞蹈症及其他神经退行性疾病的病例有所关联。

虽然类固醇被美国美式足球联盟禁用,但很多选手仍使用它们,那么为何没有更多的神经性疾病案例? 可能有! 运动员不一定都会患有肌萎缩性脊髓侧索硬化症,更多的是帕金森病、阿尔兹海默症与其他形式的失智症。

2005 年,神经医学家与法医病理学家班奈特·欧马陆(Bennet Omalu)医师有了惊人的发现。抵达匹兹堡阿尼根尼郡的验尸官办公室,等待他解剖的是泰瑞·隆(Terry Long)的尸体。泰瑞·隆是职业美式足球运动员,自 1984 年到 1991 年是匹兹堡钢铁人队的先发进攻内锋,死因是喝下了防冻剂。1991 年,因使用类固醇,被球队处罚停止出赛,后来重新加入球队,在该季末复出。泰瑞·隆有忧郁症、记忆丧失及疯狂行为的医疗病史,这导致他屡次进出精神病院。后来他破产了,生活困苦又孤独,他企图服老鼠药与鸡尾酒自杀,但失败了,直到他尝试吃下防冻剂。

欧马陆医生感到纳闷,这个大块头运动员为何头脑变得如此疯狂? 他认为是拳击手失智症(或拳击失智综合征,就像在拳击界周知的),欧马陆推测如果长期的头部猛击可能摧毁一名拳击手的大脑,它也会摧毁一名美式足球运动员的大脑。但是,当他检查泰瑞·隆的大脑时,它看起来是正常的,完全没有拳击手失智症常见的明显伤害。一定有答案,人不会没有理由地发狂。

欧马陆取出泰瑞·隆的大脑,切开它,然后在显微镜下检查。他被吓到了,该大脑布满 tau 蛋白。"这东西不应该在一个 45 岁的男人大脑里。"他说,"这看起来更像一颗患了严重阿尔兹海默症的 90 岁大脑。"

泰瑞·隆的大脑看来惊人地像欧马陆 3 年前解剖的大脑,那是钢铁人队的中锋麦克·韦伯斯特(Mike Webster)的,他死于 50 岁。

麦克·韦伯斯特是美式足球 9 次全明星赛的球星及名人堂成员。"铁人麦克"是十五季的钢铁人队传奇中锋,他死前也表现出反常行为,诸如在他自己的烤箱小便以及在他的烂牙上喷强力胶。麦克·韦伯斯特为他自己买了把电击枪,并且用它来治疗背痛,他把自己电击到无意识状态,只是为了得到一些睡眠。尽管他的职业生涯是成功的,当他死时却一文不名。他如何失去心智的? 他忘记了,麦克·韦伯斯特也忘记如何吃东西。最后,他无家可归且住在一辆卡车里。

接下来几年,欧马陆和同事们检查更多受失智症与反常行为所苦的前美式足球运动员,所有都显示相似的大脑萎缩。因为这些运动员很多曾使用类固醇。众所周知它杀死脑细胞,这表示萎缩很可能是重复的创伤与使用类固醇——一连串重击摧毁了他们大脑。

另一组与脑细胞死亡有关的类固醇是糖皮质激素[18]。糖皮质激素是在我们的体内被肾上腺制造的，因为它们在受到压力时会大量分泌，所以它们被称为压力激素。糖皮质激素刺激葡萄糖的释出，进入血流，提高血压，抑制免疫功能，并且降低激动。糖皮质激素对抗胰岛素的作用，诱发胰岛素对抗状态。这些改变帮助我们短暂地应付紧张的情况。一旦压力过了，糖皮质激素降低，身体恢复正常功能。

但是，长期压力造成过量的糖皮质激素长时间被释放到血流中，这会产生许多有害作用，其中包括脑细胞死亡与记忆流失。研究显示提高的糖皮质激素水准特别损害海马回（大脑内与记忆有关的区块）[19]。暴露在糖皮质激素的程度影响神经元流失的比率，长期压力到了一定程度，会加速海马回退化。长期压力在阿尔兹海默症患者身上被观察到[20]。因此，生活在压力下的人在生命后期，有较大风险罹患阿尔兹海默症或其他形式的失智症[21]。

皮质醇（Cortisol）（又称氢化可体松——hydrocortisone）是最重要的人体糖皮质激素，皮质醇药物被用来治疗大范围的各种炎症，如关节炎、大肠炎、气喘、银屑病、湿疹及过敏。有为数众多的皮质醇类固醇药品制剂，包括药片、胶囊、液态、外用药膏、凝胶、吸入器、眼药水、可注射与静脉注射产品，很多都不用处方就能买到。这些产品的过度使用会造成胰岛素抗性、阻碍细胞能量生产与杀死神经元。

结冻的成瘾者个案

从鸦片衍生的药物如海洛因、美沙冬及吗啡，已知会损害脑细胞，这些药物在大脑内产生低程度的炎症与蛋白增生。对年轻药物滥用者的解剖，看到的损害可相比于通常处于许多早期阿尔兹海默症老年人的人脑中所看到的。合成的或"设计的"鸦片剂甚至更为有害。

在帕金森病方面有一项有趣的突破，它从此变成知名的"结冻的成瘾者个案"，同名的书在 1996 年出版，详细叙述不可思议的患了帕金森病的 7 名海洛因上瘾者。故事开始于 1982 年，当 42 岁的乔治·卡利洛（George Carillo）拖着脚步进入圣荷西的圣塔可莱拉山谷医学中心，他似乎更像人型模特儿，而不像一个活生生的人。该海洛因上瘾者身子前弯且扭曲、流着口水而且不能说话，几乎所有身体内的肌肉好像被冷冻般硬化了。卡利洛的症状显示他

第七章 药物

即时遏止 阿尔兹海默症

至少罹患 10 年的帕金森病,但是不过几天前,他还是完全正常的。在那几天里发生了什么,以致一个健康的个体转变成帕金森病的严重患者? 医生们陷入困境。

由于不能说话,卡利洛努力用他的僵硬手指乱写,以回答医生的问题。该症状在他试用一种最近街头流行的合成海洛因后突然显现,使用该药物两天或三天后,他就变成了活雕像。

最后,圣塔可莱拉地区的诊所提报了另外有相同严重形式帕金森病的 6 例海洛因毒瘤病例,他们全都在症状发作前使用过合成海洛因。一名在国家犯罪实验室任职的毒理学专家记起 1976 年马里兰化学毕业学生的案件,他在为自己注射在家里制作的合成海洛因后,就患上帕金森病症状,该学生一直试图生产类似止痛药 Demerol 的物质,但碰巧地制成了叫做 MPTP 的相关化学物。研究人员取得了卡利洛使用的样品,然后检验它,果然,它含有 MPTP。

一旦 MPTP 进入血液,它转变成另一种类似但具有高度毒性的化合物(叫做 MPP＋),它会攻击黑质(大脑产生大部分巴多胺的区块),造成在所有帕金森病患者脑中被发现的损害。

这次事件导致一些帕金森病研究的重要发展。多年来对帕金森病的研究受限于动物模型的缺乏,而新药与治疗都是在动物模型上测试的。MPTP 现在正被用在动物研究,以协助科学家了解该病症与开发新的治疗方法。另外,这次事件引导科学家质疑,大部分的帕金森病是暴露在类似于 MPTP 的毒性物质中而造成的。如果暴露是严重的,症状会迅速发生,就像这 7 个成瘾者的案例,但如果暴露是轻微且持续相当长的时间,帕金森病的症状会逐渐的发展。

用药时需谨慎

本章中我们已经看到药物能诱发严重的神经退化,有的迅速,像由 MPTP 造成的,有的则较缓慢,如长期使用较温和的药物。对中枢神经系统有害的药物可能不会总是导致永久性伤害,但它们确实会造成发炎与自由基的损害,因而导致神经退化,且加速阿尔兹海默症、帕金森病或肌萎缩性脊髓侧索硬化症的发作。

大部分的药物都有某些不良反应,它们通常影响神经系统,包括大脑。不论何时,当您考虑用药时都应该谨慎,不论它们是处方药或非处方药。在用药前,您应该研究它们的已知与被怀疑的不良反应,甚至如制酸剂与止痛药这些似乎清白的药物,对您的脑部健康可能也有破坏的作用。医生通常未意识到他们开的药物的许多不良反应,所以您必须靠自己研究。标准的药物不良反应参考书是《美国药典》(*Physician's Desk Reference*)。这本书在大部分具规模的图书馆都有,您也能在网络上更详细地查找任何药物的不良反应。

有时候药物可能对某些确定的病情是必要的。避开列在附录C的药物,并且选择更安全的药。可能的话,最好是使用"自然"药物的解决方案——像草药、维生素、顺势疗法、饮食、运动以及其他类似的自然方式。两本对于药物的自然解决方案的参考资料是迈克尔·英瑞(Michael Murray)写的《非处方与处方药的自然替代品》(*Natural Alternatives to Over The Counter and Prescription Drugs*),以及David Brownstein 所写的《无作用的药与有作用的自然疗法》(*Drugs That Don't Work and Natural Therapies That Do*)。

医院可能对您的心智健康有害

如果您想要维持您的心智健康,您要远离医院。这是根据最近刊登在《美国医学协会期刊》(*the Journal of the American Medical Association*)的研究做出的结论[22]。

该研究报告指出,年长者在住院后,可能在认知能力上遭受显著下降,并且增加罹患失智症的风险。长期以来,人们一直观察到,住院后年长患者显现出长期认知功能的衰退。这项研究开始测定认知衰退与失智症在住过院的年长者身上的风险,和没有住过院的做比较。

该研究追踪大约3 600名65岁以上的人超过10年。研究开始时,没有参与者得失智症。不论什么原因,那些住过院的年长者,相较于同年龄没住过院的,在认知测验的表现在统计上通常都有显著下降。那些因为较轻微、非重大疾病的人住院后增加了40%患失智症的概率,而经历过重大疾病者,像严重的感染或心脏病发作,以后则有2倍的可能会得失智症。

虽然有些认知障碍可能来自疾病本身,但研究人员说医疗的不良反应,包括医院给的药物,有可能是认知衰退的主要原因。

103

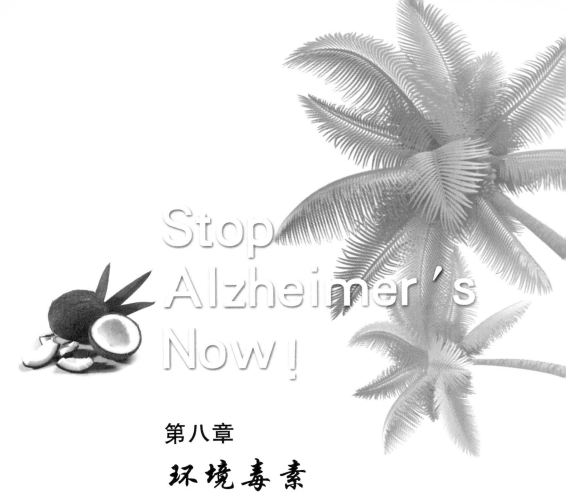

Stop
Alzheimer's
Now !

第八章

环境毒素

杀虫剂

克莉丝坦森(Jackie Christensen)发现身体不对劲时才 32 岁,且刚生完第二胎后返回工作岗位。当她试图打字时,左手的两只手指无法协调配合。她说:"手指无法落在键盘上正确的位置,肩膀经常冻僵,且左手臂的运动范围很小。"

她前往就医数次,但医师均未给她任何答案。接下来几年中,她的症状日益恶化,最后前往神经科看诊。诊断结果令她震惊,她得的是帕金森病。她回忆并说:"我认为我不会得帕金森病,因为我还没老。"但在服用抗帕金森病药物左旋多巴后,症状立即改善而得到确诊,此时她刚过 35 岁生日。

为何通常侵袭 50 岁以上长者,且更常影响男性的疾病会突然攻击她? 克莉丝坦森认为是因其在青少年时期曾暴露于杀虫剂所造成。她在明尼苏达州乡间长大,且夏季在当地农场打工,她跟其他青少年一起参与称为"走路捡豆子"的作业。捡豆车把他们在耕地的一端放下,让他们走过大豆排旁并去除杂草,接着他们驾驶附于喷洒用牵引机前方设备的"采豆车"。除草剂常染成紫色,使其能小心将除草剂喷于杂草上,而不会喷于大豆上。她实施此作业时,通常只穿浴袍及棒球帽。她说道:"那些年的夏季我有很棒的棕黑色皮肤,我对自己会暴露于何种物质,或对我有何影响毫无概念及想法。在喷洒除草剂一两天后,我再也闻不出除草剂的味道。我记得那时回家时,我妈都会叫我立即去洗澡,因为我闻起来就像化学品。"

虽然克莉丝坦森年轻时曾暴露于除草剂,与她罹患帕金森病并无直接的证据,但研究却证实她的看法。已有报告指出,农民及乡村人口罹患帕金森病有较高的比率,而促成农业用杀虫剂应对此部分负责的假设。各项研究结果已证实动物暴露于一些特定的杀虫剂——尤其是杀真菌剂代森锰(maneb)及除草剂百枯草(paraquat)——会使动物出现帕金森病的症状。加州大学洛杉矶分校(UCLA)的研究人员已对相同的过程会发生于人类提供证据。

喷洒于空中或地上的杀虫剂常会从其预定的处理地点飘移,且随后可在远离数百米处的空气、植物及动物处测出浓度。加州大学洛杉矶分校的研究人员对加州中央谷地喷洒锌代森锰或百枯草 500 米内的居民进行研究,结果发现暴露于这两种化学物质之一的居民罹患帕金森病的风险增加 75%。研

第八章　环境毒素

究人员也发现单暴露于一种化学物质时,提早开始罹患帕金森病(60岁以前)的风险会增加2倍,而同时暴露于两种化学物质时,风险会增加4～6倍[1]。

研究人员总结指出,此研究对杀虫剂会使人类罹患帕金森病提供有力的证据。此研究结果显示,当暴露于多种化学物质时,会增强各种化学物质的毒性效应。这点是重要的,因为我们常暴露于环境中的多种杀虫剂下。

同样值得关切的是在开始出现症状前,已暴露于各种毒素多年,这代表会使脑部动作退化的毒素,如未能停止暴露,会继续造成伤害而使脊椎神经退化。这点非常重要,因为这代表许多已暴露但目前尚无任何症状者,在不了解这一情况下,会逐渐形成帕金森病及其他神经退行性疾病。暴露源可能不单只有杀虫剂,也包括各种化学物质、药物甚至特定食物。下列章节所论述的各种预防措施可大幅降低暴露的风险。

数项研究结果已证实,摄取乳制品与罹患帕金森病之间有相关性存在。举例来说,摄取乳制品与罹患帕金森病有中度相关,但罹患风险显著增加[2]。摄取愈多的乳制品,罹患风险愈高。此相关性在男性更强,且能以摄取乳制品来解释。这些研究结果无法归因至乳制品中的钙、维生素D或脂肪等特定营养素,因为乳制品含有少量已知与帕金森病相关的杀虫剂,所以研究人员质疑这是摄取乳制品会使罹患风险增加的原因。喂养乳牛的饲料常重度喷洒杀虫剂,且杀虫剂会累积在乳汁内。并非所有乳制品均受化学物质污染,于有机条件下生长的乳牛是给予无杀虫剂的饲料,所以其乳汁中不含工业用化学物质,包括常添加至家畜饲料中的生长激素与抗生素。

天然神经毒素

一些作为食物的植物含有会促成神经退化,且是与帕金森病、肌萎缩性脊髓侧索硬化症及阿尔兹海默症相关的天然神经毒素。多年来科学家对加勒比海的法属西印度群岛,尤其是哥德洛普岛(Guadeloupe)流行帕金森病而感到困惑,因为帕金森病的流行紧盯上了岛上的居民。研究人员发现可疑因子为岛上一种受欢迎的食物——称为刺番荔枝(sourop)或称为巴婆果(pawpaw)的心形黄绿色水果[3]。南太平洋新喀里多尼亚岛类似的流行则可归因于从西印度群岛转植并商业栽种的同一种水果。

各种刺番荔枝原生于加勒比海地区及北美洲与南美洲,并已在全球的多个热带国家中栽种。西班牙语系国家中此水果称为 guanabana,而在巴西称为 graviola。

此水果于当地市场中贩售,有时用其叶子制成茶,且稍酸的果肉加入饮料及果汁露内。当地民众运用此果树的各个部位于各种疗法上。此水果过去用来排除寄生虫,树皮、树叶及树根作为镇定剂。

刺番荔枝为番荔枝科植物。此科植物含有称为番荔枝辛(Annonacin)的化学毒素。番荔枝

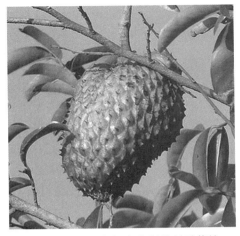

常见于加勒比海与南美洲的刺番荔枝

辛因对癌细胞有高度毒性,所以已对其能作为癌症治疗剂研究多年。不幸的是,番荔枝辛也会杀死脑细胞。番荔枝辛对黑质处——制造多巴胺的脑细胞处的神经元特别毒。番荔枝辛对神经元的毒性比合成海洛因的毒性化学物质——N-甲基-4-苯基啶离子(MPP+)的毒性高出 1 000 倍[4]。幸运的是,刺番荔枝中所含的剂量比用于毒品中的剂量低很多。

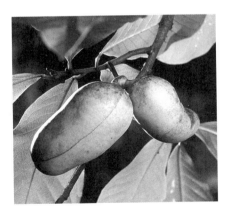

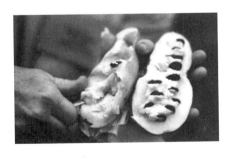

原生于北美洲的巴婆果具有类似香蕉的味道及其种子

经估算,每颗水果平均含约 15 毫克的番荔枝辛,而每罐市售饮料含 36 毫克番荔枝辛,作为其可能毒性的指标,当成人每天吃一颗刺番荔枝或一瓶饮料连续一年时,其所食入番荔枝辛的量证实能使实验动物诱发脑部损伤[5]。

即时遏止 阿尔兹海默症

虽然在美国较少食用刺番荔枝,但从佛罗里达州至中西部及内布拉斯加州,也食用一些源自北美洲的水果。其中最受欢迎的是泡泡树(Asimina triloba),会生出味道与香蕉类似的甜水果,有时称为印第安香蕉。最近俄亥俄州声称巴婆果为其"官方原生水果"。此水果因无法良好运送及储存而未能大量贩售,但已有倾向使其商业化。对栽种者来说是兴奋的,因为多数昆虫与动物会害怕此树,而降低使用杀虫剂的需求。主要集中于树叶及树皮上的番荔枝辛,已开始用"天然"杀昆虫剂及驱逐动物剂。此水果的果肉常与其他果汁组合在一起,历来其医疗性质常以"健康"的理由来推销此水果。一些公司以膳食补充剂及以治疗癌症的天然辅助剂上市。此水果在网络上常用其巴西名称 graviola。虽然目前多数美国人仍不熟悉巴婆果,但随着行销增加将被更多人知道。

巴婆果并不是唯一含有神经毒素并用于食物的植物。生长于亚洲、非洲及中东的一种豆类——草豌豆(Lathyrus sativus),含有称为三七素(beta-N-oxalylamino-L-alanine,BOAA)的神经毒素。此毒素会使动物及人类造成称为山黧豆中毒(Lathyrism)的神经退行性疾病,此症与肌萎缩性脊髓侧索硬化症非常类似。草豌豆虽然不是正常的食物,但贫穷者或饥饿者却常食用。此症流行于孟加拉、伊索匹亚、印度及尼泊尔的一些地区。

生长于热带及亚热带地区的苏铁属植物的毒性作用已众所周知。学界认为此植物会造成帕金森病、肌萎缩性脊髓侧索硬化症及阿尔兹海默症的重度神经退行性疾病。疾病的疫情已经出现在关岛、罗塔岛、日本的纪依半岛及新几内亚西巴布亚海岸地区并造成流行。

苏铁属植物含有多种毒素,其中一些毒素会造成肝病,而其他毒素则会攻击脑部。苏铁属植物的种子中含有高浓度称为 β-甲氨基-L-丙氨酸(BMAA)的神经毒素。各项动物研究已证实,高剂量的 BMAA 会造成类似肌萎缩性脊髓侧索硬化症的症状,而在较低剂量时会造成类似帕金森病的症状。两者均会进展成类似阿尔兹海默症的失智症。

苏铁属植物是南太平洋地区食物的共通来源,其种子常揉入面粉内,并制成粥或面包。一般来说,毒素在加工时会被冲掉,而使其含量降至非常低的程度。

肌萎缩性脊髓侧索硬化症/帕金森病性失智复合症(ALS/PDC)在关岛最为流行。该岛居民罹患肌萎缩性脊髓侧索硬化症的个案数比全球其他地方的个案数高出 100 倍。1940—1965 年间,肌萎缩性脊髓侧索硬化症/帕金森病性失智复合症成为该岛上成年原住民(Chamorro)的首要死因。在这段时间内，该岛每5人中有一人是死于此症。

在1900年以前该岛完全未知此症。1902年，威廉·萨福德(William Safford)报告，该岛的原住民"明显地未罹患此疾病与身体缺陷，且年龄很高寿"。但在1904年，3张死亡证明书中提到一种明显是因肌萎缩性脊髓侧索硬化症造成的麻痹。个案数逐年增加，到了20世纪50年代达到巅峰，随后则缓慢下降。虽然老人持续死于此症，但于1961年后出生者均未受此症影响。

该岛的原住民已吃由苏铁属植物种子制成的面粉数代，而未产生明显的问题。研究人员对此症为何会突然出现及突然消失感到困惑。一些研究人员指出，原住民从苏铁属植物制成的面粉中食入的BMAA神经毒素的量，不足以造成肌萎缩性脊髓侧索硬化症/帕金森病性失智复合症。这需要有其他解释，但明显地与原住民的饮食有关，因为该岛的非原住民均未受此症影响。因此排除是因基因所造成。

因生物放大作用而找出此谜题的答案[6]。虽然吃由苏铁属植物种子制成的面粉会促成罹患此症，但吃狐蝠更值得怀疑。栖息于该岛上的狐蝠常被猎杀作为食物。狐蝠被置于椰子汁中烹煮，被整只食用，包含肌肉、皮肤及器官等。这些狐蝠以苏铁属植物为食物，而在其组织中形成毒素。BMAA神经毒素与狐蝠体内的蛋白质结合，使其能在体内累积。BMAA神经毒素在狐蝠体内的浓度，比苏铁属植物种子中的浓度高出400倍。

捕捉狐蝠的传统方法是在其睡在面包果树时悄悄靠近并用网子捕捉。狐蝠具有灵敏的听力，所以靠近狐蝠是困难的，因此只有偶尔能捕捉到。但在该岛于20世纪90年代初现代化后，原住民开始有了枪，而更容易捕杀狐蝠。新发展的资本经济允许猎人在市场上贩售狐蝠，而使当地摄食狐蝠的量大增。伴随而来的是，罹患肌萎缩性脊髓侧索硬化症/帕金森病性失智复合症的人数增加。该岛的原住民爱吃狐蝠的肉，使得狐蝠族群迅速减少。岛上的一个物种变成绝种，而令一个物种则陷入险境。随着狐蝠的减少，原住民转食其他肉源，而罹病的个案数减少。

肌萎缩性脊髓侧索硬化症/帕金森病性失智复合症被认为是关岛及邻近的罗塔岛特有的疾病，但在1962年，在新几内亚海岸地区发现重组的疾病，并在日本的纪依半岛发现第三种疾病。在这两个地方将以苏铁属植物作为食物与药物，但当地居民并未摄食吃苏铁属植物的狐蝠。这些居民为何会得此症仍未知，但可能是因其饮食中其他食物的生物放大作用所造成。

第八章　环境毒素

虽然这些疫情看似遥远，但科学家从其调查所发现的结果，会与全球其他地方，包括美国与欧洲等无苏铁属植物的肌萎缩性脊髓侧索硬化症、帕金森病及阿尔兹海默症的许多个案直接相关。

蓝 菌

2002 年，研究人员发现 BMAA 神经毒素并非由苏铁属植物自己制造，而是由生活在苏铁属植物根部的蓝菌制造（Cyanobacteria）[7]。这些微生物提供重要的营养素——氮，给苏铁属植物。除了氮外，蓝菌也制造会被苏铁属植物吸收并集中在种子内的 BMAA 神经毒素，这就是苏铁属植物中毒素的来源。

蓝菌常见于潮湿的土壤与地表水中。虽然它是细菌的形态，但过去一度被认为是藻类。它在湖中会形成一大丛并缓慢移动，而被称为蓝绿藻。蓝菌有许多品种，其中一些有毒，另外一些则无毒，受欢迎的膳食补充剂螺旋藻便是由无毒的蓝菌制成。蓝菌在控制的条件下生长及采收以维持其纯度。从开放的水体采集的蓝绿藻具有受毒蓝菌污染的风险，所以在服用以这些来源制成的膳食补充剂时应小心。

当气候温暖时，蓝绿藻会茂盛生长。湖、池塘与缓慢流动的水体会被飘浮的蓝菌所覆盖。于近处养殖的鱼与甲壳类动物的组织中会蓄积毒素，甚至水本身也会变成有毒，因为当细菌的细胞破裂或死亡时，毒素会释放于水中，饮用此水或食用此水中的鱼便会有危险。将水煮沸虽可杀死细菌，却无法中和毒素或使水能安全饮用。

已发现群聚的帕金森病、阿尔兹海默症与肌萎缩性脊髓侧索硬化症的个案居住在靠近蓝菌覆盖的湖边。Dartmouth—Hitchcock 医学中心的研究人员对常形成藻潮的 New Hampshire、Vermont 与 Maine 湖边社区的这些疾病群聚进行研究，结果发现住在水道附近居民的肌萎缩性脊髓侧索硬化症个案几乎高出 3 倍。于 New Hampshire 的 Mascoma 湖处，9 名附近的居民已诊断出罹患肌萎缩性脊髓侧索硬化症，比例比他处高出至少 10 倍。

从已故肌萎缩性脊髓侧索硬化症与阿尔兹海默症患者取得的脑部样本显示含有少量的 BMAA 神经毒素，强化了与蓝菌有关的证据[8]。迈阿密大学的研究人员检查 13 名肌萎缩性脊髓侧索硬化症患者与 12 名阿尔兹海默症患者的脑部组织,并与 12 名年龄相仿无任何神经疾病的对照组进行比较,结果在肌萎缩性脊髓侧索硬化症与阿尔兹海默症患者样本中发现含有 BMAA 神经毒素,而对照组中则不含 BMAA 神经毒素[9]。夏威夷 Ethnomedicine 学院的研究人员在 9 名阿尔兹海默症患者脑部组织中发现 BMAA 神经毒素,而在 14 名非死于与神经退化疾病相关的检体中则未测出此毒素[10]。

具有蓝绿藻并不一定代表水受污染。取自世界各处的样本显示 50%～70% 的蓝菌潮可能有害,因其至少含有一种有毒的物种。但毒素只在细菌生命周期中的特定期间制造,所以多数时间里是无害的,因为并无明显的方法来指出特定的蓝菌潮是否有毒,所以最安全的方法是,不吃来自此类水体的鱼,也不在此类水体中游泳或饮用该水体。

食品添加物

◎ 刺激毒素

在您附近商店中的许多食品中含有神经毒素。您午餐所吃的热狗及喝下的可乐会损伤您的健康及破坏您的脑部细胞。詹姆斯·伯恩(James Bowen)博士说道:"卡萝·哈姆(Carol Hamm)是我的一个挚友,我们每周一起玩牌数次,而她在玩牌时手中一定拿着饮料。数周后,我便看到她的身体与心智均明显退化,她的牌技也退化。当她喝饮料时,她的眼神大胆地看着我,让我知道她并不在乎我已警告过她有关代糖阿斯巴甜(Aspartame)的坏处。她满足了该死的瘾,却不管会发生什么事。有一天晚上她未出现牌局,而她的女儿黛比通知警方。当我们抵达她家时,她已死在床上,而口中流出腥红的液体。"

卡萝是代糖阿斯巴甜症(Aspartame Disease)患者——因食用含有人工甘味剂代糖阿斯巴甜的食品而中毒的受害者。于每年通报至美国食品药物管理局食品添加剂不良反应的案件中,代糖阿斯巴甜占了 75% 以上。已有报告指出食用代糖阿斯巴甜会造成 92 种不良反应,其中包括头痛、记忆力丧失、口齿不清、易怒、焦虑、忧郁甚至死亡。整个减重产业是围绕代糖阿斯巴甜形成,代糖阿斯巴甜已加至上百种饮食与低热量甜点、点心、无糖口香糖及饮料内。

代糖阿斯巴甜是由苯丙氨酸（phenylalanine）（50%）、天冬氨酸（aspartate）（40%）及甲醇（methanol）（10%）3种化学物质制成。甲醇也称为木醇（Wood alcohol），具有毒性。甲醇在体内会分解成甲酸（formic acid）与甲醛（formaldehyde），均是有毒的化学物质。甲醛是种强效的神经毒素。美国环保署（The Environmental Protection Agency，EPA）建议每天甲醇的摄取限值为7.8毫克。以代糖阿斯巴甜加甜味的1升装饮料中，含有约56毫克的甲醇——为环保署限值的7倍。含代糖阿斯巴甜产品的重度使用者食入此量的2～3倍，每天食入高达168毫克的甲醇，等于环保署限值的22倍。

苯丙氨酸是天然存在于一些食品中的氨基酸。具有苯酮尿基因疾病者无法代谢苯丙氨酸，而使其脑部有高量的苯丙氨酸。研究已证实，食入代糖阿斯巴甜，尤其是一起食入碳水化合物时，会使无苯酮尿症患者脑部的丙氨酸浓度过量，而使脑部神经传导剂5-羟色胺的量减少，而导致情绪障碍。

代糖阿斯巴甜的名称衍生自第三种成分——天冬氨酸。天冬氨酸是一种氨基酸，与另一种氨基酸谷氨酸类似。这两种氨基酸以不同的量存于各种食品内。人体细胞可将天冬氨酸转换成谷氨酸，也可将谷氨酸转换成天冬氨酸。天门冬氨酸与谷氨酸均是重要的神经传导剂，事实上它们是脑部含量最多的神经传导剂。饮食中的天冬氨酸与谷氨酸会变成强效的刺激毒素（excitotoxins）——会造成过度刺激而导致细胞死亡的物质。

神经系统以神经传导剂将讯息从一条神经传至另一条神经，神经传导剂可刺激神经元动作或抑制其动作。神经传导剂储存于神经元内，当电流经由神经元的表面启动时，使得一些囊胞移至突触处，将其神经传导剂成分释入突触的空隙内。神经传导剂接着渗透至空隙内，与接收神经元上的受体结合。当足量的受体同时活化时，会产生以下两种动作的一种。当神经传导剂为刺激型时，电流会活化及传送，但当神经传导剂为抑制型时，神经元会因排放电流而受到抑制。

谷氨酸与天冬氨酸是刺激型神经传导剂，过多时会过度刺激神经元，刺激其进入过热的电力活动，遏阻神经元的能量储存，而造成神经元死亡。在此过程中会产生大量的自由基，而造成发炎与细胞损伤，使问题更加复杂。

身体能处理特定过量的神经传导剂，受体与酶可使神经传导剂保持在控制下。但当神经传导剂的流入量大于身体的控制能力时，脑部细胞会受到刺激而死亡。少数脑部细胞死亡时一开始并不会察觉，但当此情况一再重复时，则愈来愈多的脑部细胞会死亡，而脑部细胞的不断流失会展现各种神经异常。

愈来愈多的研究结果指出,谷氨酸刺激毒性与阿尔兹海默症、帕金森病、肌萎缩性脊髓侧索硬化症、失智症及脑卒中等神经退化疾病有关,甚至在中老年后期常发生的典型记忆力丧失、智力降低及协调能力丧失也与过度摄取刺激毒素有关[11-22]。一些研究人员指出,刺激毒性是多种神经退化疾病的根本原因,而其他研究人员则认为刺激毒性只是促成因子而已。

天冬氨酸最常见的来源是人工甘味剂代糖阿斯巴甜。谷氨酸的最大来源则来自谷氨酸钠(Monosodium Glutamate,也称 MSG 或味精)——一种风味增加剂。谷氨酸钠加入于多种包装食品、汤、冷冻食品、披萨、薯条、油煎面包、肉类及沙拉酱内。谷氨酸钠最常见于餐厅食品中,您甚至在食品店的香料区中可买到谷氨酸钠,以风味增加剂单独贩售。

谷氨酸的负面影响最初是由日本的科学家所发现,不幸的是其报告在数年内并未受到重视。谷氨酸的毒性是于 1957 年,由卢卡斯和纽豪斯(Lucas & Newhouse)两名眼科医师在 1957 年以谷氨酸钠喂养新生老鼠时,发现其会破坏视网膜内层的神经元。1969 年,神经病理科医师约翰·奥尼尔(John Olney)重复实施 Lucas 和 Newhouse 的实验,并发现此现象并非局限在视网膜,也发生在整个脑部。他以"刺激毒性"(excitotoxicity)一词来描述氨酸盐、天冬氨酸、丙氨酸、半胱氨酸及其他刺激毒素对神经元造成的损伤。

1994 年于密西西比大学医学院担任神经手术助理教授的罗素·布雷洛克(Russell L. Blaylock),出版了一本名为《刺激毒素:杀人的味道》的书。他的父母均罹患帕金森病,促使他深度研究此症,寻找造成此症的原因及找出有效的治疗方式。他的研究使其了解刺激毒性食品添加物的影响以及对各种神经退行性疾病的影响。此书中摘要列出刺激毒素与神经退行性疾病的相关性,并详细列出应避免食用的食品类型。

如果只有少数食品含有谷氨酸或天冬氨酸则不会有太多问题,饮食中的少量可处理而无需过度担忧。问题是有大量的加工、包装及餐厅食品中含有刺激毒素。在各类型商店中很难找出不含刺激毒性添加剂的罐装、冷冻、包装或制成食品。

代糖阿斯巴甜与谷氨酸钠(如味精)是最常见及最易辨识的,因为民众逐渐了解谷氨酸钠的危险性,食品制造商常以不同的形态加入,或以不同的名称来称呼以伪装此成分。含谷氨酸钠的添加物包括水解植物蛋白质(hydrolyzed vegetable protein)、干酪素钠(sodium caseinate)、干酪素钙

（calcium caseinate）、酵母萃取物（yeast extract）、自行分解酵母（sutolyzed yeast）、分离黄豆蛋白（soy protein isolate）及组织性蛋白质（textured protein）。其中水解蔬菜蛋白质可能是最糟的，因为其同时含有天冬氨酸与半胱氨酸两种刺激毒素。一些食品制造商已尝试宣传此添加物是全天然或安全的观念，因为其是由蔬菜制成，但实际上并非由蔬菜制成。Russell Blaylock 医生指出："从实验上来看，使用水解蔬菜蛋白质能产生与谷氨酸钠或天冬氨酸相同的脑部病灶。"一种常见的成分为"天然风味剂"。尽管使用"天然"一词，但常含有谷氨酸钠。您应养成查看各项食品成分标签的习惯，以及避免购买含有这些添加物，或具有类似合理名称的添加物食品。

氨基酸已成为受欢迎的膳食补充剂。您可发现各种纯化的刺激毒素标示成 L-谷烯氨（L-glutamine）、L-半胱氨酸（L-cysteine）及 L-苯丙氨酸（L-phenylalanine）贩售，您也可看到它们与其他氨基酸组合在一起出售。尽管声称对健康有益，但实际却是破坏脑部的药物，因此最好避免购买。

有些人对刺激毒素更易过敏，并会展现与过敏类似的反应，此已被称为中国餐馆综合征（Chinese restaurant syndrome），因为亚洲烹调常使用谷氨酸钠（如味精）。此综合征的症状包括头痛、恶心、腹泻、注意力不集中、情绪不稳定、心口灼热、皮肤痒等症状。对谷氨酸钠过敏者是幸运的，他们知道应避免摄取含此添加物的食品。

为使用谷氨酸钠，辩护者指出谷氨酸是一种天然物质，且存于多种食品内。如含谷氨酸的食品是无害的，则谷氨酸钠也是无害的。我们的身体能处理存于肉类、乳酪及蔬菜中的谷氨酸，这点在对谷氨酸钠过敏者身上可清楚看到。他们可吃蘑菇、番茄酱及其他富含谷氨酸的食品而不会有问题，但当他们食入添加谷氨酸钠的食品时，会立即产生不良反应。所以很明显的，天然食物中的谷氨酸与食品添加物中的谷氨酸是不同的。

蛋白质是由氨基酸组成。谷氨酸是人类饮食中组成蛋白质的 22 种氨基酸之一。我们的食物中有多种植物蛋白质与动物蛋白质中均含有谷氨酸，食物中的谷氨酸总是与其他氨基酸结合。蛋白质分解成各种氨基酸的过程需要时间，所以氨基酸会缓慢释出。血液中谷氨酸的量保持在身体能处理的合理范围内。此外，与其他氨基酸或蛋白质结合的谷氨酸无法通过血脑屏障，所以不会构成问题。另一方面，谷氨酸钠中的谷氨酸是以游离态存在，而无需从蛋白质分解，所以会更快速地吸收更高的剂量。于此更纯化形态的谷氨酸钠作用就像药物，会通过血脑屏障而立即出现影响。

脑部谷氨酸过量时是如此有害，所以是由特定的清除与回收系统调节。当谷氨酸由神经细胞释出时，一部分倾向会移至细胞外的空间，而在细胞外有特定的谷氨酸运送蛋白在等待，准备与细胞外的谷氨酸链结。这些运送蛋白将过量的谷氨酸送至细胞储存以供日后使用。在特定情况，例如谷氨酸从血液流入、暴露于毒素、感染及释出由多元不饱和脂肪过氧化作用形成的自由基时，会干扰谷氨酸输送的作用[23-25]。

血液中高浓度游离态的谷氨酸倾向会打开血脑屏障，而使更多的谷氨酸及其他神经毒素进入脑部[26]。细胞外的谷氨酸及其他神经毒素会干扰谷氨酸输送、引发发炎、刺激制造自由基。刺激毒性造成储存于脑部细胞内的谷氨酸释出，脑部充满谷氨酸时会造成更多炎症及制造更多自由基，从而释出更多谷氨酸。此恶性循环持续而导致神经元破坏[27]。

即使只有少量的刺激毒素进入脑部，也会引发此破坏性循环。希望在年老时不会形成神经退行性疾病者，应立即停止食用具刺激毒性添加物的食品，这代表应立即停止食用加工食品与包装的方便食品，而改摄取新鲜的天然食品。当您至餐厅用餐时，很难避免所有谷氨酸钠（如味精）的可能源，但您可告诉餐厅不要加味精在您的食物中，而可大幅降低食入谷氨酸钠。餐厅往往可以配合，但有时他们使用的包装食品中已含有谷氨酸钠的成分。

硝酸盐、亚硝酸盐与亚硝氨

下列两种餐点哪一种能支持良好的脑部健康，以及哪个餐点会促成不良的心智健康？

1号餐：炒蛋、乳酪与酸奶油。

2号餐：含小面包及瘦火鸡肉丁并淋上千岛沙拉酱的沙拉。

1号餐是较佳的选择。蛋是非常营养的食物，且实际上能支持良好的脑部健康。而沙拉听起来好像很营养，但会造成许多问题。虽然蔬菜对健康是好的，但沙拉酱对健康却是不利的。小面包、火鸡肉及沙拉酱可能含有多种会伤害脑部的添加物，包括谷氨酸钠与代糖阿斯巴甜，且在火鸡肉中含有亚硝酸盐（Nitrites）。亚硝酸盐本身并不如此坏，但食入后会转换成多种亚硝氨（Nitrosamines）化合物之一，而会造成大麻烦。

亚硝氨在胃中会经由食品中添加的亚硝酸盐与氨类的反应,而成为强力的致癌化学物质。亚硝氨在高剂量时具致癌性,且在较小剂量时会造成肝损坏、胰岛素阻抗及神经退化。

亚硝酸盐加至多种加工食品内,尤其是加工肉品,例如培根、腊肠、火腿、熏香肠、意大利蒜味香肠、意大利辣味香肠、烟熏牛肉、橄榄卷、热狗、波兰腊肠、牛肉干、牛肉块、腌肉、腌鱼与鱼副产品。另外,在一些加工蔬菜、脱脂奶粉与乳酪中也有添加亚硝酸盐。

亚硝氨以相当量存在于啤酒与烟草内。研究已发现抽烟者体内亚硝氨的浓度比未抽烟者高出 8 倍。使用烟草也会增加体内自由基的负担及促成动脉硬化症。一些研究结果已证实,使用烟草会增加罹患失智症的风险[28]。

亚硝酸盐与硝酸盐(Nitrates)在知名杂志上常互换使用。虽然两者的化学性质类似,但却是两种完全不同的物质。我们主要是因加工食品而暴露于亚硝酸盐下,而硝酸盐加至食品中的量较少,但在受污染的饮用水中是较大的问题。来自肥料及人与动物废弃物的硝酸盐,可经由雨水及其他地表水流入地下水中,而污染饮水源。井水最易受到污染。硝酸盐在消化道中会转换成亚硝酸盐,接着再转换成亚硝氨。亚硝酸盐的毒性比硝酸盐高出 10 倍。

硝酸盐也存在于多叶绿色蔬菜内,但这些来源较不关切,因为其总结合维生素 C、维生素 E、β 胡萝卜素及核黄酮等抗氧化剂,而可防止硝酸盐转换成亚硝氨。肉类加工业常以指出一些蔬菜中也含有硝酸盐,来试图使消费者排除肉类加入亚硝酸盐的恐惧。但其并未提到硝酸盐的危险性比亚硝酸盐低 10 倍。

您在食品标签上可看到亚硝酸盐是以亚硝酸钠(sodium nitrite)或亚硝酸钾(potassium nitrite)列出,其是以防腐剂加至食品内,可防止肉毒杆菌(clostridium botulinum)制造的毒素。因为亚硝酸盐具有高度的致癌能力,所以这点已成为食品业的重要议题。主管机关希望禁止食品中添加任何化学物,但这会增加肉毒杆菌中毒的风险。为限制致癌的风险,且能安全防止肉毒杆菌中毒,美国政府将亚硝酸钠或亚硝酸钾的添加量限制在每千克 120 毫克,此是能有效控制细菌生长及制造毒素的最低量。

认清亚硝氨的危险意识最早出现在 20 世纪 70 年代初期,挪威农场动物发生肝癌流行后,此问题被追溯到饲养动物的鲱鱼餐。鲱鱼餐是用亚硝酸钠防腐,亚硝酸钠会与鱼的二甲基氨反应,而形成二甲基亚硝氨。自此以后,亚硝氨的致癌性已完全证实。

食入亚硝酸盐与亚硝氨会使人类罹患肺癌、胃癌、食管癌、胰脏癌、膀胱癌、结肠癌及肝癌的风险增加[29-32]。最近的研究发现亚硝氨不只会致癌，也会造成糖尿病、脂肪肝及阿尔兹海默症。亚硝氨会造成 DNA 损伤、氧化压力、脂质过氧化及发炎，而导致细胞退化与死亡，从而促成神经退化（阿尔兹海默症与帕金森病）[33]。

罗德岛布朗大学（Brown University）Warren Alpet 医学院病理系的 Ming Tong 博士与 Susan de la Monte 博士声称，目前流行的 2 型糖尿病与阿尔兹海默症，与过度食用含亚硝酸盐的加工食品有关。此研究已证实亚硝酸盐会使实验动物的脑部出现退化变化以及加速胰岛素抗性——阿尔兹海默症已知的风险因子[34-35]。此研究指出饮食中高量的亚硝酸盐会致癌，而较低剂量的致癌物质会导致胰岛素抵抗及阿尔兹海默症。

他们的研究被许多其他的研究所支持，这些研究皆显示高剂量的亚硝氨类化合物会致癌以及低剂量将导致糖尿病和阿尔兹海默症型的神经退行性疾病[36-38]。

这是否代表您绝对不可以吃培根、腊肠或火腿？答案是"是"也是"否"。您可聪明地避免所有含亚硝酸钠或亚硝酸钾的加工食品，这包括多数冷切肉类及含亚硝酸钠或亚硝酸钾的制品。这些食品也常含谷氨酸钠，且有时也含代糖阿斯巴甜，请详阅内含物的标示。幸运的是，部分超市正逐渐供应不含亚硝酸盐的加工肉品。您需在特定食品店中找寻此类肉品，但此类肉品已在多数健康食品店内贩售。新鲜肉类几乎均未添加亚硝酸盐。

第八章　环境毒素

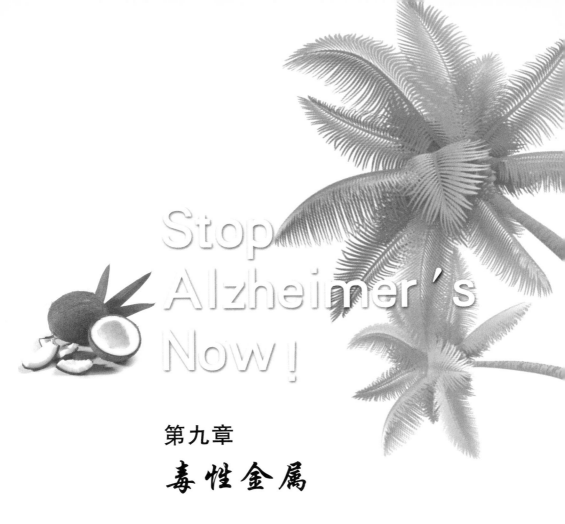

Stop
Alzheimer's
Now！

第九章

毒性金属

金属会干扰心智。在人体组织中，一些金属会积极氧化，并作为催化剂加速老化的过程。暴露于铁、锰、铜、锌、铝、镍、钴、镉、铬、汞与铅会导致体内的抗氧化剂耗尽及产生自由基。这些金属也会促成炎症及干扰酶的正常功能与能量代谢。在医学中，这些元素总称为重金属，或更专门称为毒性金属，其中一些金属比其他金属毒性更强。而体内需要有少量的铁、锰、铜、锌及铬等元素，这些金属少量时具有作为营养素的功用，但较大量时则成为毒素。其他金属在体内的用途未知，且在任何浓度下均具有毒性。这些金属多数是环境的危险污染物，暴露于重金属中，可来自工业、环境、饮食或医疗来源。

研究已证实阿尔兹海默症、帕金森病及肌萎缩性脊髓侧索硬化症患者的脑部组织中，有较高浓度的重金属，显示在其生命的某些时间点于相关环境中过度接触毒性金属[1-3]。

锰是必需营养素，但也是造成重度神经退行性的直接原因。帕金森病已知是由锰中毒所造成，主要来自吸入空气中的锰颗粒。锰在采矿业、焊接业及钢制造业等行业是重要的。因暴露于含锰环境下所得的帕金森病在临床上会持续进展数年之久，直到体内无法测出锰为止。锰并非唯一与帕金森病有关的重金属：铁、铜、汞及其他重金属也与帕金森病有关[4-5]。

俄亥俄州 Case Western 大学医学院的研究人员于 2000 年在美国神经学学院研究时发现，显示暴露于含铅环境下的工作人员，例如，精炼铅的工作人员以及制造含铅电池、陶器、管线、弹药的工作人员，罹患阿尔兹海默症的风险增加 1 倍以上。长久以来便知儿童暴露于含铅环境下会形成脑部损伤。儿童暴露于低量的铅下会出现低智商、成绩落后、到课率降低、注意力降低及反社会行为等特征。较高剂量的铅会导致晕厥、昏迷及死亡。但铅中毒不单是儿童期的问题，儿童期曾暴露于含铅环境下的成人，在晚年有更高的风险会罹患阿尔兹海默症[6]。铅暴露也与肌萎缩性脊髓侧索硬化症及帕金森病有关[7-8]。

在金属或采矿厂等环境作业，或居住在会产生有毒废弃物的工厂附近，会使罹患各种类型神经退行性疾病的风险增加。虽然可能经由工业来源而暴露于毒性金属，但饮食来源的暴露更值得关切，因为饮食来源会影响更多人，且是在无警讯下影响。如您居住或作业于毒性金属环境附近，您知道会有暴露的风险，但在食用食品或药物时却不知自己暴露于可能的伤害之下。最可能暴露于饮食与药物来源的 3 种毒性金属为铝、铁与汞，这 3 种金属也是神经退行性患者会长期累积的金属[9-10]。

铝

在所有毒性金属中,铝与阿尔兹海默症最具相关性,历来均知铝对活组织具有毒性。铝与阿尔兹海默症间的相关性,是于 20 世纪 60 年代当把铝加至组织培养物的神经元而证实,其使得神经组织的变化与阿尔兹海默症患者脑部的变化类似。此外,当把铝加至实验动物的饮食内时,实验动物的神经会损伤。此相关性在报告指出,血液透析患者形成失智症与透析液中铝含量升高的相关性加强了此说法[11]。当把透析液中的铝移除后,患者的阿尔兹海默症状消失。研究人员在已故阿尔兹海默症患者脑部组织中的老人斑及神经结节中发现铝,而得到进一步的证据[12]。针对此主题已发表许多篇研究报告,有些研究甚至显示铝与肌萎缩性脊髓侧索硬化症及帕金森病可能也有相关性存在[13]。但所有的证据却不一致,一些研究结果显示并非所有阿尔兹海默症患者体内的铝含量均升高,此结果使两者的相关性有许多怀疑。但最近以更灵敏的测量方法进行的研究证实,多数阿尔兹海默症患者受影响脑部部位的铝含量升高[14]。虽然铝可能不是阿尔兹海默症的唯一因子,但明显对脑部组织具有毒性,且是阿尔兹海默症的促成因子。

铝是环境中常见的元素。公用水供应系统中含有少量含铅的矿物质。有些地区的铝浓度较高,所以有些地区可能有低剂量的慢性暴露。饮用水中含有铝与铜,已证实对进展成阿尔兹海默症有不利的影响[15]。在 13 篇已发表的流行病学研究中,有 9 篇指出饮用水中的铝与阿尔兹海默症具统计显著意义的正相关[16]。饮用铝含量高的水的老人罹患阿尔兹海默症的比例,比饮用铝含量低的水的老人高出 4.4 倍[17],此证据建议应安装滤水器。幸运的是,在水中也有少量的矽会与铝链接,而降低其在消化道的吸收。所以在矽含量高的地区,铝中毒的风险会降低[18]。

水通常贡献每日铝摄取量的 1％～2％,而食品与药物贡献 95％以上,[19] 所以铝的食品与药物来源更值得关切。

我们暴露于许多日用品中不同量的铝。铝存在于加工乳酪、烘焙粉、食用盐、制酸剂(Di-Gel、Maalox、Gelusil、Mylanta、Rolaids)、缓冲剂型的阿司匹林、抗腹泻配方、止汗剂、除味剂及用铝锅烹煮的食品,以及用铝质咖啡壶煮的咖啡。铝罐及包覆铝的蜡质容器也会将相当分量的铝传送至饮料内。以铝箔包覆的食品会吸收矿物质,尤其是酸性食品。铝也以添加成分存在于一些罐装的鱼与甲壳类动物、液态或冷冻的全蛋与蛋白、干燥的蛋、啤酒与泡菜中。

药物会供应高剂量的铝。我们从制酸剂中食入的铝量,比从饮用水中食入的铝量高出数千倍[20]。疫苗中常含有铝及汞,疫苗中这些金属量高到足以使接种者产生发炎反应[21-22]。

您可以慎选食品及详阅标示来避免铝的饮食来源。避免选用成分中含有铝字的所有食品,例如明矾、灰长石、铝矽酸盐。烘焙粉中常含有钠铝磷酸盐,多数含烘焙粉的烘焙制品都含有此成分。您可购买不含铝的烘焙粉,但多数市售列有烘焙粉的烘焙食品均含有铝。食用盐中常含有铝作为堆叠剂,但您可购买不含铝的食用盐,天然海盐则是好的选择。一些加工乳酪中含有铝,但真的乳酪则不含铝。加工乳酪和真的乳酪之不同在于,加工乳酪会以巴斯德杀菌法或类似的术语标示。

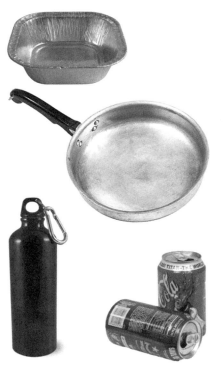

铝质厨具、瓶装汽水与水瓶

铁

所有活细胞中均含有铁。如没有铁,细胞无法产生能源来作为代谢过程的燃料,无法制造新的细胞,也无法制造各种激素与酵素。

铁在氧气的分布上扮演重要的角色。体内的红细胞携带肺中的氧并分送至全身,每个红细胞携带约 30 亿个含铁的血红素。

饮食中需有一些铁,但过多时会麻烦。跟其他多种营养素一样,如摄取

125

过量时会有害。但我们如何会摄取过多？铁缺乏不是健康的关切事项吗？但铁过量对多数人来说会是个大问题，铁过量时会导致心脏病、肝损伤、糖尿病、癌症与神经退行性疾病[23-24]。

我们的身体是回收机，蛋白质、脂肪、矿物质及其他物质会持续被分解及回收来制造新的化合物。铁也一样会被回收，从老的红细胞取出并储存于铁蛋白内。铁蛋白是种球形的蛋白质分子，其内部有 4 500 个铁原子。体内的血液与各器官中有数百万个铁蛋白分子。此铁是用来制造新的红细胞、酶素及其他化合物。

铁对生命是何等的重要，所以会堆积以防止铁缺乏。此种情况对我们祖先在冬季或饥荒时是常见的。

人的身体通过复杂的路径来回收铁。一旦铁被吸收至血液内，身体便不会放弃它。事实上，身体并无移除铁的机制，几乎所有摄入的铁均被储存在体内。因为身体回收铁的效能，我们每天从食物中摄取铁的需求量非常低。我们每天经由汗及尿流失约 1 毫克的铁。铁最大的流失发生在流血时。

停经前的女性会定期流失铁，这就是为何女性比男性有铁量不足的更高风险。停经前女性每日铁的饮食建议量为 15 毫克，而男性及停经后的女性为 10 毫克。我们的身体会吸收食物中约 10％的铁，所以摄取 10～15 毫克饮食中的铁，能供应 1～1.5 毫克的铁于体内储存，此取得的量约等于身体每天的流失量，因此摄取高于此量的铁则代表过多的量全部会被储存起来。

当饮食缺乏铁的时候，信号会传至消化道，而在肠道会有更多来自食物的铁被吸收。这是个有效的系统，可确保身体能取得所有需要的铁。月经中的女性多数不会缺乏铁，因此吸收机制有效实施。此外，当需要更多的铁时，身体能从储存的铁蛋白中取出更多的铁。

饮食中供应的铁量远高于所有人所需的足量的铁，多数人摄入的铁量远高于饮食建议量，而所有过多的铁在组织中被送走。因为我们通常摄入比身体流失量更多的铁，所以铁的保存量会随年龄而增加，甚至多数停经前女性也是如此。

当铁是结合成血红蛋白或铁蛋白时不会造成伤害，但当储存于铁蛋白的一些铁外漏时，会以游离态的铁在体内。当体内的铁储存愈多后，便有更多游离态的铁在体内。

游离态的铁的问题在于其是强的氧化剂以及会解开大量的自由基。多元不饱和脂肪酸及其他化合物会迅速被捕捉至这些分子内。由铁催化反应造成的损伤是广泛的，会影响所有的细胞与组织，60％为脂肪且有相对高量多元不饱和脂肪酸的脑部更容易受损。

哈佛大学医学院生化学教授兰达尔·劳弗（Randall Lauffer）博士如此描述铁："游离态的铁可解开运用铁与不同形态氧气结合之特殊性质的破坏性链状反应。当与血红蛋白链接时，铁是小天使，在血液中小心护送氧气，并送至所有需要的组织处。但当铁游离时是个恶魔，便是与危险的化学组与氧气槽玩耍的顽童。接着铁与氧的反应变成具有破坏力，而组织就是受害者。"

铁被认定为致癌物质。一些研究人员认为储存的铁量增加，与形成癌症、糖尿病、心脏病、脑卒中、帕金森病及阿尔兹海默症直接相关。

长久以来已知帕金森病患者脑部有异常高量的铁。健康成人脑部每克组织中含 50 毫克的铁，但在帕金森病患者，此数字升至每克组织中含 250 毫克的铁。铁储存于整个脑部，并于青春期及成人初期迅速累积。

华盛顿大学进行的研究已证实，富含铁的饮食会增加罹患帕金森病的风险。研究人员指出摄取铁量前有 25％的患者罹患帕金森病的可能性，比最后 25％者高出 1.7 倍。摄取富含铁的饮食且服用含铁的综合维生素者罹患帕金森病的可能性则高出 2.1 倍。添加过量的锰会使风险增高，且两种矿物质量增高时的风险，比只有一种矿物质量高时的风险为高。

摄取过量的铁也会增加罹患阿尔兹海默症的风险。铁随着年龄增长会累积于脑部，且有证据显示铁会刺激自由基形成。

铁诱发的自由基反应也已证实会损伤动脉，而促成动脉硬化症、心脏病与脑卒中。会导致血管型失智症，且常与阿尔兹海默症相关多次小脑卒中的风险，也会因摄取高量的铁而升高。

依据兰达尔·劳弗博士的说法，中年男性心脏病高于中年女性的原因是因男性体内储存更多的铁。一旦女性到达停经期，不再于经期流失铁，其体内储存的铁量会迅速增加，而罹患心脏病的比率也会迅速增加。

铁会造成氧化损伤的机制是受伤。组织的机械性或化学性损伤会使细胞破裂以及将其所含的成分释出至周边环境。这些成分包括铁等金属离子，而会加速细胞外液的自由基反应。这些自由基会使脂肪加速过氧化，因为脂肪是组织最易受损的部分。

学界已提出脑部因机械方式或脑卒中而受伤，会使铁释出至周边环境的看法。铁离子会加速自由基反应，而使周边区域进一步损伤。

因疾病造成的组织损伤与释出铁，使得几乎所有的疾病都会伴随自由基的形成增加。多数于生病时造成的损伤均是自由基反应的结果。

因为体内组织中的铁含量会随年龄增长而增加,当年老时,较老组织受伤会释出较大量的铁,所以年长时自由基损伤也会增加。

多数食品均含铁。铁存于谷类、坚果、种子、蛋类、肉类及乳品类内,但除非强化,否则铁含量相对较低。但油脂中缺少铁。

铁的最高饮食来源为白面粉。当全麦面粉加工时,铁及其他数种营养素会被移除。在以小麦作为主食的社会,移除重要营养素会对健康造成巨大的影响,因为对许多人来说,面包或面粉是其饮食的基础。1 个世纪前已有白面粉及面包加工,营养素流失造成许多人营养缺乏,因此政府规定白面粉中应添加特定营养素来预防这些疾病,而这些营养素之一便是铁。虽然在此加工过程会移除约 20 种营养素,但只有 4 种或 5 种营养素能添加回来。为了使面包更健康,食品加工业者加入比原全麦中含量更多的铁,因此一两片面包便可供应身体全天所需的铁。

几乎所有的白面包均加入硫酸亚铁形态的铁,这是在食品标示上常看到的名称,所以所有以白面粉制成的产品也添加硫酸亚铁。请回想一下,您每天吃的食品项目有多少是由精炼的面粉制成的? 我们通常只想到面包而已,但也需纳入饼干、披萨、煎饼、麦片、意大利面、冷冻晚餐、派、蛋糕、甜甜圈,且此表单可一直延续。

所有热的麦片及冷的麦片均有添加铁。多数冷麦片含大量的糖,而糖类除能提供热量外,并无其他营养价值。一些麦片中高达 60% 的成分是糖,所以事实上当您食用这些产品时,吃入的是添加的糖。最糟的麦片就铁的含量来说,明显是最健康的麦片。这些麦片一份就能提供全部的饮食建议量,一份可提供您整天所需的铁量,但您全天所吃的其他食物会提供额外的铁,而其全部会储存在体内。对于我们所拥有的所有铁质,则无需惊讶为何铁诱发的自由基破坏已是主要的关切事项。

如无足够的铁时,多数人会以服用多种维生素与矿物质补充剂以及饮用添加铁的饮料来增加更多的铁于体内储存。多数多种维生素补充剂中均含铁,但目前因使用者已逐渐了解铁造成的问题,所以一些多种维生素补充剂的制造商在产品中降低铁的量,甚至完全不加入铁。您应避免所有含铁的膳食补充剂,纵使停经前的女性也应避免含铁的膳食补充剂,除非医师告知应使用含铁的膳食补充剂。

现在您已知道铁造成的问题,您应如何保护自己以避免食入过量的铁呢？如果您是青少年或停经前的女性，则较无需担心。青少年年纪还轻，自身就能储存所需的铁量，而停经前的女性会随月经而定期流失铁。因此，一些女性会流失过量的铁而形成铁缺乏，最应关切铁过量的是成年男性与停经后的女性。

对于有风险者来说，避免摄入过量铁的最佳方法就是注意吃的食物，于成分表中查看有无亚铁、铁等字，避免摄取任何强化食品——尤其是麦片与白面粉制品。摄取全麦产品、米及其他全谷类食品的益处之一，是其含有会在加工过程中被移除的纤维。纤维是有益健康的，因为会与铁等毒性金属结合，使其从消化道中排出，使得被吸收至血液内的铁量降低。全谷类与豆类是纤维最丰富的饮食来源。

规律的有氧运动也有助于降低铁的储存。少量的铁会经由汗排泄，激烈运动有助于排除过多的铁，但吃一碗麦片便可补回激烈运动2小时所消耗的铁量，因此您不可单靠运动来降低铁的储存量。

醇类会增加铁的吸收。数个研究已证实，饮酒者体内的铁含量高于未饮酒者。酒会破坏肠道的内壁，以及破坏身体调节铁等营养素吸收的能力。当此自行调节机制消失时，铁的吸收会增加。

口服避孕药部分会影响年轻女性在经期中的保护。口服避孕药会使经血量降低1/3或1/2，而使正常会流失的铁量减少。使用口服避孕药的女性更易储存铁，研究证实，使用口服避孕药两年或更久的女性体内储存的铁量约为未使用者的2倍。

任何铁的流失均会降低铁的负荷。捐血被建议为是降低铁储存量的方法，一年捐血数次，可使多数人在摄取中度的铁量下，使储存的铁量在界限内。

周期性禁食也是使体内储存铁量减少的有效方法。在禁食时，身体会每天持续流失少量的铁，不会从饮食中补充，而使储存的总铁量降低。传统的禁食法是除了水外，不进食任何东西。果汁禁食法则可喝蔬果汁，但果汁的含铁量需低。禁食时也可饮用牛奶，其可提供除铁以外的各种必需营养素。如您对禁食法不熟悉，建议您求助于有经验者。

第九章　毒性金属

汞

汞是科学界已知最毒的非放射性金属。只要吸入汞的蒸气，就会造成脑部无法恢复的损伤。动物研究显示,暴露于汞会使脑部出现与阿尔兹海默症患者相同的变化。在各种毒性金属中,已证实汞是最能使神经与脑部组织损伤的金属。

除了使脑部损伤外,汞中毒会造成肾衰竭与肝脏损伤,而最后会导致死亡。急性汞中毒的症状包括皮肤刺痛感(神经损伤的征兆)、丧失协调能力、动作不稳、摇晃步态、说话及发音困难、视力丧失与耳聋。

急性汞中毒最著名的疫情发生在 20 世纪 70 年代初期的伊拉克。为回应1971—1972 年的饥荒,美国、墨西哥与其他国家将小麦送至伊拉克种植。这些种子已用含甲基汞的杀真菌剂处理,以防止真菌生长及保持种子的存活力,并将这些种子染成红色来显示已经过化学处理。此外,也用西班牙语与英语的警语来标示这些种子有毒。不幸的是,伊拉克人看不懂这两种文字。伊拉克政府未将这些种子分发给农民种植,而当作食品贩售。当地居民将这些种子磨成面粉,并食用受污染的面包。经过数周后有 6 530 人住院及约 500人死亡。

慢性低量汞中毒会造成颤抖、认知能力受损、记忆力丧失、睡眠障碍、忧虑与人格改变。19 世纪初,汞用于制造毛帽,其工作人员吸入汞蒸气一段时间后变成精神错乱。这是"与帽匠一样疯狂"一词的来源,且可能是爱丽丝梦游仙境中描述的疯狂帽匠特质的灵感。一直到现在,汞中毒有时也被称为"疯帽匠的疾病"。

汞以无机及有机形态存在。无机汞可分成元素汞与汞盐,温度计中的汞是元素汞,当元素汞与有机化合物结合时成为有机汞,甲基汞与双甲基汞是两种常见的成分,能使人致死。任何形态的汞均有毒,但有机汞的毒性高于无机汞。汞中毒可因吸入蒸气、食入或经由皮肤吸收而造成。

汞具有多种工业与制造用途。汞用于炼铜、电镀、制纸、摄影、制银、制金、防腐、剥制标本、制造氯乙烯、保存木材,与制造荧光灯、漆料、电池、爆炸物、杀真菌剂、杀昆虫剂及其他多种产品。

汞最常见的饮食来源是吃受工业污染的鱼。因为污染,几乎所有的鱼都含有某种程度的汞。一般来说,在食物链较高处的鱼更可能有较高浓度的汞,所以最好避免吃大型的肉食性鱼类。下表列出具最高及最低汞含量的鱼类与甲壳类动物。此数据来自美国食品药物管理局及环保署。

汞的另一个主要来源为药物。几世纪来,汞已作为制备药物不可或缺的成分。尽管已知其毒性性质,汞仍广泛用于利尿剂、泻剂、防腐剂及抗生素。

虽然汞有毒，但因其毒性使其在这些情况有效。当作为泻剂与利尿剂时，身体是以清空系统免除自己中毒来应变，而造成腹泻、排尿增加及呕吐。于18及19世纪，许多疾病被认为是非特定的不纯物造成，而治疗方式是将不纯物从体内排出，增加肠道运动及排尿是达成此目的的方法，直至20世纪初期，含汞的药仍是最有效的药。汞也可杀菌、病毒、真菌与寄生虫，所以含汞的药物仍用来治疗淋病。汞的用途已受到质疑，但在1939年发现抗生素前，仍只有少数的替代品。

鱼与甲壳类动物体内汞的含量

低汞含量（最安全的食用鱼类）

鳀鱼、滑鱼、鲶鱼、蛤蜊、螃蟹、小龙虾/淡水鳌虾、比目鱼、黑线鳕、青鱼、牡蛎、绿鳕、大马哈鱼（罐装）、大马哈鱼（新鲜）、沙丁鱼、扇贝、西鲱、虾、鲽鱼、乌贼、吴郭鱼、白鲑、牙鳕。

中度汞含量

鲈鱼、鲤鱼、鳕鱼、石首鱼、大比目鱼、龙虾、马哈鱼、黑鱼、真鲷、鲔鱼、犬牙石首鱼。

高汞含量

蓝鱼、暖海鱼、海鲈、青花鱼、金枪鱼（长鳍）、金枪鱼（黄鳍）。

最高汞含量

青花鱼、马林鱼、橙鱼、鲨鱼、剑鱼、马头鱼。

Source：Natural Resources Defense Council
http：//www.nrdc.org/health/effects/mercury/guide.asp

因为汞能有效排除体内的不纯物，所以含汞的药物用来治疗便秘、忧虑、产科疾病、牙痛、湿疹、银屑病、肝病、月经失调、炎症、结膜炎及各种传染病，似乎所有健康问题都能用含汞药物治疗。有些药物加上汞、氰酸、铝、碘及其他有毒物质来改善其功效。19世纪最出名的一种药物为氯化汞。含汞药物直至20世纪初期仍受欢迎。

含汞药物常大量给予患者来治疗头发与牙齿，因此许多患者死于医师过度热心的援助。汞中毒的症状常归因于疾病而非疗法。含汞的治牙痛粉末造成称为"赤衣病"的汞中毒，其特征为手掌与脚底变成粉色、发热、失眠、昏

第九章　毒性金属

131

睡、无食欲及疼痛，而这些症状被认为只是牙痛的影响。此症具有高死亡率，每 10 名婴儿中有 1 名会死于此症。在发现汞中毒是此症的原因后，此药已立即下架。

当这些产品中汞的危险性被了解后，含汞药物被更安全及更有效的替代药物取代。但现代医学仍以汞用于一些治疗中，如疫苗中常含有汞的防腐剂。在此情况下，汞是直接注入血液内。一些研究已指出，含汞的儿童疫苗会造成脑部损伤而导致自闭症。此议题引起激烈的争议，但为了回应大众的关切以及有了坚实的科学证据，含有汞的防腐剂已较少用于疫苗内，但仍常用于流行性感冒、乙肝、百日咳与破伤风疫苗。除汞外，疫苗内也加入铝。

19 世纪仍存活至今的药物是汞合金牙齿填充物。于 20 世纪 80 年代汞常用于医疗用途时，牙医师开始用汞、锡、铜、锌及银来制成汞合金牙齿填充物。这些银的汞合金牙齿填充物提供比昂贵的金填充物较便宜的替代方案。汞对牙科是如此有价值，因为汞是在室温下唯一为液态的金属，当与其他较硬的金属混合时，会形成软的汞合金，而可焊入牙腔内。虽然汞在当时已知是会致死的毒素，使用汞合金者声称汞与其他金属混合后，汞会紧密键结于合金内，而对健康没有威胁。尽管当时常使用含汞的药物，但多数牙医师以伦理的理由而拒绝使用汞合金。1859 年美国牙科学会成立〔现称之为美国牙科学会，American Dental Association（ADA）〕，该组织的创立者喜爱汞合金填充物，而鼓励会员使用汞合金。新的牙医师被告知汞合金是安全的，虽然并无证据可证明。牙医师接受学会的解释，而使汞合金成为牙科规范的标准。在过去 150 年间，汞合金填充物的安全性一直引起争议。美国牙科学会采取其是完全安全的立场，但一些高度关切的研究人员却认为不安全。

如汞合金填充物使用的汞量少时，则可能不值得关切，但汞合金中含 50% 的汞，单颗填充物中的汞量足以造成脑部损伤，甚至造成死亡。当填充物置入牙齿时，汞蒸气会持续释出，并被吸收入体内。一旦填充物置入牙齿后，只要还在牙齿内，便会一直释出汞蒸气，且已证实填充物置入 50 年后仍会释出汞蒸气。虽然无立即性的影响，但口部及肺持续吸入汞蒸气会造成影响。

动物研究显示，暴露于填充物的汞蒸气浓度时，会产生与阿尔兹海默症患者相同的脑部病灶。汞也会侵蚀神经细胞周边的髓质外膜，显示其与多发性硬化症相关。

元素汞是汞合金填充物中汞的形态，于室温下会释出汞蒸气。于口腔内温暖及酸性的环境下，汞蒸气会以更快的速度释出。当摄取食物时，经由咀嚼会磨损填充物,且暴露于热及酸性的食品会加速汞的释出。即使美国牙科学会知道汞蒸气会释入口腔内,但声称吸入的量只对少数高度过敏者有害,所以多数人无需担心。其不知道的是任何含量的汞都是有毒的,汞并无安全限值。少量的汞倾向集中于脑部组织内,连续 10 年或 20～30 年汞蒸气会有累积效应。每次呼吸吸入的汞蒸气会直接进入脑部,并在脑部累积而造成刺激与炎症,这会破坏细胞的正常功能,促使形成老人斑及使脑部细胞死亡。阿尔兹海默症不会突然出现,而是脑细胞逐渐死亡的缓慢过程,而汞填充物会加速此过程。

2006 年,美国食品药物管理局对汞合金填充物的安全性举行听证会,牙科专家证明汞合金填充物对健康有造成中毒的影响。且人类尸检研究显示,受试者脑部汞的量与其牙齿内填充物数量成正比,而与食用鱼类等其他因子不成正比,因此汞合金填充物与脑部汞含量呈直接相关。此听证会也透露由植入汞合金填充物女性所生的婴儿体内的汞含量也较高。事实上,婴儿头发上的汞含量与母亲牙齿植入填充物的数量成正比。

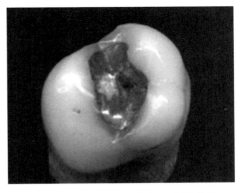

汞的最大暴露源为汞合金牙齿填充物

美国牙科学会建议牙医师应如何保护自己,免受处理汞合金产生的危害,而且取自牙齿的汞合金需以有害废弃物处理。汞合金填充物释出的蒸气是如此的毒,所以牙医师被告知不可吸入看不到的蒸气,并应置于密封的容器内。作业区需有完善的通风,且所有员工需以正确的方式来处理此有害物质。学会也建议在牙科诊所服务的所有人员,每年应检查一次体内的汞含量。尽管采取各种防护设施,牙科作业人员仍有汞中毒的高风险。

学会要求审慎处理的有毒废弃物,实际上就是置于您口内的物质,但美国牙科学会却说,当此物质置于口内时会失去所有毒性而变得安全。

肉眼看不到齿内汞合金释出的汞蒸气,但经由磷光银幕便可看见。一旦植入汞合金填充物后,会持续暴露于汞下,直到死亡或取下汞合金填充物为止。当这些蒸气被吸入体内会进入脑部。汞如何杀死脑部细胞的影片可以上 Youtube 搜寻相关影片观看。

即时遏止

阿尔兹海默症

所有的汞合金填充物均会渗出汞，并无所谓的安全汞合金填充物。所有的金属或银的填充物均是以汞合金制成。如果您已植入汞合金填充物，您应决定是否持续受到汞中毒，或希望做些什么来补救。

最好的选择是移除汞合金，目前已有多种无毒性的牙科填充物，它们称为复合材料，复合材料是由合成树脂加上矽等硬的填充物组成。复合材料制成颜色与牙齿的颜色相同，所以置入时与其他牙齿无法区分，因此不会一张口就告诉别人您已植入填充物。复合材料与汞合金一样强固与耐久，所以无需将汞合金填充物置入口腔。

多数牙医师会给您复合材料填充物，但并非每个牙医师均能安全取下汞合金填充物。正确取下汞合金填充物需特别注意，但多数牙医师并未接受过此方面的训练。因为牙医师在求学时被告知汞合金对患者无害，所以未被教导避免患者于移除时汞中毒所需的注意事项。事实上，能移除汞合金的唯一时机是拔除整根牙齿时，所以牙医师对移除汞合金只有甚少的经验。

移除汞合金的正确方法通常是在毕业后的特定课程中讲授。经移除汞合金的正确训练、了解汞填充物的危险及在实务中未使用这些方法的牙医师，称为生物性（biological）牙医师、整合医学（holistic）牙医师或无汞（mercury-free）牙医师。他们以这些术语来将自己与其他将有毒金属置入患者口内且不会良心不安的牙医师做区分。

正确地移除汞合金需于患者口腔置入橡胶障碍物，以防止汞合金颗粒流入喉咙。置于橡胶障碍物下方的抽吸管是用来移除累积在橡胶障碍物下方的汞蒸气。橡胶障碍物无法阻止汞蒸气，但可延缓不会被口腔组织吸收的汞蒸气。呼吸器是用来使患者呼吸，使患者不会吸入处理过程中释出的毒性汞蒸气。牙医师需考量的其他事项为移除汞合金的顺序以及一次应处理多少。

所有的牙医师均声称能移除汞合金填充物，但如其使用汞合金，则建议找其他的牙医师，这点非常重要。不了解汞合金填充物危险的牙医师，也不会知道移除汞合金的危险。千万不可由将汞合金置入患者口腔的牙医师，来移除口中的汞合金填充物。

欲找到合适的牙医师，可寻求以实践生物性牙医、整体医学疗法或无汞牙科医学来宣传自己的牙医师。任何牙医师都可能宣称他们经过以上专业的训练。在约诊前，可问牙医师是否有使用汞合金填充物，若有使用汞合金填充物则找其他的牙医师。牙医师可能会用一首歌或一曲舞的时间来为您说明，他们可以用汞合金填充物为您做得更好，或是说明汞合金填充物是绝对安全无虞的。不用与牙医师争辩,您可以找其他的牙医师,问他们是否可以移除您口中的汞合金填充物,并用复合材料取代它。

问牙医师能否作相容性测试。相容性测试是测试您对各种牙科材质是否相容,并找出会造成过敏的材质。您不会希望使用置入后会造成问题的复合材料。相容性测试需采集血液样本,并对血液与复合材料的相容性进行测试。接着报告上会列出所有过敏的物质以及可安全放入口腔内的材质。在同意牙医师将复合材料置入口腔时,需先完成相容性测试。经正确训练的牙医师会提供此项测试,或转介至能做此测试的实验室。多数牙医师不会自己做相容性测试,但会转介到其他机构实施。如牙医师告诉您无需实施相容性测试,那就赶紧找其他的牙医师。

针对汞中毒,"预防"当然是最好的武器。如果您已暴露在汞合金所造成的危害下,您需要防止未来所有的暴露。包括避免食用已知有中度到高度汞含量的鱼和避免或移除所有汞合金填充物。

保护自己并使组织不会受汞损伤的下一件事是尽可能移除汞。从脑部移除汞是困难及缓慢的过程。服用抗氧化剂膳食补充剂可缓和炎症以及降低汞与其他毒性金属造成的损伤。主要的抗氧化剂营养素包括维生素 A、维生素 C、维生素 E、β 胡萝卜素、α-硫辛酸、核黄酮及微量矿物质锌及硒。这些成分均存在于好的综合维生素与矿物质膳食补充剂内。但这些营养素的最好来源是食物,尤其是新鲜蔬果、膳食纤维、大蒜、柑橘类食物。此主题将于下列章节详细论述。

第九章 毒性金属

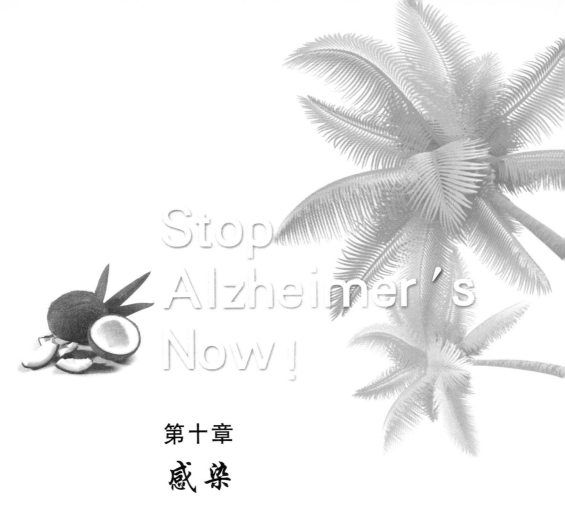

Stop
Alzheimer's
Now！

第十章

感染

长期以来,感染性微生物一直与神经退行性疾病有关。医学文献中载有大量感染与阿尔兹海默症、帕金森病、肌萎缩性脊髓侧索硬化症和其他神经退行性疾病的研究资料。在所有已知影响神经退行性疾病的因素中,感染最为常见,因此它也最为重要。然而,并非所有神经退行性疾病的病例都与感染有关,其中还包括许多未被确认的病例。主要原因有四种:1. 有些情况系明显地受到其他因素的影响,例如药物或毒物,而感染在这种情况中,可能属于一种无法被识别的肇因;2. 在进行尸体解剖或研究时,微生物并不总是容易被检测到;3. 急性感染在造成伤害后,它可能会从大脑根除,而不留下任何证明它曾存在过的证据;4. 会导致神经退行性疾病的有效感染,并不一定存在于大脑中。其中最后一个原因非常重要,因为会导致神经元损伤的感染不需直接感染大脑,因此它也将不会留下任何一丝的涉及证据。

感染导致帕金森病的原因

　　20 世纪 70 年代,哈佛医学院神经学副教授戴维·伯斯卡(David Poskanzer)博士和其同事罗伯特·施瓦布(Robert S. Schwab)博士发现,他们所服务的美国马萨诸塞州总院所诊断出的帕金森病患者数量,从 20 世纪 20 年代到 20 世纪 60 年代呈现倍增的成长。然后,他们又发现一些有趣的现象:每过一年,新患者的平均年龄也增加了一年。Poskanzer 认为,这个观察对令人难以捉摸的帕金森病病因提供了一个线索。

　　伯斯卡和施瓦布博士推测,除了少数因化学中毒的案例外,他们所目睹的帕金森病大流行,可能是由于过去几十年中曾经发生过而后停息的一件事。那究竟是什么事?伯斯卡相信它是脑部感染所引起的脑炎(Encephalitis)或脑发炎(Brain Inflammation)。脑炎的病因有很多种,其中细菌和病毒感染最为常见。这两位神经学家推想了一项假设:当感染活跃时,脑炎可能会造成脑细胞的损害。如果脑炎患者存活下来,那在几年后,当老化对大脑产生影响时,帕金森病的迹象便逐步显现出来。

　　最有可能的感染为一种称为昏睡性脑炎(Lethargic Encephalitis,亦称为脑炎型昏睡症)。这种疾病最初被认为是由病毒所引起,但最近的研究发现,某种链球菌似乎是头号的嫌疑犯[1]。从 1916—1926 年间,昏睡性脑炎曾经是一个世界性的流行病。此病的名称之所以含有"昏睡"一词,主要是因为其特征为严重的嗜睡,因此它也被称为"昏睡病"(Sleeping Sickness)(此病症与寄生虫所引起的非洲锥虫病不同,但后者也被称为"昏睡病"),疾病刚开始时会产生喉咙痛、发热、头痛、恶心等症状,之后在几天内,会发展出无法控制的嗜睡感而导致患者入睡——几乎在任何地方或任何情况下,即便是在吃饭时。极端严重的受害者可能会有数天或数周处于昏迷不醒的状态。在此疾病流行期间,即有超过 500 万人受到感染,其中约 40% 的人们因此而死亡。经检测,死者的大脑呈现出明显的发炎迹象,而黑质及其周围的细胞也都死亡,这种现象与帕金森病极为相似。

在当时,数以百万计的人们感染了昏睡性脑炎。有些人似乎完全恢复,但几乎一半的幸存者脑部都受到伤害,而这也为他们植入了帕金森病的种子,有些人在病愈几个月或几年后即开始出现帕金森病的病象。医生称这种帕金森病为来历不明的脑炎后帕金森病(Postencephalitic Parkinson's Disease)。伯斯卡认为他在 20 世纪 70 年代所看到的帕金森病患者,大都是昏睡性脑炎疫情的受害者。虽然他的某些患者自己知道几十年前曾感染过此病,但有些则不知道,而后者可能误以为当时他们只不过是单纯的染上流感而未加以留意。由于 1918—1920 年造成全球大约 2 000～4 000 人死亡的流感大流行,正好与此昏睡性脑炎疫情时间有所重叠,而这也是许多脑炎受害者自认为他们是流感幸存者的原因。

昏睡性脑炎疫情虽然于 1928 年结束,但也让成千上万的幸存者发展出帕金森病。在接下来的几十年里,新的帕金森病随着幸存者的老化而逐渐呈现,他们是活着,却受累于帕金森病而丧失自理能力,很多患者被送到收容机构。在 1969 年,也就是昏睡性脑炎疫情消失超过 40 年后,一些紧张型精神分裂症(Catatonic)患者接受了新开发抗帕金森药左旋多巴(Levodopa,L-DOPA)的治疗。有些患者的症状显著改善,他们变得有意识、反应灵敏、能认得周围的环境,有些甚至可以不需要轮椅了。可悲的是,这种奇迹般的康复是短暂的,大多数的患者在几天或几周内,又恢复到紧张型精神分裂症的状态,即使重复服用剂量也无效。此事件被记录在奥利弗·萨克斯(Oliver Sacks)博士于 1973 年所出版的《觉醒》(Awakenings)一书中。

在了解左旋多巴的效用后,该药物的失败已可预见。虽然左旋多巴能立即改善帕金森病症状,但它也对幸存的多巴胺神经元造成了损害[2]。随着时间的推移,它会加速神经元退化和疾病的进展。多巴胺神经元生存的数量变得如此之少,以至于让这种药物无用武之地,而这也正是为什么它最终失去药效的原因。

自20世纪20年代以后,昏睡性脑炎疫情再也未曾发生,尽管仍有零星的病例继续被报道。从这里我们可以了解,某些由感染所引起的神经退行性脑损伤可能不会马上呈现,而是要等到多年之后才会发作,因此脑部的损伤不容易与感染联想在一起。

乔治(George)将近50岁,大学毕业,任职于国家警卫队某单位的会计师。有一天,他的脸部和头部产生严重的烧灼感,且伴随精神错乱的现象。乔治被送进医院并住院了好几天,他被诊断为来历不明的发热,因此接受了症状治疗,直到退热为止。出院回到家后,乔治完全变了样,他经常感到困惑,且大部分的时间都坐在他的椅子上,似乎与周围的环境完全隔绝。他只对简单的命令作出回应。最麻烦的是,乔治完全无法履行他工作所需要的数学计算。总之,他患了早期老年阿尔兹海默症。

随后,他接受了多种药物的治疗,但毫无起色。在往后的多年中,除了精神心智状态低落外,他的动作也变得缓慢与迟钝;他表现出所有帕金森病的特性——震颤、口齿不清、焦虑和忧郁症,最后他瘫痪在一张床和轮椅上。偶尔他还会复发高热,并接受类似从前的症状治疗。

病发8年后,他因再次的发烧而被送进了医院。然而这一次,他被确诊为复发性单纯性疱疹病毒1型(HSV-1)感染所引起的脑炎。HSV-1是一种与引起嘴唇上口角疱疹(Cold Sores)或唇疱疹(Fever Blisers)一样的病毒。他被投予抗病毒药物治疗,而在3个星期内,他的身体却奇迹般地恢复了,包括他的数学能力。当他出院时,他的医生报告说他已具有良好的方向感、注意力、抽象思考力及愉快的幽默感,有趣的是,George的帕金森病症状完全消失。

在初次感染后,疱疹病毒可在体内潜伏下去。除了导致口腔疱疹外,HSV-1还会经免疫系统侵犯三叉神经。三叉神经连接脑干并延伸到脸上,它控制肌肉运动,并将感觉接力传到大脑。该病毒可无限期地活在三叉神经根部。它是被免疫系统镇压着,以防止它扩散到神经外部。

每当免疫系统受到损害或变得不堪重负时(由于过度紧张、疲劳、感染和抑郁等),病毒可能会扩散至三叉神经根外,而引起嘴唇口角疱疹。但随后,人体的免疫系统会把病毒逼回原来的潜伏处。在某些情况下,此病毒可自三叉神经传染大脑并存活于其中。在此情况下,免疫功能低下将可能导致急性

即时遏止

阿尔兹海默症

脑炎。抗病毒药物的药效有其限制，因为它们只对超越神经细胞范围的活跃感染病毒有效，而无法清除体内隐藏在神经细胞的病毒。

上述的患者可能会有周期性发作，引起全身发烧的持续性低度感染。他的免疫系统对这种慢性感染的控制可能是无效。如果他的免疫系统功能再次低落，那他仍可能会再遭受另一次的急性脑炎感染。但是，这一次他的医生知道怎么去对抗感染。虽然透过对活跃感染的缓解，而使他恢复了心智和运动能力，但已造成的损害，可能会使他在老化时患上失智症或帕金森病。

虽然疱疹病毒能感染大脑的任何部位，但它似乎偏好控制动作运动的黑质。[3] 由于疱疹病毒是一种很常见的感染，在很多情况下，它可能与帕金森病有关。一个周期性发作的口角疱疹，透露着疱疹病毒存在的迹象。然而，并不是每位怀有病毒者都会出现口角疱疹，而口角疱疹发作的患者也未必知道病毒潜伏在他们的大脑。

研究人员已经发现，至少有一种禽流感（鸟）菌的幸存者可能具有显著的帕金森病和阿尔兹海默症风险。该病毒从胃部通过神经系统而进入大脑。受到此种病毒感染的动物都呈现出急性神经系统症状，范围从轻微脑炎运动障碍到昏迷。

研究报告指出，受禽流感病毒感染小鼠要比未感染小鼠更容易发展出与神经系统疾病有关的大脑病变。研究人员还发现，禽流感摧毁黑质神经元，并引起帕金森病和阿尔兹海默症中常见的蛋白质沉淀积累[4]。

研究人员对病毒感染幸存小鼠的神经系统进行长期检查，小鼠经以H5N1型禽流感病毒菌株感染。3周过后，幸存老鼠神经系统中并未显示病毒存在的任何证据，但感染所触发的大脑内部发炎却持续了几个月之久。虽然震颤和运动的问题在流感症状缓解后都消失了，但调查报告显示，第六十天后的老鼠已经失去 17％产生多巴胺的细胞。

研究人员指出，无论是激活大脑中免疫反应的禽流感或任何感染，都不会直接导致帕金森病，它们反而是增加大脑对疾病的易感受性（susceptibility）。人们因为老化而逐渐失去了一些脑细胞，但大多数人都在丧失足够神经元而发展出帕金森病或失智症以前就去世了。影响大脑的感染可以改变这条曲线。这项研究支持帕金森病的"逃脱"运行机制。在这种情况下，禽流感所引发的免疫反应将持续很长一段时间，直至最初的威胁消失为止，这让患者处于另一个感染、药物或环境毒素的进一步剥夺损失。逃脱运行机制也可用来解释一些帕金森病和阿尔兹海默症患者脑组织中无微生物存在的现象。感染可能是启动神经元退行性变化的显著因素，却未留下一丝的涉入证据。

其他会诱发帕金森病已知的病毒包括柯萨奇病毒(Coxsackie)、日本 B 型脑炎(Japanese encephalitis B)、圣路易斯脑炎(St. Louis encephalitis)、西尼罗河病毒(West Nile)和艾滋病病毒[5-6]。此外，也有可能涉及的细菌包括支肺炎霉浆菌(Mycoplasma pneumonia)、伯氏疏螺旋体(Borrelia burgdorferi, Lyme disease-莱姆病)、幽门螺杆菌(Helicobacter pylori, 胃溃疡)等[7-8]。甚至有证据表示白色念珠菌(Candida albicans)也可能涉及[9]。

感染和肌萎缩性脊髓侧索硬化症

英国南安普敦大学(University of Southampton)的克里斯托弗·马丁(Christopher Martyn)博士认为，肌萎缩性脊髓侧索硬化症就像帕金森病，可能源于早期生活中所发生的感染。Martyn 和他的同事们发现英国 20 世纪 60 年代肌萎缩性脊髓侧索硬化症和 30 年代脊髓灰质炎病毒(小儿麻痹症)发病率之间的相关性。他认为肌萎缩性脊髓侧索硬化症是脊髓灰质炎病毒感染的延迟后果，它会影响中枢神经系统、引起运动神经元损伤，但通常并不会严重到足以引起上述运动症状或瘫痪的急性疾病[10]。

脊髓灰质炎病毒并非是唯一导致肌萎缩性脊髓侧索硬化症的感染，就像所有帕金森病并非全是脑炎昏睡症的结果一样。任意数量的病毒、细菌、真菌和寄生虫都可能引发神经发炎和脑细胞损失，进而启动神经退行性疾病。肌萎缩性脊髓侧索硬化症与感染性微生物有关，包括肺炎霉浆菌、梅毒螺旋体(梅毒)、艾滋病病毒、埃可病毒、单纯疱疹病毒 1 型病毒、人类疱疹病毒 6 型、肺炎披衣菌和莱姆病螺旋体[11-17]。其中以导致莱姆病的伯氏疏螺旋体最为显著。

伯氏疏螺旋体属于螺旋菌家族。螺旋菌体是一种麻烦的微生物，它们会导致莱姆病、梅毒、雅司病(Yaws)、牙周病(Periodontal disease)、钩端螺旋体病(Leptospirosis)。螺旋体(Spirochetes)是一种长、薄、螺旋形的细菌，有几种螺旋菌体会感染脑部。

导致人体莱姆病的螺旋菌是传染自鹿蜱(Deer Ticks)。由于蜱虫的叮咬都很轻微，因此往往不易被人们所察觉。这种感染通常始于叮咬部位的红

即时遏止阿尔兹海默症

肿,之后则发展出类似流感的症状。由于这种感染通常被认为是由流感所引起,因此人们对它大都不太在意。但如果不进行治疗,此病将会影响关节、心脏和中枢神经系统。在大多数情况下,抗生素对此感染有效,特别是早期的治疗。较晚期或不充分的治疗会导致难以治疗的严重症状,有些时候可能需要数个月的密集式大量抗生素治疗。而即使在急性感染结束后,慢性症状也可能会持续下去。15％治疗不足的患者出现急性神经症状,另有5％出现慢性疾病[18],包括肌萎缩性脊髓侧索硬化症在内[19]。

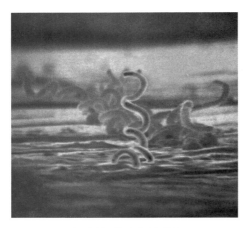

螺旋体(梅毒螺旋体)

科罗拉多州治疗慢性莱姆病专家大卫·马茨(David Martz)博士说,他的肌萎缩性脊髓侧索硬化症患者在接受密集式抗生素治疗后,有15％左右的患者病情大幅改善,另外的20％～30％则病情停止恶化。他对莱姆病的关注始于2003年,当时在不知不觉的情况下,他遭受此种疾病的侵袭,并于之后发展出肌萎缩性脊髓侧索硬化症。他的病情迅速恶化,无法开车、自行穿着或步行,这迫使他

在62岁自医职退休。当时David还不知道自己是感染了莱姆病。8个月后,他已经处于长期卧床并被限制在轮椅上的情况。一个朋友给了他一份剪报,其中述及他的肌萎缩性脊髓侧索硬化症可能是由于蜱虫叮咬所致。

他曾经接受过6次莱姆病测试,并得到6次的阴性结果测试(后期莱姆病是出名的难以察觉)。但最后一次,也就是第7次的测试结果,显示了阳性莱姆螺旋体菌感染。基于这个新的信息,戴维博士开始接受密集抗生素疗法,来治疗他的肌萎缩性脊髓侧索硬化症。他注意到症状显著改善,并在12个星期内能在没有任何协助的情况下再次行走。虽然已遭受了一些可能永远无法愈合的损害,但他现在已完全能自由走动,健康情况也恢复到病发前的60％。他的复原是如此显著,以至于国际医学期刊也对他的案例予以报道[20]。受到自己疾病治疗成功的启发,他开了一家专治莱姆病的诊所。尽管已近65岁了,他还是每周工作50小时,直到几年后的第二次退休为止。

感染和亨廷顿舞蹈症

　　许多健康状况会受遗传的影响。一般认为少数的阿尔兹海默症病例（5％）是由遗传因素所引起，帕金森病和其他神经退行性疾病亦同。虽然亨廷顿舞蹈症通常被认为是一种遗传性疾病，但它也会受感染而引发。亨廷顿舞蹈症的特征与其他神经退行性疾病类似：慢性炎症、过度的氧化应激及斑块聚积现象。

　　现在我们知道环境因素可以激活某些与健康状况有关的基因。在正常情况下，这些基因保持于休眠状态，而与其相关的疾病也不会发作。暴露于会促进炎症和氧化应激的毒素或感染中，将在中枢神经系统创造一个启动亨廷顿基因的环境，而使该疾病呈现出来。环境条件对确定亨廷顿基因的启动与疾病的发展，扮演着极为重要的角色。现在已知道感染会加速亨廷顿舞蹈症的发病和进展。

感染和多发性硬化症

第十章　感染

　　从双胞胎的研究数据暗示，多发性硬化症是一种由环境造成的疾病，而最有可能的环境因素是感染。多发性硬化症与病毒和细菌的感染有关，最显著的是艾波斯坦-巴尔病毒（Epstein-Barr virus）、单纯疱疹病毒（口腔及生殖器疱疹）、人疱疹病毒 6 型、水痘带状疱疹病毒（水痘病毒）、肺炎披衣菌和一些螺旋体菌。其中，导致传染性单核细胞增多症的艾波斯坦-巴尔病毒似乎具有最强的连接，但上述的这些微生物都可能各自产生促进作用。

　　艾波斯坦-巴尔病毒会感染中枢神经系统并引起髓鞘脱失——一种已知的多发性硬化症特征。一旦被感染后，病毒将终生存在于寄主体中。这种病毒平时处于静止状态，但随时可被再度激活，与多发性硬化症相关的周期性发作被认为和病毒的再激活有关。尽管大多数成年多发性硬化症患者在诊断时，并未发现活跃性的单核细胞增多症感染，但 100％ 的患者都显示在感染艾波斯坦-巴尔病毒一段时间后，才发展出多发性硬化症的证据[21]。艾波斯坦-巴尔病毒不会感染动物，人类是其独有的自然宿主。这也许可以解释为什么多发性硬化症为人类所独有的病症[22]。

艾波斯坦-巴尔病毒和多发性硬化症之间关联最有说服力的研究证明,也许是华盛顿特区沃尔特·里德陆军研究所(Walter Reed Army Institute of Research in Washington,DC)所进行的研究。该研究对一份庞大的资料库进行调查,其中包括了300万军事人员的血液样本。很少有研究对如此之多的样本进行比较。因此,学界对这项研究的结果给予极高的评价。研究显现艾波斯坦-巴尔病毒感染和多发性硬化症病症发作之间的强烈正相关性[23]。他们的研究结果说明初次感染和多发性硬化症后续发展之间的滞后期间。虽然感染与多发性硬化症有密切关系,却也不排除其他的可能致病因素,例如高糖饮食、牙科汞填料、维生素D缺乏等,这些事件的组合可能是引发疾病的触发器[24]。

感染和阿尔兹海默症

慢性感染会导致失智症、脑萎缩、淀粉样斑块,而感染也被认为是阿尔兹海默症的根本原因。现在已发现一些微生物与阿尔兹海默症有关,包括螺旋体病毒、疱疹病毒(HSV-1)、肺炎披衣菌、艾波斯坦-巴尔病毒、人类免疫缺陷病毒(HIV)、小核糖核酸病毒、博尔纳病病毒、幽门螺杆菌、巨细胞病毒等[25-29]。

3种最常见的嫌疑微生物为螺旋体、单纯疱疹病毒1型(HSV-1)和肺炎披衣菌。这3个微生物与阿尔兹海默症的关联证据是如此显著,以至于研究人员现在已经开始接受它们为阿尔兹海默症主要的促进者——即使并非是主要的病因。老年失智症经常伴有梅毒的梅毒螺旋体。老年失智症另外一个臭名昭著的螺旋体病原为莱姆病的细菌——伯氏疏螺旋体。

一旦急性莱姆病感染结束,一般认为伯氏疏螺旋体菌已经完全从体内根除。然而,与细菌感染有关的身体健康问题,仍然在之后的几个月或几年中缠绕不去。一些研究者将此现象解释为因感染而引起的自体免疫反应,但低度感染的持续并导致慢性健康问题的证据,似乎是愈来愈明显。这些证据被发现于曾经感染莱姆病的阿尔兹海默症患者大脑中,这种细菌也被发现于老年失智症大脑的淀粉样蛋白斑中[30]。

疱疹病毒也经常被发现在阿尔兹海默症患者的大脑中,该病毒被认为直接参与脑组织中β淀粉样蛋白的聚集。当病毒被加入培养的脑细胞时,β淀粉样蛋白会呈现显著的增加。同样，病毒也会引起大鼠大脑 β 淀粉样蛋白的增生[31]。

在阿尔兹海默症大脑斑块的人体研究中，发现了 90％的样本具疱疹病毒存在的证据，这强烈地暗示了病毒和阿尔兹海默症之间的关联[32]。很明显，疱疹对阿尔兹海默症的发展起着重要的作用。初步的实验证明，抗病毒药物 acyclovir 能减少淀粉样蛋白的沉积，这个研究结果进一步加强了疱疹与阿尔兹海默症的连接。

70％感染疱疹病毒的人们年龄都超过 50 岁，在初次感染后，病毒仍然存活于周围神经系统中，但只有 20％～40％的感染者会产生口角疱疹或唇疱疹。因此，大多数的患者甚至不知道他们已被感染。对一些患者，该菌不仅感染面脸部周围神经(三叉神经)，同时还会入侵中枢神经系统。年轻人的大脑中很少发现此种病毒的存在，但年长者对此菌的感染率则有增加的现象[33]。

疱疹非常阴险，它会隐藏在神经细胞以逃避免疫防御系统的作用，但当人体免疫功能骤降时(由于压力或感染)，该病毒将会现身引发炎症，并进一步导致神经退行性疾病和脑细胞死亡。此病毒的活化会造成大脑反复的损伤和淀粉样蛋白斑块的积累。该病毒在寄主一生的体内玩着猫捉老鼠的游戏，并慢慢地蚕食大脑[34]。抗病毒药物在病毒活跃时可能有效，但对躲藏的病毒却无能为力。问题在于，根本就没有确切的方法来确定病毒是否活跃，因为它们可能会完全不呈现明显的迹象。

疱疹病毒的寄生未必会让每个人发展出阿尔兹海默症，因为在正常老年人的大脑中也发现该病毒的存在[35]。这说明了疱疹病毒感染并不是唯一的疾病病因，而与其他因素相结合而致病。

疱疹并不需要存在大脑中就能引发神经退行性疾病。任何感染动脉、导致牙斑堆积和脑卒中的微生物都可能会促进老年失智症。美国哥伦比亚大学的研究人员证明疱疹也是肇因之一。研究人员针对平均年龄 68.4 岁、住在纽约曼哈顿北部多民族社区的 1 625 名成年人进行调查，所有受测者都无脑卒中的病史，研究人员抽取他们的血液样本，以测试显现先前接触过单纯疱疹病毒 1 型(口腔疱疹)和 2 型(生殖器疱疹)以及其他 3 种常见病原体的抗体：衣原体肺炎、幽门螺杆菌和巨细胞病毒，该研究对所有 5 种病原体的暴露予以加权综合指数化。受测者随后接受中位数 7.6 年期间的每年后续追踪。在这段时间内有 67 名受测者发生脑卒中。虽然单纯疱疹病毒 1 型最为常见，但所有这 5 个感染与脑卒中的风险都呈现正相关性[36]。

调查这五项特定病原体系基于几个原因：第一，这些常见的致病菌可能会在急性感染后持续存在于体内，从而形成一种永无休止的慢性低度感染状态；其次，先前的研究都说明这些病原体和动脉粥状硬化之间的关联。对这些病原体的个别研究显示，它们可能涉及导致脑卒中、血管型失智症与阿尔兹海默症的过程[37]。

肺炎披衣菌可能是动脉斑块中最常被发现的微生物。正如它的名字所示，这种细菌是肺炎的常见病因，它也与鼻窦炎、喉炎、支气管炎、哮喘和其他呼吸道疾病有关。虽然这种感染有时会相当严重，但一般说来都是相当轻微，有些可能只是鼻窦充血和咳嗽而已，这时它通常会与感冒混淆。肺炎披衣菌感染非常普遍，而很少为人所察觉。它又被称为"行走的肺炎"（Walking Pneumonia），之所以得此名，是因为人们能在受它感染时，仍继续进行正常的日常活动。美国大约有50％的成年人都曾感染此病，而一生中的再度感染似乎相当常见。虽然此菌主要与呼吸道感染有关，但肺炎披衣菌可以进入血液而引起各种问题，包括关节炎、心肌炎、格林－巴利综合征（Guillain-Barré Syndrome，神经发炎）、脑炎和动脉粥样硬化。此细菌会在血液中攻击动脉，而导致慢性发炎和斑块的形成（动脉粥状硬化），进而阻塞血管及导致心脏病发作或脑卒中[38-39]。

许多研究者认为感染是动脉粥状硬化和心脏病的首要原因，而非简单的过多胆固醇堆积。许多动脉斑块含有肺炎披衣菌或其他微生物，却很少或没有胆固醇存在的证据，这说明了感染比胆固醇斑块积聚更为重要[40-41]。例如，在一组90名心脏病患者中，研究者在79％的动脉斑块中发现肺炎披衣菌。相较之下，无心脏病者动脉壁则少于4％。动物研究提供了更直接的证据——受肺炎披衣菌感染兔子的动脉壁显示出可测量性的增厚[42]。

肺炎披衣菌不仅会诱发动脉粥状硬化，它还可以直接感染脑部，而导致脑卒中和神经退行性病变。事实上，老年失智症的研究一再说明大脑中的细菌存在。在一项研究中，研究者发现19名阿尔兹海默症患者脑组织中，17名含有细菌，而在19例年龄匹配的非阿尔兹海默症者的脑组织只发现一例[43]。

在另一项分析罹患阿尔兹海默症死者脑组织的研究中，研究人员发现90％以上的患者含有肺炎披衣菌。相较之下，只有5％非老年失智症的大脑中含有这种细菌[44]。显然，肺炎披衣菌不仅会导致动脉中的斑块形成，它对大脑也有同样的作用。上述研究中的细菌是被发现于淀粉样蛋白斑中——阿尔兹海默症的一种特征。此外，当老鼠被暴露在含有此菌的喷鼻剂中时，它们的大脑也形成了同样的老年斑,这对此种细菌引发淀粉样斑块的形成提供了进一步的证明[45]。

在观察各种神经退行性疾病中,大都会发现这些细菌:螺旋菌、疱疹和肺炎披衣菌。它们似乎是这类疾病的主要煽动者。然而,其他各种恶性微生物也可能偶尔参与其中。

药物治疗

由于感染往往与神经退行性疾病有关,因此可以假定抗生素或抗病毒治疗可以作为一种简单的解决方案。然而这并非如此。药物治疗并不总是那么成功,因为大多数药物无法跨过血脑屏障。此外,抗生素对病毒、真菌和耐药性细菌是无效的,而抗病毒药物也被证实对消除大脑中的病毒一般是无效的[46]。有些感染属短暂性,它们在造成损伤和炎症后就一跑了之,以免被身体免疫系统驱逐,就如同疱疹躲入及隐藏在神经根部中。

由于任何数量的微生物都可以涉及或可能根本就不会呈现征兆,因此药物治疗通常是不切实际的。在大多数情况下必须依靠人体本身的免疫系统,以保持大脑免于感染和平稳运行。

免疫系统和老年斑块

免疫系统能防止感染性微生物及毒素以及回收老、病的细胞叛徒(癌症)和促进组织修复和愈合。免疫系统的骨干是白细胞,它们的种类很多并各具不同的功能,白细胞军队不断地巡逻身体以对抗外来的侵入异物。一些白细胞会吞噬侵略者,有些则分泌致命的物质来杀菌。其他则产生相应的抗体——一种中和特定微生物的蛋白质。

免疫系统通常能提供足够的保护以防止感染。然而,由于血脑屏障之故,白细胞和抗体通常无法进入中枢神经系统,因此,大脑必须依靠另一种形式的防御以抵抗感染。大脑系由两种主要的神经细胞所组成:中继信息和储存记忆的神经元,以及提供支持功能的神经胶质细胞。神经胶质细胞有许多不同类型,而每种类型都具有特定的功能,其中有一种小胶质细胞(microglia)

主司大脑对感染和毒素的防御职责。小胶质细胞通常处于休息状态,而且毫不起眼。但是一旦有异物入侵或遭受伤害时,它们立刻被激活并迅速增殖、扩大、移动、吞噬异物和消除遭受攻击而损伤的细胞。小胶质细胞承担类似白细胞的职责。在这个过程中,它们发送信号、增加血流量、刺激炎症,以凝聚各种帮助它们的物质。危机结束后,小胶质细胞又逐渐恢复到原先的沉寂状态。

通常这种过程不仅能保护大脑免于感染、损伤和毒素的攻击,同时也能促进脑部的清理和维修。但对大脑的反复攻击会慢性的提高活性水准,进而导致神经退行性疾病。除了重金属外,常见的药物或毒物接触或慢性感染也会激活小胶质细胞,进而助长了炎症和组织变性。

发炎会破坏血脑屏障,使它变得有漏洞,遂让先前被阻挡在外的白细胞、血液中的蛋白质、细菌和其他物质得以进入中枢神经系统,进而制造了更多的麻烦——激活小胶质细胞,产生更多的炎症且导致恶性循环。

除了白细胞外,免疫系统也含有大量被称为抗菌肽(Antimicrobial Peptides,AMPs)的特殊蛋白质。这种蛋白质在各种细胞中合成后被送到血液中。抗菌肽专门针对入侵的微生物,但它们同时也能抵御癌细胞及各种毒素。抗菌肽最初被发现于由细菌、病毒和真菌所激活的白细胞中,它们能杀死入侵的有机体,压制温和的炎症并促进愈合[47]。

对抗菌肽最广泛的研究之一是LL-37。这种特殊的抗菌肽产生于各种细胞中,包括白细胞在内。当面对入侵者时,白细胞会分泌LL-37到血液中,LL-37会被吸附到入侵微生物的外膜表面,引起入侵者的破裂和死亡。黏膜细胞丰富的口腔、舌、食管、肺、肠、子宫颈和阴道,以及唾液腺、汗腺、睾丸和乳腺都会合成和分泌LL-37。LL-37会被分泌到伤口、汗液、呼吸道表面液体、精液和乳汁中。

中枢神经系统也常存有抗菌肽,它的LL-37是淀粉样前躯蛋白。这是由相同蛋白质转化而成的β淀粉样蛋白,它会积聚形成阿尔兹海默症的斑块。数年来的理论,一直认为阿尔兹海默症中的β淀粉样蛋白斑块是主要的反派角色之一。它被认为是一种棘手的废物产品,干扰了正常的大脑功能,而许多大量的研究都集中在如何减少β淀粉样蛋白的积累。

新的研究已经证明,它并不是问题的一部分,相反,它会协助身体击退感染和其他攻击,从而保持大脑功能的正常运作[48-49]。这是由美国哈佛大学医学院神经病学鲁道夫·坦济(Rudolph E. Tanzi)教授所发现,他同时也是马萨诸塞州总医院遗传学和老龄化部门主任，专门研究阿尔兹海默症患者老年斑块的基因。出乎他的意料，这个基因看起来就像是免疫系统的抗菌肽，尤其是 LL-37。

有天晚上，坦济教授和另一名同事罗伯特·莫尔（Robert D. Moir）博士在办公室聊到 β 淀粉样蛋白和 LL-37 之间相似的基因结构，Mori 博士转身对他说："是啊！您看看这个！"他递了一份图表给坦济博士，那是一份 β 淀粉样蛋白和 LL-37 之间的比较图。除其他事项外，这两种蛋白质的结构极为类似。如同 β 淀粉样蛋白一样，LL-37 倾向聚于小斑块中，两者都具有诱导炎症活动及刺激免疫系统的作用。两者的相似度几乎是不可思议。β 淀粉样蛋白可能是免疫系统的一部分吗？

这两名科学家迫不及待想知道 β 淀粉样蛋白是否能像 LL-37 般的杀死微生物。他们将 β 淀粉样蛋白与 LL-37 所能杀死的念珠菌、李斯特菌、葡萄球菌、链球菌、大肠埃希菌和其他细菌混合在一起。其结果是，β 淀粉样蛋白杀死了 12 种微生物中的 8 种[50]。

在大多数情况下，β 淀粉样蛋白与 LL-37 一样有效，但在某些情况下，它比 LL-37 更为有效。对 β 淀粉样蛋白最敏感的病原体是白色念珠菌（Candida albicans）——脑膜炎的一个重要病因，而 β 淀粉样蛋白比 LL-37 更能有效地杀死白色念珠菌。

随后，研究人员比较了阿尔兹海默症和老年失智症大脑组织的抗菌效果。比起年龄相匹配但无 β 淀粉样蛋白的失智脑组织，含有 β 淀粉样蛋白的脑组织样本表现出惊人的高抗菌活性。然而，在对无 β 淀粉样蛋白老年失智症大脑组织样本与正常脑淀粉样蛋白进行比较后，却未呈现显著的抗菌效力差异。然而就此而言，大脑是否受到阿尔兹海默症的影响并不重要，重点在于 β 淀粉样蛋白能对组织提供抗菌效果。他们发现 β 淀粉样蛋白的含量愈高，对念珠菌的活性就愈大。显然，β 淀粉样蛋白在阿尔兹海默症大脑并不是一种错误或附带的废物，而是一种防御手段，它是人体免疫系统的产物。

如果 β 淀粉样蛋白的正常功能是作为一种抗菌肽，那这种肽的缺乏可能会导致对感染的脆弱性增加。而在动物研究中所观察到的现象，似乎就是这种情况。以基因培养出缺乏产生 β 淀粉样蛋白酶的小鼠，对感染的易感性也增加了[51]。当暴露在感染性微生物的环境中时，这些小鼠的死亡率比正常小鼠要高出 40%～60%。同样的现象也发生在人类身上，在临床试验中，让阿尔兹海默症患者服用减少β淀粉样蛋白形成的药物,结果也产生了较高的感染率[52]。

当大脑暴露于疱疹、肺炎披衣菌、莱姆螺旋菌等病原微生物时,身体立刻产生β淀粉样蛋白予以对抗[53-56]。β淀粉样蛋白不仅只限于对抗感染,它也对创伤性脑损伤、脑卒中和化学毒素产生作用[57-59]。

β淀粉样蛋白可能不是唯一活跃于大脑的抗菌肽。其他神经退行性疾病的相关蛋白质沉淀物,例如路易体沉淀物中的 α-synclein -帕金森病的一个共同特点,似乎也是人体的免疫防御产品。圣犹大儿童研究医院的 Richard Smeyne 和他的同事报道指出,经禽流感病毒感染的小鼠整个大脑发展出广泛的 α-synclein 沉淀物,其中包括黑质以及与帕金森病有关的区域。禽流感病毒触发 α-synclein 的积聚,就有如其他感染激活β淀粉样蛋白的形成一般[60]。不同类型的蛋白沉积物,可能是由于不同的微生物所激活不同抗菌肽所致。在某些情况下,微生物或毒素可能触发一些抗菌肽,这导致在神经退行性疾病中经常看到各种蛋白沉积物的积累。例如,LL-37 能更有效地对抗化脓性链球菌(Streptococcus pyogenes),但以对抗白色念珠菌来说,β淀粉样蛋白则更为有效。对不同的病原体,只有最相关的抗菌肽才会被激活并与之对抗。

正如肺炎披衣菌及疱疹内被发现在淀粉样蛋白斑,莱姆病螺旋菌也被发现在帕金森病患者的路易体中,而这为 α-synclein 的抗菌肽功能提供了更进一步的证据[61]。

其他在神经退行性疾病中所发现的蛋白质沉积物,很可能都是免疫系统的产品,而未来的研究将验证这一看法。

全身性炎症杀死脑细胞

在 20 世纪 90 年代之前,大脑被视为一种免疫特权器官,这意味着它不容易受到炎症或免疫所活化,并被认为基本上不受全身炎症和免疫反应的影响。这一观点目前已有了很大变化。

我们现在知道大脑有安装一个强而有力的反应器,能活化小胶质、抗菌肽和其他免疫防御因素,并释出炎性介质刺激血液流动、开放血脑屏障允许外周白细胞进入中枢神经系统,以协助细胞对抗急性侵犯。

虽然血脑屏障能保护中枢神经系统免于许多感染性微生物和其他潜在的有害物质，但大脑从来就不是一般所认为的与身体其他部位隔绝。身体其他部位会对大脑产生重大的影响，即使是轻微的感染，例如季节性流感或感冒等，都会对大脑有直接的影响。

众所周知，患有全身性感染的人们会产生谵忘的临时精神错乱状态，并伴随着焦虑、幻觉、言语混乱等认知功能受损的现象。这种心理功能的破坏常发生于老年人和神经退行性疾病患者[62]。

任何类型的全身性感染，无论由流感、食物中毒、膀胱感染、酵母菌感染、肺炎或甚至牙周炎（牙龈感染）所致，都会释出发炎介质，这是一种免疫系统所制造来活化炎症的特殊蛋白质。其中的一种介质为肿瘤坏死因子-α（tumor necrosis factor-alpha，TNF-α），当身体受到感染或创伤时，血中的TNF-α浓度会增加，而这也说明了体内炎症的加剧。

损伤或感染会导致肿瘤坏死因子释放到血液中，并刺激发炎。当肿瘤坏死因子跨越血脑屏障后，它会活化小胶质细胞，在大脑中引起炎症反应。全身感染或外伤所引起的神经炎症，会导致认知和运动功能的迅速下降，这反过来促进了神经退行性疾病的恶化[63]。

任何感染或损伤会对大脑产生不利的影响，并促使神经退行性疾病的发作或加速其进展。当大脑已被疾病所伤害时，其功能的下降可被观察和测量到。例如，一名心理和功能测试分数已经稳定一年多的亨廷顿舞蹈症患者，接种了流感和肺炎疫苗。由于接种疫苗的关系，他发高热并伴有谵忘现象。当他复原后，该患者的心理和功能测试分数明显地变差。在接下来的几年里，他的心理和功能测试分数随着疾病的快速恶化而不断地下降。

同样的现象也发生在阿尔兹海默症患者身上。这是刊登在《神经学》杂志上的一项研究所做出的报告。研究显示，即使是轻微如感冒的感染，也会让记忆力减退达200％多。该项研究共有222名轻度到重度老年失智症患者参与。在调查进行的6个月中，此研究定期对每位患者抽取血液样本。大约有一半的患者在研究期间，曾得过一次或多次的感冒（或其他呼吸道或消化道感染）或有跌倒的经验，而这都导致肿瘤坏死因子-α浓度的增高。研究结果显示，那些增加肿瘤坏死因子-α浓度的受测者的认知能力，其下降速度为正常受测者的2倍。

某些在研究开始时具有较高肿瘤坏死因子浓度的患者，显示出他们可能已患有慢性炎症。慢性炎症可能是由于关节炎、大肠激惹症或痔疮所致，而这些都是老年人常见的症状。这些患者的认知衰退程度比那些肿瘤坏死因子浓度未曾增加的患者快上 4 倍,即使他们未曾得过感冒或其他的短暂性感染。值得注意的是,那些刚开始已具有高浓度肿瘤坏死因子并经历感染患者的记忆力减退速度达 1 000%[64]。

对神经退行性疾病的老年患者,通常我们认为影响甚微的疾病,例如感冒或尿路感染,不应掉以轻心。中枢神经系统外的急性疾病或损伤会加重发炎,甚至可能会产生认知和运动技能严重衰退的后果。研究报告的作者强调,心理功能的下降将不会是暂时的效果,这种情况极可能在疾病和炎症消失后仍然存在。

作者的结论是,以药物平息发炎可能有助于阻止智力下降,但研究同时也指出,使用非类固醇抗发炎药,如 Celebrex and Aleve 等,迄今已被证明是无效的[65-66]。透过饮食、生活方式和其他自然方法,来保持健康的免疫系统以免于感染和发炎,可能是一种更好的选择。

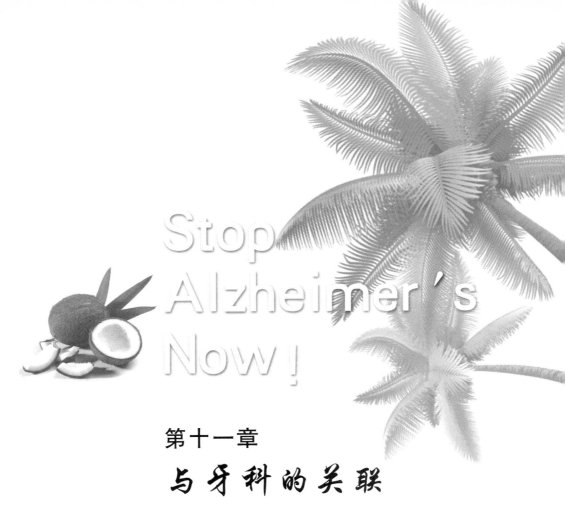

Stop
Alzheimer's
Now！

第十一章

与牙科的关联

口腔健康与脑部

研究人员已在阿尔兹海默症和其他神经退行性疾病患者脑部中,发现了一些不同细菌和病毒的证据。如前所述,与阿尔兹海默症有关最常见的微生物为螺旋体、单纯疱疹病毒 1 型(HSV-1)和肺炎披衣菌(Chlamydia pneumonia),但其他如幽门螺杆菌和巨细胞病毒(cytomegalovirus)也可能参与其中。

那这些传染性生物体从何而来? 有些可能是因为受到感染的昆虫叮咬,或因无保护的性行为所致,而有些人则可能经由皮肤的伤口或溃疡而感染,但大多数都是经由口腔这个管道。所有这些微生物都是口腔及鼻窦中最常见的细菌。任何口腔的伤口、溃疡或开口都足以让这些微生物侵入血液,并被携入脑部。

在突然感到身体一侧的无力并伴随着一系列癫痫的情况下,54 岁的韦恩(Wayne)被送往医院。经过一连串的测试和脑部扫描诊断后,他被确定得了脑脓肿(cerebral abscess)——脑部感染。医生开始寻找感染病源。他口中的 X 线片图像显示了牙周病和多个龋病(龋齿)现象。在判断韦恩是经由牙齿的感染后,医生对他进行了龋病(龋齿)拔除及抗生素投予的治疗。之后患者完全康复,并在出院后两年半期间一直保持着良好的健康状态。

人们早已知道牙齿和牙龈的健康,会对身体其他部位造成影响,其中包括脑部在内。但口腔细菌感染脑部并造成急性和慢性病却是相当不寻常[1-8]。

在过去 4 年期间,达雷尔(Darrel)患有反复记忆丧失发作的病史,且情况日益严重。病发时,他几乎完全失去判断力,例如他会在毫不加以选择的情况下,把所有放在眼前的食物一扫而光。病发初期他会感到极端的兴奋,然后就是一段的沮丧与哭泣时间。在最近一次发作中,他连续在泥路上开车行驶了 35 千米,却对这段旅途的任何细节毫无印象。对"二加二等于多少"这种简单问题,他也必须停下来思考。过马路时,他会停下来研究街口的方位以及应如何穿越马路。在发作初期时,他的脑部反应及行动变得极为缓慢。

达雷尔的牙齿在几年前曾经受到感染,他接受了治疗并镶上金牙,但之后他随即开始呈现上述的严重症状。第一次症状发作属于轻微和短暂性的记忆干扰,但他的症状随着时间的增长而逐渐恶化。

诊断认为他的牙齿可能仍窝藏着感染的细菌,因此医师将他所装置的金属假牙移除。在假牙移除后的几天之内,他的记忆恢复正常,而脸部的表情也从混乱和空虚变成神志清醒。这种恢复的变化是永久性的,之后,他再也未经历任何记忆衰退的复发现象。

不良的口腔卫生不只会导致龋齿或牙齿酸痛,它还会产生老年失智症和运动障碍。换句话说,您的牙齿可能会给您带来阿尔兹海默症或帕金森病。口腔卫生不佳所产生的一些健康问题,包括动脉粥状硬化、脑卒中、心脏衰竭、肾脏疾病、肺炎、糖尿病、新生儿出生体重不足及早产等问题,而现在,阿尔兹海默症也被包括在内了[9-13]。

口腔内的细菌很可能转移到身体其他部位,并且还会有潜在的严重危险性。具某种特定健康状况的牙科患者,尤其是装有义肢或人造心脏瓣膜者,在接受牙科治疗时应给予抗生素。牙医们都知道,即使进行例行牙齿检查而在患者牙龈组织所造成的割伤或切口,都可能让口腔中的细菌进入患者的血液中,并引发其身体其他部位的感染[14]。

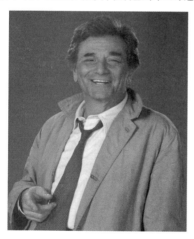

接受牙齿治疗不久后发展出
老年失智症的演员彼得·福克

通常,抗生素处方只给有明显健康问题的患者,而非健康的人们。主要是因为一般认为健康的人有能力应付牙科治疗时侵入身体其他部位的细菌,但事实并非总是如此。艾美奖得奖演员彼得·福克(Peter Falk)是广受好评的科伦坡(Columbo)电视连续剧主角,于 2007 年接受了一系列牙科治疗,随后健康情况迅速下滑,并发展出老年失智症。年值 79 岁的福克当时的生理状况可能已经走下坡路,虽然并无任何明显的健康问题,但显然他并未服用任何抗生素。牙齿治疗后,他的记忆力迅速消退,在不到 2 年的期间,他已恶化到阿尔兹海默症末期,并完全不记得曾扮演过让他获得四项艾美奖的科伦坡角色。

感染的繁殖

我们口腔中有数以亿计的细菌、病毒、真菌和寄生虫生活于其中,光是细菌的种类就超过 600 种。其中许多细菌会产生毒素的副产物，从而损坏牙齿、刺激牙龈、引起发炎和出血。这些细菌的过度生长将导致龋齿、牙龈疾病，最终致使牙齿脱落。

牙周或牙龈疾病始于牙菌斑（dental plaque）——一种由细菌与我们所吃食物中的碳水化合物和糖互相作用所产生的粘于牙齿的薄膜。斑块由牙齿周围的细菌生长所形成的菌落。刷牙能去除大部分的斑块，但它们很快地在几小时内又重新长出。如果斑块继续停留在牙齿上，它将钙化变硬，而成为一般所称的牙垢或牙结石，这些牙垢无法以刷牙和牙线清除，只能由专业清洗去除。牙菌斑和牙垢是口腔细菌的温床，当细菌的菌落成长时，它们和所产生的有毒副产品会刺激及破坏牙龈和牙齿。

牙菌斑和牙垢停留在牙齿上的时间愈久，所造成的伤害愈大。只在牙龈组织最上层的感染称为牙龈炎（gingivitis）。牙龈炎为牙周病的第一阶段，其特征为红、肿及牙龈出血。由于它通常很少或几乎未让人感到疼痛或不适，因此，感染者通常不会意识到这种疾病的存在。

牙周病则更延伸到牙龈内部，它是一种非常难以治疗的严重情况。慢性发炎导致牙龈和牙齿之间形成一个充满细菌、菌斑和牙垢的腔穴。假以时日，这个腔穴将变得更深。同时也会有更多的细菌积聚于其中，最终将延伸到病变牙龈组织下方的牙骨。深部感染会破坏底层的骨骼和结缔组织，最终导致牙齿脱落。

口腔内的细菌还包括了许多螺旋菌，它们与导致莱姆病和梅毒的螺旋菌同属。基本上，每个人口腔中都有螺旋菌，就像知名的梅毒亲属菌类一般，口腔中的螺旋菌也会致病，且是导致牙周病的最主要因素[15]。

口腔中的螺旋菌对消毒剂（漱口水）、清洁剂（牙膏）和抗生素具有顽强的抗性，这使得它们很难予以控制。抗生素或任何其他不利的环境条件，都会触发它们的生存机制，转化成更具保护性的孢子或球状螺旋菌，这让它们可在恶劣条件下存活及繁衍。

口腔中的螺旋菌种类甚多，其中有些还没有被确定和命名，而一些已被确定的菌种与导致梅毒的螺旋菌密切相关。口腔中的螺旋菌会在牙龈线下方形成腔穴并引起感染，这种感染会导致牙龈甚至向下延伸到底层骨头的溃烂。

口腔中的螺旋菌以及其他细菌的过度生长，会引发急性坏死性溃疡性齿龈炎（acute necrotizing ulcerative gingivitis），或称为战壕口腔牙龈炎（trench mouth）——一种会导致疼痛、肿胀、牙龈出血和溃疡的牙龈炎。这时牙齿之间的牙龈会被侵蚀，并覆盖着灰色的腐烂组织及伴随着难闻的气味。

战壕口腔牙龈炎得名自第一次世界大战期间在战壕中战斗的士兵，由于士兵在很长一段时间中被卡在战壕，而无法对他们的牙齿采取适当的照顾，这个疾病成为当时的一种流行病。今日定期的口腔清洁卫生已让此病甚为罕见，但引起战壕口腔牙龈炎的细菌仍然非常活跃，甚至在清洁后的口腔亦然。

莱姆病和梅毒螺旋菌导致阿尔兹海默症和其他神经退行性疾病系有据可查[16-19]。最近的研究发现证实，口腔中的螺旋菌也具有同样的破坏性。事实上，口腔中螺旋菌的危险性远大于莱姆病及梅毒螺旋菌，因为后两种细菌的感染比较少见，而几乎每个人的口腔中都含有螺旋菌，它们正潜伏着等待引起感染的机会。一些研究已将口腔中的螺旋菌列为引起阿尔兹海默症的促进因素之一[20-25]。

例如，俄勒冈健康和科学大学牙科学院的研究人员在解剖阿尔兹海默症死者脑组织中，发现2种会导致牙周病的口腔螺旋菌证据。他们在88％（14/16）阿尔兹海默症的脑组织样本中检测到这些螺旋菌的证据，而对照组中的比率只有22％（4/18）[26]。口腔中的螺旋菌从前不曾在脑部中被发现过，它们通常是在口腔中导致发炎、溃疡、脓液和组织溃烂，如今发现它们在脑部中也进行着相同的破坏。该组研究人员只寻找栖息于口腔中20几种螺旋菌中的2种菌种，而如果他们尝试去寻找所有已知的菌种（以及许多尚未确定者），无疑的，研究人员将可能在老年失智症的脑部中发现更高比例的螺旋菌存在。事实上，该组研究人员在88％老年失智症研究对象所发现的两个螺旋菌种，强烈的指明此类细菌与老年失智症的关联。

在另一项研究中，研究人员在对14名老年失智症死者的脑部解剖中发现螺旋菌，却未能在另外13名年龄匹配但未患老年失智症死者的脑部解剖中发现螺旋菌[27]，此研究结果为螺旋菌涉及阿尔兹海默症的发作提供了进一步的证据。

螺旋体并非是口腔中唯一能以自己的方式进入脑部的微生物，肺炎披衣菌也有此作用。大多数人的鼻窦和口腔中都含有肺炎披衣菌。如同螺旋菌一般，它也是一种常见导致牙周病的细菌。大约50％的年轻成年人和75％的老年人身上都具有此菌的抗体，这显示他们在生活的某一段时间曾被肺炎披衣菌所感染。如前所述，肺炎披衣菌已在90％阿尔兹海默症病例的脑组织检查中被发现。

单纯疱疹病毒1型(口腔疱疹)感染了许多人,而老年人的感染率甚至高达90％[28]。该病毒也会促进牙周病的发生,但它最常发作于面部的三叉神经。当感染变得活跃时,唇疱疹爆发会将该病毒传给其他人,并扩散到身体的其他部位。牙周病引起的溃疡和牙龈出血,让病毒得以进入血液系统,而后再入侵脑部。然而,它们也可经由三叉神经而入侵大脑。

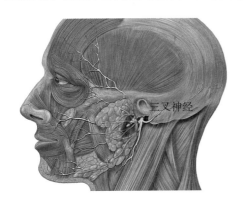
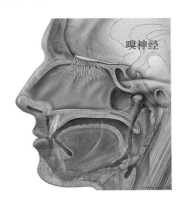

细菌和病毒可透过三叉神经或嗅神经而进入脑部

细菌也可透过相同的神经通路进入脑部,例如螺旋体有时也透过相同的路径侵入大脑[29]。同样地,肺炎披衣菌可能透过嗅神经窦腔而侵入脑部[30]。嗅神经专司我们的嗅觉,它直接与大脑连接。

幽门螺杆菌是另一种藏存于口腔中的细菌,它是造成胃溃疡的主要原因之一。幽门螺杆菌经常被发现于牙齿底部的牙菌斑和牙周腔穴中,它会促进牙龈疾病的发生[31]。

相较于非阿尔兹海默症患者,幽门螺杆菌感染较常见于阿尔兹海默症患者。一项研究显示,88％阿尔兹海默症患者的消化道中检测到此细菌,但年龄匹配非阿尔兹海默症对照患者中的比率只有47％[32]。阿尔兹海默症患者所呈现高比例幽门螺杆菌感染的研究事实,显示此菌很可能也对脑部造成感染。研究显示,阿尔兹海默症患者脑脊液中较高幽门螺杆菌抗体百分比,显示脑部在过去曾被感染或现在正处于感染中[33]。

有趣的是,一些口腔微生物已被发现与阿尔兹海默症和其他形式的神经退行性疾病有关。朱迪·米克罗西(Judith Miklossy)这位英属哥伦比亚大学医学博士与许多有关"细菌感染导致阿尔兹海默症"论文的作者曾说过:"螺

第十一章 与牙科的关联

旋体与其他细菌的合并感染,包括披衣菌和疱疹,是极为频繁的"[34]。这种说法颇有道理,因为牙齿有问题的人们,其口腔中将有多种类型的微生物过度增长,而其中的一些细菌可能会自口腔中逃离,并以自己的方式侵入脑部。脑部中所存在的不同细菌及其所处的位置,将影响一个人是否产生阿尔兹海默症、帕金森病或其他一些神经退行性疾病的看法,似乎是一种合理的假设。

多发性硬化症也被认为与口腔卫生有关。导致牙龈疾病的细菌会促进引起轴突退化的脑部发炎[35]。

也有证据显示,多发性硬化症患者普遍具有较高的龋齿发病率[36]。龋齿和多发性硬化症之间的关联可能是因为以下的现象之一:口腔的感染细菌或毒素侵入脑部;口腔发炎症所触发的神经炎会加快该疾病的进展;高糖饮食导致龋齿,而这也可能会影响神经细胞的健康;或龋齿中汞合金填充物的汞迁移到脑部。

以口腔健康作为脑部健康的指标

大量的研究显示,阿尔兹海默症和老年失智症患者在一般情况下,口腔卫生通常不佳。这可由龋齿、掉牙、牙齿填补和牙周病的存在现象来证明[37-42]。相较于年龄匹配的正常人,失智症患者的龋齿(蛀牙)率要高出2倍之多。固然阿尔兹海默症或失智症患者本身可能因缺乏适当的照顾而导致口腔卫生不佳,但这些患者一般在病发前的牙齿健康情况原本就比较差。

帕金森病患者不只有记忆力差的问题,还具有龋齿、牙周病和掉牙发病率增加的倾向[43-44]。在某些情况下,帕金森病的发病率与口腔中细菌的过度生长,和牙周病有直接的关系[45]。

牙周病是导致成人牙齿脱落的最常见原因。除智齿和意外事件所造成的牙齿损害外,成人的牙齿通常是因为患病而被拔除。一般来说,牙齿缺失显示不良的口腔卫生和细菌过度生长的病史。牙齿愈少,发展神经退行性疾病的可能性就愈大。因此,口腔疾病可算是神经退行性疾病的一个危险因素。

肯塔基大学医学部牙科研究人员针对牙齿脱落与老年失智症和阿尔兹海默症之间的关系,进行了一项修女研究调查(Nun Study)。这项研究的对象为144名年龄为75～98岁的天主教修女。研究人员以10年为一周期,对修女的牙科记录和年度认知检测结果进行分析。该研究也对研究进行中去世的 118 名参与者进行解剖。结果发现，在研究开始进行时牙齿最少的受测者，最有可能发展出失智症。此项研究显示，由于牙齿健康不佳而失去更多牙齿者，其患老年失智症的风险也就愈高[46]。

在一项类似研究中，研究人员对 686 名 65 岁以上非老年失智症的老年受测者进行观察，并在研究开始时对他们的牙齿状况予以评估。该研究在 2 年后对未发展出及发展出失智症受测者的牙齿健康状态进行比较，结果显示，那些牙齿较少的受测者呈现出较高的失智症和阿尔兹海默症发病率[47]。

个人的牙齿数量足以反映其整体的健康状态和老年阿尔兹海默症的风险。一项研究对生活在日本的百岁老人进行采访和调查，以评估他们的健康和日常生活活动状态。总共有 2 649 名百岁老人接受调查。那些身心健康良好者大都保有着其原有的牙齿，而健康状况不佳且患有失智症者的牙齿则很少或根本没有[48]。

另外一项在日本的研究，针对 60 例阿尔兹海默症患者和 120 个符合相同条件但无此疾病的控制组进行调查。研究结果鉴定出 5 个与阿尔兹海默症相关的显著危险因素：社交心理差、体力差、头部受伤、教育程度低与牙齿脱落。该研究随后对这些风险因素进行数值化评估，结果显示，具有上述 5 种危险因素患发展阿尔兹海默症的机会，要比未具上述 5 种危险因素的人们高出 925 倍[49]。

为了排除可能的遗传因素，研究人员也调查了同卵双胞胎牙齿脱落和老年失智症之间的关系。受测者为 106 对 65 岁以上的同卵双胞胎，且每对双胞胎中有一人患有老年失智症。调查人员发现，患有牙齿缺失的病史——尤其是在 35 岁前是发展出阿尔兹海默症的显著风险因子[50]。这项研究显示，口腔健康不仅是老年失智症的风险因素之一，同时早年的牙齿健康也与导致老年失智症相关的过程有关。个人在壮年时的牙齿健康状态，会对他们晚年的心理健康造成影响。

大多数人往往认为他们的牙齿远比实际的情况更为健康。目前美国计有超过 75％ 的成年人患有某种程度的牙周病，但根据一项重大的调查结果指出，只有 60％ 的患者对此疾病有所认知。这相当于大约 90 万名患者对本身所患的牙周病浑然不觉，因此他们也未对此采取任何治疗或改善活动。

牙周病及龋齿是细菌对人类所造成最普遍的疾病之一。根据英国医学杂志 Lancet 的一项研究报告指出，90％ 的人们在其一生中的某一段时间都曾受到牙周疾病的影响[51]。许多人对此疾病进行治疗并痊愈，但有些人则变成慢性病。此外，90％ 的人们都有某种程度的龋齿情况。牙龈疾病和龋齿不同

第十一章　与牙科的关联

之处在于,前者的感染始于牙龈,而后者始于牙齿之间。牙齿的健康状态随着年龄的增长而下降,最终可能使人们所有的牙齿都掉光。不良的牙齿健康已成为我们社会的流行病。根据调查,每20名中年人中就有1人的牙齿全部都掉光,而65岁时失去所有牙齿的机会是1/3。这些都是相当严峻的统计数据。

牙周病对神经退行性疾病具有显著的影响,不论导致该疾病的细菌或病毒通过何种方式来侵入脑部,牙周病往往是慢性发炎的一个强有力的病源。促成炎症的化学物质,例如TNF-α,不断地在离脑部只有几英寸远的位置产生,而后极有可能越过血脑屏障并引起脑部的炎症。口腔的炎症会影响脑部,口腔的细菌和病毒感染甚至可在不存于脑部的情况下,导致神经退行性的疾病[52]。

除了触发脑部的炎症外,牙周感染也会提高胰岛素抵抗。因应感染或受伤时所释出的前炎症物质,会让细胞对胰岛素的敏感性降低。而未经治疗的牙周病会引起慢性炎症,这反过来又增强了全身性的胰岛素抵抗,进而使糖尿病患者的情况更为恶化[53-54]。全身炎症会增强脑部对胰岛素抵抗的风险,进一步导致神经退行性疾病。治疗牙周病及改善口腔卫生已被证实能改善全身性的胰岛素抵抗[55]。

隐藏的牙齿问题

明亮、洁白且无明显问题的牙齿,并不能保证个人牙齿未受感染。现代的牙科医学可以让窝藏慢性感染的牙齿呈现健康的状态。有些牙齿健康不佳的症状和征兆很容易被辨认,而有些则不太明显。

不良口腔卫生所导致神经退行性疾病风险增加的迹象包括:牙龈红肿、牙龈容易出血、牙龈萎缩而使牙齿看起来正常、牙齿之间的空隙扩大、溃疡、持续性口臭、牙齿松动、牙齿或下巴疼痛、牙齿颜色消退、牙齿对冷或热过敏、牙垢堆积和牙底空腔。牙冠、牙桥、补牙及根管的存在,说明了慢性不良的口腔卫生、细菌增长史,以及当前持续存在的口腔问题。当牙齿被感染并开始腐烂时,牙医师会尝试清除腐烂组织,然后以填充物或牙冠予以替换或进行根管治疗。上述各种修补工作在开始进行前,都是基于感染已完全被除去的大前提。但如果感染未能完全被清除,则覆盖填充材料或牙冠,并无法让感染消失；它们只是将组织的腐烂现象隐藏起来，以使它不再呈现。但感染仍然持续，且细菌也继续深入牙齿内并渗入血液中。

大多数的填料治疗都属浅度感染，一般都不会受到感染。置于龋齿上的牙冠偶尔也会被感染。而根管治疗则始终保持着被感染的状态，并且是隐性感染的主要来源之一。

根管治疗一般都是在龋齿极其严重且牙齿无法保存时进行，它不将牙齿拔掉并以假牙代之，而是将牙齿保留在原地，牙齿中心的软髓被钻除，并对牙齿内侧进行消毒，之后再将中空的中心予以填盖（根管）。此种治疗的一般假设是，这一过程能将所有的感染去除。

然而，事实上这是不可能的，因为牙齿感染的侵入性已是如此强大，以至于无法被移除。其主要的原因在于，牙齿并非是实心的钙化固体，它的内部为充满了孔隙以让液体循环通过的生物体组织。牙齿内部充满着微小的空心管，又称为小管。每颗牙齿都有数以百万计的小管贯穿于其中。如果将前牙内的所有小管排成一列，它们将可展延到1英里之长。

当蛀蚀变得极为严重时，它将一路吃进内髓的神经和血管，最终造成牙齿的死亡，而细菌也因此渗入小管中。细菌一旦感染了小管后就不可能离开。而小管是如此之小，以致抗生素和消毒剂无法完全对它穿透以杀死细菌。研究人员将根管治疗的牙齿完全浸泡在甲醛溶液中，但躲在管内的细菌仍然可以存活下去[56]。

牙医师当然不可能将患者受感染牙齿的防腐处理做到如同浸泡在甲醛溶液中的程度。由于强烈的消毒剂容易破坏周围的软组织，因此牙医师都使用比较温和的消毒剂。但如果连强烈的消毒剂都无法消除口外的感染细菌，那在口腔中使用较弱的消毒剂肯定也无法达到这个效果。

根管治疗后，细菌将在小管内继续生长及繁殖。它们或它们的毒素仍不断地自牙齿渗出，进而导致慢性、轻微的炎症，也具有感染身体其他部位如脑部的潜在危机。在外观上，根管治疗后的牙齿可能看起来是正常的，但实际上，口腔中的牙齿却是一块浮游于菌海中的死组织。牙齿在本质上就是骨头的一种，如果您有一块骨头坏死了，以手指为例，您觉得将会发生什么情况？死去的牙齿就像所有死去的组织一般，它将开始腐烂并引起感染，而纵使牙齿的根管治疗可以杀死所有的细菌，这种效果也不会持续很久。由于口腔是细菌的聚集库，所以牙齿将会立刻再次被感染。根管治疗无法让牙齿保持于完全灭菌的状态。

第十一章　与牙科的关联

对严重的坏牙,与其进行根管治疗,最好的选择应是将之拔除。即使您已经有一颗根管治疗的牙齿,我们建议您最好将它给拔除。经根管治疗过的牙齿是死的牙齿,它仍会引起感染和疾病。您应该不想让它们在您的口腔中毒害您的身体或大脑吧!

如果您问牙医师根管治疗是否安全,他或她将回答:"是的!"在美国,每年大约进行 40 万次的根管治疗。可悲的是,大多数牙医并不知道细菌存在小管的这个事实,并对细菌逃逸及传遍全身的可能性未予以注意。牙医师被教导去相信根管治疗过程中,所使用的消毒处理能杀死病齿的所有感染。

然而,牙医(参见第九章)都非常了解根管治疗的危险性,他们绝不会执行或建议此项操作。虽然在学校中被灌输根管治疗是一种安全的疗程,但在牙科学校课程的继续教育中,他们学到更好、更安全的牙齿治疗方法。

牙医乔治·梅宁(George E. Meining),这位美国牙髓病学会(American Association of Endodontists, AAE)创始会员及根管专家指出:"牙齿里的细菌行为就像癌症细胞一样,会转移到身体的其他部位。牙齿结构内的细菌转移到整个身体系统时,包括心脏、肾脏、关节、神经系统、脑部及眼睛都可能受到感染,这将危及孕妇并可能感染任何的器官、腺体或身体组织。换句话说,经根管充填的牙齿始终保持被感染的状态。更糟的是,这些感染造成美国现在极高比例的退行性疾病(包括神经退行性疾病在内)现象。"

如同大多数牙髓病专科医师一般,梅宁博士最初也认为根管治疗对患者有利,并进行过多年的这种疗法。当他偶然读到有关根管治疗不可能对牙齿进行消毒,且经处理过的牙齿可能成为感染温床的研究报告时,他说他感到"极度震惊"。他在牙科学校并没有被教导过这方面的知识。"我变得非常关心数以百万被牙齿根管填充内存在细菌感染而产生疾病的患者。"他立刻停止进行根管治疗,并开始专心研究和寻找安全及替代的疗法。梅宁博士在这方面的研究,促使他写了一本叫《根管覆盖》(Root Canal Cover-up)的书。书中对让他大开眼界的根管治疗后果的研究进行了详细阐述。任何考虑进行根管治疗或关心已有根管治疗牙齿的人们,应该读读他的大作!

牙龈疾病和龋齿的原因

斑块的积累是造成破坏性牙周病的最常见始因,其他下列因素也会造成或加重病情：

烟草：吸烟和嚼烟草是牙周病的主要肇因之一。所有的烟草都会抑制免疫系统，而使牙齿感染风险增大。同时它也将口腔变成了一个适合有害细菌生长，并对限制细菌生长之正常机制产生干扰的环境。

药物：有数百种的处方和非处方用药——抗抑郁药、感冒药、抗组胺药、抗癫痫药、钙通道阻滞剂和免疫抑制药等，都会降低人体的唾液分泌。适当的唾液分泌量对口腔的健康至关重要。唾液有助于保持牙齿清洁，并抑制细菌的生长。当唾液分泌减少时，细菌过度生长和感染的风险也相对的增加。用于治疗无数疾病(从鼻窦充血到失眠症)的抗胆碱药物，则是其中最强的唾液腺抑制剂。抗胆碱药物对脑功能也有直接的拮抗作用。附录 C 为这些药物的列表。

糖尿病：糖尿病或胰岛素抵抗患者主要是因血糖浓度升高所困扰。葡萄糖是一种形式的糖，当血糖浓度高时，唾液中的葡萄糖含量也会升高。即使在没有进食的情况下，这些糖分仍会促进口腔中细菌的增长。对口腔中的细菌而言，富含糖分的唾液就像是赐给它们的肥料。糖尿病患者还会因体内循环受损，而降低他们牙龈和其他组织抵抗口腔感染的能力。因此，糖尿病患者的牙龈疾病风险远比非糖尿病患者高得多。

不良的饮食习惯：缺乏必要的维生素和矿物质的饮食，会削弱牙齿健康，并促进牙龈疾病和龋齿。吃太多精制碳水化合物的食物，也会促进细菌的过度生长和龋齿。口腔中的细菌靠碳水化合物、糖、淀粉、面包、糖果、糕点、汽水、薯片及饼干而增长。常吃这类食物的人们将很难去控制其口腔中的细菌生长，且往往有严重的牙齿问题。

第十一章　与牙科的关联

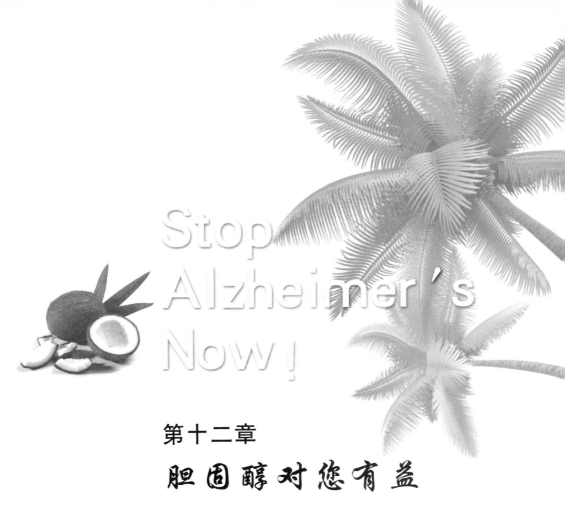

Stop
Alzheimer's
Now！

第十二章

胆固醇对您有益

有关胆固醇的迷思

　　光听到"胆固醇"这个字眼,就让人不寒而栗地联想到动脉阻塞和濒于崩溃边缘的心脏。对大多数人而言,胆固醇已成为毒药的代名词。人们普遍认为它是导致心脏疾病的头号杀手,而身体胆固醇的含量愈少愈好。因此,人们尽可能地去降低身体的胆固醇水平,希望能避免心脏病或脑卒中的发作。

　　但到目前为止,这个方法似乎未能奏效,心脏病仍然是人们的头号死因。在过去 50 年来,医生一直推行降低胆固醇运动,而我们一直被鼓励吃含低胆固醇和低脂肪食物、服用降胆固醇药物、多做运动,以及进行一切能减少体内胆固醇的活动。人们的胆固醇浓度的确有所下降,但这并未带来任何好处。尽管施德丁降胆固醇类药每年销售额超过 200 亿美元,但降低血液中胆固醇没有好处,而且一直都是一种失败。然而,制药公司仍不断地继续吹嘘胆固醇治疗是对抗心脏疾病的最有效方法。垂涎于每年数百亿美元的市场,他们争先恐后地积极促销降胆固醇药物。

　　许多疾病会影响心脏,但今天我们听到最多及最令人关切的是,胆固醇所引起的冠状动脉心脏病。冠状动脉心脏病发生的原因,主要是供应血液给心脏的冠状动脉因斑块积聚而变窄所致。当斑块积聚到完全阻断血液流向心脏时,心脏病就开始发作;同样,当供给大脑血液的动脉阻塞时,则会导致脑卒中。因此,冠状动脉硬化性心脏病同时影响心脏和大脑。动脉斑块系由胆固醇、脂肪、蛋白质和钙结合而成的混合物。动脉所形成的斑块被称为动脉粥状硬化(atherosclerosis)或血管硬化。硬化主要是由于血管中钙的积存而使动脉变硬所致。当人们谈到心脏病时,通常是指导致心脏病和脑卒中发作的冠状动脉硬化性心脏病。

　　饮食与心脏病连接的想法——特别是胆固醇和脂肪是由安瑟尔·肯斯(Ancel Keys)博士在 1953 年所提出。根据来自 6 个国家的数据资料,肯斯表示心脏病致死率最高的是那些脂肪消耗率最高的国家,而脂肪消耗率最低国家的心脏病致死率最低。以此数据为证据基础,他提出血液中的胆固醇,在一些未知的原因下,往往黏附于动脉壁内,进而导致斑块的堆积。血液中的胆固醇浓度愈高,黏附到动脉内壁的概率就愈大。进食高肉量和高脂肪量的食物会提高血液中的胆固醇浓度。他的想法被称为心脏病的胆固醇假说。

肯斯的研究有严重的缺陷,因为后来发现他至少收集了 22 个国家的资料,但他的论文却只引用了 6 个国家的数据。如果他引用所有提供给他的数据,则膳食脂肪消耗率和心脏病发作率之间的相关性将不存在。显然,肯斯是因为过于自信于自己的胆固醇假设,以至于他只选择那些支持他的想法的数据,而刻意地忽略矛盾的证据。

对医学科学最令人费解的奥秘之一——美国头号杀手冠状动脉硬化性心脏病的原因——胆固醇假说提供了一个答案。这个假设很简单,而且看来似乎相当有道理,因此它立刻就被医学界广泛地接受,但有些人则对此表示怀疑。

保罗·达德利·怀特(Paul Dudley White)博士即是其中的一位。怀特博士是美国心脏病协会(American cardiology)(研究心脏及其疾病)的创始人。他于 1910 年从医学院毕业,并曾担任艾森豪威尔总统(President Dwight D. Eisenhower)的私人医师。怀特的自传写道,他在年轻时曾从欧洲医学文献读到一件让他感兴趣的罕见新病例。1921 年,也就是他执业的第 11 年,怀特第一次碰到心脏病发作的患者。心脏病在当时极为罕见,但到了 20 世纪 50 年代,当他担任艾森豪威尔总统的医师时,心脏病已成为全国最主要的死因。在他的职业生涯后期,有人请教这位美国心脏学权威和心脏病先驱,对有关胆固醇和饱和脂肪所引起心脏病假说的看法,他的回答是,他并不支持这个理论,因为他知道这个假说并不符合疾病的历史[1]。

在 1910 年以前,心脏病的病例极为罕见。但从 1920 年开始,心脏病的发病率突然开始扶摇直上。1910—1920 年间,每万人中才有一人因心脏病而死亡。到 1930 年,这个比率跃升至 46 人,1970 年时更高达 331 人。根据胆固醇假说,心脏病发病率的上升主要是胆固醇和饱和脂肪的消耗量增加所致。然而,在这段时间中胆固醇消耗量保持不变,而饱和脂肪的消耗量甚至还下降!从历史资料来看,饱和脂肪和胆固醇消耗量和心脏疾病绝对无关,就像怀特博士所说的,它们之间并无相关性。应注意的是,玛琪琳植物奶油(margarine)与白油(shortening)中的反式脂肪酸消费量,从 1920 到 1970 年呈急剧增加。反式脂肪酸是将多元不饱和植物油氢化的人造脂肪酸,此物与心脏病的相关性早已众所皆知。相较于胆固醇或饱和脂肪,心脏病的剧增与反式脂肪消耗量之间的关系反而更为密切。

从 1910 到 1970 年,因冠状动脉疾病所导致死亡率的增长,攀升到难以令人置信的 3.010%,但随后则开始下降。在这段时间中,胆固醇和饱和脂肪的

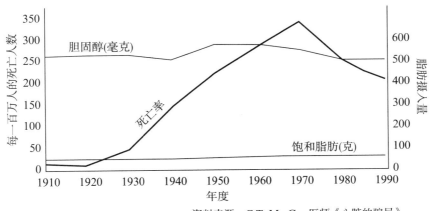

资料来源：C.T. Mo Gee 医师《心脏的骗局》

摄取胆固醇和饱和脂肪酸之冠状动脉病死亡率比较图

摄入量仍然相当稳定,这说明了胆固醇或饱和脂肪与心脏病之间并无相关性。

　　尽管有这些事实,许多研究仍被进行以试图证明胆固醇假说。但在经过 50 多年的研究后,尚无一项研究足以证明摄取饱和脂肪和胆固醇会导致心脏疾病[2]。大多数的研究说明,胆固醇升高和心脏疾病之间无相关性,只有极少数的研究呈现这种关系的存在。但这些研究的证据是如此之少,以至于它们在统计学上几乎毫无意义。换句话说,这些研究所呈现的证据可能只是一些偶然的结果。

　　在某些情况下,高胆固醇和心脏病之间的相关性随着时间的推移而消失。例如,1975 年出版一项似乎支持胆固醇假设的芬兰试验报告（Finnish trial published)指出,在为期 5 年的时间中,该研究对胆固醇浓度的降低取得了显著与积极的成果,因此该试验被誉为一个成功的研究。然而,1991 年一项长达 10 年的后续研究报告显示,那些胆固醇降低并继续遵循低脂/低胆固醇饮食者死于心脏病的可能性,比未摄取低脂/低胆固醇饮食者要高出 2 倍[3]。

　　尽管有大量的研究,唯一被发现胆固醇升高引发心脏病发病率增加的关联性,系发生在年龄为 35—59 岁且曾经发作过至少一次心脏病的男性身上,未曾经历心脏病发作的中年男性则不具关联性。35 岁以下、59 岁以上的男性,或任何年龄的女性也不具此种相关性[4]。换句话说,对绝大多数的人口而言,高胆固醇和心脏病风险增加之间并无任何关系。

大约 90% 死于心脏病发作和脑卒中的人们的年龄都在 60 岁以上,目前并无证据显示中老年男性的高胆固醇是有害的。耶鲁大学医学院(Yale University School of Medicine)以哈伦·克鲁姆霍尔茨(Harlan M. Krumholz)博士为首所进行的调查,即为证明这项事实的诸多研究之一。在监测 997 名 70 岁老人长达 4 年后,他的研究小组发现:"并无证据显示,胆固醇浓度升高会增加此一实验受测者的死亡率或心脏病发作风险[5]。"

夏威夷大学(University of Hawaii)檀香山心脏计划(Honolulu Heart Program)研究人员的研究也报告了类似的结果。这项研究对 3 572 名 70 岁以上的受测者进行了长达 20 年的追踪调查。研究人员警告,减少老年人群中的胆固醇会增加死亡的风险。他们指出:"我们的研究数据符合先前有关低血清胆固醇老人死亡率增加的调查结果,这说明了长期持续的低胆固醇,反而会增加死亡的风险。因此,患者愈早有胆固醇浓度低的现象,他们的死亡风险就愈大[6]。"

虽然曾有研究显示,59 岁以上具高胆固醇现象的男性,并不会提高他们发展出心脏疾病的风险。事实上,这个年龄可能还高估了很多。弗明汉心脏研究的研究人员在一项对 47 岁以上男性长达 30 年随访的研究报告中显示,高胆固醇和心脏病之间并不存在着相关性[7]。由上述诸研究报告的结果看来,高胆固醇只对极少数人产生影响,亦即年龄 35—47 岁且已曾经历心脏病发作过的中年男子。至于其他年龄的人群中,高胆固醇和心脏病之间并未存在着相关性,因此降低胆固醇对心脏病的好处仍令人怀疑。

低胆固醇似乎未能对任何年龄人们的心脏提供保护作用。贝勒大学(Baylor University)迈克尔·狄贝基(Michael Debakey)博士的研究发现,在 1 700 例动脉粥状硬化严重到需要住院的患者中,只有 20% 的患者具有高血脂现象[8]。这意味着 80% 心脏疾病患者的随机人群中具正常或低的胆固醇值。换言之,大约 80% 严重到需要住院治疗的心脏病患者,并不具高胆固醇现象。

透过饮食或药物来降低胆固醇并不能挽救生命。加州大学洛杉矶分校医学院(UCLA School of Medicine)心血管内科教授格雷格·佛那罗(Gregg Fonarow)博士所带领的研究小组,于 2009 年所发表的研究结果显示,75% 因心脏病发作而住院患者的胆固醇浓度都未高于正常值[9]。这项研究证实了狄贝基(Debakey)博士的早期研究结果。

有个 86 岁女患者手上挥舞着实验室检查结果表,跑进我的办公室,事实上她几乎是闯进来的。她身体状况一直保持良好,而目前仍然以自给自足的方式,独自一人生活着。她的内科医生刚刚才给了她一份她的血液测试副本,并警告她正处于心脏病发作的高风险中,因为她血液中的胆固醇值高达 9.3 mmol/L(360 mg/dl)。她当着大厅患者面前紧抓住我,并紧张地问我,应如何才能降低她体内的胆固醇。

我问她:"您认为您一生中的胆固醇值有多高?"

她回答说:"呃……我想它已经持续多年了,也许我一生中就是这么高。"

我说:"这是一个安全的假设。您认为它对您造成多大的伤害呢?"

这个现象并没有明显造成她的伤害。我告诉她不用担心这高胆固醇值,并告诉她可以采取几个步骤,来保护自己免于心脏病的发作。

不过,在所有的信息洗脑和媒体炒作下,我认为她很难忘怀于这个胆固醇测试值。

资料来源:C. T. Mo Gee 医师《心脏的骗局》

在这项研究中,佛那罗(Fonarow)博士的研究小组对全国在 2000—2006 年的 13.690 5 万名因心脏病发作的住院患者所记载的血脂浓度进行了分析,其中 21% 的患者正服用降胆固醇药物。尽管这些药物让他们的胆固醇降至所谓的"健康"范围,但他们仍然遭受心脏病的侵袭。其中胆固醇值被认为是"理想"或风险最低的 18% 的患者也无法免于心脏病的侵袭;低或非常低的胆固醇值也无法让他们幸免于心脏病的发作。

另一项由底特律亨利·福特心脏血管研究所(Henry Ford Heart and Vascular Institute in Detroit)研究人员在同年所发表的研究结果也得出了相同的结论。该研究对研究初期的心脏病发作存活患者,展开为期 3 年的后续观察调查。结果发现,在这段时间内,胆固醇最低存活患者的死亡率为一般人的 2 倍之高[10]。

因此,任何稍具逻辑概念的人们都可以看出胆固醇假说的谬误。如果高胆固醇是造成心脏病的主因,那所有因心脏病发作和脑卒中而去世的患者都应有高胆固醇症,但事实却非如此。正如上述的许多研究所示,心脏病的死因与胆固醇值的高低无关。使用降胆固醇药物或低脂饮食并不会降低心脏病风险。

第十二章 胆固醇对您有益

175

在过去的 10 年中,许多具说服力的证据显示,动脉粥状硬化已不再只是脂肪和胆固醇在血管中积累的病症,而是一种受到许多因素影响所导致的发炎性疾病[11-13]。

您制造您自己的胆固醇

一般推测,高胆固醇和高饱和脂肪的饮食会导致高血脂。而饱和脂肪之所以被包括在内,主要是因为它可被肝脏转换成胆固醇。根据胆固醇假说,脂肪的摄取与血液中胆固醇含量有直接的关系。这种说法的争议点在于,饮食所摄取的脂肪对血液中的胆固醇浓度只产生很小的影响。主要原因在于,绝大多数的胆固醇并非来自饮食,而是来自肝脏。我们血液中超过 80% 的胆固醇是由自己的身体所制造。

胆固醇不是一种邪恶的东西,它是一种具有多重有用目的且为我们身体自然和正常组成的部分。身体若无胆固醇,人们根本无法存活。它是如此重要,以至于我们身体每天大约产生 1 000 毫克的胆固醇。饮食对胆固醇的贡献还不到 20%。

人体有个决定胆固醇浓度的基因,它会尝试将胆固醇保持在身体所需要的水平。有些人的胆固醇值倾向 4.8 mmol/L(185 mg/dl),但有些人可能是 6.7 mmol/L(260 mg/dl)或以上,而某些疾病可能会对胆固醇浓度造成影响。平均来说,胆固醇浓度为 4.7～6.2 mmol/L(180～240 mg/dl)之间。但是,对某些人而言,胆固醇读数超过 7.8 mmol/L(300 mg/dl)或以上也可能是正常的。

胆固醇假说认为摄取愈多的胆固醇和饱和脂肪,将会导致血中胆固醇浓度愈高。由于身体中的胆固醇是由肝脏产生,因此它被描绘成一个不称职的器官,只会盲目地尽可能制造多的胆固醇,尽可能地将我们所摄入的脂肪酸转变成胆固醇。

这种情景与人体的生理不一致。肝脏的运作会仔细调节及平衡人体在成长、消化和保护所不可或缺的数百种化合物。血液中的胆固醇不容易受到饮食的影响。肝脏并不是因为好玩而制造出胆固醇,它是针对特定的原因,并且仔细控制和监视生产的分量,以达到和保持动态或化学的平衡。肝脏仔细地调节我们身体的胆固醇量,所以并不管我们吃进多少饱和脂肪或胆固醇,肝脏只会制造我们需要保持动态平衡的分量。由于每个人的体质都不一样,因此,每个人的身体都有各自喜好的胆固醇量。

肝脏并不需要饱和脂肪来制造胆固醇,它可取自其他脂肪,甚至从糖或碳水化合物来制造[14]。因此,饱和脂肪和胆固醇会引起血液中胆固醇升高的说法,不仅忽略了其他制造胆固醇的油脂和糖类来源,而且是一种不合逻辑的错误。即使未摄取足够的胆固醇,肝脏仍将取自其他的饮食来源。这也正是为什么即使大幅减少饮食中胆固醇和饱和脂肪酸的摄取,却往往只对血液中的胆固醇浓度产生有限的影响。

单纯的饮食控制只能减少5％～10％的胆固醇,若要进一步减少胆固醇,则需采取药物治疗。降胆固醇的施德丁类药物能降低血液中的胆固醇达40％,但借由药物或强烈节食而强制胆固醇值下降,将会打乱胆固醇的动态平衡,进而导致一些很严重的后果,特别是大脑的功能。

现在大多数胆固醇研究学者承认,高胆固醇并不会引起心脏病。然而,我们仍然会看到媒体们不断传送此信息,这主要是医药行业积极行销努力的结果。他们极力宣扬血中胆固醇过高将导致心脏病,而声音之大及频率之高,使得一般民众都被洗脑了。一个大声且不断被宣传的谎言,不管它是多么荒谬,最终将被人们视为真理,而胆固醇过高将导致心脏病正是这种例子。

明尼苏达州大学(University of Minnesota State)食品科学与营养系教授保罗·亚的斯(Paul Addis)和格雷戈里·华纳(Gregory Warner)说明:"当时所谓的动脉粥状硬化是动脉中胆固醇积累所致的假设,现在已经清楚地说明是错误的看法。因此,'脂肪假说'(lipid hypothesis)已不为正派的研究学者所接受,并已为竞争假说(competing hypothesis)取代,亦即'损伤反应假说'(response-to-injury hypothesis)[15]。"由于胆固醇或脂质假说的诸多不一致性,现在它已被称为一种"胆固醇迷思"(cholesterol myth)。

您的身体需要胆固醇

胆固醇是人体最重要的物质之一,它在身体所有系统的正常功能和调节上扮演着十分重要的角色。身体的每一个细胞都需要胆固醇,而这也是它之所以存在的一个重要原因。

我们身体的细胞被包在脂质膜中(由脂肪和胆固醇构成)。即使是细胞内个别的细胞器(细胞器官)也被包在脂质膜中。胆固醇是细胞膜和细胞器膜的重要组成元素,也是唯一能影响细胞膜结构、厚度、透气性、不变形性和其他特性的重要成分,它同时也能对某些激素、脂肪和蛋白质在细胞的出入进行调节。细胞膜通常含有 20% 的胆固醇,人体某些部位的细胞膜甚至含有 30%～40% 的胆固醇。而一些神经细胞甚至含有更高的比例。

细胞要能正常运作则需要充分的胆固醇。胆固醇必须不断地被供应,以形成新细胞及修复受损的组织。例如,当血管发生损伤时,则必须使用胆固醇来修复。如果变成慢性的损伤,在动脉为慢性炎症所困扰的情况下,胆固醇、蛋白质和钙会一起对伤口予以上下反复覆盖,而这会导致动脉粥状硬化斑块的形成。拥护胆固醇引起心脏病假说者宣称,因为胆固醇的存在而导致动脉阻塞。但根据最新且更被广泛接受的损伤反应假说,胆固醇并不会引起斑块。事实上,它是试图解决损伤问题之修复过程的一部分。真正的问题在于慢性炎症所引起胆固醇、蛋白质和钙的沉积,而斑块的沉积量与血中胆固醇量之间完全无关。

胆固醇为很多重要的激素的前驱体,其中包括孕烯醇酮(pregnenolone)、醛固酮(aldosterone)、动情激素(estrogen)、妊娠素(progesterone)、睾丸酮(testosterone)、皮质素(cortisol)及其他。这些激素调节性分化和行为、调解月经周期和妊娠、调节肾脏的盐和水的排泄,以及影响碳水化合物、蛋白质与脂质代谢和影响各种其他的重要功能,包括炎症反应和应对压力的能力。胆固醇让我们的身体得以保持平稳的运作。

胆汁的形成也始自胆固醇。胆汁由肝分泌并储存在胆囊中,当我们吃饭时,胆汁被释入消化道以乳化摄入的脂肪和脂溶性维生素,并促进身体对它们的消化和吸收。缺乏胆汁将使人体无法消化脂肪以维持健康。

维生素 D 是人体必不可少的元素,它是我们皮肤中的胆固醇与阳光所共同制造而得。维生素 D 具有多种功能,包括支持免疫系统和构成强健的骨骼及牙齿。维生素 D 不仅为健康的大脑功能所需,它同时有助于降低糖尿病、心脏病、肾脏病、高血压和癌症等疾病的风险。

正常免疫功能的维持也需要胆固醇。当血液中胆固醇含量低时,人体免疫系统的主力白细胞的产生也随之低落,进而导致身体防止感染、中和毒素及消灭癌细胞的能力变差[16]。胆固醇也具有中和致病细菌分泌毒素的解毒作用[17-18]。

传染性细菌所分泌毒素的危害远大于细菌本身,而正是这些毒素毒害人体,并导致与细菌感染有关的大多数症状。胆固醇与免疫系统协同消除这些有害的毒素。金黄色葡萄球菌(Staphylococcus aureus)是一种引起各种感染的常见细菌,包括皮肤感染(脓疱病,impetigo)、结缔组织疾病(蜂窝织炎,cellulitis)、乳房感染(乳腺炎,mastitis)、血液感染(败血症,sepsis)、肺部感染(肺炎,pneumonia)、骨感染(骨髓炎,osteomyelitis)、心脏感染(心内膜炎,endocarditis)、中毒性休克综合征和食物中毒等。胆固醇能帮助免疫系统中和细菌和其他生物体所分泌的毒素,以协助防止感染[19]。

胆固醇能建构强壮的骨骼以防止骨质疏松症。骨组织不断地破裂和重建,随着年龄的增长,骨头破裂的速度逐渐超过重建的速度。因此,骨质的密度也将随着年龄的增长而下降。老年人血中的胆固醇浓度愈高,其骨密度也愈高,发生骨折的机会相对也就减少了[20]。胆固醇降低将削弱骨质并增加骨质疏松症的风险。

每种细胞的结构中都含有胆固醇,但最显著的是神经细胞。胆固醇是构成髓鞘的主要组成部分,它包覆着神经元的轴突,并构成神经细胞膜的主要部分。由于胆固醇是神经组织的主要成分之一,因此它是大脑中最常见的分子。胆固醇是神经元彼此之间传输神经冲动不可或缺的要素。人体储存和检索记忆也需要胆固醇。突触(大脑中介于相邻神经元之间高度专业化的接触器)的功能就完全依赖胆固醇[21]。

神经细胞轴突终端内部的小囊又称为突触囊泡,这些囊泡中充满了神经传递消息的化学物质,能将信息从一个神经细胞跨越突触而传递到另一个神经细胞,而这些突触囊泡主要是由胆固醇组成。当电信号被接力传至轴突时,突触囊泡在接触到富含胆固醇的细胞膜时,会移动轴突末端。由于是由相同的物质所组成(胆固醇和脂肪),它们会彼此融合,而囊泡会将神经递质释放到突触中。转移到接收神经元膜的神经递质会产生电信号,并就这么继续运行下去。

新的突触囊泡不断地形成,以保持神经的多发传输。为了做到这一点,必须有充足的胆固醇以建构囊泡。如果胆固醇提供不足,则囊泡将无法被制造,而神经传递也将停止。如果该神经涉及记忆的创建,那记忆将无法被形成;如果该神经涉及记忆的检索,则记忆将不会被唤起;如果该神经涉及产生或控制的身体运动,则人体的动作将不会如预期般地运作;如果该神经涉及合理的决策和思维,那可能会导致奇怪或不寻常的行为发生。胆固醇会影响所有的大脑功能,除了为人们学习和记忆能力的关键外,它同时也是所有心智功能的关键要素。它不仅必须存在，还必须以足够充分的数量存在，方能让大脑执行所有的正常功能[22]。

大脑虽然只占身体重量的 2％，但它几乎包含了人体 25％的胆固醇[23]。而事实上，由于大脑对胆固醇的需要量是如此之大，因此它自己也会制造胆固醇，以补充肝脏的制造不足。大脑中的胆固醇是由其神经胶质细胞所制造——它是大脑中一种非神经或支撑性组织。

随着对胆固醇研究的日益增加，胆固醇对人类健康的重要性愈来愈明显。许多医疗专业人士也对降胆固醇的处方药物合理性感到质疑。有些研究者甚至认为，未来可能医师将提高血中胆固醇的处方药物给患者，以充分利用这个重要物质所提供的诸多好处[24]。

降低胆固醇的危险

◎ 行为改变

当我们误以为高胆固醇会导致心脏病时，降低胆固醇的处方药被用来治疗这种疾病。施德丁类药物还原酶抑制剂类药物是首选药物，因为它们能降低血液中高达 40％的胆固醇。此类药物的作用机制是透过对肝脏生产胆固醇所需的酶予以阻断。

由于这个过程会破坏肝功能正常，这些药物使肝脏受到严重的损害，即使用施德丁的最大不良反应是肝损伤。因此，医师必须对服用施德丁类药物的患者予以密切监视。患者应定期检查其肝功能，以确保药物不会破坏他们的肝脏。对肝脏有问题或有酗酒病史的患者，通常不建议服用施德丁类药物。

施德丁类药物的另一个问题是，它们还会干扰大脑中的胆固醇生产，因为大脑中也存在着与肝脏制造胆固醇所需要的酶。而如果肝脏因胆固醇合成受阻而受损，那大脑呢？仔细思考一下这个问题吧。

胆固醇不断地被合成，以保持、替换和修复细胞和组织，尤其是神经组织。任何干扰胆固醇的正常合成，都会对神经组织的维护和保养造成损害，进而使神经元损失，而导致神经退行性病变[25]。在神经元末梢，即使是少量的胆固醇耗尽（小于 10％），也已被证明足以对神经传递物质的释放产生抑制，并阻断神经信号的传递[26]。

药物引起的胆固醇降低将导致脑功能的丧失[27-28]。大脑胆固醇的减少已知会引发神经退行性疾病和阿尔兹海默症[29]。降胆固醇药物对大脑健康的影响已被报告了几十年。早期的降胆固醇药物与安慰剂比较研究，很快就呈现一个意想不到的现象。虽然它们对一些中年男性致命心脏病发作率略有下降，但因自杀、暴力以及癌症而死亡的人数却增加了。整体的结果显示，服用药物者的死亡率增加高于未服药物者。

服用降胆固醇药物受测者报告中，忧郁、烦躁不安和攻击的现象显著增加，而这显然导致自杀和暴力死亡发生率的增加。研究人员将上述不良反应研究结果刻意忽视，并声称它们只是偶然的结果。这些实验之后又针对较多人数的受试者重复进行，其结果仍然相同：因自杀和暴力而导致死亡的人数增加[30-31]。虽然这些研究结果的差异显著性并不大，但它们都指向了同一个方向——降低胆固醇将会扰乱正常的心理过程。

匹兹堡大学(University of Pittsburgh)精神病学助理教授马修·马尔登(Matthew Muldoon)博士不相信这些死亡只是一个巧合。他和大学的同事们在分析死于暴力事件的研究报告后，发现它们确实非常具显著性[32]。他们还发现，对照组因暴力和自杀的死亡率与全国性的死亡率相同，但在服用降胆固醇药物的发生率高了 2 倍。对制药业来说，这无疑是个沉重的打击，但他们仍继续淡化降胆固醇药物这类不良反应的显著性。

马尔登(Muldoon)和他同事们的结论被瑞典(Sweden)贡纳尔·林德伯格(Gunnar Lindberg)博士为首的大规模研究调查所增强。他们测量了超过5 万名男性和女性的胆固醇浓度，并长期追踪 20 年。在最初的 6 年中，有 20名胆固醇值低于 5.4 mmol/L(207 mg/dl)的人自杀身亡。然而，只有 5 名胆固醇值高于 7.7 mmol/L(296 mg/dl)的人自杀。[33]

研究初期发现，胆固醇浓度下降最大者中的自杀率最高。该研究作者的结论是，自杀危险性的增加，可能与当事人的胆固醇量远低于其基因所设定的正常值有关。他们指出，如果一个人与生俱来的胆固醇水平低，那么他自杀的危险性不大，但如果低胆固醇是由极端节食或药物所引发，那这种风险也将增加。

◎ 认知能力下降

除了行为上的变化外，多项研究也显示，降胆固醇药物和认知能力下降之间的关联[34-37]。虽然并非每个服用施德丁类药物的患者都抱怨记忆减退、忧郁或其他神经系统症状,然而,每个服用者都感到上述症状某种程度的不利影响,这系为匹兹堡大学医学院(University of Pittsburgh School of Medicine)所进行的一项研究所证明。研究人员调查了209名健康成人,并将受测者随机分配到两组——服用施德丁类药物的控制组与服用安慰剂的对照组。该研究在开始进行时,先对每名受测者的认知能力和心理健康情况进行了仔细的评估。经过6个月后,所有服用安慰剂患者的认知功能呈现可衡量性的增加,而所有服用施德丁的患者在一个或多个方面表现出可测量的认知功能下降[38]。因此很明显,服用降胆固醇药物的每一个患者都会受到一定程度的影响。

研究人员还发现,剥夺大脑胆固醇会引发运动的化学变化,进而导致异常蛋白,以及阿尔兹海默症及其他神经退行性疾病患者所常见的神经纤维性颤动缠结伤害[39]。

讽刺的是,制药公司还宣称施德丁类药物可作为一种降低阿尔兹海默症风险的新疗法。此举似乎是制药公司对付周围有关施德丁类药物对大脑不利影响之负面报道的一种伎俩。他们的立场想法主要是基于,高胆固醇会堵塞通往大脑的动脉,从而增加脑卒中的可能性,因此他们坚称降低血液中的胆固醇将能减少这种风险。制药公司所赞助的初步动物研究似乎支持这一论点。但是,许多服用者经验显示所出现的认知问题,显示这种论述不适用人类。许多人体试验研究显示,施德丁类药物对防止阿尔兹海默症或失智症绝对没有任何的保护作用[40]。即使是大脑病变发生方面最具权威性的解剖研究,也表示服用施德丁类药物不具任何保护效益[41]。

尽管人体研究所呈现的负面结果,但制药公司仍继续支持有利于他们立场的研究。在一项对老年非裔美国人的研究中,研究人员指出:"使用施德丁类药物初期对个体认知能力有所增强,但继续使用这类药物,则将导致认知能力的明显下降[42]。"一般认为,初步的改善效果是因为药物的消炎作用所致,但是从长期来看,胆固醇损耗的破坏性影响远超过这种正面效果。如果将长期影响予以忽略,这样的研究报告当然可以得出支持施德丁类药物的结论。所以,您仍然不时可读到一些有关施德丁类药物降低阿尔兹海默症风险的新闻报道,而这正是制药业尝试转移人们对此类药物不良反应注意力的一贯伎俩。

指出施德丁类药物对大脑健康威胁最积极的,或许是医学博士杜安·葛纳弗林（Duane Graveline）医师，他在这方面的激情是源于他本身使用这些药物的经验。葛纳弗林博士是美国空军前飞行外科医生和太空人（United States Air Force Flight Surgeon and Astronaut）。

身为美国 NASA 的太空人，他被要求在精神上和身体上保持最佳状态。在一次例行体检中，葛纳弗林（Graveline）被告知他的胆固醇太高，所以他开始每天服用 10 毫克立普妥。6 周后，葛纳弗林开始失去了理智。

有一天，在看来似乎正常的情况下，葛纳弗林的妻子发现他在车道和院子里漫无目标地走动着。当她面对葛纳弗林时，他显现困惑的神态，并且不认得自己的妻子。他拒绝进屋子或上车去看医生，葛纳弗林的妻子只好打电话向他的老朋友求助，以说服他去看医生。包括 MRI 在内的神经系统检查显示他并无任何异常现象。葛纳弗林完全不记得这起意外事件。大约 6 小时过后，他才开始慢慢回过神来。他被这个意外完全弄糊涂了。在接下来的几天中，葛纳弗林的心智开始恢复正常。后来他问了邻居有关那天他在外头神游的情况，其中一名邻居说葛纳弗林走去他家，并停下与另一名邻居交谈了几分钟，但葛纳弗林对这些事却完全没有印象。

在恢复期间，他忘了吃药，而他再也没经历任何进一步的记忆问题。他开始怀疑这一切是否是降胆固醇药物在作怪。经研究施德丁的不良反应后，他发现其中记载着轻微认知性问题的可能性。他询问一些医生和药师，立普妥是否可能会导致记忆力减退，虽然他们都向他保证没这回事，但葛纳弗林仍然心存质疑。

一年后的太空人体检，他再次被建议服用降胆固醇药物。当他表达对药物影响记忆的担心时，医生回答："施德丁类药物没有这种不良反应。"医师说服他继续服药，但将他的剂量减少至每天 5 毫克。6 周之后，他又经历了一次突然失忆情况，而这次比第一次的状况更为严重。他完全不记得自己的妻子和孩子，忘记自己的太空人身份、医学背景和大学生活。他只记得十几岁以前的生活，但对整个成年过程完全没记忆，而这种情况持续了将近12 小时。

为他做检查的医生再次向他保证说："施德丁类药物不会产生这种不良反应。"但他已不再相信这种说辞。在似乎没有人相信他的情况下，葛纳弗林绝望地试图找出更多有关施德丁类药物与记忆丧失之间的关联。他发了一封电子邮件给全国性报纸《人民药学》（*The People's Pharmacy*），并描述了他的问题。他的信被刊在专栏中，而该专栏编辑立即收到数以百计具有类似经

第十二章　胆固醇对您有益

历的读者来信,葛纳弗林也开始收到类似信件。

其中的一封信写道:"我丈夫服用立普妥 6 周。有一天他起床后完全不记得当天是星期几。更糟的是,那天早上他逐渐记不住月份和日期,也不记得我们有多少股票和许多其他的事物。他一遍又一遍问我同样的问题,问得我都快要疯狂了。他变得非常沮丧,因为原先他基本上都能记住所有的事项,而且朋友们都称赞他具有非常敏锐的头脑。他不明白,为什么我能记得日期等事项,而他却突然做不到。我猜他可能有某种脑卒中现象,因此我坚持要他去看医生。医师马上安排他住院并进行许多检测,包括电脑断层扫描在内。神经科医生也做了一些测试,并诊断我丈夫患了短暂性失忆症。这种情形持续了大约 8 小时。而在我丈夫停止服用立普妥后,一切都恢复正常了!"

另一名读者写着:"四个月前我开始服用立普妥,并将我的胆固醇值降至 100 mg/dl。突然间,我发现自己无法掌握基本的数学运算或忘记怎么拼单词。我的生活变得很糟糕,好像在一层迷雾中过活。我的职业生涯大部分是在硅谷编写软件,同时我还拥有专家系统的技术专利。医师为我做了 MRI 检查,以排除脑肿瘤或脑卒中。由于生活中唯一的变化是服用立普妥,因此我就停止服用它。停药 5 周后,我仍然有拼写和经常忘事的问题。"

在收到数百个类似报告和研究揭示服用施德丁药物与认知问题关联的研究后,葛纳弗林博士写了一本书,名为《立普妥——记忆的窃贼》(*Lipitor—Thief of Memory*)。他还在 spacedoc.com 设立了一个网站,以进一步解释施德丁类药物的危险性。

任何正在服用降胆固醇药物的人们,应该认真考虑其后果。如果您需要进一步的有关资料,我建议您读一读葛纳弗林所写的书,它帮助了许多人。举例来说,有个女士写道:"我婆婆在服用施德丁类药物几年后,有天突然变得很健忘,在不到 15 分钟内重复问了 4 次同样的问题,并忘了去购物,或当天早上拜访医师等事。对我们所有人来说,这是一件相当困扰的一件事。我花了几个月的时间尝试说服我婆婆停止服用施德丁类药物,但都无效。直到通过葛纳弗林的书与安东尼·克尔坡博士(Dr. Malcolm Kendrink)所写的《胆固醇大骗局》(*The Great Cholesterol Con*)这本书的帮助下,她终于同意了,但只答应尝试几天而已。而您要知道,这个就是所谓的'良药'(毒药的反称)。在停止服用立普妥 10 天之内,她明显好转,但我们仍然不确定她是否将完全恢复正常。我相信这两本书挽救了她的生命和生活品质。"

◎ 运动神经元恶化

自从葛纳弗林博士在 2006 年出版了他所写的书后,他收到数以千计描述各种服用施德丁后所产生有关神经退行性疾病的信件。其中包括肌萎缩性脊髓侧索硬化症和帕金森病。这促使葛纳弗林又写了另一本书,书名为《施德丁伤害危机》(*The Statin Damage Crisis*)。

《人民药学》联合专栏记者乔(Joe)和泰瑞莎(Teresa)收到逾百件说明施德丁使用者与肌萎缩性脊髓侧索硬化症之间关系的信件。一名读者写着:"我丈夫因患高胆固醇而开始服用施德丁类药物。很快,他就注意到右手臂无力的现象,且这种衰弱情况持续恶化。医生认为他患有神经性病变。在转诊到神经科医师后,他被诊断为'可能是肌萎缩性脊髓侧索硬化症'。而在他60 岁生日的那天,第二个医师的诊断证实他罹患了肌萎缩性脊髓侧索硬化症。之后,我丈夫右臂从疲软无力恶化到完全丧失功能,腿部肌肉也变得非常衰弱,呼吸也感到困难。现在医生们正鼓励我们让他进入临终关怀照护。整个事件过程只花了 10 个月,至今我们对此仍处于震惊状态中!困扰我的是,他的胆固醇值并不是很高,才 239 mg/dl!我们听说烟碱酸和饮食控制可以取代施德丁药来降低胆固醇,而肌萎缩性脊髓侧索硬化症专家也曾告诉我女儿永远别服用施德丁。"

另一名妇女写道:"我母亲已服用降胆固醇药物 15 年了。在最近的几个月中,她一直呈现肌萎缩性脊髓侧索硬化症迹象。这些症状包括手臂肌肉力量减弱、刺痛、抽搐、口齿不清、疲劳、颈部酸痛和整体的情绪变化。她去看了几个不同的医生,也服用了医师所开的处方药。其中一个医生告诉她,她患了肌萎缩性脊髓侧索硬化症,但她才 48 岁而已。"

还有一名读者写道:"我父亲在与肌萎缩性脊髓侧索硬化症奋战 6 年后,于今年 6 月1 日去世,享年 65 岁。我告诉我妈不下百万次,我爸是因为服用立普妥才导致肌萎缩性脊髓侧索硬化症。在服用立普妥期间,他经常在夜晚因严重的肌肉疼痛和抽筋而醒来。当我爸告诉医生这种现象时,他的医生说:'没关系啦!我也经常感到疼痛,但这就是生活。'然后,医师将我父亲的剂量加倍。我爸终于被确诊为肌萎缩性脊髓侧索硬化症并继续服用立普妥,因为没有人告诉他立普妥和他疼痛之间的任何联系。他从走路不稳逐渐发展到跌倒、持拐杖、使用助行器、坐轮椅,直至双手完全瘫痪。这种疾病不仅

即
时
遏
止

阿
尔
兹
海
默
症

带走了他的生命,也让他的骄傲和尊严荡然无存。因为他是完全的瘫痪,以至于进食和如厕都需要仰赖别人的帮忙。我爸是一个有尊严、强壮且辛勤工作的木匠,而这种病让他变成了一个无助且完全无奈的瘫痪者。

"我爸替一个非常有钱的富人工作。最后我爸的老板出钱让一个美国顶尖神经学家为我爸确诊。经过一段时间,我告诉那个医师说,我怀疑我爸的肌萎缩性脊髓侧索硬化症可能与服用立普妥有关。医生看了我一眼,然后说:'您看到我后面这些几百份的文件夹吗?'他说:'这些都是患者认为他们的肌萎缩性脊髓侧索硬化症可能与服用降胆固醇药物有关而提出的诉讼案例。制药公司委托我研究每个案例的成立与否。'他还说:'至于您父亲的情况……说老实话,我不敢确定。'嗯!我相信立普妥让我爸得了肌萎缩性脊髓侧索硬化症。如果有人从一开始就告诉我爸有关这方面的信息,我想他会选择以另一种方式来降低他的胆固醇。"

美国食品药物管理局已经收到许多有关的报告,并将施德丁的服用与肌萎缩性脊髓侧索硬化症之间的关联,列为其不良反应报告系统(Adverse Event Reporting System)的一部分。该局联系生产施德丁类药物的公司,要求它们呈交这些药物在进行研究时所产生不良反应的资料。制药公司很愉快地交出 41 份与安慰剂对照研究的资料给美国食品药物管理局。研究显示,服用施德丁类药物和服用安慰剂受测者之间发生肌萎缩性脊髓侧索硬化症的差异性,并无统计学上的意义。美国食品药物管理局对此数据资料感到满意,并向公众宣布:"施德丁类药物与肌萎缩性脊髓侧索硬化症的高风险无关。"这项公布让制药公司欣喜万分。由于这一声明系来自美国食品药物管理局,因此大多数人把它当成一个事实,并依此作为支持其立场的参考报告。问题在于,提供给美国食品药物管理局的资料系基于一种非常偏颇的研究结果,其中的过程隐瞒了施德丁类药物对精神健康的影响,并极力地去抹黑有关任何对施德丁类药物和神经退行性疾病之间的索赔。

然而,世界卫生组织(World Health Organization)所得到的资料与美国食品药物管理局的认定却截然不同。在听取葛纳弗林(Graveline)博士对肌萎缩性脊髓侧索硬化症与服用施德丁之间关系的报告后,拉尔夫·爱德华兹(Ralph Edwards)医师利用他的电脑资料库去探寻这两者之间可能存在的关联性。身为世界卫生组织药物监测中心主任,爱德华博士积累了大约 400 万篇有关人们服用处方药物所经历的医疗问题报道。他的工作是对所有的不良反应报告进行筛选,以探寻已存在却未被确认的药物不良反应。爱德华博士发现一些值得注意的情况。他的资料库显示,在172名服用处方药而产生肌萎缩性脊髓侧索硬化症的患者中,其中有40名服用施德丁类药物。这比他原先的预期高出5~10倍,因为根据他以往在资料库中的其他药物与疾病关系经验,他最初认为这种关系值应在个位数范围之内[43]。

爱德华资料库中共有5 534件周边神经病变(从脊柱扩散到手臂和腿部的神经损坏)的病例报道,其中共有547件与服用施德丁类药物有关,这是一种极为强烈的关联性。如果施德丁类药物会破坏末梢神经,按理说它们也会破坏大脑和脊髓的神经。

帕金森病是另外一个关注焦点。北卡罗莱纳州大学医学院神经学助理教授黄雪梅(Xuemei Huang)博士认为,服用降胆固醇药物的患者可能会处于发展出这种疾病的高风险中。她的研究显示出低胆固醇和帕金森病之间令人感到不安的关联性[44]。研究人员无法确定,这种疾病到底是因为低胆固醇或是因降胆固醇药物本身所造成的后果。施德丁类药物已被广泛使用了十多年,如果它们确实与帕金森病有关,研究人员认为在未来几年中,这种病例将会大幅增加。而事实上,我们已经看到了这种增加的趋势。

◎ 糖尿病

服用施德丁另一项令人关注的焦点,在于它们对身体调节血糖和胰岛素的不利影响。证据显示,施德丁类药物会增加发展成2型糖尿病的风险。这对阿尔兹海默症或其他神经退行性疾病患者可说是一项坏消息,因为糖尿病会加速神经退行性疾病的发生和进展。

该报告主要是根据对施德丁类药物临床研究资料所进行的分析,包括以前未曾发表过的资料数据。这项调查分析了13项研究,涵盖了9.114万名受测者。根据这份调查结果显示,服用施德丁会增加患糖尿病的风险[45]。

◎ 脑卒中

脑卒中,尤其是轻微的脑卒中,会影响认知和运动能力,并往往与老年失智症和其他形式的神经退行性疾病有关。根据数据观测和随机试验的证据显示,胆固醇值低的人们,具有较高的出血性脑卒中风险[46]。在"大幅减少胆固醇以预防脑卒中"(Stroke Prevention with Aggressive Reductions in

Cholesterol Levels，SPARCL)试验中,高胆固醇患者采用立普妥的积极治疗,并与接受安慰剂的对照组进行比较。结果显示,服用立普妥组的出血性脑卒中比例要比对照组高出 66%[47]。

在"心脏保护研究"(Heart Protection Study)所进行的后续追踪,也显示了类似结果[48]。证据似乎都指向使用施德丁类药物会增加出血性脑卒中的风险。

脑卒中、阿尔兹海默症、肌萎缩性脊髓侧索硬化症、帕金森病和老年痴呆症不能完全归咎于施德丁类药物,但很显然,它们对上述病症的发展扮演着一个重要的角色。

先前曾经历脑外伤或因其他药物、毒素或感染所造成持续伤害的老年人,这种症状可能会变得更为明显。事实上,那些未曾经历过明显神经系统症状者的大脑细胞,因为较少遭受攻击,因此能更好地应对施德丁类药物的有害影响。施德丁类药物的另外一个问题是,一旦医生处方了这类药物,患者通常将终身服用它们。而在服用多年后,无论是多么健康的大脑,将或多或少地受到影响。

胆固醇是大脑健康必要的要素

胆固醇对您的大脑有益。近年来的一些研究显示,血液中胆固醇含量较高的人们,发展出阿尔兹海默症、肌萎缩性脊髓侧索硬化症、帕金森病和多发性硬化症等神经退行性疾病的风险较低。

随着年龄的增长,人们大脑中的胆固醇含量将下降[49],因此,神经退行性疾病的风险也相对的增加。研究者早在 1991 年曾建议,增加阿尔兹海默症患者的大脑中胆固醇量可以改善症状,并建议患者增加脂肪的摄取[50]。

弗明汉心脏研究的研究人员在检视总胆固醇与认知表现之间的关系后,对此一观点表示支持[51]。该项研究对 1 700 名无老年痴呆症和脑卒中的男性和女性,进行为期 16～18 年每 2 年一次的胆固醇检查。同时该研究在观察期结束后的 4～6 年中,还对受测者进行认知能力的测试,其中包括学习、记忆、注意力、集中力、抽象推理、概念形成和组织等能力在内。

研究人员发现,血液中的胆固醇值与言语流畅性、注意力、集中力、抽象推理和多项认知领域的综合得分之间存在着显著的关联性。"理想"胆固醇水平低于 5.2 mmol/L (200 mg/dl) 的参与者表现明显低于胆固醇水平高于

6.2 mmol/L（240 mg/dl）的参与者。一些研究发现，与年龄匹配的正常心理功能对照组相较之下，阿尔兹海默症患者的总胆固醇、低密度脂蛋白胆固醇和三酰甘油值都偏低[52]。

分析阿尔兹海默症死者脑组织后，研究人员发现大脑的病变部分都缺乏胆固醇[53]。此一发现与一些阿尔兹海默症患者海马回（大脑的记忆中枢）细胞膜所呈现中等程度，但胆固醇显著减少的观察一致[54]。

此外，透过药物治疗降低大脑中的胆固醇含量，会促进堵塞阿尔兹海默症患者大脑的淀粉样蛋白产生[55]。研究人员表示："我们的数据意味着，降低中枢神经系统的胆固醇将对神经功能造成损害。"

较高的胆固醇似乎能防止阿尔兹海默症、肌萎缩性脊髓侧索硬化症和其他神经退行性疾病的发生。2008 年路透社报道一项新的研究结果显示，高脂血症显著地提高了肌萎缩性脊髓侧索硬化症患者的生存率。该研究发现，那些具有一般认为属高胆固醇（240 mg/dl）的肌萎缩性脊髓侧索硬化症患者，他们的生存率远高于那些具有较低胆固醇者（200 mg/dl 以下）。

这项以巴黎 de la Pitie-Salpetriere 总医院 369 名肌萎缩性脊髓侧索硬化症患者为对象进行的研究，胆固醇相对低患者的死亡风险增加了 35%。胆固醇高患者的中位生存时间为 49.2 个月，而胆固醇低的患者为 36.7 个月。一项在本研究进行之前的动物研究也显示了类似的结果，研究者之一文森·梅宁涅（Vincent Meininger）博士说明："先前的肌萎缩性脊髓侧索硬化症小鼠模型研究显示了生存与血脂之间的关系，被喂食高脂肪饮食的老鼠活得更久。"该研究人员认为，食用高脂肪的饮食能预防疾病，并对降胆固醇药物的服用提出警告[56]。

科学家们也开始研究，为什么低胆固醇的人们更容易患上帕金森病。低胆固醇和帕金森病之间的关联并不是什么新发现[57]，但最近的研究结果对此看法提供了最新及最有力的证据。

施德丁类药物可能会增加患有这种疾病的数量，被引发了关注。北卡罗莱纳州大学医学院神经学助理教授黄雪梅（Xuemei Huang）博士警告，胆固醇量低（尤其是低密度脂蛋白 LDL，也就是所谓的"坏"胆固醇）的患者发生帕金森病的风险，比高胆固醇者要多出 3.5 倍。

黄博士的初步研究对 124 名帕金森病患者与 112 名对照组进行比较。这项研究对以施德丁类药物来降低帕金森病患胆固醇的疗法提出了警告[58]。黄博士在第二年重复这项实验，并将研究对象数量增加至 3 233 位，而所得出的结果依然相同[59]。

即时遏止

阿尔兹海默症

胆固醇降低所呈现的忧郁、烦躁不安、情绪不稳、攻击、愤怒、记忆力减退、混乱、失去定向感和运动障碍现象都被记录下来。很明显，胆固醇量如果低于正常设定点过多，对大脑的健康将造成极大的影响。虽然降胆固醇药物本身可能对大脑会有些直接的影响，但它对大脑健康的不良反应，更可能是干扰大脑胆固醇的合成。

保持自然的胆固醇水平可能有助于防止神经退行性疾病。但请记住，每个人的胆固醇水平并不相同，有些人的胆固醇天生就偏低，而有些则较高。高胆固醇并不是坏事，如果您的基因蓝图原本的设定就是如此，同时这也不是某些罕见的遗传缺陷或疾病后果，那么以药物强制降低您的胆固醇水平只会导致问题。

建构更好的脑细胞

如果您打算用砖块盖房子，您需要备足砖石和砂浆。如果材料公司只提供半数所需的砖块，那您的房子铁定盖不成；即使勉强建成，它的功能也无法如预期般的正常运作。您的大脑也是如此，当您以饮食或药物降低身体所需的胆固醇时，大脑也被剥夺了它所需的正常建材。

约翰·霍普金斯大学研究人员发现，较高的胆固醇有助于防止神经退行性疾病。他们对一组 392 名受试者随访了 18 年，所有研究对象在研究开始时的年龄为 70 岁。每隔几年，研究者测量他们的胆固醇水平，并进行认知测试。在研究结束时，那些血中胆固醇浓度最高者的认知测试得分最高[60]。

纽约西奈山医学院（Mount Sinai School of Medicine，New York）的另一项研究对上述的研究结果提供了支持。这项研究对 185 名 84 岁以上无失智症受测者进行了评估。总胆固醇和低密度脂蛋白胆固醇（即所谓的坏胆固醇）较高者，在记忆测试中获得更高的分数。研究人员的结论是："高胆固醇与更好的记忆功能有关[61]。"韩国首尔国立大学（Seoul National University，South Korea）研究人员在对 106 名可能患有失智症的老年患者进行 3 年的跟踪调查后，也得出类似的结论。与其他的研究一样，那些具有最高的胆固醇读数者呈现最好的神经心理测试结果，而最终发展出阿尔兹海默症患者的胆固醇读数则偏低[62]。

《生物化学杂志》（The Journal of Biological Chemistry）发表的一项研

究显示，鸡蛋和肉类食品中的胆固醇可以保护大脑免于与阿尔兹海默症有关的生理变化。这项研究对饮食中的胆固醇能改善脑胆固醇的状况，且有助于防止β淀粉样蛋白的形成提供了证据[63]。该研究显示，可采取饮食方法来对抗神经退行性疾病的发展，而错误的饮食方法（即低脂肪、低胆固醇）会促进神经退行性疾病的发作。

如果您想让大脑保持健康，那您应做的事情之一是确保在饮食中获得足够的肉、蛋、乳制品及脂肪。这些食物能为人体制造和维持正常的胆固醇水平提供基本的建构材料。

请记住，摄取含有丰富胆固醇和脂肪的食物，不会提高您基因所设定的血中胆固醇浓度。因此您不必担心胆固醇过高。别理会药物公司的降胆固醇宣传和那些被他们教育出来的医生的"忠告"，因为从本章所提供的资料，您可以了解到高胆固醇是无害的。

然而，低脂肪及低蛋白质饮食是很危险的。它们会降低胆固醇，并足以对脑功能和整体健康产生重大影响。这类型的饮食应尽量避免，因为您需要提供身体和大脑需要的营养。

动物和蔬菜是饱和脂肪和单不饱和脂肪这两种好脂肪来源。动物脂肪、肉类、蛋类和奶制品是上述两种脂肪的良好来源，而蔬菜来源则包括了橄榄油、椰子油和棕榈油。富含胆固醇的食物也很重要，包括肉类、鸡蛋和奶制品，但植物食品和植物油则不含胆固醇。

服用施德丁类药物来降低您的胆固醇很危险。而医生经常会对胆固醇值不高的患者建议服用施德丁类药物，并宣称这是一种预防措施。如果您正在服用施德丁类药物，您应该认真地考虑停用它们，它们对您完全没有好处，而且还可能造成您巨大的伤害。如果您并不完全相信施德丁的危险性和降低胆固醇无助于预防心脏疾病的话，我建议您读一下乌费·拉佛斯基（Uffe Ravnskov）医学博士所著《脂肪和胆固醇对您有益》（*Fat and Cholesterol Are Good for You*）一书或加里·陶布斯（Gary Taubes）《好与坏的卡路里》（*Good Calories, Bad Calories*）等书。参考书目中还列出了其他有关的书籍。

第十二章　胆固醇对您有益

高脂肪饮食让飞行员的绩效更好

如果我们吃的食物类型会影响我们的心智能力，那么人的工作会影响到他人的生命和安全的饮食，则必须是最好的质量，以确保最高的心智表现，这是由美国军方委托研究的重点。

即
时
遏
止

阿
尔
兹
海
默
症

迥异于许多由食品和药物行业所赞助的研究,本研究并无任何预存的偏见立场。政府要求的是事实,一种未受政治或财务影响其正确性的事实——一个可信的真相。

本研究对45名飞行员学生进行追踪调查,以评估不同的食物如何影响飞行员的心理表现。受测飞行员每隔3周摄取4种不同的饮食:高脂肪、高碳水化合物、高蛋白质和经控制的饮食。由于饮食的外形极为相似,所以参与者无法明显地予以分辨。

本研究使用一个飞行模拟器,要求学生在多云天气且跑道无法可见的情况下,利用飞机的电脑导航降落。受测学生还进行了需要记忆及重复数字和形状比较的测试。虽然飞行员从不知道所摄取食物的差异,但他们也注意到自己的表现差异。"我可以感觉出摄取不同食物对我的表现所产生的影响。"参与这项研究的杰里米·恩斯(Jeremy Ternes)形容他的感受:"曾经有好几次我深刻地感觉到,哇!今天的表现比上周好多了!"

研究人员从飞行员的考试成绩上发现,吃最肥食物如奶油和肉汁的飞行员,在心理测试中反应最快,且在艰难条件下飞行时犯最少的错误。比起其他的饮食,摄取高脂肪饮食飞行员的心理表现明显更好。这是一个重要的发现,因为它可以协助减少因飞行员的错误所导致的空难事故,这对作战的战斗机飞行员尤其重要。

但它对非飞行员的人们也一样的重要。因为这意味着,在饮食中获得足够的脂肪,对维持适当的心理功能是非常重要的。

资料来源:Dave Kolpack。研究显示,高脂肪的饮食对飞行员有益。

美联社(Associated Press)2009年10月7日报道。

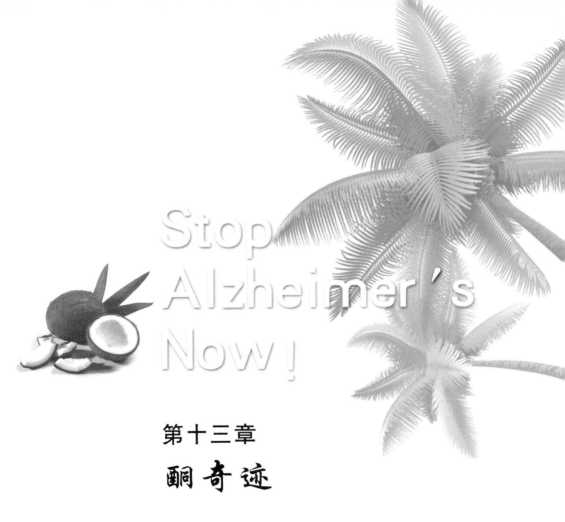

Stop
Alzheimer's
Now！

第十三章

酮奇迹

"神奇"饮食治愈脑部问题

吉姆·亚伯拉罕(Jim Abrahams)回忆道:"1993年3月11日,我推着儿子查理(Charlie)荡秋千,当时他的头在抽动,接着把右臂伸向空中。这真是件小事,我甚至没跟我太太南西(Nancy)说,直到几天之后这情况再度发生。她说她曾看过类似的事。那就是我无法言喻的痛苦开端。"

查理突然从一名正常、活泼的1岁儿童变成深受多次剧烈发作之苦的幼儿。他被诊断罹患伦诺克斯–加斯托综合征(Lennox–Gastaut Syndrome),这是一种严重的癫痫。查理的发作很激烈,致使双亲在他房间的墙上加装衬垫,并且让他戴上美式足球安全帽来保护自己。

在接下来的9个月中,查理经历了数千次癫痫发作、服用多得数不清的药、抽了数十次的血、住院8次、做了堆积如山的脑电波图、磁共振造影、计算机断层扫描和正电子扫描,以及一次无效的脑部手术。在3个城市接受5名小儿神经科医师、同类疗法医师,甚至还有一名宗教疗愈师的治疗。尽管如此,查理的发作仍不受控制,心智发展也迟缓。他的预后状况则是持续的发作和日益严重的智能障碍。

查理到了20个月大时,体重只有8.6千克。他做了4次药物治疗,却依然深受每天数百次发作之苦。他服用药物的不良反应几乎和他的病一样糟,让他更加痛苦。

吉姆拒绝相信已无计可施,于是到图书馆研究这病症。他在那里找到一本由约翰·霍普金斯大学神经学教授约翰·富里曼医师(John Freeman,MD)所写的书,内含名为产酮饮食的癫痫饮食治疗参考文献。吉姆遂得知产酮饮食在70多年来,已被成功运用在治疗严重的癫痫。

吉姆带查理到位于马里兰州(Maryland)巴尔的摩市(Baltimore)的约翰·霍普金斯大学见富里曼医师,这里是美国当时唯一有开产酮饮食处方之处。产酮饮食如同低碳水化合物的胆固醇饮食——高脂肪、适量蛋白质、少许低碳水化合物和无糖。查理开始摄取这"神奇"饮食,他那严重的发作在2天之内就奇迹般地停止了。

吉姆说:"查理从那时起几乎就不发作了,而且完全不用药,从此就是个很健康的小男孩……在吃了2年的整套产酮饮食之后,他还是得吃调整版的产酮饮食,但他可以上学,并过着正常、快乐的生活。"查理7岁时成功地断绝这项饮食。尽管担心发展迟缓和智能障碍,但这项饮食的确修正了他的脑部问题,让他身心发育正常。

他的双亲深受查理战胜病魔的启发,遂成立查理协助治愈小儿癫痫基金会(Charlie Foundation to Help Cure Pediatric Epilepsy),来支持产酮饮食的医学研究和教育。查理的父亲吉姆·亚伯拉罕是一名成功的好莱坞电影制片和导演。吉姆在1977年根据他儿子的经历,编写和执导了一部名为《不要伤害我小孩》(First Do No Harm)的电影,由梅莉·史翠普(Meryl Streep)和弗列德·华德(Fred Ward)主演。也包括数名较不知名的演员,他们在实际生活中以产酮饮食治愈癫痫。在约翰·霍普金斯大学协助执行产酮饮食计划的营养学家蜜莉森·凯莉(Millicent Kelly),就在片中饰演她自己。

发作时会很剧烈和严重,以致产生无法控制的挥击动作和失去意识,或者很温和,却会使人对周遭暂时失去觉察。医师不太确定这些状况为何发生及如何制止。虽然许多抗痉挛的药物可治疗这些症状,却没有一种是完全有效或毫无有害的不良反应,也都还谈不上可治愈。最成功的癫痫治疗是产酮饮食,它不仅可降低发作次数,更为许多病例带来彻底和持久的疗愈。一般而言,患者以2年的时间摄取这项饮食。在一些非常严重的病例中,可持续摄取较久的调整版产酮饮食,让脑有足够的时间疗愈。之后,多数患者都能恢复正常饮食,并且未再度发作。

布莱斯(Bryce)在他4岁生日不久之后,深受第一次发作之苦。他的母亲黛柏拉·斯耐德骨科医师(Dr. Deborah Snyder)说道:"我还清楚地记得那天。我当时正在工作,幼儿园的校长打电话给我说他病了。我冲向自己的车,驶离挤满患者的诊所,一路上几乎都在闯红灯。"

当她抵达时,布莱斯正处于心智困惑的状态,这是发作之后的典型状况。他在医院接受脑部磁共振造影和许多检查,所有检查皆显示为正常。斯耐德医师紧握一丝希望,相信这是个别事件,绝不会再发生。不过,她错了。

3周后,布莱斯在日托中心又发作了一次,然后就服药。他深受许多药物不良反应之苦,包括血液数值异常,以及诸如啃、咬、踢、吐口水等行为问题。他的认知能力开始减退,口语表达很慢,写作和绘画能力也退步,甚至在他表亲的生日派对中睡着了。更糟的是,发作依然持续。

"我第一次亲眼目睹发作,这是我所经历过最恐怖的事件之一。"斯耐德医师说道,"看着自己的儿子在地上痛苦地扭动、肌肉收缩、双眼游离、流口水和毫无反应,犹如有人伸手到您的胸腔内,把心扯出来一样。身为母亲,即便是具医师资格的母亲,真是备感无助。"

他病了2个月之后,发作开始变得无法控制。5种不同的抗痉挛药物皆证明无效,即便当他一次服用3种药物亦然。他的医师认为他罹患伦诺托斯-加斯托综合征,而罹患此病的儿童大多会智能障碍。

斯耐德一家人在收看美国国家广播公司的《日界线》(Dateline NBC)节目中,关于查理·亚伯拉罕及其以产酮饮食成功抗病的特别报道之后,重新燃起了希望。斯耐德医师说道:"我曾在医学院听说过产酮饮食,但我真的不了解,所以我翻查了更多书。对这饮食愈了解,就愈相信它是我们的最佳选择。"她替布莱斯约诊住院并展开产酮饮食,但必须等3周才能开始。同时,她也开始降低他饮食中的碳水化合物,并引进产酮饮食中的食物,例如澳大利亚坚果、浓厚的鲜奶油和蓝莓,这对他的发作有了改善。布莱斯在展开产酮饮食之前,每天可以有多达25次的发作。3周之内,他就不再发作。他持续以这项饮食和接受一次药物的方式治疗1年,接下来的1年则仅维持饮食。2005年夏季,他就完全断绝这项饮食了。

斯耐德医师说道:"产酮饮食救回我的儿子,布莱斯4年来不再发作、不用服药也无需特殊饮食,而且在来年亦将如此。他非但没有原先预期的智能障碍,反而以全甲等的成绩念完3年级。布莱斯是真正的现代奇迹!"

斯耐德医师集结她2年来与经常被谈论的"奇迹饮食"共同合作之所学,写了一本帮助其他家长成功运用这项饮食的书,书名为《酮孩儿:帮助您的孩子成功进行产酮饮食》(The Keto Kid: Helping Your Child Succeed on the Ketogenic Diet)。

在1971年4月,3岁的提姆·英特米特(Tim Intermittee)首度严重癫痫病发。他在接下来的4个月跑了6家医院,看了21名医师,并接受28种药物治疗,但他每天依然发作150~200次。

他在芝加哥(Chicago)的长老会圣路克医院(Presbyterian St. Luke's Hospital)住了两个半月。"我几乎祈祷让提姆安乐死了,总强过带着这疾病度过重度残障的一生。"他的母亲康妮(Connie)说道。

她花了数周在伊利诺大学(University of Illinois)图书馆翻遍群书寻求解答。接着,她偶然发现一本书提到巴尔的摩地区的约翰·霍普金斯大学的产酮饮食研究。她说:"我打电话过去,他们就要我立刻到那里。""我试着带他出院,但他们不让我转院。他当时服用第四代乐平片(valuim Ⅳ)和另外8种

第十三章 酮奇迹

药物。在一名护士和退休医师的协助之下,我把他从医院偷了出来,立刻搭机前往巴尔的摩。我并不确定他是否会活着看见巴尔的摩,因为他30~45分钟发作一次。"

他们来到诊所展开产酮饮食。康妮惊呼着:"完全是奇迹!"提姆的发作迅速消退。提姆持续这项饮食2年。他现在41岁,而且自从那趟巴尔的摩之旅后就没再发作。"他是一名聪明、英俊、成功的男性。"康妮骄傲地说道。

数千名儿童和成人已发现产酮饮食确实是来自上天的礼物。产酮饮食多年来都是在孤注一掷的状况下才使用,是药物失败后的最后一计。这种饮食已证实可让最严重的癫痫案例彻底痊愈。因为产酮饮食的成功,就更广泛为大众所接受,并视为一种标准的治疗,而非药物治疗的替代品。

产酮饮食

产酮饮食自从20世纪20年代就存在了。它起源于治疗性的禁食,风行于20世纪初,是用来对付许多慢性健康问题的一种治疗。患者需禁食,只喝水长达30天或更久。禁食治疗被用来处理许多难以诊治的健康问题,包括消化问题、关节炎、癌症和糖尿病。在许多案例中,特别长期的禁食经证实是有益的。

禁食治疗对一些健康问题非常有效,癫痫即为其一。20世纪初推广使用禁食治疗最著名的一位医师是休·康克林博士(Dr. Hugh Conklin),他建议禁食18~25天。他以其"水饮食"治疗数百名癫痫患者,并以拥有60%的儿童治愈率和50%的成人治愈率而自豪。

知名的纽约小儿科医师区·罗勒·葛林博士(Dr. H. Rawle Geylin),亲眼目睹康克林博士的成功,并对他自己的36名患者测试这项治疗,达到了类似的结果。禁食20天之后,87%的患者已不再发作。葛林在1921年于波士顿(Boston)举行的美国医学会(American Medical Association)年会上发表他的发现,引进禁食治疗作为癫痫的主流疗法。

在仅有酚巴比妥(Phenobarbital)和溴化物(bromides)2种抗癫痫药物的20世纪20年代,禁食可治愈癫痫的报告很振奋人心。这些报告引发了临床调查和研究的一股热潮。

禁食治疗的结果,即便无法使许多癫痫患者终身不再发作,但至少可多年不发作。对于其他患者则只是暂时的,疗效仅维持1~2年。在儿童患者中，长期不发作比例约18%。重复禁食将再度停止发作，但并不保证多久。较久的禁食似乎产生较好的结果，但对于一些患者而言，获得永续痊愈所需的时间似乎并不实际。研究人员开始检视模拟禁食的新陈代谢和疗效，同时让患者摄取足够营养以长期维持生命，并希望带来更高的治愈率，结果就开发了产酮饮食。

在一般状况下，人体燃烧葡萄糖以产生能量。在禁食期间若无摄取含葡萄糖的食物，脂肪就被用来供给身体对能量之所需。肝把一部分的脂肪转化成共同被称为酮体的水溶性化合物（β羟基丁酸乙酯、乙酸乙酯和丙酮）。一般而言，脑部使用葡萄糖满足自身的能量需求。若葡萄糖无法取得，仅存的其他燃料来源之一就是酮体或酮。身体其他器官和组织能将脂肪作为能量，但脑部则不同——它必须有葡萄糖或酮。酮实际上比葡萄糖提供了更浓缩和有效的能量来源。它们被描述为人体的"超级燃料"，比葡萄糖或脂肪更能有效制造能量[1]。这如同将高级汽油加到您的车中：使车子引擎运转得更顺畅干净，燃料效应也更好。酮在脑中有类似的效果，使得脑部更有效运作，并保护神经。结果，由癫痫引起的异常或短路就遭覆盖，脑部遂得以逐渐重整和自我疗愈。

禁食期间所形成的血酮值提升，以限制碳水化合物（淀粉和糖）——饮食中葡萄糖主要来源的摄取量即可复制。碳水化合物是由葡萄糖分子和身体将之转化为葡萄糖的其他糖类所组成。碳水化合物和糖可见于所有的植物中，但在谷类、水果和诸如马铃薯等淀粉类蔬菜中含量最丰富。饮食纤维亦被视为一种碳水化合物，因身体缺乏分解纤维的酵素，便不会转化为葡萄糖。因此，纤维中的葡萄糖分子在经过消化道时，依然固定在原处。肉类和蛋仅含极少量的碳水化合物，脂肪则没有。

产酮饮食包含摄取高分量的脂肪、适量的蛋白质、少许碳水化合物和绝对无糖。相较于富含碳水化合物或含糖食物，宁可选择高纤维碳水化合物食物。这种饮食提供足量的蛋白质和充分的热量，以维持生长和修复。

典型产酮饮食的脂肪和蛋白质与碳水化合物总重量的比例为4∶1（婴儿和青少年3∶1）。因此，每餐的脂肪皆为蛋白质和碳水化合物合计的4倍。1克脂肪有9卡热量，1克蛋白质和碳水化合物则各有4卡热量。一份无限制的一般饮食约由30%的脂肪、15%的蛋白质和55%的碳水化合物所组成。产酮饮食的4∶1重量比例等同90%的热量来自脂肪、8%来自蛋白质和2%来自碳水化合物，因此产酮饮食是非常高脂的方案。

碳水化合物每日摄取限制在 10～15 克。饮食排除多数高淀粉谷类、水果和蔬菜,例如面包、玉米、香蕉、豆类和马铃薯。热量摄取总量降至预估饮食需求的 80%～90%,因深信这可改善酮值。这不是什么问题,因为酮有减少饥饿的倾向,因此使患者有饱足感,不致挨饿。起初,液体摄取限制在一般每日所需的 80%,这是因深信如此可提高血酮值,但缺乏液体却使得肾结石的风险增加。后来发现限制液体摄取并无益处,便不再延续此做法。

既然每卡热量的脂肪、蛋白质和碳水化合物都经过精确计算和测量,患者就需吃一整套餐,且不再多吃。每餐皆须有 4:1 的比率。任何点心皆须纳入每日热量总摄取量中,比率亦需相同。结果,就要花很多时间和心力准备餐食和点心。

在 1921 年,梅奥医院(Mayo Clinic)的罗素·怀尔德博士(Dr. Russel Wilder)创造出"产酮饮食"这一名词,来描述由摄取高脂肪、低碳水化合物饮食而制造高血酮值的饮食。他是第一个以产酮饮食治疗癫痫的人。

怀尔德医师的同事、小儿科医师麦尼·彼得曼(Mynie Peterman)后来调配了典型的 4:1 产酮饮食。除了发作控制之外,彼得曼也记录了警觉性、行为和睡眠改善等饮食的正向效果。这项饮食经证实非常成功,特别对儿童而言。彼得曼在 1925 年描述,他所研究的患者中有 95% 因这项饮食而提升对发作的控制,60% 完全不再发作。这对于已被视为不治之症的疾病而言,是非凡的治愈率。

这项饮食也有缺点。许多患者发现产酮饮食太难准备,也并不可口。结果,许多人无法持续够久的时间,以达到满意的结果。多达 20% 的人无法忍受这项饮食,亦无法贯彻始终。1938 年,一种新的抗痉挛药物癫能停(Dilantin)研发出来了,吃一颗药比准备特殊饮食来得容易得多,研究焦点迅速转为发现新药。产酮饮食多半遭研究人员忽略,而作为处理非常严重,且对药物治疗没反应案例的最后的救命方法。20 世纪 90 年代来自查理基金会的宣扬,将这项治疗从隐匿之处带到聚光灯下,重新以重要的癫痫治疗方法的面貌出现。

摄取高脂肪饮食安全吗

产酮饮食中高达 90% 的热量来自脂肪。产酮饮食不仅是高脂肪饮食,并且是极高脂肪饮食。美国心脏协会(American Heart Association)和其他组织,多年来建议我们将脂肪摄取限制为不超过 30％的热量。他们主要以现已过时的心脏病脂质假说作为这项建议的基础,假定摄取超过 30％的脂肪会引起心脏病。高脂肪的产酮饮食已被运用了 90 年。进行这项饮食的人在这段时间,大多主要食用饱和脂肪,也就是营养学家告诉我们别吃的那种脂肪。但事实上,数千名长期摄取 60％～90％脂肪饮食的患者,在食用近 1 个世纪的饱和脂肪后,并未罹患心脏病或脑卒中。的确,相反的情况发生了。人们的病好了,也克服原本无法治愈的病,并在该过程中体验许多额外的健康效益。

许多人担心摄取这项饮食会使胆固醇值飙高,这点通常不用担心,您在阅读第十二章时就知道胆固醇并非"敌人"。遵循产酮饮食患者的胆固醇值研究显示,平均而言,胆固醇总值经常提高。但您也看到了,对于保持最佳心理健康而言,这确实是好事。寿命和心智功能会随着胆固醇值提升,特别是银发族。您会觉得,若高脂肪产酮饮食有害,在近 1 个世纪的临床运用之后,结果应该就很明显。

您在阅读第十二章时就明白,总胆固醇值并非心脏病风险的精确预报器,因为这数据包括所谓"好的"和"坏的"胆固醇。增加的多是好的胆固醇,也就是深信可预防心脏病的胆固醇。研究已持续显示,进行产酮饮食的人一般而言有较高的高密度(好的)胆固醇和较低的低密度胆固醇比例(代表心脏病风险降低)[2-4]。

尽管总胆固醇上升,并无证据显示高脂肪饮食对心脏或动脉有害。在迄今最具规模的产酮饮食安全和有效性研究中,调查人员都无法找出任何害处:效果都是正向的[5]。"我们总是猜想产酮饮食长期而言相对安全,而我们现在有证据了,我们的研究应有助于平息对于产酮饮食长期安全性的唠叨质疑。"参与这项研究的约翰·霍普金斯大学神经学家艾瑞克·科索夫医师(Eric Kossoff,MD)说道。

高脂肪饮食的安全性确实可回溯至数千年前。许多种族的人口传统上凭借含 60％～90％的热量为脂肪的饮食存活,甚至兴盛。或许最知名的就是爱斯基摩人,爱斯基摩人住在靠近北极圈、从阿拉斯加(Alaska)到格陵兰(Greenland)的区域,缺乏可食用的蔬菜。传统的爱斯基摩饮食在断奶后(牛奶含些许碳水化合物),几乎没食用淀粉,接下来的岁月全仰赖肉类和脂肪。然而,早期的极地探险家描述原始的爱斯基摩人既生猛又健康,免于许多诸如心脏病、糖尿病、阿尔兹海默症和癌症等现代文明病,而且寿命等同现代的美国人和欧洲人。遭白种拓荒者殖民之前的美洲平原印第安人、北俄罗斯的西伯利亚(布里亚特蒙古人、雅库特人、鞑靼人、萨摩耶人、通古斯人、珠库西斯人和其他民族）原住民和非洲的玛撒人，皆因超高脂肪的饮食而兴盛。他们的饮食不仅高脂，更是高饱和脂肪和胆固醇的饮食，但从未听闻他们罹患心脏病。即便今日，持续摄取传统高脂饮食的人，显然和西方社会极为常见的退行性疾病无缘。高脂饮食经得起时间的考验，并经证明不仅安全且具疗效。

中链三酸甘油酯饮食

19 世纪 60 年代发现称为中链三酸甘油酯（MCT）的特定脂肪群，相较于由长链三酸甘油酯（LCT）所组成的一般饮食，每单位可制造出更高的酮值。相较于更普遍的长链三酸甘油酯，肝更能有效吸收中链三酸甘油酯，也偏好用它来产生能量。脂肪和油在本质上是由三酸甘油酯这种脂肪分子所组成。这些泰半归类为长链三酸甘油酯，因为它们是建立在碳原子的长链上。较小的三酸甘油酯就是中链三酸甘油酯。含 100％中链三酸甘油酯的食品，即确切地命名为中链三酸甘油酯。

典型产酮饮食严格的碳水化合物限制，让家长很难为他们的孩子做出美味的膳食。在 1971 年，彼得·胡坦洛舍（Peter Huttenlocher）开发了一种产酮饮食，约有 60％的热量来自中链三酸甘油酯，使之如同典型的产酮饮食般，有更多的蛋白质和高达 3 倍的碳水化合物。总脂肪摄取量可由 90％降至 70％（60％的中链三酸甘油酯，100％的长链三酸甘油酯），并以 20％的蛋白质和 100％的碳水化合物完成这项饮食。

中链三酸甘油酯和至少为其 2 倍质量的低脂牛奶混合、冰镇，并且在餐间啜饮或融入食物中。胡坦洛舍在 12 名患有严重癫痫和难以处理的发作的儿童及青少年身上测试，多数儿童的发作控制和警觉性获得改善，产生类似典型产酮饮食的结果。中链三酸甘油酯产酮饮食被视为比典型产酮饮食更营养，可让患者选择摄取更多蛋白质和碳水化合物，并为备餐提供更多种食物和方式。

尽管中链三酸甘油酯饮食好处多多，却仍有些缺失。摄取太多中链三酸甘油酯会引起恶心、呕吐和腹泻。许多患者因无法忍受这些不良反应，而放弃中链三酸甘油酯饮食。一种结合中链三酸甘油酯和典型产酮饮食的调整版中链三酸甘油酯饮食，一般而言更可承受，目前为许多医院所运用。

调整版的艾特金饮食

罗伯特·艾特金博士(Dr. Robert Atkins)以提倡低碳水化合物饮食减重和提升整体健康而闻名。在他的畅销书《艾特金博士的新饮食革命》(*Dr. Atkins' New Diet Revolution*)中，概述了他的低碳水化合物饮食四阶段。这项饮食包括导入期、持续减重期、维持前期和维持期。饮食的导入期限制最多的碳水化合物摄取总量，限制为每天20克。典型的产酮饮食将碳水化合物限制到10～15克。虽然在艾特金的导入期可摄取多些碳水化合物，它仍可产酮(血液中可测量的酮体值)。事实上，碳水化合物摄取量限制到每日40～50克即可形成产酮现象，依个人的碳水化合物敏感度而定。

艾特金鼓励采用这项饮食的人进入产酮现象的状态。相对于高脂的产酮饮食，摄取适量脂肪、低碳水化合物的饮食，表示身体脂肪正被分解和利用，以符合身体每日能量所需。当身体脂肪为了产生能量而燃烧后，体重就减轻。既然如此，产酮现象是身体正在失去其过量脂肪和体重的前兆。

即便艾特金饮食的导入期，无法如产酮饮食般制造出那么高的酮值，人们却表示这可控制他们的发作。为回应这些描述，约翰·霍普金斯大学的研究人员让人们延长艾特金饮食的导入期，并将其称为调整版的艾特金饮食。调整版的艾特金饮食不限制热量或蛋白质，亦无须在一天中的每一餐持续维持较低的整体产酮比率(约1：1)。碳水化合物一开始限制在儿童每日10克、成人每日15克，并且约于1个月后增至每日20～30克，依发作控制的效果而定。研究人员表示调整版的艾特金饮食，让43%的患者降低超过50%的发作频率，且为27%的患者降低了90%[6]。这项和其他的研究显示，相较于典型的产酮饮食，调整版的艾特金饮食有更佳的发作控制。虽然较高的酮值可稍加预防发作，但较低的酮值仍具高效。

酮的神经保护效果

在癫痫的治疗中，研究人员已注意到摄取产酮饮食的患者不仅发作率和严重性降低，认知、警觉性、专注力和社交互动亦显示改善[7-9]。脑部功能显然在许多方面皆获得提升。

酮具有强大的神经保护特性，可减轻炎症、氧化和压力，以及干扰葡萄糖新陈代谢和兴奋性神经毒性等诸多神经失调症的普遍现象。调查人员已推论，若酮可预防发作和改善心智功能，它们亦可预防其他神经失调症。

个案报告已显示产酮饮食有益于治疗嗜眠病（一种睡眠失调，特征为突然、无法控制的睡眠冲动）、癌症、自闭症、忧郁症、偏头痛、葡萄糖新陈代谢的干扰如第二型糖尿病、多囊性卵巢症候群和一些罕见的新陈代谢失调症[10-20]。动物研究则建议，酮体或许有助于治疗某些心血管疾病和男性不育症[21-22]。

酮已显示具有强大的抗癌效果，第一个原因是癌症无法在充氧的环境中存活，而酮改善全身细胞的氧输送，第二个原因是癌细胞无法用酮产生能量。癌细胞燃烧葡萄糖，但当酮取代了血流中的葡萄糖时，癌细胞便会挨饿。结果，癌细胞就难以在酮主导的环境中存活。研究显示，在动物中，酮降低肿瘤的大小和与癌相关的肌肉消耗[23]。类似的结果也出现在人类癌症患者的身上[24-25]。在缺乏葡萄糖的情况下，癌细胞可以在禁食期间或热量摄取受限时，从储存的脂肪所释放出来的脂肪酸中存活。然而，脂肪酸无法越过血脑屏障。进行非常低碳水化合物或产酮饮食的人，依赖酮供给脑部大部分的能量所需。结果，脑获取极少的葡萄糖，能够使癌饿死，这正是动物研究和至少一项人类个案研究中之所见[27-28]。

酮治疗最大的潜在功效，可能在于处理对脑部有影响的状况。氧是正常脑功能之所需。脑部极度依赖氧，即使它仅代表身体质量的 2%，却吸收约 20% 的氧。结果，脑细胞对氧匮乏极度敏感。没有氧，脑细胞在 5 分钟之内就开始死亡，导致脑部损害或死亡。组织缺氧（缺少氧）可由窒息、二氧化碳中毒、心脏停跳（心脏停止跳动）、呛到、绞窄、脑卒中、非常低的血压和服药过量引起。酮借由改善氧输送来阻挡组织缺氧的有害效果，酮使通往脑部的血流量增加 39%，改善循环和氧的可利用性[29]。许多研究显示，酮可防止因通往脑部的氧输送受阻而引发的脑部损害。

由于各种原因而无法进食的医院患者，经常接受静脉注射的营养处方。当头部严重损伤的患者注射中链三酸甘油酯类型，并采用大多含脂肪的营养四方案时，就有显著改善[33-34]。在身体中，中链三酸甘油酯被转化为酮，可滋养脑部和加速疗愈。

动物研究和人类临床测试的证据，则意味着产酮饮食能为诸如阿尔兹海默症、帕金森病、肌萎缩性脊髓侧索硬化症、亨廷顿舞蹈症、脑部创伤和脑卒中等广泛的神经退行性疾病,提供症状舒缓和病况减轻的效果[35-38]。

葡萄糖新陈代谢的干扰,普遍而言是神经退行性疾病背后的问题。酮提供一种更有效的替代性能量来源,越过能量制造的葡萄糖新陈代谢路径,为神经元带来其所需之生命供给能量,以便正常运作和提供疗愈的环境。酮体事实上是神经脂质合成较偏好的基质。换句话说,酮促进脑细胞的修复和再制造。

在组织培养中,酮体已显示可增加运动神经即控制动作的神经之存活,这攸关肌萎缩性脊髓侧索硬化症患者。在肌萎缩性脊髓侧索硬化症的老鼠原型中,研究人员喂经过基因调整而形成肌萎缩性脊髓侧索硬化症的老鼠吃产酮饮食。相较于喂食标准饮食的老鼠,这些老鼠的体力和表现都保存了下来。解剖发现,相较于控制组的老鼠,摄取产酮饮食的老鼠显然有更多存活的运动神经元。

用在亨廷顿舞蹈症研究的老鼠,是经过喂食而产生亨廷顿基因。提高酮值的饮食介入已显示可延缓疾病的发展,并为老鼠延长高达15%的寿命。在人类中,这等同额外延长了10~12年的寿命。

酮亦保护脑部多巴胺和海马体细胞(受帕金森病和阿尔兹海默症影响的区域)的组织培养[39]。将假海洛因(MPTP)——一种可引起多巴胺神经元损坏的神经毒素药物,注射到动物身上以模拟帕金森病。然而,酮为这些动物阻挡了来自假海洛因的有害效应,并维持能量制造和功能[40]。

酮不仅能预防神经退化,更能复原失去的功能。这在哥伦比亚大学内科医师暨外科医师学院(Columbia University College of Physicians and Surgeons)西奥多·凡以塔利博士(Dr. Theodore Vanltallie)的帕金森病患者临床研究中获得证实,凡以塔利博士说:"酮是滋养脑部的高能量燃料,我们的研究对于患者而言非常成功。"这项研究包括5位摄取产酮饮食28天的帕金森病患者。所有研究对象的颤抖、僵硬、平衡和走路能力皆获得改善,平均提升了43%[41]。

研究对象维持典型的4:1、约含90%脂肪的产酮饮食。一开始有7名研究对象志愿参与研究,但第一周就有一人因饮食太难维持,一人因个人因素而退出。5名研究对象中,3个完成研究的人忠实遵循处方菜单,另外2个研究对象没有严格遵循这项饮食,但在整个研究中依然达到并维持产酮现象。每个研究对象在开始和结束时,皆以帕金森病统一评分量表(Unified Parkinson's Disease Rating Scale)评估,并比较得分,每个研究对象皆显著改善。有趣的是,没有严格遵循产酮饮食、血酮值略低的两个研究对象改善最多,一个改善了64%,另一个则是81%,表示典型的产酮饮食可能并非必要,而诸如调整版的艾特金饮食等限制较少的饮食或许更有效。

研究人员密切监测研究对象的胆固醇值,因为他们关切高脂饮食将如何影响血脂质。4名研究对象的胆固醇总值,在研究结束时并未出现明显差异。然而,一名研究对象的胆固醇总值却增加了30%。但是,她却是症状改善最佳(81%)的人。增加的胆固醇当然对她的脑部毫无损害,并可能是她比其他人改善更多的原因之一。

在动物研究中,酮显著降低阿尔兹海默症的老鼠和犬类原型的淀粉样蛋白斑块量[42-43]。在阿尔兹海默症的犬类原型中,酮改善日间活动、提升视觉、空间记忆的任务、增进学习任务的可能性、运动学习任务表现较佳,并提升短期记忆的表现[44]。许多研究已显示酮防止脑部受伤,并促进受伤之后的迅速疗愈[45-47]。

酮改善神经因子的活动,也就是对神经元行使生存促进和滋养作用的小型蛋白质活动[48]。这些因子在神经元存活和神经元的生命品质中扮演重要的角色。神经营养因子调节神经元的生长,诸如蛋白质合成等相关新陈代谢功能,以及神经元制造携带化学信号,让神经元可互相沟通的神经传导素(例如多巴胺、谷胺酰胺)的能力。它们在维持人一生中的神经元功能上扮演着重要角色。

酮也为神经元供给脂质的基础材料[49]。因此,它们有助于受损脑细胞的重新生长或修复,以及新细胞的合成。这很振奋人心,因为这代表酮有可能提供逆转部分神经退化性损害的方式。

将葡萄糖转化为能量的不利结果之一,是会产生具破坏性的自由基。这就像汽车引擎燃烧汽油时所排出的气体般,会产生所需的能量和有害的气体。以我们的细胞而言,这气体就是自由基。然而,健康、营养好的细胞为此做了准备,并携带可中和自由基的保护性抗氧化剂之储存,降低它们可能引起的损害。当酮被用来替代葡萄糖来产生能量时,就需要更少的氧,可大幅降低自由基的形成和储存珍贵的抗氧化剂。酮的作用如同高等级、洁净燃烧的燃料,产生少许气体并更加有力。在神经退化的状态中,抗氧化剂的储存耗尽,使得各种来源的自由基四处横行,促使炎症和退化。

酮可为全身的细胞和器官所使用,除了产生酮的肝脏之外[50]。几乎每种疾病状态,无论是在脑部还是其他部位,皆和无法控制的炎症和不良的氧及葡萄糖运用有关。酮改善氧的利用和稳定炎症,因此有可能对抗大量的病症。

与酮相关的健康效益

以下为记录酮和低碳水化合物产酮饮食相关的健康效益。

- 除了肝脏之外,提供可被全身器官使用之高效能量来源的替代方式[51]。
- 预防由脑部缺氧(脑部缺乏氧)所引起的脑部损害[52-53]。
- 降低具破坏性的自由基之生成[21,51,54]。
- 稳定脑部和全身的炎症[21]。
- 保护脑细胞不受化学毒素之害[55]。
- 预防癫痫发作,包括难以处理的抗药性发作[56]。
- 预防婴儿痉挛[57]。
- 预防猝睡症[58]。
- 减轻自闭症的症状[59]。
- 预防偏头痛[60]。
- 作为抗忧郁剂[61]。
- 保护脑部免于身体创伤所引起的损害[62]。
- 预防包括阿尔兹海默症、帕金森病、亨廷顿舞蹈症和肌萎缩性脊髓侧索硬化症等神经退行性疾病[63-66]。
- 预防血糖过少的症状[67]。
- 供应合成新的神经元之基质[68]。
- 预防糖尿病,因此改善血糖控制和碳水化合物容忍度[69-70]。
- 由模拟胰岛素的急性新陈代谢效果,来减轻胰岛素抵抗的效果[71]。
- 预防癌症,特别是脑癌[72-73]。
- 由改善效率和强度、同时运用较少的氧,来提升心脏功能。相较于葡萄糖,酮可增加 25％ 的心脏液压效率[21,74]。
- 预防脑卒中引起的脑部损害[75]。
- 增加细胞的抗压力和改善手术后的复原[76-77]。
- 预防多囊卵巢综合征[78]。
- 增加攸关成功受精的精子生命力和活力[79]。
- 体重管理和肥胖治疗的有效协助[80]。
- 因其稳定炎症和增加氧利用的能力,可能有助于减缓几乎所有疾病症状的有害效应[81-82]。
- 改善整体健康和延长寿命[83]。

第十三章　酮奇迹

如您所见,与酮相关的健康效益既多且广。美国国家卫生研究院(United States National Institute of Health,NIH)资深科学家维齐博士(Dr. Veech)将酮称为身体的"超级燃料"是有好理由的。酮增加 25％的能量制造,同时降低氧的消耗。这能量的提升对细胞和身体有刺激效果,将一般细胞转化为超级细胞。细胞新陈代谢变得活跃、效能提升,神经营养因子启动。犹如克拉克·肯特(Clark Kent,超人电影中的主角名字)般的温和细胞转化为超级细胞,细胞本身的自我保存和疗愈机制高效运作。超级细胞击败诸如毒素和压力等有害影响的能力提升,细胞在严酷状况下的生存能力亦增加,细胞的生产力也获得提升。只要想象,两组工人接受建造房屋的挑战,一组是由精力充沛的工人(超级细胞)所组成,另一组则由懒惰的工人所组成,您觉得哪组会先完成任务? 您身体中精力充沛的细胞亦然。无怪乎酮体似乎攸关这么多的健康效益。

酮和椰子

"我先生史提夫(Steve),58 岁,曾罹患进行性的失智症至少 5 年。"佛罗里达州(Florida)春丘(Spring Hill)的春丘区域医院(Spring Hill Regional Hospital)新生儿学部门的玛丽·纽波特医师(Mary Newport,MD)说道。他在 2008 年 5 月进行磁共振造影,显示明显的脑部萎缩——阿尔兹海默症的典型症状。他经常身处迷雾中,他找不到汤匙或记不得如何从冰箱取水。有些日子的状况还好,他几乎就像以前的自己,快乐并有其独特的幽默感、创意与想法。玛丽说:"我的直觉是,饮食和这变动有关。我知道他被锁在某处,如果有钥匙可将他无法进入的脑部区域打开就好了。"

仅在几年前,史提夫·纽波特(Steve Newport)是会计师,他打字很快也喜爱计算机,可将其拆解和修理。他基本上无须特殊训练就能修理任何东西。如果他没工具做某件事,就会"发明"出来作为可用的原型。他非常聪明。

2003 年,当史提夫 53 岁时,开始很难安排他的会计工作。他记不起自己是否已做完属于日常工作的任务,也难以精确和即时地完成会计工作。他经常无法赴约,也常遗失诸如皮夹、钥匙和鞋子等重要物品。

他知道情况有些不对劲了,并因此而沮丧。他在一年之后去看神经科医师,医师让他进行简易智能量表(Mini Mental State Exam,MMSE)测验——这是筛检认知损伤的问卷。测验共有 30 题,分数愈低,失智症就愈严重。史提夫在 30 分的总分中得到 23 分,位于轻微失智症的范畴中。

史提夫的记忆和认知能力持续下降。他在 2005 年夏季开始服用阿尔兹海默症药物爱忆欣,试着减缓疾病的进展。这帮助不大,因此加了另一种药盐酸美金刚(Namenda)。最后他以忆思能(Exelon)取代爱忆欣,但仍旧无显著改善。

到了 2006 年秋季,他再也无法执行任何会计或记账工作。到了 2007 年 9 月,他已无法替自己准备简餐,不再开车,并需要监督以完成许多其他的活动。例如,挖洞、换灯泡、吸尘、洗盘子和穿着得宜。他在试着完成这些任务时容易分心,也无法再使用计算机键盘或计算机,甚至无法进行简单的算术。他经常只穿一只袜子或鞋子,并将鞋子的左右脚错置。门边和他的柜子里有一堆鞋子,都是同边的,却没有与之相配的另一边。他也表示无法阅读,因为字会在页面上乱动。他难以拼出简单的字,如"外"(out)和"放"(put),当他说话时也难以记得许多简单的词汇。

史提夫也遇到类似帕金森病的生理问题,他的一只手有些颤抖,会干扰饮食,下巴颤抖则在说话时最明显。他的步履异常,走路缓慢,每走一步都把脚抬得比平常更高。

他的妻子玛丽说:"看着他的衰退,感受无计可施的无助,却只能眼见事情发生,真是一场梦魇。"身为医师,她持续寻找或可帮助减缓疾病进展的崭新治疗和药物。她十分无助,并开始寻找实验性新药的测试,想着史提夫或许能参与一些这类的试验性研究。

2008 年 5 月上旬,她找到一家寻找志愿者测试新疫苗的公司,但研究对象必须先通过筛检。史提夫又做了一次简易智能量表,得分为 12 分,如此差的表现代表他有中度的失智症,也将他排除在这项研究之外,因为最低标准得分为 16 分。调查人员偏好对轻微至中度的患者进行测试,因为这些人最可能从药物中受益。病情一旦进展得过深,任何药物的帮助恐怕都不大。史提夫的状况太严重了,玛丽身心交瘁。

她持续寄望史提夫能参与另一项实验性研究,并持续寻找其他药物测试。她看到一家公司有一种名为 AC-1202 的新药,正在找人测试对 3 种药物配方的容忍度。这药似乎比市面上其他阿尔兹海默症药物有效得多。目前可得的最强力药物,最多也仅能稍加舒缓退化率。然而,这种新药不仅可停止疾病的进展,更能改善记忆——这是其他药物从未办到的。玛丽说:"多数药物论及减缓疾病进展,但您从未听过'改善'这个词。我当时就知道自己

第十三章 酮奇迹

必须再知道更多。"

她开始上网搜寻,极尽所能找到和这种药相关的信息。她在调查中找到一份药物的专利申请和之前的临床研究。当她详阅资料和查询资料中所参照的大量研究时,她大吃一惊。有 172 名罹患失智症的银发族参与的一项初步研究,显示在 90 天内就有显著进步。在只服用一次药物之后,有些患者的认知能力出现重大的进展。

在另一项有 159 名因非疾病的老化而有正常记忆损伤的银发族参与的类似研究中,服药者在数项记忆测验的表现远超过服用安慰剂者。这些研究结果都刊登在《BMC 神经科学》(BMC Neuroscience)期刊上[84]。

虽然这种药当时即将问世,以治疗阿尔兹海默症,报告中却建议,它也可能具有处理诸如帕金森病、肌萎缩性脊髓侧索硬化症、亨廷顿舞蹈症、多发性硬化症、癫痫和糖尿病等病症的潜力。

当她翻阅报告时,就发现这种新药仅含一种有效成分,就是名为辛酸的中链三酸甘油酯。虽然使用这种特殊的中链三酸甘油酯,报告却指出任何中链三酸甘油酯基本上皆有相同的结果。玛丽知道癫痫治疗中有使用中链三酸甘油酯,这是有道理的。中链三酸甘油酯已被安全地运用在癫痫治疗和医院食品配方中。

这是令人振奋的消息。玛丽在 2008 年 5 月中替史提夫安排一项筛检,好让他参与研究。为协助史提夫进行测试,她在途中重复提醒他城市和郡的名称,以及现在是什么季节、月份、星期几和其他经常提及的问题。不幸的是,史提夫的简易智能量表测验分数又太低,因此不合格。除了简易智能量表,医师让史提夫凭记忆画出一个钟面,这是阿尔兹海默症的标准测试。史提夫记不得钟的样貌,更别说是画出来,仅设法乱涂了几个形状(图 1)。医师在看完图之后,表示史提夫正朝阿尔兹海默症的严重期进展。

"我们真是心力交瘁。"玛丽说道。接着玛丽忽然想到,在专利申请中,有句话是说中链三酸甘油酯萃取自椰子油。椰子油是大自然最丰富的中链三酸甘油酯,即高达 63% 的椰子油成分来源。椰子油在多数健康食品店和部分主要的连锁店皆有贩售。她想着:"我们何不试试椰子油,就当作营养补充品?我们有什么损失?如果里面的中链三酸甘油酯有助于他们,为何对我们会没有帮助?"

他们在回家途中停在一间健康食品店,买了 1 夸脱(946 毫升)的"初榨"椰子油。玛丽算过这等同研究所使用的 20 克中链三酸甘油酯的椰子油量。

大约 35 克或比两汤匙（七茶匙）略多的量，即供应 20 克的中链三酸甘油酯。她说："隔天早上大约 9 时，我在燕麦早餐中掺入两汤匙，为了'好运'，就再加一点点到他的碗里。我也加了一些到我的碗里，因为我无法指望他会吃我不吃的东西。"

当天下午 1 时，史提夫在坦帕（Tampa）有另一项筛检。他们抵达后不久，史提夫就被带去做测试，大约在服用椰子油之后的 4 个半小时。当他回来时，对自己的表现并不满意。玛丽向研究协调者询问他的简易智能量

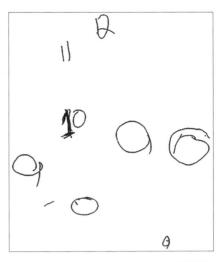

图 1　开始服用椰子油前一天所绘的钟面

表分数，当时的得分使她大为震惊——他得了 18 分！史提夫记得现在是什么季节、月份、星期几和他在哪里，城市和郡也都记得，而他在先前的筛检却都答不出来。他在 2 周前的分数仅 12 分。一剂椰子油之后，却出现戏剧性的记忆改善。"我们真是太高兴了！"

从那天起，椰子油就成为他们生活中固定的一部分。开始服用椰子油 2 周后，史提夫又画了钟面（图 2）。这次他可在心里描绘钟，但在此之前他办不到。他加上"轮辐"以协助排列数字。他在 23 天之后第三次画出时钟，第一张画和后来两张的差异，显示大幅度的进展。史提夫在 2008 年 6 月再度进行简易智能量表测试，得了 20 分。现在的分数够高，可被视为轻微阿尔兹海默症（图 3）。

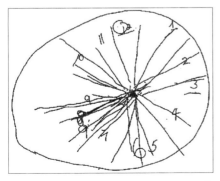

图 2　开始服用椰子油 14 天之后所绘的钟面

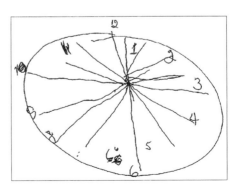

图 3　开始服用椰子油 37 天之后所绘的钟面

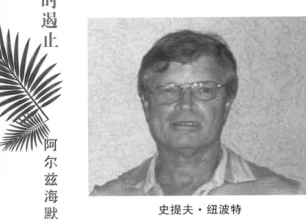

史提夫·纽波特

6月底,纽波特夫妇拜访史提夫在辛辛那提(Cincinnati)的老家。玛丽说:"他们注意到他和他们的社交互动性,相较于一年前有非常显著的差异。他看起来不再恍神,反而开始深入他们的话题并感到兴趣。他立刻想起了一年前还不熟悉的亲戚名字。他的脸部表情更生动,并积极参与谈话,立刻理解笑话,甚至提出自己的幽默见解。他仍难以找到一些字来表达,但他可说出句子,甚至将句子串连起来。"

根据开始服用椰子油之前的磁共振造影显示,史提夫的脑部经历严重的萎缩,可能无法彻底痊愈,但他却愈来愈好转。玛丽说:"和一年前的他相较,截然不同,甚至和两三年前也完全不同。"

史提夫在服用椰子油之前,记不起该如何打开计算机、如何使用鼠标,也不记得"按鼠标左键"和"按鼠标右键"的概念,他甚至失去打字能力。到了2008年9月,大约为展开椰子油治疗后的18周,他就能开计算机和启动会计软件,不需提示即可准确地使用鼠标。"我把自己的人生找回来了!"史提夫高兴地嚷着。

开始服用椰子油的1年后,史提夫经历下列改善:

脸不再颤抖,双手略微或无颤抖;步伐变得正常;对运动重新感兴趣并能再跑;近期和远期记忆改善;能再阅读,字不会在页面上乱跑;能在最低程度或无监督之下完成家务和园艺工作;性欲增加;两脚都穿鞋袜,并将完整的一双摆在一起;能记得时间,并在不戴表至少2年之后再度戴表;不再沮丧;开始能持续一段对话的能力改善,并重拾幽默感。

玛丽说:"每隔几个月就和史提夫交谈的家人表示,每次和他接触时,他的会话能力皆有提升。他的近期记忆力持续改善,他经常提到数周前发生的事,并精确详细地接续电话中的对话。"史提夫很想更活跃自己的社交,"他现在一周两次在我服务的医院当志愿者,在仓库帮忙整理箱子和标签,并和别人一起在医院里送补给品。他对新工作感到非常高兴,也喜欢同事们。"

玛丽受到史提夫早期成功的启发,就把史提夫的早、晚餐椰子油摄取量增加为两汤匙。后来她添加中链三酸甘油酯,并增加剂量为一天三次各两汤匙。玛丽发现当史提夫在早餐服用两汤匙椰子油时，他的血酮值约在 3 小时后达到巅峰，晚餐时就几乎消退，共持续 8～10 小时。当玛丽开始让史提夫服用椰子油时，她并不知道也有纯中链三酸甘油酯。她试着以中链三酸甘油酯取代椰子油，史提夫的酮值在一半的时间，也就是 90 分钟内就达到巅峰，却在 3 小时之后消退。中链三酸甘油酯比椰子油更快提高血酮值，但椰子油却比较持久。过量的中链三酸甘油酯也会引起周期性的猛爆性腹泻。她现在将椰子油和中链三酸甘油酯混合，每餐给史提夫服用两汤匙。如此一来，整个白天和夜晚的大部分时间皆可维持高酮值。

全球阿尔兹海默症盛行程度

由超过 70 个全球阿尔兹海默症组织所组成的非营利的阿尔兹海默症国际联盟（Alzheimer's Disease International），已判定世界各地的阿尔兹海默症人口比例。

国家	罹患阿尔兹海默症人口比例
北美洲	6.4％
西欧	5.4％
拉丁美洲	4.6％
澳大利亚/新西兰	4.3％
东欧	3.9％
北非	3.6％
中东	3.6％
印尼、泰国和斯里兰卡	2.7％
印度和南亚	1.9％

东南亚国家和印度的阿尔兹海默症罹患率最低，而椰子是这些国家的传统食物。在此地区的许多人仍经常食用椰子，并且在烹调中使用椰子油。这会是他们的阿尔兹海默症罹患率如此低的原因吗？

资料来源：法瑞等人（Ferri, C. P. , et al）所著《全球的阿尔兹海默症盛行程度：一项匿名共识研究》（*Global prevalence of dementia: a Delphi consensus study*）. Lancet 2005, 366: 2112 - 2117.

第十三章　酮奇迹

因为脂肪，特别是饱和脂肪的含量高，加入这样的饮食中，有些人就会关切它对胆固醇值的影响。玛丽表示史提夫的胆固醇值确实有改善，他的高密度（好的）胆固醇升高，而低密度（坏的）胆固醇则下降。

即
时
遏
止

阿
尔
兹
海
默
症

2009 年 3 月，实验性药物 AC－1202 重新命名为安索纳（Axona），且获得美国食品和药物管理局（US Food and Drug Administration）准许为治疗阿尔兹海默症的药用食品。玛丽说："我们没服用安索纳。该处方是一天仅一剂，一个月就要花 100 美元，而史提夫遵循我们持续进行的饮食方式，状况很好。"安索纳的制造商表示他们仅建议每日一剂，因为他们在研究中是用此剂量。另一个原因或许是当他们尝试 2 倍剂量时，引起部分使用者肠损伤和腹泻。服用该药物者表示，药效在几小时之后就消退，他们得服用椰子油来维持酮值。在一天中分 3 剂服用来维持酮值，每个月的花费为 300 美元，相较于服用椰子油 1 个月 10 美元，实在过于昂贵。

椰子油对深受神经失调之苦的任何人皆有益处。它所产生的酮为脑部提供能量，并刺激疗愈和修复。椰子油对服药者特别重要，如帕金森病的症状在服用左旋多巴之后会消退一阵子。随着时间的流转，自由基持续攻击多巴胺神经元，会使药失效。具有讽刺意味的是，药物本身引发自由基增加，最终加速疾病进展。酮降低自由基的形成[21]。任何服用左旋多巴的人亦应服用椰子油，以阻挡损害多巴胺神经元的自由基过量形成。

玛丽·纽波特医师在美国四处旅行，述说着史提夫的故事，并鼓励对于中链三酸甘油酯作为阿尔兹海默症和帕金森病、亨廷顿舞蹈症、肌萎缩性脊髓侧索硬化症、多发性硬化症及其他神经退行性疾病的治疗辅助，并进行更深入的研究。您可浏览她的网站 www.coconutketones.com。许多神经失调的人遵循纽波特的经验，现在已将椰子油纳入他们的饮食中，并获得良好的结果。对于其他更多毫无任何可查明之神经问题的人而言，服用椰子油则为预防措施。

"酮是脑的超级燃料"。

——**Richard Veech**，MD，*National Institutes of Health*

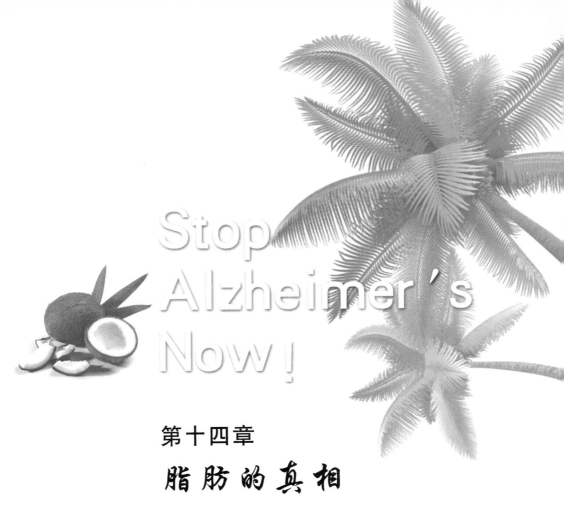

Stop
Alzheimer's
Now！

第十四章

脂肪的真相

脂肪有益于您

相对于一般大众的想法,脂肪并非是潜入我们的食物中、对我们有害的丑恶野兽。它具有价值,甚至是一种重要的营养素。简单来说,脂肪有益于您,它滋养身体并有助于预防疾病。

所有的天然脂肪皆有益。然而,如果好的脂肪遭到氧化或化学移转的掺杂,就会变坏。有些脂肪比其他的脂肪对我们更有益,有些则可摄取得更多。有些需要和其他的均衡摄取,而那些遭掺杂或人工制造的就不应摄取。问题是,我们多数人分不清脂肪的好坏。

广告和行销宣传活动大幅影响和扭曲我们对于膳食脂肪的看法。我们被告知要把脂肪摄取降至最低,以减轻过多的体重和让身体健康。此外,有些脂肪被描绘成好脂肪,但其他的则被形容为坏脂肪。饱和脂肪受到最多的批评,并被归罪为几乎是人类每项健康问题的导因。反之,多元不饱和蔬菜油、乳玛琳和起酥油却被封为"好的"脂肪。真相是,最饱和的脂肪,尤其是椰子油,是您所能摄取最健康的脂肪之一。反之,许多多元不饱和脂肪早已不处于原本的天然状态,遂成为严重的健康威胁。

无论是饱和还是不饱和的天然脂肪,经过极少加工处理的都是最健康的脂肪。有史以来,各行各业的人们都在摄取天然脂肪,并没有经历我们当今普遍面临的健康问题。这些脂肪并非肇事者。

事实上,脂肪是我们的身体赖以达到和维持良好健康的重要营养素。我们在饮食中需要脂肪,大自然中的食物几乎都含有某种程度的脂肪。适量的脂肪对于正常的消化和营养吸收是必要的。

脂肪减缓食物经过胃和消化系统的移动。这让食物有更充裕的时间沉浸在胃酸和消化酵素中。吸收更多的营养素,特别是通常紧黏着其他化合物的矿物质,就会由我们的食物中释放出来,然后为身体所吸收。

低脂饮食事实上是有害的,因它阻止食物的彻底消化和限制营养素吸收,促使身体缺乏矿物质。例如,钙质需要脂肪以便正常吸收。因此,低脂饮食导致骨质疏松。有趣的是,我们经常尽可能避免脂肪并摄取低脂食物,包括无脂和低脂牛奶,以获取钙质——然而饮用降脂的牛奶,就无法有效吸收钙质。这或许就是为何人们饮用大量牛奶和服用许多钙质补充品,却依然深

第十四章 脂肪的真相

受骨质疏松之苦的原因之一。同理,许多蔬菜是钙质的良好来源,但是为了利用钙质的优势,您需要搭配奶油、鲜奶油或其他含脂肪的食物一同摄取。

脂肪能够促进几乎所有维生素和矿物质的摄取和吸收,而且是正常吸收脂溶性营养素之所需。脂溶性包括维生素 A、维生素 D、维生素 E 和维生素 K。其他脂溶性营养素包括 α 胡萝卜素、β 胡萝卜素和类胡萝卜素,这些营养素对于良好的健康是绝对必要的。

许多脂溶性维生素的作用如同抗氧化剂般,为您预防自由基的损害。借由降低饮食中的脂肪,限制了预防破坏性自由基反应的保护性抗氧化营养素的量,因此低脂饮食加速退化和老化的速度。这或许就是无论花多长时间摄取非常低脂饮食的人,为何经常看起来既苍白又虚弱的原因之一。

类胡萝卜素是可见于水果和蔬菜的脂溶性营养素,最为人所知的是 β 胡萝卜素。所有的类胡萝卜素皆以其抗氧化效能而闻名。许多研究已显示,它们和其他诸如维生素 A 及维生素 E 等脂溶性抗氧化剂,皆可预防退行性疾病和维持免疫系统功能。

诸如绿色花椰菜和胡萝卜等蔬菜含有 β 胡萝卜素,但若不和任何的油一同摄取,将无法彻底吸收和运用其所含的脂溶性维生素。您可食用富含抗氧化剂和其他营养素的水果和蔬菜,但若不和脂肪一同食用,就只会吸收到这些重要营养素的一小部分。服用维生素片帮助不大,因为它们也需要脂肪来促进正常吸收。因此,摄取低脂饮食事实上是有害的。

脂肪对于促进营养素吸收究竟有多大的效果?显然很大。在俄亥俄州立大学(Ohio State University)进行的一项研究中,研究人员检视 3 种类胡萝卜素(β 胡萝卜素、茄红素和黄体素)在加脂饮食中的吸收。研究人员使用他们认为最健康的脂肪来源——酪梨,因其单一不饱和脂肪含量相对较高。

11 名研究对象接受一份含无脂沙拉和面包的饮食。另一天的餐饮也相同,但这次在沙拉中添加酪梨,将餐中的脂肪含量大幅提升 37%。研究对象的血液值显示 β 胡萝卜素增加 2.6 倍、茄红素增加 4.4 倍,这显示在餐中添加少量脂肪,可增加 2 倍、3 倍或 4 倍以上的营养素吸收。

第二次测试就吃沙拉。第一道沙拉包含萝蔓莴苣、小菠菜、胡萝卜片和无脂沙拉酱,结果脂肪含量大约 2%。添加酪梨之后,脂肪含量大幅上升至 42%。脂肪含量较高的沙拉使血液的黄体素值增加 7 倍,β 胡萝卜素则惊人地增加了 18 倍!

在一项类似的研究中,研究对象吃的沙拉还有不同脂肪含量的沙拉酱。

添加无脂沙拉酱的沙拉导致微乎其微的类胡萝卜素吸收，低脂沙拉酱略为增进营养素的吸收，但全脂沙拉酱则显著增进。令研究人员惊讶的是添加脂肪可提升营养素吸收，而缺乏脂肪时所吸收的量是多么微不足道。

因此，若您想从番茄、绿豆、菠菜或任何蔬菜或是低脂食物中获取所有的营养素，就需要添加少许脂肪。食用未添加脂肪的蔬菜和吃缺乏营养的一餐效果相同。添加良好来源的脂肪，攸关从食物中获取最多的营养素。

自称为营养师的纳森·普林提金（Nathan Printkin），在 20 世纪七八十年代走红，是美国提倡低脂饮食以达到最佳健康的领袖之一，他成立普林提金长寿中心（Printkin Longevity Center）推广他的低脂计划。普林提金是在饮食中去除脂肪的狂热分子，宣称莴苣和其他蔬菜含有我们身体所需的足够脂肪。他的饮食将脂肪摄取量限制到仅为总热量含量的 10％。人们体重减轻，却也因脂肪缺乏而产生健康问题。查理·提·麦基医师（Charles T. McGee, MD）在他的著作《心的欺骗》（Heart Fraud）中描述尝试普林提金低脂饮食的患者："普林提金计划的患者在摄取该饮食约 2 年之后，已缺乏必要脂肪酸。这些人憔悴地走进办公室，皮肤干燥、颓丧、苍白、阴郁。幸运的是，这种并发症很少见，因为多数人发现很难不作弊就把脂肪摄取量维持在 10％。"

普林提金声称他的低脂肪饮食方式会改善健康、去除多余的体重和抵御神经退行性疾病。不幸的是，对普林提金而言，它是失败的。他患上了白血病，陷入深深的抑郁症并自杀身亡。抑郁症和自杀是众所周知低热量、低脂肪的不良反应[1-2]。即使普林提金建议占总热量的 25％ 的脂肪饮食，也会严重影响心智健康[3]。他所提倡可达到最佳健康、延长寿命和幸福的饮食，却造成他失去心智并注定了早期死亡。

另一名低脂提倡者是罗依·洛·沃尔福特医师（Roy L. Walford, MD），加州大学洛杉矶分校医学院的医学教授。沃尔福特被视为全球顶尖的热量限制和长寿专家之一。自从 20 世纪 30 年代起，研究人员就已观察到可由限制动物的热量摄取量，将其寿命延长至 50％。沃尔福特相信人类寿命可透过热量限制饮食延长到 120 岁。他写了许多关于这主题的书籍，包括《120 岁饮食》（The 120 Year Diet）、《最长寿命》（Maximum Life Span）和《抗老计划》（The Anti-Aging Plan）。他的计划是基于"有最佳营养的热量限制"或他称之为"CRON"（calorie restriction with optimal nutrition）的概念。他宣称这可"延缓人类老化的基本速度，大幅延长青年和中年期；延缓诸如心脏病、糖尿病和癌症等老年病的侵袭，甚至降低任何年龄的整体染病性"。

限制热量摄取量是他的计划核心。既然脂肪比碳水化合物或蛋白质的热量含量多出 2 倍以上,脂肪也从他的计划中除名。沃尔福特开始在他 60 多岁的期间如此饮食,满心期盼至少能活到 100 岁。但事与愿违,他罹患肌萎缩性脊髓侧索硬化症,享年 79 岁。白种美国男性的平均寿命为 78 岁[4],因此在遵循 20 年的热量限制和低脂饮食之后,他只延长了一年寿命,并且在生命的最后几年,深受严重损害身体的神经退行性疾病之苦。他的低脂饮食非但无法预防退行性疾病,反而导致他罹患此疾病。

最佳营养的热量限制,或许很可能延长寿命和防止老化,但沃尔福特饮食的问题出在他不了解脂肪的重要性,以及为何需要它来达到最佳营养。研究已显示,相较于脂肪摄取量较高的人,摄取低脂饮食的人拥有更高的神经退行性疾病死亡率[5]。高碳水化合物、低脂的饮食为增加肌萎缩性脊髓侧索硬化症的风险而闻名[6]。

神经退行性疾病的典型症状之一是慢性炎症。慢性炎症具破坏性,人们也积极寻求降低神经炎症的方法。尽管有人建议抗炎药物是可能的解答,但在多数情况下,这些药物经证实是无效的。事实上,有些药可加速神经退化,研究人员仍持续寻找新的药物。然而,早已有了答案,而且无须用药。炎症可透过饮食来降低。在一项由康涅狄克大学(University of Connecticut)所进行的研究中,调查人员发现低碳水化合物、高脂肪的饮食对于降低重大感染效果极佳,他们表示高脂饮食(59%的热量含量是脂肪)大幅降低炎症,并且比低脂饮食(24%的脂肪)更有效得多[7]。

全世界人口的脂肪摄取量差异很大,有些人吃很多,其他人则相对吃得少。在许多传统饮食中,脂肪在历史上占了总热量摄取量的 60%～90%(且多为饱和脂肪)。有些太平洋岛屿居民所摄取的热量中,有高达 60% 是脂肪,其中 50% 是饱和脂肪,大多来自椰子[8]。虽然这些人摄取大量脂肪,却浑然不知诸如心脏病、糖尿病和阿尔兹海默症等疾病。相对离群孤立的人口,依然摄取天然脂肪,并不会罹患现代社会常见的阿尔兹海默症或其他神经退行性疾病[9-10]。

快速了解脂肪与油——脂肪酸与三酸甘油酯

脂肪和油这两个名词经常交替使用,而两者并无真正的差异。然而,一般认为脂肪在室温中是固体,而油是液体。例如,猪油被称为脂肪,而液态玉米油则被称为油。

脂肪和油是由称为脂肪酸的脂肪分子所组成。脂肪酸依其饱和程度共分为3类:饱和、单一不饱和与多元不饱和脂肪酸。您随时都听到人们使用这些名词,但是什么让脂肪不饱和? 饱和脂肪又与什么饱和?

脂肪酸几乎全由两种元素组成——碳(C)和氢(H)。碳原子如同一条长链中的环节般连在一起。每个碳原子皆有两个氢原子附着。在饱和脂肪中,每个碳原子附着于一对氢原子上。换句话说,它尽可能和更多的氢原子"饱和"或密合。氢原子总是两两相合。如果一对氢原子遗失,您就会有单一不饱和脂肪。"单一"表示一对氢原子遗失,而"不饱和"则表示脂肪酸并未与氢原子彻底饱和。如果二、三或更多对氢原子遗失,您就会有多元不饱和脂肪("多元"代表"一个以上")。

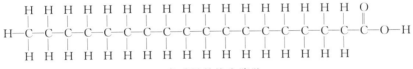

18 条碳链的饱和脂肪

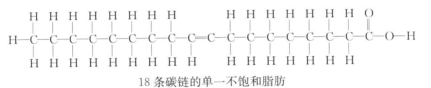

18 条碳链的单一不饱和脂肪

18 条碳链的多元不饱和脂肪

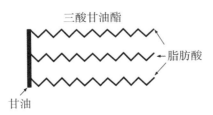

三酸甘油酯

脂肪酸

甘油

即时遏止

阿尔兹海默症

您倒在晚餐沙拉上的油，与您所食用的肉类和蔬菜中的脂肪酸——事实上，甚至您体内的脂肪——都是以三酸甘油酯的型态而来。一个三酸甘油酯只不过是由一个甘油分子结合起来的三个脂肪酸。所以您会有饱和三酸甘油酯、单一不饱和三酸甘油酯或多元不饱和三酸甘油酯。

所有的蔬菜油和动物脂肪皆含饱和、单一不饱和及多元不饱和脂肪酸的混合物。若说任一种油是饱和或单一不饱和，就过于简化了。没有一种油是纯饱和或多元不饱和。橄榄油因其多为单一不饱和，因此经常被称为"单一不饱和"油。但如同所有的蔬菜油一样，它亦含一些多元不饱和及饱和脂肪酸。

一般而言，动物脂肪的饱和脂肪酸含量最高，蔬菜油的多元不饱和脂肪酸含量最高。棕榈和椰子油是例外。虽然它们是蔬菜油，却含高量的饱和脂肪酸。

中链三酸甘油酯

不同种类的脂肪酸主要可依其尺寸，或更精确的碳链长度分为三类：长链脂肪酸（13～22 个碳）、中链脂肪酸（6～12 个碳）和短链脂肪酸（3～5 个碳）。当三酸甘油酯由 3 个中链脂肪酸所组成时，就被称为中链三酸甘油酯（MCT），长链三酸甘油酯（LCT）和短链三酸甘油酯（SCT）亦同理。

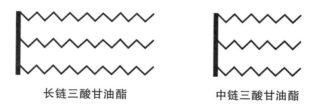

长链三酸甘油酯   中链三酸甘油酯

长链三酸甘油酯是我们目前饮食中含量最多的，组成我们所摄取三酸甘油酯的 97％。中链三酸甘油酯是由剩下的 3％ 所组成，短链三酸甘油酯则非常罕见。含 12 个碳或更短的脂肪酸，与含 14 个或更多碳的脂肪酸，其新陈代谢是不同的。结果，无论饮食中含有多少碳水化合物或葡萄糖，许多中链和短链三酸甘油酯就转化为酮体。长链三酸甘油酯仅于严重的葡萄糖限制如禁食或摄取产酮饮食时，才转化为酮体。

多数脂肪和油 100％皆由长链三酸甘油酯所组成,鲜少饮食来源含有中链三酸甘油酯。目前最富含中链三酸甘油酯的天然来源,是含 63％中链三酸甘油酯的椰子油,含量次多的是含 53％的棕榈仁油,奶油远远落后位居第三,仅含 12％的中链和短链三酸甘油酯。所有哺乳动物的奶类皆含中链三酸甘油酯。人奶中的中链三酸甘油酯的含量比牛、羊和其他动物的奶更多。中链三酸甘油酯所制造的酮攸关婴儿的脑部开发,供应脑部 25％的能量需求。既然人脑和身体其他部分的比例大于动物的这项比例,人类的中链三酸甘油酯需求量就更大。

多元不饱和脂肪

◎ 必需脂肪酸

植物最富含多元不饱和脂肪酸,如大豆油、红花油、葵花油、棉花籽油、玉米油和亚麻仁油等蔬菜油,主要是由多元不饱和脂肪酸所组成,因此统称为多元不饱和油。

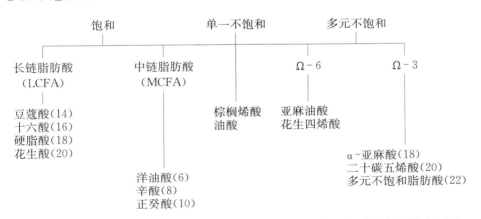

括弧内的数字代表每一个脂肪酸中的碳原子数量。请注意,所有攸关人体健康的中链脂肪酸皆为饱和的。
LCFA＝长链脂肪酸。MCFA＝中链脂肪酸。

攸关人体健康的膳食脂肪

有些脂肪酸被归类为必需,这代表人体无法由其他营养素取得,因此我们必须从饮食中摄取,以达到和维持良好健康。人体可由其他食物制造饱和与单一不饱和脂肪酸。然而，我们无法制造多元不饱和脂肪酸，因此，将之纳入我们的饮食中是必需的。

当我们提及饱和、单一不饱和与多元不饱和脂肪时，并非仅指这三种脂肪酸，而是三个脂肪酸家族，也就是有各种不同的饱和脂肪酸和单一及多元不饱和脂肪酸。两个多元不饱和脂肪酸家族攸关人体健康：$\Omega-6$ 和 $\Omega-3$ 多元不饱和脂肪酸。有数种 $\Omega-6$ 和 $\Omega-3$ 脂肪酸，因身体可用其中两种——亚麻油酸和 α 亚麻油酸来制造所有其他的，因此被视为是重要的。因此，这些是营养师经常提及的必需脂肪酸（EFAs，essential fatty acids）。亚麻油酸属于 $\Omega-6$ 家族，α 亚麻油酸则属于 $\Omega-3$ 家族。

如果您适量摄取亚麻油酸，身体就能制造出其所需的所有其他 $\Omega-6$ 脂肪酸。同理，如果您拥有适量的 α 亚麻油酸，身体即可制造出其所需的所有其他 $\Omega-3$ 脂肪酸。

营养研究指出，我们的总热量需有 3% 来自必需脂肪酸。在典型的 2 千卡、约等同 7 克的饮食中，这并不算多。一茶匙含有 7 克，因此 1.5 茶匙或半汤匙的必需脂肪酸将供给每日最低需求量。

既然这些脂肪酸被视为"必需"，人们经常认为它们含有特殊的健康特性，吃得愈多愈好，但这并不尽然。尽管我们必须在饮食中摄取一些，过量却是有害的。研究人员已发现多元不饱和脂肪油的摄取，最显著的是 $\Omega-6$，仅超过总热量的 10%，就能导致血液失调、癌症、肝损伤和维生素缺乏。[11]

脂类过氧化反应

多元不饱和脂肪可能引起健康问题的原因之一，是因为它很难抗氧化。当多元不饱和脂肪氧化时，就变成有毒。氧化的脂肪是腐坏的脂肪，而自由基是氧化的产物。

当氧正常地和一种化合物产生作用时，化合物就"被氧化"（oxidized）了，这过程称为氧化。多元不饱和脂肪在生化学家称为脂类过氧化反应的过程中迅速氧化。"脂类"（Lipid）是生化学家用来指称脂肪或油的名词，"过氧化反应"（peroxidation）意指不饱和脂肪产生过氧化物自由基的氧化过程。

当多元不饱和油暴露在热度、光线或氧气中时，就自然地氧化及形成具破坏性的自由基。一旦形成，自由基就能攻击不饱和脂肪和蛋白质，导致它们氧化和产生更多自由基,这是自我繁衍的过程。

液态蔬菜油很容易骗人,因它即便腐坏,看起来和尝起来却无害。油可能不难闻,看起来也可能像您购买当天那般新鲜,却已隐藏诸多不安全因素了。

由种子萃取油时,即启动氧化过程。油愈是暴露在热度、光线和氧气中,就更为氧化。等到油经过处理和装瓶之后,就已氧化到某种程度。将其放置入仓库、卡车、商店和您的厨房柜子里,它就持续氧化。当您从店里购买蔬菜油时,它就已经腐坏到某种程度了。有一项研究,以各种从本地商店架上取得的油,来进行多元不饱和脂肪酸的氧化测试。[12]研究人员发现每个测试样本皆已氧化,而当您用这些油来烹调时,就大幅加速氧化,这就是您为何绝不能用任何多元不饱和油烹调的原因。

氧化也在我们的体内发生。我们抵御自由基的唯一法宝是抗氧化剂。抗氧化剂停止制造新自由基的连锁反应。如果我们过量摄取加工蔬菜油,它所产生的自由基就抵消了诸如维生素 A、维生素 C、维生素 E 和锌及硒等抗氧化营养素,实际上让我们缺乏营养。

我们的细胞中多少皆含多元不饱和脂。遭自由基攻击的细胞膜内的多元不饱和脂肪会氧化,并成为自由基,接着攻击邻近、很可能是同一细胞的多元不饱和分子。持续具破坏性的连锁反应,直到细胞严重受损或遭彻底破坏。随机的自由基反应在体内日复一日、年复一年地发生,终将付出健康的代价。

数项研究已显示,摄取加工蔬菜油和中枢神经系统损害的关系。例如,在一项研究中,食用油对老鼠心智能力的影响,是由分析动物的迷宫学习能力来决定。这项研究在老鼠的食物中加入各种油,并在老鼠年长时开始进行,容许足够时间让油的效果可供测量。老鼠以在迷宫犯错的次数接受测试,表现最佳和保有最久心智能力的动物,是摄取饱和脂肪的动物。摄取多元不饱和油的动物则最快失去它们的心智能力[13]。

老年性黄斑部病变是美国、加拿大、澳大利亚和多数其他工业化国家最常见的失明诱因。这现象在过去 30 年间突然飙升。多项研究已显示使罹患率上升的罪魁祸首,就是不饱和蔬菜油的摄取增加[14-16]。

反之,饱和脂肪很耐氧化,也不会形成具破坏性的自由基。事实上,其功能较类似具保护性的抗氧化剂,因可防止氧化和自由基的形成。具高量饱和脂肪的饮食有助于预防脂质过氧化反应。

多元不饱和脂肪酸非常容易氧化,饱和脂肪酸非常抗氧化。单一不饱和脂肪酸则居中,比多元不饱和脂肪酸更稳定,却比饱和脂肪酸不稳定。

在饮食中以饱和及单一不饱和脂肪取代多元不饱和脂肪,有助于降低和自由基相关的风险。此外,摄取富含诸如维生素 E 和 β 胡萝卜素等抗氧化营养素的饮食,将有助于预防体内多元不饱和脂肪酸氧化。

热会破坏蔬菜油

厨师大多推荐以多元不饱和蔬菜油烹调和备餐,作为饱和脂肪的"健康"替代品。具有讽刺意味的是,以这些不饱和蔬菜油烹调时,会形成多种有毒合成物,比任何饱和脂肪更有害健康。因此,多元不饱和蔬菜油最不适合烹调[17]。

蔬菜油受热时,这些不稳定的多元不饱和脂肪酸很容易转化为有害的合成物,包括一种特别阴险的合成物 4 - 羟烯酸(4 - HNE, 4 - hydroxy - trans - 2 - nonenal)。当您用多元不饱和油烹调时,您的食物就遭到这些有毒物质的污染。

即使以低温加热这些油,皆可造成多元不饱和脂肪酸精细化学结构的损害。高温烹调食物加速氧化和有害的化学反应。许多研究,有些早在 20 世纪 30 年代即发表,已描述摄取加热蔬菜油的毒性效应[12]。

过去 20 多年来,愈来愈多的研究发现 4 - 羟烯酸和心脏病、脑卒中、帕金森病、阿尔兹海默症、亨廷顿舞蹈症、肝脏问题、骨关节炎及癌症有关。每当您用不饱和蔬菜油烹调或烘烤时,您就在制造 4 - 羟烯酸。

与加热蔬菜油的 4 - 羟烯酸相关的状况之一是心脏病。这可能令多数人惊讶,因为多元不饱和蔬菜油应该对心脏很友善,但近期的研究却清楚显示 4 - 羟烯酸和心脏病的关联[18-20]。研究亦显示,阿尔兹海默症患者脑部疾病区的 4 - 羟烯酸值很高[21-22]。

研究显示含加热液体蔬菜油的饮食,比含未加热蔬菜油的饮食更能引发动脉硬化症(动脉的硬化)[23]。任何不饱和蔬菜油一加热就有毒,即便仅是少量,特别是若长期经常食用,将影响您的健康。氧化的油脂已被发现对血小板壁有害,并在动物身上引发多种器官损害。

最无法抗拒因热度而引起损害的油,是多元不饱和脂肪酸含量最高的油。单一不饱和脂肪酸在化学上较稳定和耐高温,但若高温加热,却也会氧化及形成有毒的副产品。饱和脂肪酸在热度中非常稳定,并能耐受相对高温而不氧化。因此,饱和脂肪在日常烹调和烘烤用途上最安全。

研究显示我们在饮食中需要一些多元不饱和脂肪,但若所有的商业多元不饱和脂肪蔬菜油,甚至在我们购买之前即腐坏至某种程度,而且若用来烹调更有害健康,我们究竟该如何摄取每日所需的必需脂肪酸?答案很简单!您可像祖先一般从食物中摄取您所需的必需脂肪酸!您无须食用加工蔬菜油以满足自己的每日所需必需脂肪酸。这是目前为止的最佳方式,因为尽管脂肪酸仍包覆于原本的细胞中,却免于氧的破坏性效果,且由天然生成的抗氧化剂保护以维持新鲜。

Ω-6多元不饱和脂肪酸可见于绝大部分的植物和动物性食物中——肉类、蛋、坚果、谷类、豆科植物和蔬菜。饮食中富含Ω-6脂肪,不太可能产生匮乏。较罕见的Ω-3多元不饱和脂肪酸可见于种子、绿叶蔬菜、海藻、蛋、鱼类和贝类中。您可借由确认每周都会吃些鱼类、蛋和绿叶蔬菜,来摄取所需的所有Ω-3脂肪酸。牧草富含Ω-3,草饲牛及牲畜,将这些脂肪酸纳入自己的组织中,提供了丰富的Ω-3脂肪酸。反之,谷食牛则是Ω-3脂肪酸的不良来源。

第十四章　脂肪的真相

氢化蔬菜油

许多包装食物是以氢化或部分氢化的蔬菜油所制成,这是您所能吃到最有害健康的脂肪——即使没有氧化多元不饱和脂肪来得糟,至少一样不健康。

氢化油是在金属催化剂下,以氢原子不断攻击液体蔬菜油所制成。过程中,多元不饱和蔬菜油就为氢所饱和,这使液体油转化为更硬或固态的脂肪。然而在氢化过程中,就形成一种名为反式脂肪酸的新型脂肪酸。反式脂肪酸是人体的异物,能引起各种麻烦。

"这些或许是已知最毒的脂肪。"哈佛公共卫生学院(Harvard School of Public Health)传染病学暨营养学教授华特·威利特医师(Walter Willett,MD)说道[24]。研究显示反式脂肪酸促成动脉硬化症和心脏病、增加血液的低密度胆固醇(坏的胆固醇)并减少高密度胆固醇(好的胆固醇),两者皆被视为不良转变[25]。研究人员现在相信,这比其他食用脂肪更攸关心血管疾病[26]。

反式脂肪不仅影响我们的心血管健康，且和多种有害的健康效应相关，包括癌症、多发性硬化症、憩室病、糖尿病和其他退行性症状[27]。反式脂肪会干扰脑部的传输。研究显示，我们摄取的反式脂肪会被纳入脑细胞膜中，包括隔离神经元的髓鞘。反式脂肪改变脑细胞的电子活动力，引发细胞性退化和削弱心智表现[28]。

在许多健康组织和大众的压力之下，美国食品和药物管理局提出一项规定，要求食品制造商将反式脂肪酸含量标示于包装标签上。然而，药物学会（Institute of Medicine）却对此进行研究，这一等就是 3 年。

研究完成之后，药物学会提出一项声明，宣布任何数值的反式脂肪摄取量都不安全。令人惊讶的是，药物学会并未建议摄取多少百分比的反式脂肪是安全的，如同食品添加剂经常的做法，而是直截了当地表示任何数值都不安全。如果您看到含氢化油、乳玛琳或起酥油的包装食品，千万别碰它。如果您外出就餐，请询问餐厅经理他们用哪种油烹调食物，如果他们说"蔬菜油"，这几乎就是氢化蔬菜油，记得别吃它。由于一般蔬菜油分解太快，接着就腐坏，因此您大可相信这是氢化蔬菜油。餐厅喜欢尽可能长久使用回锅油，直到必须把油丢弃为止。一般蔬菜油的寿命则太短。

您在商店和餐厅里购买的许多食物，是以氢化油制作或烹调的。商店和餐厅卖的油炸食物通常以氢化油烹调，因为它让食物酥脆，也比一般蔬菜油更抗腐坏。许多冷冻加工食品是以氢化油烹调或制作的。氢化油被用来制作炸薯条、小面包、饼干、薄脆饼干、炸洋芋片、冷冻派、披萨、花生酱、蛋糕糖霜混合物及冰淇淋，特别是软冰淇淋。

饱和脂肪是重要的营养素

或许历史上没有任何食物成分像饱和脂肪般受到误解和中伤，它被称为几乎是现代文明中每项健康问题的导因。如果它真像人们所说得那么危险，那么我们的祖先究竟如何靠摄取以饱和脂肪为主的饮食而存活数千年，就真是个奇迹了。动物脂肪、奶油、棕榈油和椰子油是史上应用最广的脂肪。这些脂肪可用最简单的工具轻易制造。来自诸如大豆、棉花籽、红花籽的蔬菜油非常难萃取。结果，多元不饱和脂肪蔬菜油用得不多，直到近 19 世纪末发明了水力油压之后为止。很有趣的是，当人们主要摄取饱和脂肪时，所谓的现代文明病——心脏病、糖尿病等并不普遍。当我们以不饱和油取代时,这些疾病就如同瘟疫般扑向我们。从历史角度观之,轻易可见饱和脂肪并不引发这些疾病。

事实上,真相是,饱和脂肪是重要的营养素。是的,饱和脂肪是一种营养素,并非毒药,它是获得和维持良好健康之所需。饱和脂肪是身体重要的能量来源,有助于维生素和矿物质的吸收。作为食品成分,脂肪帮助我们感觉饱足和提供味道的一致性和稳定性。饱和脂肪是身体组织正常生长、修复和维护之所需,并攸关良好的肺功能。它是心肌所偏好的能量来源,亦有助于保护体内不饱和脂肪抵抗自由基的破坏性作用。

我们常听到必需脂肪酸的重要性。因被称为是"必需",我们就误以为这是最重要的脂肪。然而,正因为这是最不重要的脂肪,所以才"必需"。信不信由您,饱和脂肪比必需脂肪酸对您的健康更重要! 容我解释原因。

饱和脂肪对您的健康甚为必要,因此人体的设计就是由其他营养素制造它。适量摄取饱和脂肪至为攸关我们的健康,可千万别碰运气。缺乏饱和脂肪的后果很严重,因此人体可自行生产它。

反之,必需脂肪酸(多元不饱和脂肪)对我们的健康并不那么重要,所以人体尚未发展出自行生产它的方式,完全仰赖饮食内容。

我们所吃的食物提供人体细胞和组织的基础建材,而我们所摄取的脂肪亦然。人体脂肪有 45％ 是饱和、50％ 是单一不饱和,仅 5％ 是多元不饱和脂肪。没错! 您体内仅有 5％ 的脂肪是多元不饱和脂肪。结果,人体对多元不饱和脂肪或必要脂肪酸的需求非常小。人体需要将近 10 倍的饱和脂肪和单一不饱和脂肪,如同它对于必需脂肪酸的需求。所以,哪种更为必要?

尽管身体能制造饱和及单一不饱和脂肪,却无法自给自足以建立最佳的健康。我们仍需在饮食中摄取它们,以避免营养不良[29-30]。

饱和脂肪并不促成心脏病

一般认为降低饮食的饱和脂肪,可改善心血管健康、抵抗心脏病发及脑卒中。此一假设是建立在饮食的饱和脂肪可增加胆固醇的信念,因此促成心血管疾病。您在第十二章中得知胆固醇和心脏病的关系甚微,因此即便饱和脂肪的确提高总胆固醇,却并不增加心脏病的风险。医疗界争论此议题已长达数十年。一项近期刊载于《美国临床营养期刊》(*American Journal of Clinical Nutrition*)的后设分析研究,已结论性地证实饱和脂肪对人体无害且不会引发心脏病。

多年来,许多研究都想证明心脏病的脂质假说——高饱和脂肪和高胆固醇饮食促进心脏病,但结果不尽相同。有些似乎支持这项假说,其他却相反。然而,多数医界人士和药品界(由饱和脂肪导致心脏病的概念获取暴利)支持这项理论。支持理论的研究受到国内媒体报道,并被用来为既有的政府健康政策辩护,但不支持理论的研究一般而言就遭到忽略。

赞成脂质假说的证据并不比反对它的还多。事实上,有大量证据质疑这项假说。赞成或反对的研究数量并非重点;有些研究运用相对少的研究对象,而其他的就用得更多。显然,有 5 万名研究对象的研究比仅有 1 000 名的来得有分量。一项运用 5 万名研究对象的大型研究的结果,比总计 1 万名研究对象的 10 项小研究还可信,因此研究总数不如研究的人数来得重要。如果结合各项研究的所有研究对象并对等评估,最后的结果为何?可证明或反驳脂质假说?

加州的奥克兰研究院儿童医院(Children's Hospital Oakland Research Institute in California)和哈佛公共卫生学院(Harvard School of Public Health)的研究人员共同探讨,他们分析所有具备食用饱和脂肪摄取和心血管疾病风险资料的先前研究。这些研究也必须是高品质和可信的。21 项研究经确认符合他们的条件。这项后设分析包括将近 35 万名研究对象的资料。有如此庞大的研究对象资料库,结果会比仅含 1 万名甚至 10 万名研究对象的研究可靠得多。研究人员着重于决定是否有足够的证据,将饱和脂肪摄取和心血管疾病关联,最后他们的结果为"否"——饱和脂肪摄取和更高的心血管疾病风险无关。吃最多饱和脂肪的人并不比吃最少的人容易罹患心脏病或脑卒中。一个人的饱和脂肪摄取量并不影响心脏病发[31]。这项研究显示,可由医疗文献中取得的所有研究皆反驳脂质假说。

这项新的研究不太可能迅速改变攸关摄取饱和脂肪的政策和建议。医师多年来持续警告我们食用饱和脂肪的危险,这想法已彻底在他们的心中生根,也很可能继续无视于相反的事实而继续如此建议。换句话说,许多健康从业人员将持续忽略这些研究,并试着说服您接受他们对饱和脂肪的长期偏见。结果是,即使您在媒体或从自己的医师那里听到关于饱和脂肪的批评,也无须惧怕摄取它或胆固醇。

提醒事项

科学调查的世界里经常有不同的意见。结果，经常刊载的研究就互相抵触。我们总是在报纸上看到这现象，媒体持续报道和先前研究结果相反的新研究。

许多研究结果受到研究人员的个人偏见或提供研究资金的企业所影响，这在脂肪和油的调查中显而易见。大量研究人员和他们的出资单位（药品、补充品和减肥行等）对脂肪皆有偏见，特别是饱和脂肪。他们的研究经常反映此偏见，并使常见的困惑长久保持。这些困惑之一，就是饱和脂肪和胆固醇促成心脏病。

许多已发表的动物研究则意味着，饱和脂肪是包括心脏病和失智症等多种疾病的造成因子。当其中一项研究发表时，新闻记者和反脂肪支持者就立刻跳出来，撰写有关摄取饱和脂肪及胆固醇是危险的耸人听闻的文章，强化脂肪促成心脏病的困惑。

多数人、记者或反脂肪支持者并不明白这些研究不具科学意义。这些研究是精心设计来造成这些结果的。

在这许多的研究中，研究人员结合相对高量的饱和脂肪和胆固醇，并将之混进老鼠的食物中。过了一段时间，这些老鼠就被拿来和一群摄取正常鼠饲料的老鼠做比较。他们发现食用脂肪/胆固醇的老鼠在数周内，就开始产生通常攸关心脏病的动脉损害，而阻塞的动脉遂增加脑卒中和失智症的风险。这类研究似乎意味着饱和脂肪是这些问题的导因。

然而，事实并非如此。当人们摄取最有害心脏的食物时，并不会像这些实验动物般仅于几周内就动脉阻塞。动脉硬化症是终其一生的历程，要经过许多年才会发病。这应可让您明白，老鼠的饮食有些不对劲，并且不符合实际生活的状况。

这些研究的错处是胆固醇。这些实验所使用的胆固醇是粉状的，将胆固醇粉溶入脂肪，接着就添进老鼠饲料中。这里的问题是，粉状胆固醇并非一般的胆固醇，它不同于您的食物中或您体内的胆固醇。当胆固醇是"干"的时，就会彻底氧化。氧化胆固醇如同氧化多元不饱和脂肪般含有剧毒。氧化胆固醇损害动脉壁，促成动脉硬化症。阻塞的动脉中只有氧化胆固醇，并没有正常胆固醇。

所以,是用在这些研究的氧化胆固醇造成老鼠动脉损害。把氧化胆固醇加入任何一种脂肪中,无论是饱和或不饱和,都会引起动脉损害。如果研究人员结合氧化胆固醇和大豆油或玉米油,结果皆相同:老鼠全都会产生器官损害。然而,这类研究的作者所下的结论,都把矛头指向饱和脂肪。

其他研究将饱和脂肪和高剂量的糖结合,接着就添进老鼠饲料中。当老鼠产生胰岛素抵抗或其他的问题时,他们就归咎于饱和脂肪,顺便忽略添加的糖!

一点常识会让您明白这些研究具有欺骗性。含90%脂肪、大多为饱和脂肪的产酮饮食,已成功运用了近百年,并无引起心脏病、脑卒中或失智症。事实上,和老鼠的研究相反,这些饮食可增进记忆。同理,世界上许多摄取含60%～90%的脂肪且多为饱和脂肪的传统饮食人口,并无较高的心脏病或阿尔兹海默症罹患率。事实上,他们显然与这些疾病无缘。

反之,这些研究的老鼠仅摄取20%的脂肪,与产酮饮食的90%差距甚远,但它们几周后就产生动脉硬化和记忆损伤。显然,他们喂老鼠吃的脂肪有些问题,而其问题就是氧化胆固醇。

因此当您看到新闻报道中的研究,或有人告诉您一些研究显示,高脂肪饮食或饱和脂肪促进心脏病或阿尔兹海默症时,千万别相信!

既然您了解氧化胆固醇所引起的麻烦,或许会纳闷我们的饮食中是否有此胆固醇来源。答案是肯定的!植物不含胆固醇,因此您无须担心从植物性食物获取任何的氧化胆固醇。胆固醇仅来自诸如肉类、乳制品和蛋等动物性食物。当动物性食品经过脱水或制成粉末时,里面的胆固醇就氧化了。这类食品的例子包括全脂奶粉、干燥碎乳酪、蛋粉和奶油。现在您或许正对自己说:"噢,我不吃粉状食物。"嗯,请再思考。粉状食物被用在您家附近商店贩售的许多加工食品的成分中,最明显的是预制蛋糕、薄饼和松饼混合物,如果其成分标签标示蛋、牛奶或奶油,您即可确认这代表粉状蛋、牛奶或奶油,否则这食品就不会是干燥的混和物。有时标签会标示一种粉状成分,但不总是如此。即便像冷冻披萨、电视晚餐、饼干、面包和类似的食品,皆可能含粉状成分。这是您自制餐饮,而非仰赖预制包装食品的好理由。

虽然蔬菜油不含胆固醇,若经过氧化就有毒。如果油是粉状或脱水的,它就是经过氧化,绝不可食用。这包括粉状的起酥油、鱼油、椰子油和中链三酸甘油酯。粉状油经常可见于营养补充品和蛋白质奶昔粉中。

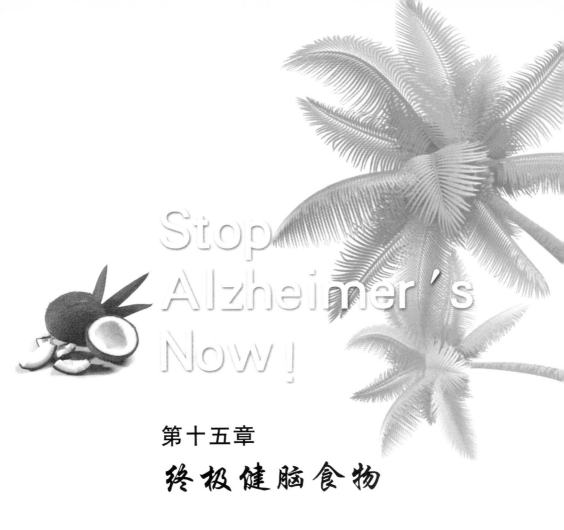

Stop
Alzheimer's
Now！

第十五章

终极健脑食物

椰子油：终极健脑食物

如果可将一种食物标示为"健脑食物"，那就是椰子油。椰子油中的中链三酸甘油酯经转化为酮，作为脑部的高效燃料。这超级燃料绕过葡萄糖新陈代谢的路径，以克服葡萄糖新陈代谢的缺陷。如此一来，即可提振能量输出、使脑部功能正常化、停止导致发作的不稳定讯号传输、改善认知和记忆、增进运动功能，并且供给新的脑组织修复、维护和生长的基础材料。酮降低脑部对氧的需求，防止脑部遭受因身体创伤或源于脑卒中、窒息等其他因素的伤害。酮已被证实可有效制止神经退行性疾病的进展，甚至可逆转症状。

椰子的中链三酸甘油酯也转化为中链脂肪酸，提供额外的脑部支援。不像长链脂肪酸般，中链脂肪酸能穿越血脑屏障。它们是脑部能量的第三来源。虽然不像酮那么具有威力，中链脂肪酸仍比葡萄糖更能供给能量，也是脑细胞较偏好的燃料。中链脂肪酸的能量制造、抗氧化、抗感染、抗菌和抗毒素特性，可为脑部抵抗各种侵扰。

胰岛素抵抗是 2 型糖尿病的主要特征，深信是阿尔兹海默症背后的原因，亦增加罹患帕金森病和多种失智症的风险。研究已显示，当胰岛素直接传送至脑部时，阿尔兹海默症患者的认知将显著提升。椰子油经证实，可改善胰岛素分泌和胰岛素敏感度，有效治疗胰岛素抵抗和相关症状[1]。因此，椰子油有助于逆转脑部胰岛素抵抗和增进认知功能。

在食物中添加椰子油亦可缓和碳水化合物的消化，使葡萄糖以稳定、均匀的速度释放到血液中，并调节血糖值。所有的这些皆可增进胰岛素和血糖控制，这对身体和脑部都很重要。

中链脂肪酸对于胎儿和新生儿的脑部生长及发育绝对必要。研究人员近年来的研究发现，这对于维护健康的脑功能和抵抗神经退行性疾病亦具有极高价值。

您将在本章认识到椰子油究竟如何对抗促进神经退化的感染和毒素。

第十五章　终极健脑食物

对抗感染的天然防护

在子宫里，胎儿依赖酮作为重要的能量来源，且为建立脑组织原料的必要来源。出生之后,仍需要一段时间的酮以满足这些相同的需求。婴儿从母乳获取养分,尽管母乳并不供应酮,却含有其前导物中链三酸甘油酯。当母乳消化时,中链三酸甘油酯就分解为个别的中链脂肪酸。这些脂肪酸有一部分便转化为酮,其他的则释放到血液中成为游离脂肪酸。

当饥饿或进行热量限制饮食,甚至餐间葡萄糖值很低时,体脂肪就分解为脂肪酸以强化我们的细胞。来自体脂肪储存的脂肪酸几乎全是长链脂肪酸,无法穿越血脑屏障。如果脑部可获取长链脂肪酸,就能像身体其他细胞般将之用来产生能量。由于脑部无法获取长链脂肪酸,它必须仰赖可轻易穿越血脑屏障的酮。中链脂肪酸亦可穿越血脑屏障,因此为脑部提供了第三种能量来源。

中链脂肪酸可进入脑部这件事非常重要,尤其攸关神经退行性疾病患者。除了供应近似酮的能量基础材料之外,中链脂肪酸亦可做到酮所无法达成的事。中链脂肪酸可防止脑部感染,这些独特的脂肪酸拥有强大的抗菌特性,能消灭引起疾病的细菌、病毒和真菌[2]。这显然是造物者为何将中链三酸甘油酯放进母乳的另一原因。事实上,母乳所含的中链脂肪酸,是婴儿在生命的前几个月抵抗感染的主将,因为他们的免疫系统仍在发育[3]。

我们所摄取的脂肪和油约有97%含长链三酸甘油酯。除了母乳之外,很少有好的中链三酸甘油酯饮食来源。乳制奶油和全脂牛奶仅含少量。目前为止,最富含中链三酸甘油酯的天然来源是椰子。椰子油的中链三酸甘油酯比母乳还多得多。因此,椰子油对于我们的健康影响巨大,如同母乳之于新生儿般。椰子油的中链三酸甘油酯和母乳中的一样,且具有相同的抗菌潜力。因此,食品制造商持续将椰子油,或是衍生自椰子油的中链三酸甘油酯加入婴儿配方中,以使奶粉具有和天然母乳相同的抗病能力[4]。

衍生自椰子油的中链脂肪酸,已被视为可用于食品、化妆品和药物的可能抗菌剂,并获得广泛的研究。研究显示,这些中链脂肪酸可有效消灭引发如胃溃疡、鼻窦炎、膀胱炎、牙周病、龋齿、肺炎、淋病和许多其他疾病的细菌[5-10]。它们消灭引起钱癣、香港脚、边缘性湿疹和念珠菌病的真菌[11-13],也消灭引起流感、麻疹、疱疹、传染性单核细胞增多症和肝炎的病毒[14-18]。它们强大到甚至可消灭人类免疫不全病毒(HIV)——也就是艾滋病病毒[19-21]。有无数已发表的研究或出版的书籍,皆描述衍生自椰子油的中链脂肪酸其抗菌功效[22]。

由于已发表的研究显示中链脂肪酸可有效消灭艾滋病病毒,许多感染人类免疫不全病毒的人,已将各类椰子纳入他们的治疗计划中并获得成功。例如,汤尼·维(Tony V.)经诊断罹患艾滋病,却凭借椰子油治疗战胜了疾病。艾滋病攻击患者的免疫系统,因而使他们更容易受到其他感染。事实上,艾滋病患者通常死于继发性感染,而非艾滋病病毒本身。汤尼当时的状况很糟,他的免疫系统极为虚弱,致使他继发性感染缠身。他的体重大幅下降、深受慢性肺炎之苦、在慢性疲劳中挣扎、经历重复的恶心和腹泻发作、患有口腔念珠菌症,而且从头到脚都是皮肤感染。他的皮肤非常红、龟裂、剥落且渗出液体,情况糟到连头发都一丛丛地脱落。他戴假发掩盖秃发处和渗出的疮,他的情况坏到连医师都说他只有几个月可活。

他因病无法工作,就没有足够的钱继续买药。他向政府求救,然后被转介给一名医师,这名医师恰巧出版了关于椰子油疗效的书。他告诉汤尼每天服用 6 汤匙椰子油,并在全身的受损处涂抹更多的油。汤尼开始遵循医嘱。他的其他医师很惊讶地发现,汤尼在 9 个月后非但还活着,而且愈活愈好。椰子油治愈了他所有的继发性感染,让人类免疫不全病毒获得控制。他恢复了体重,头发也长回来了,皮肤既干净又健康,毫无感染征兆[23]。尽管汤尼可能无法彻底摆脱人类免疫不全病毒,椰子油却让他的人生更美好。

吉尔姐·俄古莎医师(Gilda Erguiza, MD)及其同事们所进行的研究已显示,将椰子油加入标准的抗生素治疗,可促进社区型肺炎的复原。社区型肺炎是在医院环境之外受到传染的肺部感染,对儿童而言是严重的感染。俄古莎医师在费城美国胸腔医师学院(American College of Chest Physicians in Philadelphia)的一项发表中描述她的发现[24]。这项研究包括 40 名 3 个月至 5 岁年龄层的儿童,他们都感染了社区型肺炎,并接受抗生素氨比西林的静脉注射治疗。半数的儿童连续 3 天、每天摄取每千克体重 2 毫升(ml)量的椰子油。研究人员发现,椰子油组的每分钟平均呼吸次数在 32.6 小时后就恢复正常,而控制组则为 48.2 小时。3 天之后,控制组的患者比椰子油组更容易持续肺气喘。60%的控制组患者仍会气喘,而椰子油组只有 25%。椰子油组的患者也比较快由发热中康复、较快恢复正常的氧饱和度,住院时间也更短。

椰子油可用来抗感染的事实,对于神经退行性疾病患者具有深意。经检验的阿尔兹海默症案例中,有 90%的感染是在脑部。许多帕金森病和其他神经退行性疾病的案例似乎也和感染有关。不像包括抗生素的多数药物,中链脂肪酸可穿越血脑屏障并积极消除感染。所有和神经退化相关的主要微生物,包括密螺旋体原虫、疱疹病毒、肺炎披衣菌、胃幽门螺杆菌和巨细胞病毒,皆可由中链脂肪酸消灭。此外,中链脂肪酸也消除许多其他可引起神经炎症的系统性感染。

虽然中链脂肪酸可杀死许多引起疾病的微生物,对我们却毫无害处。它是如此安全,甚至可以加进母乳中以滋养新生儿。

虽然中链脂肪酸既安全又有效,却无法消灭所有的微生物。结果,部分引发疾病的有机体并未受到影响,引发一般感冒的鼻病毒和 A 型肝炎病毒就是其二。这实际上是好事。我们的消化道充满许多有益的有机体,协助消化和养分吸收。中链脂肪酸并不消灭这些友善的肠道细菌,而是消灭有害的细菌,留下有益的细菌。

中链脂肪酸用在多种药物和营养补充品中。辛酸,椰子油中的一种中链脂肪酸,是一些抗假丝酵母配方的热门成分。月桂酸甘油酯,另一种由椰子油所衍生的补充品,被用来作为一般用途的抗生素。分馏的椰子油,即中链三酸甘油酯,是许多健康和健身食品的一般成分。椰子油甚至被置入胶囊中作为营养补充品。当然,您也几乎可在任何健康食品店找到初榨椰子油。

大约 85% 的椰子油含具抗菌活动力的脂肪酸。椰子油中最重要的抗菌脂肪酸是月桂酸、肉豆蔻酸、辛酸和正癸酸。这些脂肪酸一般而言不存在于其他的油当中。

尽管这些脂肪酸都具备抗菌特性,月桂酸的抗菌、抗病毒和抗真菌效果最为全面。它也是椰子油最富含的脂肪酸,约为其成分的 50%。然而,这些脂肪酸对于各种微生物所发挥的效用不尽相同。例如,一种可能比另一种更能有效消灭肺炎披衣菌,但抗疱疹的效果却较差。它们皆协同合作,以提供最广和最强的杀菌效果。

人们对于椰子油的说法

现在有数千人以椰子油作为居家对抗感染良方,而且很成功。相较于一般椰子油,有些人偏好使用初榨(Virgin)椰子油。"初榨"这个词代表经过最少的处理,因此完全保有天然营养素和风味。两种椰子油的使用都很成功。

辛蒂·迪(Cindy D.)说:"我已罹患慢性膀胱感染 20 年了,我看了许多医生,都没有好的效果,而且我的状况越来越糟。在看了最后一名医生之后,我发誓,除非我快死了并且毫无选择,我再也不看医生了。我开始研究自然疗法,我做了许多尝试,多到难以一一列出。它们对我有所帮助,却没治好我的感染。我发现您的网站并尝试使用椰子油,1个月之内都没有膀胱感染。我每天照三餐服用一汤匙。我把油涂在伤口上,很快就愈合了,快到令人难以置信。我先生每天晚上都吃爆米花,我就开始以椰子油取代菜籽油。他很爱爆米花的风味。"

麦可(Mike)说:"我想向您致谢,因为椰子油的益处深深启发了我。我今年29岁,14年来深受溃疡性结肠炎之苦。我父亲曾罹患溃疡性结肠炎却没接受治疗,后来导致癌症,享年46岁,所以我一直知道这严重性。我从未用过椰子油,直到我太太在您的食谱中看到。我在您的网站订购《椰子疗效》(Coconut Cures)这本书,一页接着一页都令我震惊不已。除了结肠炎之外,我还有其他严重的医药问题,都以椰子油来治疗,所以我怎能不试试。"

"我建立起每天早上维持加1～2汤匙的椰子油到咖啡里的习惯,大约1个月之后就开始感觉比较好。9个月之后,我去做年度结肠镜检查(任何年龄的结肠炎患者都需要),我的医师可被我吓倒了! 这病非但自行逆转,而且毫无切片显示结肠炎的任何迹象,也就是基本上我拥有健康人的结肠!我向他介绍椰子油,当然,我的医师认为药物是症状改善之因,却吩咐我继续做我正在做的事。如果我父亲年轻时就知道这消息,就可以看着他的孩子们长大成人。"

伊莉莎白(Elizabeth)说:"这是我头一次在一个月之内没有抓痒,真令人松一口气。我最先注意到大腿顶端的持续瘙痒。大约1周之后,起了一颗小疹子,它很快扩散到一边的臀部,然后出现在另一边的臀部。不久,我的后膝、手肘内侧、手背和两边的臀部都开始发痒。我去看一般的医生,他诊断不出病源,却突然开了抗组胺和一种泼尼松。服用一周的泼尼松之后,疹子还是一样痒,我的皮肤也更红肿。我试遍所有想得到的疗法,试图获得些许舒缓。我去看一名自然疗法医师,却无法诊断我的问题,但建议通过一道排除过程来处理,先试一种抗真菌剂,如果无效再用抗菌剂。几天之后,抗真菌剂无效。事实上,疹子扩散到我的颈部、腹部和前臂。我心中灵光乍现,想到曾读过椰子油具有抗真菌、抗菌和抗病毒的特性。我感觉相当绝望。也没什么好损失的,于是就从厨房柜子中把那罐初榨椰子油拿出来,涂抹在身上所有发痒之处。结果真是太神奇了,几乎立刻止痒。几小时之内,我的皮肤开始舒缓,红色也褪去了。不痒的感觉真好! 我真的很感恩,我现在是椰子油的信奉者。"

文斯(Vince)说:"一种严重的胃病毒已经在纽约市区扩散了,我在一个周日下午受到感染。我拉了两次肚子,就知道自己像哥哥和父母一样感染了这种病毒。那天稍晚,我服用两汤匙液态初榨椰子油,也把苹果醋伴着水喝。晚餐,我就吃浸在椰子油里的甜薯。我不再拉肚子了。我的朋友和家人一直告诉我病毒在他们身上待了多久——有些人7天或更久,我却只有一个下午,那天晚上我就恢复正常了。我很高兴自己早已发现椰子和椰子油可做出多么惊人的事。"

有全方位治疗概念的医师、护士和营养师也用椰子油,并且推荐给他们的患者。医师伊莱莎·裴瑞兹·法兰西斯科博士(Dr. Eliza Perez Francisco, MD)说:"我在圣路克医疗中心(St. Luke's Medical Center)的临床实务中,将初榨椰子油用在银发族和年龄有关的生理转变上。初榨椰子油可对付体感丧失、牙齿和牙龈问题、肠道、免疫和身体组成的改变,以及女性更年期和男性更年期所带来的改变……老年和营养不良的结合,使银发族容易感染肺炎、泌尿道感染和压疮。初榨椰子油有助于对抗早期感染。举一名76岁的银发老人为例,他的躯干长了很痛的带状疱疹。因为长疱疹的范围很广,给他的抗生素乳膏一次就擦完了。但是,把初榨椰子油擦在皮肤上1周之后,这名患者表示已经止痒,疹子也干掉了。"

医师斯·库玛博士(Dr. S. Kumar, MD)表示:"我是初级医疗服务医师,或称优先以营养医学作为疗愈要素的一般医师。我已阅读菲弗博士(Dr. Fife)、戴瑞特博士(Dr. Dayrit)和玛丽·英妮格教授(Prof. Mary G. Enig)的著作,并仅用初榨椰子油(VCO)烹调食物,得流行性感冒时就喝它。我强烈建议我的患者在生病时服用更多椰子油,并提倡从新生儿到银发族,以及包括糖尿病、高血压、心脏病、皮肤疾病等患者,甚至癌症患者都这么做。我在过去2年看到患者好转。对部分患者而言,接受初榨椰子油起初很困难,他们认为我'疯'了!事实是,对抗疗法医学必须承认这一切,尽管他们曾犯错,但纠正这项错误仍为时不晚。许多人依然批评我,但我相信有朝一日,这些批评都会消失。"

多数医师仍未察觉椰子油对于神经退行性疾病的惊人功效。唐娜(Donna)说:"我目前在照顾85岁高龄的父亲,他有许多问题,例如阿尔兹海默症、帕金森病征兆和淋巴癌。当我告诉医生他曾经颤抖、走小碎步、面无表情和走路弯腰驼背,初榨椰子油却将这些都清除了,他只是看着我说,这不是帕金森病,因为它并不会如此逆转……我能说什么?"

葛瑞丝（Grace）说："我那深受阿尔兹海默症之苦的先生，多年来几乎持续长出热病性疱疹。自从 4 个月前开始服用椰子油，他只轻微发作过一次，维持了几天而已。我不知道疱疹是否影响他的脑部，但我的确知道他不再起疹子，记忆也获得改善，而且他现在更喜欢社交。"

萝瑞塔（Loretta）说："根据个人经验告诉您，它真的有效。服用椰子油后，我先生几乎立刻变得比较警觉，曾有的面无表情也消失了。他恢复了谈话能力。去年秋天在复健中心的检测中，测验中有个部分是要我先生画时钟，他迟疑地先写出 1，接着沿着圆圈到顶端标上数字，在数字 15 的时候停下来！服用椰子油 2 个月之后，他画了个圆圈，然后所有的数字都在对的地方，真是了不起的改善！"无法精准地确定她先生的病症改善有多少是因为酮，又有多少可能是中链脂肪酸移除潜在感染的结果，但椰子油显然有帮助。

卡洛斯·迪亚兹（Carlos Diaz）说："我在波多黎各（Puerto Rico）长大，那里有许多椰子，而且许多疗法都有服用它。我记得母亲喂我们喝椰奶，以取代一般的牛奶。我来自一个大家庭，兄弟姊妹年轻时都没有任何严重的健康问题。当您想到我们当时并没有自来水，也缺乏保健方法与常识，这就很令人惊奇。椰子油被当作是任何胃部问题（例如便秘、腹泻、溃疡等等）的疗法。它也被用作清洁剂和防止伤口或虫咬感染的药膏……有趣的是，当一名波多黎各人想说他极为健康，他会用西班牙语说：'estoy como coco'，意思就是'我和椰子一样好'。"

口腔感染

报纸的新闻标题可能是"有人因牙痛丧生"。这不太可能，但确有其事。柏德（Boyd）原本是一名健康的 54 岁男性，他唯一的抱怨是会突然出现牙痛。牙医将这问题鉴定为脓疮——一种靠近牙根的感染。因为牙齿还能补救，因此未拔除，牙龈组织的感染也经过刮除和排出。

当天晚上，柏德就打冷颤和发热。他服用一片阿司匹林，隔天就感觉好多了。14 天之后，他开始有严重的头痛，脸部和颈部左侧的肌肉不自主地痉挛。他被送到医院。计算机断层扫描显示他的脑部前叶有一个肿块，经诊断为脑脓疮。他被施打高剂量的抗生素，并接受手术好让脓疮排出。

柏德似乎在手术后立即好转。然而 6 天之后，他明显变得很迷惘，而且头上长出肿瘤。计算机断层扫描显示脑脓疮复发。他被给予更多抗生素,再度接受手术好让脓汁流出,并且移除包括头颅某些部分的受感染组织。

手术后,他开始改善,却又爆发了两次感染,他再度动了两次手术,彻底移除他的脑前叶。在最后的手术之后,尽管服用高剂量抗生素,他的状况却恶化。在医院中一个多月的挣扎之后,他离世了。

从每次手术取得的检体显示,感染是由 3 种细菌所引起,起源可回溯到他那颗长脓疮的牙齿。细菌从他受感染的牙龈扩散到血流中,并在脑部停驻。死因被列为脑脓疮,但真正的凶手是那颗受感染的牙齿。

由于口腔离脑部很近,口腔细菌可严重影响神经功能和心理健康。牙龈组织一旦产生损伤、感染或发炎,细菌就会窜入血流中。例如牙脓疮等主要的牙齿感染,会引发大量细菌进入血流,导致脑脓疮或身体别处的一些其他次级感染。

轻微的口腔感染,经常未经察觉并可能持续多年,也会影响我们的脑部。这些感染缓慢地释放细菌到血流中或侵袭颜面神经,并且向上行进至脑部。如果免疫系统运作正常,就不会产生次级感染。然而,细菌持续流进周边组织,导致慢性炎症。靠近下巴就会使骨骼崩解,最终导致骨骼和牙齿的流失。神经和脑组织的慢性炎症可引发神经退化。或许一开始并没有显著的症状,但炎症会随着时间损害神经组织,心理或生理功能皆衰退。在阿尔兹海默症和帕金森病患者的脑部所发现的多数病毒和细菌,皆源于口腔。

超过 90% 的人口有某种程度的龋齿或牙周病。拥有露出洁白牙齿的笑容和口腔,并不保证您没有感染。无论您的口腔看起来多么清洁,此刻都可能有进展中的炎症,而您却浑然不觉。频繁刷牙、使用牙线和漱口水,以及服用抗生素并无法终止它。

但有个东西有效,信不信由您,一汤匙的椰子油比刷牙、使用牙线或用抗菌漱口水来漱口更能彻底清洁您的牙齿。虽然这种油可用来刷牙,但不是这么用,它的用法完全不同。这种方式称为油漱法(oil pulling)。

油漱法是用油漱口的调整版,源于阿育吠陀医学,其历史可追溯至数千年前。许多种油持续被拿来漱口,但椰子油的油漱法效果最好。

油漱法的过程非常简单。您将一汤匙的椰子油放进口中,并且让它在口中四处移动(不要漱)15～20 分钟的时间。椰子油通过牙齿的推、拉和吸吮在口中穿越,它会吸收细菌、毒素、脓和黏液。千万别吞下去! 当您结束油漱法时,就把它吐到垃圾桶里。别把它吐进水槽或马桶里,因为油会随着时间累积并阻塞输送管。虽然 20 分钟听起来很久，如果您一边做其他事情，例如穿衣服、准备早餐、看报纸等，时间就过得很快。

油漱法最好是早餐前所做的第一件事。饮食之后，就像平常一样刷牙。一天能空腹做 1～3 次的油漱法，饭前是好的时间。

椰子油扮演着清洁剂的角色。当您把它放入口中，并将之遍布于牙齿和牙龈时，它就"拉"出细菌和其他残渣。它的功用很像您加进汽车引擎的机油，机油收集灰尘和污垢。当您把油排掉时，油也随之拉出了灰尘和污垢，使引擎相对的清洁。结果，引擎运转得更顺畅，寿命也更久。同理，当我们将有害物质从口中排出时，我们的牙齿和牙龈功能会更好，寿命也更久。

一项刊载于《口腔健康和社区牙科医学期刊》(*Journal of Oral Health and Community Dentistry*) 的研究，将油漱法和其他口腔保健法做比较[25]。这项研究的对象有轻微到中度的牙周病和牙菌斑累积，这是整群人的典型状况。他们按指示持续进行自家的口腔保健法，并执行油漱法。油漱法每天早晨进行一次，为期 45 天。在研究期间定期评估牙菌斑和牙周病的严重度。研究对象按照指示，每天花 8～10 分钟的时间以牙齿吸吮和推油。

45 天结束时，并无发现口腔对于牙齿或软组织的有害反应，表示这程序对身体无害。多数人可能会如此假设，但研究却提供确认。牙菌斑的形成大幅降低，且大多在研究的后半期降低，表示您执行这疗法愈久愈有效。所有研究对象的牙龈炎（例如牙周病）也大幅降低，降低程度超过 50％。研究人员将此转变评为"高度"显著。

漱口水已显示可降低 20％～26％的牙菌斑和 13％的牙龈炎。刷牙降低 11％～27％的牙菌斑，以及 8％～23％的牙龈炎[26]。这项研究的资料显示，油漱法可降低 18％～30％的牙菌斑，以及惊人的 52％～62％的牙龈炎。以油漱法减少的牙菌斑仅比抗菌漱口水和刷牙略多，但减少牙龈炎的效果却高达 2～7 倍。因此，以油漱法清洁口腔的方式显然胜过刷牙和漱口水。如果研究对象按照一般推荐——每天油漱法 15～20 分钟并长期执行，其结果无疑将更好。

尽管油漱法能显著降低牙菌斑和牙龈炎，它不应被拿来取代刷牙，但可作为每日口腔清洁法的有效补充。

油漱法不仅有助于预防口腔感染，更能积极对抗这些感染。油漱法将感染（细菌、毒素和脓）推出组织外，让身体自行疗愈。炎症减轻、牙龈停止流血、松脱的牙齿更加紧合，痛和敏感消退。牙齿变得更白，牙龈也变得更粉红和健康。感染不再流入血液中。欲知更多关于油漱法及其如何对抗感染，并增进心理和生理的健康，请阅读《油漱法疗法》（*Oil Pulling Therapy*）这本书。

对抗环境毒素

如同在之前的篇章所见，环境毒素对神经退行性疾病的起始和进展攸关重大。每个人都暴露在某种程度的化学毒素中。根据美国疾病控制与预防中心的一项研究，美国人的体内含有数十种日用品所使用的杀虫剂和有毒化合物，与许多和潜在的健康威胁相关。这些化学成分包括除虫合成农药，几乎是所有家用杀虫剂的成分，以及可见于指甲油和其他美容产品及柔软塑胶中的盐酸。

这项研究在大约 2 400 人的尿液和血液中寻找 148 种有毒化合物。在人体中发现超过 100 种的化学成分而引起了重大的关注，因为我们不知道它们对身体究竟有何影响。证据意味着阿尔兹海默症、癌症和其他慢性疾病在过去数十年间的升高，有一部分和这些化学成分在体内的累积相关。

然而，移除杀虫剂、把清洁剂倒掉、弃绝塑胶瓶和其他物品并不会很快就实现。这问题的最佳解决方案是移除我们体内的毒素。特定的食物具备解毒功效，可吸收或中和累积在我们体内的环境化学成分。只要把这些解毒食物加入饮食中，就有助于移除我们每天所接触的许多毒素。椰子油最令人感兴趣，因为它已显示具备抵消多种化学成分毒效的高效果。

一项刊登于《人类与实验毒物学》（*Human and Experimental Toxicology*）的有趣个案报道，显示椰子油可有效中和一种名为磷化铝（Aluminum phosphide）的灭鼠毒物[27]。这篇文章报道一名 28 岁的男性，试图吞下致命剂量的磷化铝自杀。目前还没有磷化铝中毒的解毒剂，医师也对于救治他不表乐观。他接受急性中毒的标准治疗，并且口服椰子油。令医疗人员惊讶的是，这名患者活了下来。此案例让这份报道的作者们，建议将椰子油纳入所有急性磷化铝中毒的临床实验计划表中。

用椰子油协助抵消一种毒物的效应，听起来并不那么奇怪。研究人员知道椰子油的解毒特性已经有一段时间了。许多动物实验已显示椰子油阻挡许多化学毒素的有害作用。尽管所牵涉的精确机制尚未获得全面的理解，椰子油的保护性效果,部分可归功于它的抗氧化、抗炎症和强化免疫等特性和它改善全身氧气循环的能力。为此,来自椰子油的中链三酸甘油酯被视为协助癌症患者和阻挡化疗药物有害不良反应的工具,并以此性质接受调查[28-29]。

研究显示椰子油或中链三酸甘油酯,能为动物抵抗多种致癌的化学成分[30-32]。席·林·西林安科博士(Dr. C. Lim-Sylianco)和同事们以实验证明,椰子油对安息香(benzpyrene)、氮丝胺酸(azaserine)、二甲基苄(dimethylhydrazine)、二甲基亚硝酸(dimethynitrosamine)、甲磺酸甲酯(methylmethanesulfonate)和四环素(tetracycline)等6种强力致突变生成物的抗致突变效果。以大药丸或饮食成分的形式来摄取椰子油,可帮助动物抵抗这6种生成物。此外也有进行生殖力测试,而椰子油显示可帮助具生殖力的母鼠抵抗不孕和导致流产的致癌物质。西林安科博士表示,椰子油对这6种化学成分都具有"高度抵抗力"[33-34]。

黄曲霉素(Aflatoxin)是非常强力的致癌物质,源于经常侵袭谷类,特别是玉米的真菌。在亚洲和非洲,黄曲霉素是严重的问题。玉米已被发现是菲律宾黄曲霉素污染最严重的食物。在该国的特定区域,玉米的摄取量很高。由黄曲霉素引起的肝炎病发和玉米摄取量之间有相互关联。玉米吃得最多的人也具有最高的肝癌罹患率。椰子油摄取似乎有助于肝抵抗黄曲霉素的致癌效果。菲律宾比寇(Bicol)人口含黄曲霉素玉米摄取量异常的高,但他们的肝癌罹患率却很低。罹癌率低的原因深信是由于该区的高椰子摄取量[35]。

研究已显示,由致病细菌所制造的外毒素和内毒素的有害效果,也可用椰子油及其单甘酯来中和或降低。椰子油的单甘酯是附着在甘油分子的个别中链脂肪酸。它们的功能很类似中链脂肪酸,并具备相同的抗菌和抗毒素特性。单甘酯普遍用于食品和化妆品业,以抑制由链球菌和葡萄球菌所产生的外毒素[36-37]。

单甘酯和中链脂肪酸皆可减轻这些体内毒素的效应。例如,在一项研究中,天竺鼠被分为两组,一组在饮食中加入中链脂肪酸和鱼油的合剂,另一组则服用葵花油。摄取这项饮食6周之后,就对老鼠们施打一种外毒素。服用葵花油的那组产生了严重的新陈代谢和呼吸休克,摄取中链脂肪酸的这组则仅呈现轻微症状[38]。

另一项研究则测试椰子油对于老鼠的大肠埃希菌外毒素休克之功效[39]。这项研究总共用了180只老鼠。动物被分成相同数量的三组:第一组在饮食中加入等同每日热量摄取量5%的椰子油,第二组是20%,第三组不摄取椰子油以作为控制组。经过 1 个月的饮食之后,老鼠们以口腔管服用一剂大肠埃希菌外毒素,生还者的数量以高达 96 小时的间隔来监测。结果显示,控制组的老鼠仅有 48％存活率。摄取等同总热量 5％和 20％的老鼠则各有 77％和 72％的存活率。摄取椰子油的两组约有相同的存活率。这代表即使是少量的椰子油(热量的 5％)也和较多量(热量的 20％)椰子油具备同等的大肠埃希菌外毒素抵抗力。以人类而言,典型的 2 000 卡饮食,摄取热量的 5％约等同一汤匙的椰子油。

一种名为谷氨酸(Glutamic acid),是影响脑部和神经功能的潜在神经毒素,可用椰子油的单甘酯(monoglycerides)来缓和[40]。谷氨酸是常见的食品添加物味精的主要成分。对动物而言,谷氨酸引发脑部损害和神经失调,对人类亦然。一些相关的症状包括癫痫发作、脑卒中和心律不齐等。

许多环境毒素对脑部有不利的影响。中链脂肪酸的抗毒素效果提供另一个将椰子油加入饮食的理由。

看看椰子油能够做的所有事情,绝对可称它为终极的健脑食物。椰子油和中链脂肪酸的益处非仅止于此,它们能抵抗许多折磨身体的不利健康状况,包括癌症、糖尿病、肝病、肾脏病、心脏病、结肠炎,以及许多感染性疾病。关于椰子油惊人的健康效益,其巧妙和更详细的描述可见于《椰子疗效》(Coconut Cures)。

椰子油和中链脂肪酸所减轻的毒素

已知椰子油或中链脂肪酸可缓和或阻挡许多包括下列化学物质的毒效:

• 黄曲霉素	• 大肠埃希菌外毒素
• 磷化铝	• 乙醇
• 偶氮丝胺酸	• 谷氨酸/味精
• 偶氮甲烷	• 甲磺酸甲酯
• 偶氮染料	• 甲基亚硝基
• 安息香	• 链球菌内毒素/外毒素
• 二甲基苯甲基	• 葡萄球菌内毒素/外毒素
• 二甲基苄	• 四环素
• 二甲基亚硝酸	

椰子油与糖尿病

既然糖尿病是神经退化的强大风险，控制血糖就很重要。椰子油在减缓与糖尿病及胰岛素抵抗的相关症状，可创造出奇迹。研究显示，中链脂肪酸能改善胰岛素分泌和胰岛素敏感度。当加入餐饮中时，饮食脂肪，尤其是椰子油，可减缓血液吸收糖，因此可调节血糖值。把椰子油和餐一起食用，对于控制血糖非常有效。即使在饭后或餐间食用也能降低血糖。

在一天当中血糖值会有变化，视进食频率和所摄取的食物种类而定。非糖尿病者的每日血糖值应维持在 140 mg/dl 以下，即便饭后也一样。罹患早期糖尿病者的数值超过 140 mg/dl，而超过 200 mg/dl 则代表全发性糖尿病。椰子油对升高的血糖值效果卓著，例如，米切尔（Michele）的饭后血糖值是 290 mg/dl，绝对是在糖尿病的范围内。她服用两汤匙的椰子油，血糖值几乎立刻降了 130 mg/dl，并到达比较安全的 160 mg/dl。这是服用椰子油的糖尿病患者普遍会有的现象。

这效用降低了胰岛素注射的需求。有些人已发现摄取椰子油甚至能消除他们对额外的胰岛素需求。艾德（Ed）说道："初榨椰子油对于血糖值影响卓著，我的太太和女儿（皆罹患 2 型糖尿病）每天至少测量 3 次血糖值。当她们吃错了食物时，她们的血糖值就会比正常值高出 80～100，她们不额外服药，而是从瓶子里舀 2～3 汤匙的椰子油服用。她们的血糖值将在半小时之内恢复正常。"

雪伦（Sharon）说："我在 2001 年 7 月经诊断罹患 2 型糖尿病，并立刻服用达糖定处方（Amaryl RX）。自从诊断后，我一直在找逆转病情的方法。我已发现另一个新天地，那里有各式各样的补充品和饮食。但这可不是从那只会说'欢迎加入俱乐部'和告诉我要吃药的医师所得来的信息……结果，我可以逐渐不吃药，现在则以饮食、补充品和椰子油控制血糖。很酷吧！我每天还是测量一两次血糖值，数值很好，而且经常比我服用达糖定处方时更好。于是，我从 2003 年 3 月起就没再吃处方药了。"

其实椰子油不仅可平衡血糖，还能逆转胰岛素抵抗所引起的损害。糖尿病神经病变是全身神经退行性的一种状况，它所带来的影响经常是脚和腿部的疼痛或麻木，其他症状还包括消化问题、肌肉虚弱和束缚、膀胱失去控制、头昏眼花、言语损伤、视觉改变和失去对于冷热的感觉。约有 50％的糖尿病患者最终将罹患神经损坏的相关疾病。

神经性病变经常伴随不良的血液循环，痊愈迟缓。四肢的不良循环是糖尿病脚溃疡的常见起因，可导致坏疽和截肢。由于不良的循环，糖尿病患者脚或腿部相对轻微的割伤或受伤，伤口往往就维持数个月并成为坏疽。如果四肢麻痹，伤害和随之而来的感染与腐坏就不会引起痛感。

椰子油能够逆转这些状况。许多糖尿病患者开始把椰子油加入他们的饮食中，几乎坏死的四肢恢复了生机。艾德华·柯（Edward K.）说："我的右小腿确实有轻微擦伤，而且已经试着治疗好几个月了。我的太太称它为丑伤口。6 年前我的脚开始麻痹，从大脚趾开始，接着几年下来，脚就愈来愈麻痹。我开始每天服用 3～4 汤匙的椰子油。10 天之内，我腿上的伤就彻底痊愈。我真的很开心，因为现在我觉得自己已恢复感觉，麻痹已经消失，腿脚更有感觉了。"艾德华当时的伤口有受感染的严重风险，或许最终将接受手术或截肢。仅 10 天之内，椰子油就改善了他的循环，让伤口彻底痊愈，并使他的腿重获生机，麻痹了 6 年的脚则又奇迹般地恢复了感觉。艾德华的故事并不罕见，当许多糖尿病患者开始规律服用椰子油时，会经历相同的反应。

椰子油改善循环和逆转四肢的神经损害。假设它对于脑部具有相同作用是合理的。每一个糖尿病患者和有任何程度胰岛素抵抗的任何人，都应该规律服用椰子油。

让椰子油进入您的生活中

您已知椰子油的许多益处，应该就看得出来这绝佳的健脑食物，在对抗阿尔兹海默症和其他神经退行性疾病中，扮演着中枢的角色。因此，了解如何将之纳入您的日常生活是很重要的。最简单的方法是用它来烹调食物。椰子油在高温中很稳定，所以非常适合在厨房使用。您可用它来烘焙或油炸。在用到乳玛琳、奶油、起酥油或蔬菜油的食谱中，都可以用椰子油取代。尽量使用等量或更多的量，以确保您在饮食中获得建议摄取量（详情请参阅第十九章）。

并非所有食物都得用油烹调，但您依然能将油纳入饮食中。您可将椰子油加在通常不用油的食物中，例如在热饮、热麦片、汤、酱料和砂锅菜中加一匙椰子油,或用它作为煮熟蔬菜的配料。

虽然我建议您把椰子油搭配食物一起吃,但您不一定需要用它烹调或加入食物中。您可像营养补充品般用汤匙舀来吃。许多人偏好每天如此服用椰子油。如果您使用品质良好的椰子油,口感会很好。许多人不喜欢把一匙的油放进嘴里,有些人则或许需要更多时间来适应。

您会发现商店里出售两种主要的椰子油。一种是初榨椰子油(Vrigin Coconut Oil),另一种是精制、淡化和去味(RBD)的椰子油。初榨椰子油是由新鲜的椰子制成,经过非常少量的处理。油基本上直接来自椰子,既然它只经过极少的处理,就保有一种细致的口味和芳香,美味极了。

去味的椰子油是由椰子干(风干椰子)制成,并历经更大量的处理。处理过程中移除所有的风味和芳香。对于不喜欢食物有椰子味道的人而言,这是个好的选择。去味的椰子油是以机械方式和高温进行处理,通常并不使用化学成分。当您到商店时,可由标签辨别初榨的和去味的椰子油。所有的初榨椰子油会标示是"初榨"的。去味的油不会如此标示,也不会标示为"去味"。有时它们的广告词会是"经榨油机压榨取得"(Expeller Pressed),代表一开始以机械将油从椰子中压榨出来,并不加热。然而,热度经常在精制过程的某个后续阶段中使用。

许多人偏好初榨椰子油,因为它只经过较少的处理,并保有更多营养素和天然风味。因为制造初榨椰子油的程序需投注更多心力,所以它比去味的油还贵。

一般而言,多数品牌的去味油没有味道和气味,彼此只有些微差异。然而,不同品牌初榨椰子油的品质却差异很大。制造初榨椰子油的处理方式有很多,有些方式比另一些还好。此外,投注的心力也影响品质。有些厂商制造绝佳品质的椰子油,口感极佳,让您可轻易用汤匙舀来吃。其他品牌则有很浓的味道,让你几乎难以下咽。您通常无法单凭罐子外部就分辨出差异,您得亲自品尝它。如果有些许椰子香味和口感的油对您而言是好的,那就是您该用的品牌。如果味道太浓或闻起来有烟味,或许要换一个品牌。

在所有的健康食品店、许多商店和网络上均有售椰子油,有多种品牌可供选择。一般而言,较贵的品质最好,但不都是如此。然而,所有的品牌基本上都有相同的烹调和食疗效果,也很实用。

如果您从商店选购椰子油,它可能会有起酥油坚硬和雪白色的外观。当您把它带回家放在厨房架上时,几天之后就可能变成无色的液体。别担心,

第十五章 终极健脑食物

这是自然现象。椰子油的显著特征之一就是它的高溶点。在 76°F（24℃）和更高的温度之下，椰子油就像任何其他的蔬菜油般成为液体，低于这温度就固化了。它很像奶油，若放进冰箱冷藏，奶油便会凝固，但在热天里把它放在柜子上，就会溶解成液体。一罐椰子油可以是液态或固态，依储放它的室温而定。不论任何形态的椰子油都可以使用它。

椰子油非常稳定，所以它不需冷藏，您可把它放在橱柜的架子上。品质好的椰子油可在架上保存 1～3 年，希望您在限期内就使用它。

中链三酸甘油酯油

大多和椰子油相关的健康效益源自它的中链三酸甘油酯。如果中链三酸甘油酯是好的，即可推论来自椰子油的中链三酸甘油酯会更好。椰子油是最富含中链三酸甘油酯的“天然”来源，但有另一种来源含量更多：中链三酸甘油酯油。椰子油含 63％的中链三酸甘油酯，中链三酸甘油酯油则含 100％。中链三酸甘油酯油有时被称为分馏椰子油，是由椰子油所制造的。构成椰子油的 10 种脂肪酸经过分解，两种中链脂肪酸（辛酸和正癸酸）重新结合以形成中链三酸甘油酯油。

中链三酸甘油酯油的优点是，每单位的中链三酸甘油酯量比椰子油还多。它尝起来无味，在室温中呈现液态，可用来烹调或作为沙拉酱。中链三酸甘油酯油的缺点是，它比椰子油更容易引起恶心和腹泻，所以限量使用就不会有这不良反应。它也不含月桂酸——最重要的中链脂肪酸。

反之，约有 50％的椰子油含月桂酸。月桂酸有最强大的抗菌威力，和油中其他的脂肪酸结合时，能够提升它的抗菌潜力。结果，椰子油比中链三酸甘油酯油更具抗菌力。

中链三酸甘油酯的中链脂肪酸会迅速转化为酮。在摄取之后的 1.5 小时血酮值达到巅峰，3 小时之后即消退。月桂酸转化为酮就比较缓慢，约在摄取椰子油之后 3 小时血酮值达到巅峰，但仍然存在于血液中 8 小时。中链三酸甘油酯油可能会比椰子油更快达成更高的血酮值，但消退得也更快。这很重要，因为深受神经退化之苦的脑部需要持续供给酮，否则脑细胞会受损和死亡。

中链三酸甘油酯油约需日夜每 2 小时服用一次，以维持血酮值。睡眠时，脑部功能维持全然的活跃,并如同清醒时般需要能量。患者在夜间得持续醒来,服用一剂剂的中链三酸甘油酯油。这样的摄取量并不实际,因为会招致恼人的消化混乱。

椰子油仅需每天服用 3～4 次,且能维持一整夜。有些曾用椰子油治疗阿尔兹海默症,后来改用中链三酸甘油脂油的人,已表示病情的进展有所减退。结论是,在神经退化的治疗中,中链三酸甘油脂油并非是椰子油的适当替代品。然而,它却能加入椰子油中,让酮值更快上升,但并非必要。椰子油更持久、不良反应较少,而且更能有效治疗慢性感染。

第十五章　终极健脑食物

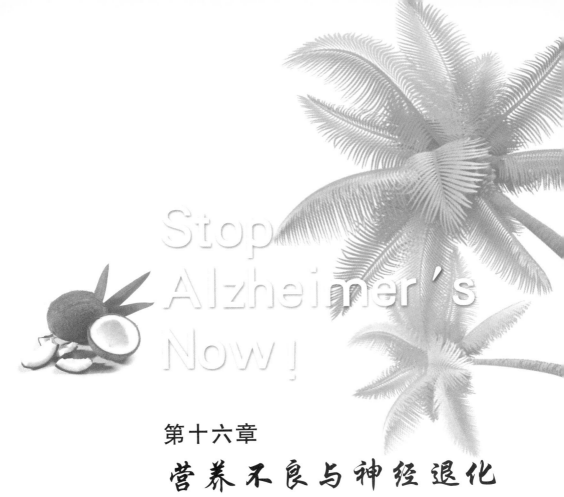

第十六章

营养不良与神经退化

糖与碳水化合物

在人类历史中,糖从来不是饮食中非常特别的部分。人们在 200 年前每年平均仅食用约 15 磅(6.8 千克)的糖。在 20 世纪 80 年代后半期,当糖的精炼技术获得改善而量更多时,糖的摄取就开始骤增。到了 20 世纪 90 年代,美国人每年的糖摄取量已升高至 85 磅(38.5 千克)。如今我们每年约摄取 160 磅(72.6 千克)的糖,这比 1815 年的摄取量多出 10 倍以上。

平均而言,我们每天约摄取 200 克(将近半磅)的糖。一个中等体型的成人每天从所有食物(水果、蔬菜、谷类、饮料等)所摄取的碳水化合物总量约 300 克。若其中 200 克来自糖,那么我们每日碳水化合物摄取总量的 2/3,就来自毫无营养价值的空热量,从身体消耗养分却不加以替代,引发身体进入新陈代谢的休克,最终导致胰岛素抵抗和身体虚弱。

不在食物中加糖或吃糖果,并不代表未摄取大量的甜味毒药。从面包、坚果、碳酸饮料到水果类饮品等数千种食品中,皆可找到糖的踪影。如今,糖有许多种形态:蔗糖、果糖、高果糖、玉米糖浆、葡萄糖……名单长得很。而各类食品的成分标签列出的内含物,从最主要成分开始依序列出,以最少的成分作结尾,糖经常被列出好几次。在许多包装食品中,虽然糖可能并非榜首,但若您将"糖"这名称之下所有各类的糖加起来,它就会是列表中的榜首。

我们由食物来源中摄取过多额外的糖。水果特别是果汁皆含有大量的糖。如果您的饮食中包含这些来源,每日的糖摄取总量就会超过 200 克。

现代的加工食品含大量的糖。多年来,饮食中的糖分增加,取代了其他更营养的食物。尽管我们目前可供食用的食物很多,但大多数的营养价值却很低,即便我们吃个不停甚至过量,仍旧造成身体营养不良。我们太容易避开过多热量,却缺乏最佳健康所需的营养素,这些食物正缓慢地将我们致死。

糖不会让记忆更甜

降低糖摄取量的主要好处之一是更佳的记忆力。过量摄取糖会让您记不起今夕是何夕、自己住哪里或配偶的姓名。令人注目的证据意味着,过量摄取含糖的食品和饮料会导致阿尔兹海默症。再看一次：糖可能引发阿尔兹海默症。

糖已经成为现代人饮食的主要成分。研究显示过量摄取甜食，尤其是以糖增加甜味的饮料，在肥胖症和糖尿病中扮演重要角色[1]。糖尿病和较高的阿尔兹海默症风险息息相关，证据暗示着它可能也是帕金森病和其他神经退行性疾病的导因之一。如今出现的证据则显示，过高的糖摄取量和心智退化、学习障碍和失忆皆有关[2]。

阿拉巴马大学伯明翰分校（University of Alabama at Birmingham）的研究人员表示，喂食高糖饮食的老鼠，会有阿尔兹海默症特有的淀粉斑沉淀物和记忆缺陷。在 25 周内，一组老鼠摄取鼠干粮和一般饮水的饮食，另一组则食用相同的干粮，但是喝糖水溶液。食用糖的老鼠在研究期间，约增加 17% 的体重，更容易形成胰岛素抗性，这就是糖尿病的标志。这些老鼠在学习和记忆保留的测试中也表现较差。食用糖的老鼠脑部也有更多淀粉斑沉淀物，这就是阿尔兹海默症的常见特征[3]。

老鼠所摄取的糖水量等同一个人一天喝 5 罐 12 盎司（约 373 毫升）的一般碳酸饮料。5 罐碳酸饮料约含 210 克的糖。尽管多数人没有每天喝 5 罐碳酸饮料，他们却从别的来源摄取糖——果汁、糖果、甜甜圈、薄饼、咖啡、酥皮点心、冰淇淋，甚至如意大利面条、果酱、烤肉酱、面包和水果等日常食品——很容易就超过 210 克。每个男性、女性和儿童的平均每日糖摄取量是 200 克，或将近半磅。婴幼儿当然吃得较少，有些人几乎不吃糖，但大部分成人每天的摄取量都超过 200 克。有趣的是，喂食糖的老鼠在 25 周之后就有记忆缺陷和淀粉斑沉淀物。那么，在食用多年高糖饮食之后，我们的脑部会发生什么事呢？

回想第四章的内容，高血糖值促使破坏脑部糖化的最终产物形成。血液中的糖有糖化的倾向或"粘"着蛋白质和脂肪，引起永久的组织损害和产生破坏性自由基。在体内累积的糖化最终产物和老化过程有相互关联，累积得愈多，脑部老化得愈快。糖化最终产物的累积也和神经退行性疾病有关，如同过度氧化，这是神经退化的特征之一。每当摄取糖或碳水化合物时，无论摄取量多寡，糖化最终产物就在体内形成。然而，摄取愈多的糖和碳水化合物，就形成愈多的糖化最终产物。

糖摄取过量会导致和胰岛素抵抗相关的慢性高血糖。您无须成为糖尿病患者，就会有胰岛素抵抗。饭前血糖值超过 90 mg/dl 的任何人，都有某种程度的胰岛素抵抗，包括多数摄取典型美国或西方高糖和精制谷类饮食的人。

有些受损的糖化蛋白质和脂肪将终身相随，促使皮肤松弛、白内障和血管受损。但我们并非无法防御糖化最终产物；免疫系统中的白细胞可稍加移除这些小麻烦，借吞噬细胞作用（phagocytosis）的过程来吃掉它们。糖化最终产物为白细胞所吞没，遭分解或消化而变得无害。白细胞对抗入侵的细菌也运用同一过程。

然而，白细胞吞噬有毒物质和细菌的能力深受糖摄取量的影响。糖抑制了白细胞吞噬这些有害物质的能力。研究显示，在摄取一剂的糖之后，吞噬细胞作用就降低将近50％，并维持抑制至少5小时[4]。如果您摄取含糖餐，免疫系统会遭到严重抑制，这状态会维持到您的下一餐。所以，如果早上吃薄饼或含糖的早餐麦片，午餐喝一杯含糖的碳酸饮料，晚餐再吃一碗冰淇淋，您的免疫系统整天都将受到严重抑制。您会比较难移除糖化最终产物，并且更容易感染和产生炎症，这都对脑部产生负面影响。

因为糖抑制免疫系统，就提高了感染的风险，包括可扩散至脑部的口腔感染，并降低身体中和及处理环境毒素的能力，以及增加癌症的风险。癌细胞以糖为食物，给愈多糖，就长得愈好[5]。

糖有许多类型。蔗糖，即一般所知的餐桌白砂糖是最普遍的。其他包括红砂糖、蜂蜜、玉米糖浆、枫糖浆、黑糖（非精制脱水甘蔗汁）、糖蜜、枣糖、浓缩果汁、大麦芽、龙舌兰糖浆和糙米糖浆。除了这些糖之外，您也可在食品成分标签上找到其他的糖，例如，葡聚糖、果糖、高果糖玉米糖浆、葡萄糖和麦芽糊精。诸如浓缩果汁或龙舌兰糖浆等所谓的"天然"糖，并没有比精制蔗糖更好。无论您吃蔗糖、蜂蜜还是糖蜜都差不多，其他名称的糖还是糖。

淀粉也是一种糖

精制糖并非唯一的问题，淀粉也一样糟。淀粉是可见于谷类、块茎、豆类和其他含淀粉蔬菜的碳水化合物。淀粉就是糖，由纯葡萄糖组成。唯一的差异是淀粉的葡萄糖分子都连成一长条链子，然而我们一旦食用，消化酶就打破这些联结，将之分解为单一的糖分子。如同所有的糖类来源般，淀粉大幅升高血糖、促使糖化最终产物的形成、抑制免疫功能，且具备所有和糖相同的不利影响。吃一片白面包基本上等同吃三茶匙的糖，当我们开始咀嚼时，唾液含有消化酵素,白面包就在口中开始转化为糖。

吃少许甜食或不使用糖的人,或许认为自己可免于糖的有害影响。但是,如果他们吃白面包、白米、白马铃薯和白面粉制的食品,糖的摄取量就和其他人一样,甚至更多。白面包能引发胰岛素抵抗和糖尿病、降低对癌症的抵抗力,并且为阿尔兹海默症或帕金森病的发作做好准备。

白面粉是由精制的全麦面粉制成的。在精制过程中,许多营养素和多数的纤维皆被移除。制造商会把少数营养素加回来,却不是纤维。纤维在消化淀粉中扮演重要角色,可减缓葡萄糖对血液的释出。这非常重要,因为会减缓糖的吸收,让情况更可控制。

食物中的淀粉及其本身并非有害。毕竟,淀粉中的葡萄糖是我们细胞的燃料来源。问题是,相较于脂肪、蛋白质和纤维,饮食中的淀粉不是摄取过量就是不均衡。只要同时摄取适量的脂肪、蛋白质和纤维,适量的淀粉甚至糖是允许的。

由每天2 000千卡的热量所组成的典型饮食,平均约含300克淀粉。这项总数中有200克来自添加的糖,15克来自纤维,剩下的85克大多来自淀粉。285克的糖及淀粉的热量含量高达1 140卡——几乎是每日热量摄取总量的60%!难怪糖尿病、阿尔兹海默症和其他退行性疾病会持续增长。

人工糖精

如果真的糖还不够糟,我们现在即可"享用"诸如代糖阿斯巴甜、糖精等的人工糖。这些人工制的食品有糖的甜味,却有较少的热量。如同糖一样,这些结晶状的粉末会让你上瘾,对健康更有害。它们的热量含量比糖少,但就像任何药物一样,拥有从头痛到死亡等恼人的不良反应。

人工糖精看起来、吃起来像糖,并且如糖一样可用来增加食物的甜味,却没有糖的热量或淀粉。对于试着降低淀粉摄取量的人而言,人工糖精听起来像是理想的解决方案。然而,人工糖精比糖更糟糕。

糖,即便是精制的糖,尽管处理过程会为身体带来极大的压力,并且消耗营养素,却仍是身体认识和能够处理的食品。反之,人工糖精是人体从未见过的奇怪新玩意,这就是问题。尽管科学家用来制造人工糖精的原料可能来自"天然"来源,这些原料的结合却形成独特的化学物质,既不天然又会引起各种损害。

最广泛使用的人工糖精之一是代糖阿斯巴甜。氨基甜（Amino Sweet）、营养甜（Nutra Sweet）、均等（Equal）、一匙（Spoonful）和等量（Equal-Measure）等品牌均有售。代糖阿斯巴甜在1965年被发现，20世纪80年代在美国获准用来作为食品添加剂。即便遭到好几名对其危险性提出警告的科学家严重批评，美国食品暨药物管理局依然准许其使用。尽管有反对声浪，当局依然根据由代糖阿斯巴甜制造商［孟山都（Monsanto）及其子公司营养甜公司］提供资金的研究而批准。

自从获准之后，代糖阿斯巴甜就必须为超过75％向美国食品暨药物管理局告发的食品添加物有害反应负责。这些反应中，有许多已严重到引起发作和致死。代糖阿斯巴甜所引起的症状，至少有90种已被记载，部分症状包括头痛/偏头痛、头昏、癫痫、恶心、麻木、肌肉抽搐、起疹子、忧郁、疲劳、兴奋易怒、心跳过速、失眠、视觉问题、听力受损、心悸、呼吸困难、焦虑、口语含糊、失去味觉、耳鸣、眩晕、失忆、关节痛，以及体重增加。（信不信由您！）此外，代糖阿斯巴甜已引发或恶化脑瘤、多发性硬化症、癫痫、慢性疲劳综合征、帕金森病、阿尔兹海默症、出生缺陷、纤维性肌炎和糖尿病。任何头脑清醒的人，会明知故犯地误食引发甚至促成这类问题的物质吗？

和糖精相比，代糖阿斯巴甜相对就比较新。糖精在1879年被发现，是第一种人工糖精。1937年就出现了甜精（cyclamate），代糖阿斯巴甜在20世纪60年代接着出现，近期则是醋磺内酯钾（Acesulfame K）和蔗糖素（Sucralose）。这些人工糖精比糖还甜更多倍，糖精比餐桌用糖甜300倍。以每千克来比较，这些糖精的热量含量和糖略同，味道却更加的甜，仅需微量就能获得相同的效果。

自从20世纪60年代后期发现糖精和甜精可使实验室动物肿瘤变大之后，它们的地位就下降了。美国在20世纪70年代禁用甜精，在英国和加拿大却仍限量使用。加拿大仅允许在医师建议下，将之用作餐桌糖精，或作为药品添加物。

1977年，有人也提议禁用糖精。由于它在当时是仅存的人工糖精，因此许多人反对此禁令，并宣称这行动对糖尿病和肥胖患者不公平。为了回应大众的强烈抗议，这项禁令就停了。取而代之的是，含糖精的食品得注明这句警语："食用本产品可能有害健康。本产品含有已被证实导致实验室动物致癌的糖精。"然而，加拿大完全禁用糖精。

醋磺内酯钾（Acesulfame K）和糖精属于相同的一般化学家族。对于癌症

即时遏止阿尔兹海默症

而言,它和糖精拥有相同的潜在缺陷。如同糖精,它也刺激胰岛素分泌,使其较不容易引起糖尿病。

最新的成员是蔗糖素,更知名的商业名称是史普兰达(Splenda,蔗糖素)。它比糖还甜 600 倍。这种化学糖精对我们的身体而言如此陌生,以至于消化系统不知该如何处理它。它不被消化道吸收,因此不带热量也不影响胰岛素或血糖值,并被视为对糖尿病很安全。听起来好得令人难以置信吗?以美国食品暨药物管理局所接获的申诉来判断,的确如此。

如果您不相信人工糖精有害,我推荐您阅读密西西比医药大学(Medical University of Mississippi)神经外科教授罗素·L. 布雷洛克(Dr. Russell L. Blaylock)博士的著作《刺激毒素:致命的口味》(*Excitotoxins*:*The Taste That Kills*)。这本书提供记载代糖阿斯巴甜和其他食品添加物危害的医学研究细节。

无临床症状的营养不良

我们如今吃的食物大多缺乏营养。加工和精制过程移除并破坏许多营养素,例如,糖毫无维生素和矿物质,却含会发胖的热量。同理,白面粉中富含维生素和矿物质的谷皮和胚芽已遭剥除,几乎仅剩下淀粉。当您吃以白面粉制成的食物时,主要是在吃毫无任何营养价值的糖;白米亦然,富含维生素的谷皮遭移除,留下白淀粉的部分。马铃薯几乎都是淀粉,它的皮含有丰富的营养素,但有多少人吃带皮马铃薯?

我们吃的食物,大多由糖、白面粉、白米和去皮马铃薯制成。这些食物供给多数人每日热量的 60%,另外 20%～30% 则来自脂肪和油。最受欢迎的油是乳玛琳、起酥油和诸如大豆和玉米油的加工蔬菜油。油经常隐藏在我们的食物中。所有的包装、便利商店和餐厅食物皆富含脂肪,包括高百分比的氢化脂肪。如同糖般,加工的油不含维生素和矿物质,仅含热量。

我们典型的饮食大多由淀粉、糖和加工油等空热量所组成。很少人吃水果和蔬菜。当我们吃蔬果时,经常是当作佐料吃——三明治的酸黄瓜和莴苣、披萨的番茄酱和洋葱。我们的食物富含热量,却缺乏营养。在摄取大量的热量时,却仅摄取少量的营养素。结果就是您可以不停地吃、吃、吃,甚至吃到超重却仍营养不良。

美国农业部（US Department of Agriculture）表示，多数人未足够摄取至少 10 种基本营养素（建议每日摄取量的 100%），仅 12% 的人口 100% 摄取 7 种基本营养素，不到 10% 的人有吃到建议每日摄取量的水果和蔬菜，40% 的人不吃水果，20% 的人不吃蔬菜，而我们所吃的蔬菜则多是以氢化蔬菜油所烹调的炸马铃薯。

我们所吃的食物大多缺乏营养，这已经够糟了，但这些食物也破坏了从其他食物所获取的营养素，这让问题变得更复杂。例如，糖不含营养素，在新陈代谢时消耗营养素，吃糖和淀粉食物会耗尽体内的铬（chromium），这是制造胰岛素的重要维生素。缺乏胰岛素，就会形成诸如糖尿病的血糖问题。我们的食物愈经过加工，身体就需要更多营养素来将之新陈代谢。多元不饱和脂肪油是另一种空热量的来源，它会消耗维生素 E、维生素 A 并用尽锌的储存；其他包括铁的食品添加物，将维生素 C、维生素 E 和维生素 A 燃烧殆尽；充满白面粉制品、糖和加工蔬菜油的饮食，会迅速耗尽营养素的储存，更把我们推向营养不良。

后期的营养不良会以多种独特的疾病呈现，例如坏血病（维生素 C 缺乏）、脚气病（硫胺素缺乏）和糙皮病（烟碱酸缺乏）。这些状况让身体无法抵抗感染、抑制免疫力、减缓疗愈力、干扰正常的发育和生长，并促使组织和器官退化。

根据世界卫生组织所言，已开发国家中有 70%～80% 的人死于生活形态或饮食所引起的疾病。多数癌症是由我们吃进身体的东西所引发的，心脏病、脑卒中和动脉硬化症等工业化国家的最大杀手，皆为饮食疾病，糖尿病亦是饮食相关的疾病。大抵上来说，阿尔兹海默症和帕金森病亦然。无数的研究已显示食物中的维生素、矿物质和其他营养素，可保护我们免于这些疾病的侵袭。

当我们想到"营养不良"这个词语，通常会想起憔悴的非洲干旱灾民或印度饥民。在较富裕的国家，这问题更在不知不觉间加剧。营养不良的症状并不怎么明显，人们的外表看起来不像营养不良的患者，而营养匮乏症，需要等到营养不良的后期才诊断得出来。

当许多食物皆可供摄取时，很少人会产生营养不良的症状，即使当饮食缺乏营养时亦然。反之，他们深受无临床症状的营养不良之苦。无临床症状的营养不良，是一个人摄取刚好的基本营养素，来预防严重营养不良症状的爆发，但身体却依然缺乏优质营养素，并容易逐渐提前退化的一种状况。这

即时遏止

阿尔兹海默症

状况长期遭受忽视。无临床症状的营养不良在西方国家甚为流行。很不幸我们吃进许多没什么营养素的食物。甚至我们饮食过量都可能仍然营养不良,因为我们的食物不含身体最佳运作所需的所有基本营养素。结果,免疫系统长期遭受抑制,身体无法对抗感染,渴望营养素的组织和细胞就逐渐退化。

我们当今社会的典型饮食是富含糖和精制淀粉的饮食,极为缺乏营养素。改善饮食的最佳方式为降低淀粉的总摄取量,以含更多脂肪、蛋白质和复合碳水化合物(有纤维伴随的碳水化合物)取代精制淀粉。虽然蔬菜被视为富含淀粉的食物,多数非淀粉蔬菜,例如美洲南瓜、番茄和绿色花椰菜,淀粉含量都很低,因为它们大约90%是水。这些蔬菜也是纤维、维生素、矿物质、抗氧化剂和其他植物营养素的良好来源。

营养素缺乏和神经退化

脑部和身体其他部分一样,需要好的营养来成长和正常运作。只缺乏一种营养素就会导致严重的后果。

叶酸,是B族维生素,长久以来被视为攸关胎儿的脑部和脊椎神经。缺乏叶酸的母亲所产下的婴儿经常有严重的脊椎神经畸形,称为脊柱裂。叶酸亦攸关成人的脑部和神经功能,缺乏这种维生素就和神经退行性疾病有关。在575名50岁以上银发老人参与的一项实验中,调查人员发现每天摄取400毫克或更多的叶酸,也就是该维生素的建议每日摄取量的人,罹患阿尔兹海默症的风险比摄取量低于此的人低55%[6]。

阿尔兹海默症的特征之一是由于脑细胞的萎缩导致脑组织的大量损伤。我们的脑会随着年龄的增长而正常萎缩,但阿尔兹海默症会使脑萎缩的速度加快。叶酸和其他B族维生素,如维生素B_6和维生素B_{12}缺乏会加速大脑老化和萎缩。英国牛津大学(University of Oxford)的研究人员发现,给予老人与认知功能障碍者(但尚未确诊患有阿尔兹海默症)服用大剂量的维生素,可减缓近一半大脑萎缩的速度,从而延缓或完全避免阿尔兹海默症的发作[7]。

帕金森病也是受叶酸不足的影响。在另一项研究中,实验室老鼠被注射假海洛因以诱发帕金森病。老鼠被分成两组,一组喂食缺乏叶酸的饮食。喂食适量叶酸的老鼠,制造多巴胺的神经细胞能修复受损的脱氧核糖核酸

（DNA），并反击药物的负面效果。然而，那些缺乏叶酸的老鼠，其多巴胺细胞无法修复损害。结果，这些细胞就死亡了[8]。

叶酸并不会治愈阿尔兹海默症或帕金森病，但缺乏它却似乎大幅增加致病的风险。摄取适量的叶酸能降低风险。好的叶酸来源包括菠菜、白菜、绿色花椰菜、鸡肉和鱼类。富含蔬菜和新鲜肉类的饮食供给必需的叶酸。

矿物质"镁"是超过 300 种和能量新陈代谢、蛋白质及脱氧核糖核酸合成有关的酵素反应的辅因子。缺乏镁可导致肌肉衰弱、颤抖、发作和心脏与循环系统的障碍。证据意味着这也可能增加阿尔兹海默症、帕金森病、多发性硬化症和青光眼的风险。多数美国成人（68％）甚至连每日建议的最低摄取量都无法达到，而许多健康专家认为这个量太低了。更糟的是，有些常见食品还将我们摄取的微量镁排出体外。血液中的镁会因过量摄取酒精、咖啡因和磷酸（用于碳酸饮料）而变少。补充镁的良好饮食来源是菠菜、绿甜菜、甜菜、芦笋、芝麻子、葵花子和虾。

有数十种微量矿物质负责维持脑部健康。锂这种矿物质长久以来被视为是双极症（原名躁郁症）的有效治疗。锂刺激蛋白质释出保护脑细胞不受损、增进其存活率和促进神经元的生长与修复。例如，在补充 4 周的锂之后，立体的磁共振造影显示双极症患者的灰质量增加[9]。动物研究则显示，锂能将脑卒中后的细胞死亡面积缩减 56％。借促进细胞再生，锂可像抗老营养素般在脑部运作。

锂也显示可阻挡如味精、咖啡因和抗痉挛药物等神经毒素的破坏性影响[10]。锂可与如铝的特定毒金属结合成螯合物排出体外[11]。锂的食物来源包括蛋、乳制品、全谷类和蔬菜。

另一种重要的微量矿物质是锌。多达 1/4 银发族女性的锌摄取量，少于每日建议的一半。一项在英格兰（England）的研究显示，老年失智症患者的锌值比未罹患此病者低得多[12]。锌的良好来源是贝类、鱼类、肉类、牛奶、全谷类和绿色蔬菜。

体内维生素 C 浓度最高之处在脑部，以及例如肾上腺的神经分泌组织[13]。维生素 C 扮演着保护性抗氧化剂的角色，以辅因子的身份参与数种酵素反应，并作为数种神经传导素的神经调节物质，例如谷氨酸盐、多巴胺和胆碱。维生素 C 会遭到过量的氧化压力、伤害和感染消耗殆尽——这攸关神经退行性。饮食来源包括深绿色叶菜、绿色花椰菜、白色花椰菜、胡椒、番茄、柑橘、芒果和木瓜。

一群研究人员研究营养状态和认知功能的关联,研究对象为 260 名健康、独立生活的 60 岁以上男女[14]。研究人员以饮食记录和生化测试的营养状态,来评估营养素的摄取是否足够。研究对象接受两项认知功能的测验。血液维生素 C 或维生素 B_{12} 浓度低的人,在两项认知测验中的分数都比营养良好的人还低;血核黄素或叶酸浓度低的人,问题解决测验的得分较差。研究人员的结论是无临床症状的营养不良,在从部分年长者测出的认知功能抑制中,或许有着关键作用。

缺乏维生素 B_{12} 导致的记忆损伤,在几年之内会比血液匮乏症的症状更早发现。证据来自针对超过 2/3 的恶性贫血患者短期记忆异常的研究。[15]维生素 B_{12} 的治疗让 3/4 的患者在 1 个月内恢复记忆。良好的维生素 B_{12} 来源包括肉类、鱼类、猪肉、乳制品和蛋。蔬菜、水果和谷类并不供给这重要的营养素,因此,缺乏维生素 B_{12} 是素食者的严重问题。

神经退行性疾病的明显特征之一,是无法控制的氧化压力和自由基破坏。脑部的多元不饱和脂肪酸尤其容易受到脂类过氧化作用的伤害,因为这些脂肪浓度相对较高[16]。慢性氧化压力严重消耗保护性抗氧化剂。增加脑部抗氧化剂的唯一方法,是摄取富含抗氧化剂的营养素。主要的饮食抗氧化剂包括维生素 A、维生素 C、维生素 D、维生素 E 和维生素 K,以及矿物质锌和硒、α-硫辛酸、辅助酵素 Q_{10}(CoQ_{10}),以及诸如 β 胡萝卜素、α 胡萝卜素、黄体素和茄红素等类黄酮。相较于正常人,阿尔兹海默症患者的这些许多血液抗氧化剂含量都较低,意味着饮食中缺乏许多重要的抗氧化营养素[17-18]。

研究显示,规律摄取蔬果的人,比很少吃蔬果的人更不易形成老年性心智衰退[19-20]。

食用蔬菜似乎可延缓老化过程。健康老龄化高峰研究所(Rush Institute for Healthy Aging)的研究人员分析近 2 000 名 65 岁以上银发老人的饮食习惯和认知功能。每日蔬菜摄取份数最多的人,心智衰退减缓了 40%。最大的好处可见于每日摄取 3 份或更多蔬菜的人。有趣的是,水果的摄取似乎无法预防心智衰退。

研究人员表示,较缓慢的心智衰退"约等同年轻 5 岁"。富含抗氧化剂和叶酸的绿叶蔬菜最具保护性[21]。

测量抗氧化剂含量的验血报告显示,任何年龄的人摄取大量的 β 胡萝卜素、茄红素和维生素 E,认知测验的得分比低抗氧化剂含量的人更高[22]。血液抗氧化剂高含量和每日蔬果高摄取量相关。

服用多种维生素和矿物质补充品，或许有助于弥补饮食中所缺乏的某些营养素，但这本身并非解决方案。研究已一再显示，营养补充品的保护程度，比不上直接从完整食物中摄取的营养[23]。显然，完整食物的相关益处，远超过它们本身的基本维生素和矿物质含量。

　　请注意，以上并未列出披萨、甜甜圈、白面包、碳酸饮料和其他包装加工食品，它们不是攸关身体健康的维生素和矿物质的良好来源。好的营养来自新鲜、完整的食物。

第十六章　营养不良与神经退化

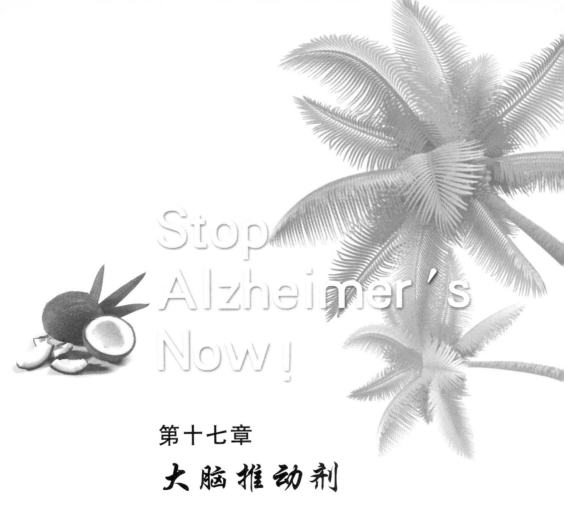

Stop
Alzheimer's
Now！

第十七章

大脑推动剂

要吃蔬菜

还记得母亲曾叮咛您"要吃蔬菜"吗？她知道蔬菜对身体健康很重要，这几乎是直觉，科学也证实了这一点。研究持续显示，富含蔬果的饮食可避免疾病和促进健康。请注意，这里先提到蔬菜，再提到水果，因为蔬菜对您的健康更重要。摄取大量蔬果有助于防止心脏病和脑卒中、控制血压、预防几种癌症、避免难受的消化性病痛、防止白内障和黄斑部退化，以及保护脑部免受神经退化之苦。

您可能听过这项建议：每天摄取 5.5 份的蔬果；最新的饮食指南其实建议我们一天应该摄取至少 5～13 份（2.5～6.5 杯）。摄取量依您的热量总需求量而定[1]。一个中等体型的成人一天约需 2 000 的热量以维持体重和健康，这等同每天 9 份或 4.5 杯的蔬果。

如何计算一份蔬果的量？对于多数新鲜或煮熟的蔬果而言，一杯就是您应该装进一只量杯的分量。这准则有 4 项例外：莴苣、干果、马铃薯和干豆。您需要 2 杯莴苣和其他生的绿叶蔬菜，以取得等同 1 杯蔬菜的质量。对于干果而言，您仅需摄取半杯即可取得等同一杯蔬菜的质量。马铃薯和豆类（例如黑白斑豆、菜豆等）并不算蔬菜，因为它们多为淀粉，必须谨慎食用。

严格说来，蔬菜和水果汁可列入每日所需的摄取量中。然而，蔬果汁含糖很高，并缺乏可减少糖分吸收的纤维。纯果汁的糖含量和同份量的可乐相同——每份 12 盎司（约 373 毫升）的量中约含 10 汤匙。尽管果汁可能含有部分维生素和矿物质，但它只不过比加味糖水略佳。

胰岛素抵抗是神经退行性的主要风险因子之一。研究显示，一天只要多吃一份富含维生素的绿叶蔬菜或 3 份整颗水果，即可显著降低罹患胰岛素抵抗的风险，故亦可防止糖尿病。多吃半份蔬菜，几乎可降低 10% 的风险。多吃 1.5 份（3 份）水果所降低的风险大约相同。有趣的是，只有食用整颗水果方可降低风险。果汁其实会增加风险。每天只要多喝一份果汁，罹患糖尿病的风险就升高至 18%。果汁的高含糖量和缺乏纤维显然抵消了维生素和矿物质的正面功效[2]。因此，蔬果汁并不列入每日摄取量中。

一般美国人一天总共只吃 3 份蔬果。如果人们不吃蔬果，那他们到底吃了什么？多数人爱吃许多富含糖和精制淀粉的加工、包装食品，皆剥夺了营

第十七章　大脑推动剂

养素。

建议在饮食中至少摄取5～13份蔬果,而这只是最低量,如果您能吃更多就更好。并非在您既有的饮食中增添这些分量的蔬果,而是取代例如马铃薯、白面包和意大利面等比较不健康的食物。这必然可改善营养素成分,并降低所摄取的空(没有营养只有热量)淀粉含量。这并不会增加热量,而是以更营养的热量取代空热量。

研究持续显示,富含蔬果和全谷类的饮食可预防退行性疾病。降低淀粉摄取并以蔬菜、脂肪和蛋白质取代,可增进健康和预防疾病[3]。

完整的食物

蔬菜、水果和全谷类食物为何对我们如此有益?这是因为它们含有基本的维生素和矿物质,以及大量可滋养身体、防止疾病和保持健康的植物营养素。植物营养素是植物所生产的化学成分,拥有类似维生素的特质,其中一项就是β胡萝卜素。β胡萝卜素扮演抗氧化剂的角色,可预防癌症和心脏病,如果身体有需要,亦可转化成维生素A。β胡萝卜素赋予胡萝卜、南瓜和其他蔬菜特有的黄色及橘色。茄红素是另一种近来受到肯定的植物营养素,因为它能够降低罹患前列腺癌的风险。它制造出番茄、西瓜和粉红葡萄柚中的红色素。在植物食品中,已经鉴定出超过2万种植物营养素。

在过去,单一维生素和矿物质被认为足以治愈健康问题。我们现在知道,尽管单一营养素可能带来益处,多种营养素共同运作,才能提供最大的效益。营养素和谐一致地运作,如同交响乐团所有不同的乐器一同演奏出音乐,所有的乐器都需要发出最好的声音。同理,饮食中需要适量的多种营养素,如同可见于完整食物中的各种营养素,以提供科学家在营养研究中所发现的健康效益。

多年来,我们已被告知多吃钙质可防止骨质疏松症。我们比以前摄取更多钙质,但骨质疏松症的问题却日益严重。我们现在知道,单靠钙质并不足以产生功效。除非您也摄取其他营养素,否则就算您服用钙片直到脸色发青,对骨骼也不会产生多少效应。研究人员如今表示,人体也需要钾、硼、矽、β胡萝卜素和维生素C、维生素D、维生素K及适量的脂肪,缺乏任何一项都会影响骨骼健康。

这就是为何摄取数百种植物营养素，会比服用仅含数十种植物营养素的维生素片还好的原因；这就是为何吃以全麦面粉制作的面包，会比吃在精制过程中有某 20 种营养素遭移除的白面包更好的原因；也是为何新鲜蔬果远比含有精制淀粉的加工、包装食品更好的原因。

多数人会承认自己需要在饮食中添加更多蔬菜。但是，有些人并不在乎蔬菜。他们是吃白面包、意大利面和其他垃圾食物长大的，并且从未养成对蔬菜的品味。蔬菜常常以无添加的方式烹调——或许挤个柠檬或加点盐——却未添加奶油或任何其他酱料，以避免在饮食中添加脂肪。但是，当蔬菜与一种脂肪结合时，就变得更营养，这也是吸收最佳营养素之所需。添加诸如奶油、乳酪、鲜奶油、坚果、籽类、肉汁、碎培根、火腿片和多乳脂酱料等脂肪来源，可大幅提升蔬菜的营养价值和口感。如此烹调食物，即便是最忠实的蔬菜厌恶者也会爱吃蔬菜。当您开始在饮食中添加更多蔬菜时，就会更喜欢它们，特别是用这种方式烹调。

品质好的肉品很重要

蔬菜和其他植物性食物很好，却无法提供最佳营养所需的全部营养素。肉类、鱼类、蛋和乳制品是维生素 A、维生素 B_6 和维生素 B_{12} 的最佳来源。事实上，不可能单从植物来源获取足够的这些维生素。肉类和乳制品，也提供适当吸收和脂溶性维生素运用所需的脂肪。蔬菜能提供丰富的维生素和矿物质，但若您不一同摄取适量的脂肪，身体便无法吸收它们，对身体也就没什么帮助。脂肪和蛋白质提供包括脑部等多数身体组织的基本材料。

磷脂酰胆碱（phosphatidylcholine）是一种脂肪性物质，构成细胞膜的主要成分，也扮演细胞膜间信号传达的角色。磷脂酰胆碱是胆碱（choline）的来源，是攸关人体健康的一种 B 族维生素——尤其是脑部健康。脑膜的磷脂酰胆碱值随着年龄而降低，可能导致失忆。胆碱是少数能穿透血脑屏障的物质之一，它直接进入脑部，脑就用它来制造攸关记忆的乙酰胆碱（acetylcholine）神经传导素。许多研究已经显示，磷脂酰胆碱对于预防失智症和改善认知功能皆有正面功效。证据也显示它可减缓髓鞘（myelin，即神经覆盖）的退化，这就是多发性硬化症患者所耗损的物质。为此，愈来愈多人认为它是维持脑部健康、有价值的营养补充品。蛋黄是磷脂酰胆碱含量最高的天然来源，每天吃一或两颗蛋即可获取这重要物质。

另一种类似的物质在细胞膜功能中也扮演重要角色,那就是磷脂酰丝胺酸(phosphatidylserine)。这种物质使脑细胞新陈代谢葡萄糖,以释放和与细胞传导素连结,这些都攸关学习、记忆和其他认知功能。磷脂酰丝胺酸借增加接收信息的细胞膜感受体,来增进脑细胞间的传达。磷脂酰丝胺酸调节细胞膜的流动性——这攸关脑细胞传递和接收化学传导的能力,它不但恢复脑部的乙酰胆碱(acetylcholine)供应,也刺激脑制造多巴胺。磷脂酰丝胺酸的饮食来源是肉类和鱼类,植物本身很缺乏。典型的北美洲饮食,一天约供给120毫克的磷脂酰丝胺酸。含有最佳肉类和鱼类摄取的饮食供给180毫克,而低脂饮食仅供给100毫克,蔬菜的供给量则低于50毫克。许多人,特别是银发族,可由在饮食中添加更多高品质肉品而获益。

让自己沐浴在维生素D中

维生素D长久以来因攸关正常的骨骼发育而广为人知;缺乏它将导致骨软化或儿童软骨病,以及成人的骨质疏松症。维生素D也扮演预防多种癌症、细菌和病毒感染(包括龋齿和牙周病)、关节炎、肠炎、糖尿病、心血管疾病、黄斑部病变、高血压、多发性硬化症和抑郁症的角色。当今的研究显示,维生素D亦攸关脑功能和预防感染。在阿尔兹海默症患者描述大量维生素D改善症状之后,研究人员就开始调查神经退化性和维生素D的关联。

根据剑桥大学(Cambridge University)研究人员所言,低血液维生素D值和增加罹患失智症的风险有关。科学家测量了1 766名65岁以上银发老人的血液维生素D值,并且评估他们的心智功能。维生素D值最低者,罹患认知缺陷的风险可达2.3倍[4]。

乔治亚州(Georgia)亚特兰大市(Atlanta)爱莫瑞大学(Emory University)医学院的研究人员已经发现类似的关联。这项研究将99名健康成人作为控制组,并包含97名阿尔兹海默症患者和100名帕金森病患者。36％的健康实验对象维生素D值很低,相较之下,41％的阿尔兹海默症患者和55％的帕金森病患者维生素D值很低。10％的健康研究对象严重缺乏维生素D,而16％的阿尔兹海默症患者和23％的帕金森病患者严重缺乏维生素D[5]。许多其他的研究亦显示类似结果[6-7]。

由于缺乏日照和多发性硬化症，维生素 D 缺乏和上述状况之间就存在了有趣的相互关联。在阳光最强的赤道区域，多发性硬化症的罹患率几乎是零，而在阳光最弱的南北半球，罹患率则随着纬度增加而剧增，这显示日照有助于预防多发性硬化症。研究显示，多发性硬化症在维生素 D 供给量最低的环境，其罹患率最高[8]。这就说明两种罕见的地理异常现象，其一是瑞士，低纬度地区的多发性硬化症罹患率高，但高纬度地区的罹患率却低；另一是挪威，内陆的多发性硬化症罹患率高，沿海的罹患率却低。高纬度地区的紫外线光强度较高，导致较高的维生素 D 生产率，因此高纬度地区的多发性硬化症罹患率就低。在挪威的海岸，鱼类的摄取率很高，鱼油就富含维生素 D。

缺乏维生素 D 影响多数的多发性硬化症患者，这呈现在其低骨骼质量和高骨折率。维生素 D 和多发性硬化症关联最明显的证据，是以实验方式诱发的脑脊髓炎，即以多发性硬化症的动物原型所进行的实验。维生素 D 的治疗彻底抑制这种脑脊髓炎的生成和进展[9]。

缺乏维生素 D 并非阿尔兹海默症、帕金森病或多发性硬化症的导因，却能增加风险。脑神经含有维生素 D 感受体，意味着维生素 D 可能攸关脑部发展和保护。维生素 D 扮演着分子转换的角色，可活化超过 200 种基因。这或许就是它为何如此攸关健康的原因之一。

对抗感染和身体战胜感染速度与维生素 D 值直接相关。活化对抗感染的白细胞需要维生素 D。没有适量的维生素 D，免疫系统会迟钝，感染就更频繁和长久，甚至在免疫系统缺乏维生素 D 而损坏时持续处于感染状态，这对脑部感染而言也是真的。身体任何一处源于感染的发炎，都能激起脑部发炎。因此，缺乏维生素 D 对脑部健康影响重大。

众所周知，维生素 D 是阳光维生素，因晒太阳即可产生。太阳的紫外线穿透皮肤并启动化学反应，将胆固醇转换成维生素 D。据估计，85％的北美洲人口拥有次佳的维生素 D 值。缺乏维生素 D 是太少晒太阳的结果，最好的补救方法就是经常外出晒太阳。

让皮肤直接暴露在阳光下、不擦防晒油，是获取维生素 D 最有效和最天然的方式。因为防晒油阻挡了启动维生素 D 合成的紫外线光，所以别擦防晒油。与过度谨慎、无所不用其极的防晒建议相反，我们确实需要些许阳光来制造维生素 D。对于肤色浅的人而言，一天 15 分钟通常就够了。如果太阳并非直接在头顶上，像是早晨、傍晚或阴天，就要晒更久，因为阳光的强度减退。肤色深的人可能需要两三倍的日晒时间，以制造等量的维生素 D。

您应该尽可能露出皮肤,只有脸和手臂是不够的。为达到最佳效果,待在太阳底下直到皮肤开始略转为粉红色。如果您不想晒伤,可以在露出来的皮肤上抹一层薄薄的椰子油。椰子油可防晒,却不干扰维生素 D 的合成。椰子油可让您晒更久的太阳且不怕晒伤,其他的油并无这项保护特性,因此并不推荐。椰子油可让您在皮肤呈现粉红色之前,至少待上 2 倍的时间,并制造两倍的维生素 D。

在纬度高于 35°的地区[美国所有位于阿拉巴马州(Alabama)以北的州和欧洲全区],冬季的日晒剧减,不可能获取足够的日晒以制造出适量的维生素 D。实际上,每一个处于高于北纬 35°地区的人,无论晒了多久的太阳,都慢性缺乏维生素 D。既然如此,就需要换个方式取得维生素 D。有个选择是使用安全的日晒床;另一选择为吃含维生素 D 的食物。一般而言,甚至是含有最高维生素 D 值的食物都不够,但可见于牛奶、鱼类、蛋和肝。可由来自常晒太阳的猪身上的猪油获取适量的维生素 D。猪和人一样,从太阳获取维生素 D。猪缺乏厚重的毛发覆盖,因此晒了太阳的皮肤就制造出维生素 D,并储存在动物脂肪中。然而,最佳的维生素 D 饮食来源为鱼肝油,每天服用一匙即可供给您的所需。

另一种来源是营养补充品。若您有吃营养补充品,请确认它含维生素 D_3(胆促钙醇 cholecalciferol),即人体维生素 D。勿服用合成或较差的维生素 D_2。维生素 D 的建议摄取量为每天 5 微克(200 IU)。然而,根据最新研究指出,这份量的 10 倍似乎提供了整体健康和防止感染的最佳效益[10]。

由阳光将胆固醇合成到维生素 D 中,远比由饮食来源取得更具成效。例如,在夏季全身晒太阳 30 分钟可制造约 2 万国际单位(IU)的维生素 D,等同喝 200 杯牛奶(100 IU/8 盎司杯),或服用 50 颗标准的多种维生素(400 IU/片)所供给的量。储存维生素 D 的最佳方式就是晒太阳。

天然抗炎剂

所有的神经退行性疾病皆有一个共同点,就是慢性炎症,炎症促使脑部产生许多破坏性的行动。因此在逻辑上,缓和炎症即可舒缓大部分的压力和减轻症状,有些人就如此获得成功。在老鼠身上注射假海洛英诱发帕金森病,并使用一种名为罗格列酮(Rosiglitazone),用以调节炎症反应的胰岛素敏感药物,调查人员即可彻底防止肌肉和嗅觉功能失调。然而,抗炎症药物具有害的不良反应,有些可能促使神经退化。

取代药物的一种方式为天然的抗炎植物营养素,可见于蔬菜、水果、芳草和香料中。摄取富含这些物质的食物,有助于抵抗破坏性自由基和消灭与神经退行性相关的发炎。不像药物,这些复合物都是日常食物的成分,可滋养身体又不会导致有害的不良反应。

木樨草素(luteolin)是芹菜和青椒中含量很高的类黄酮,已显示可在中枢神经系统发挥强大的抗炎效果[11]。木樨草素可见于多种蔬菜和水果中,含量各异。

许多抗发炎复合物仅可见于部分植物。我们日常使用的芳草和香料中,有些含这些独特的复合物,其中之一是百里香酚(thymol),这是来自百里香的油,另一种是来自姜根的姜辣素(gingerol)。姜辣素在化学上非常类似辣椒种子,就是使辣椒有辣味的成分。

最强大的天然抗炎复合物之一是姜黄素(curcumin)——为姜黄带来耀眼黄色的色素。姜黄是亚洲料理的热门香料,用来制作咖喱。咖喱的黄颜色就来自姜黄。因为姜黄素强大的抗氧化和抗发炎作用,调查人员正积极研究它对神经退行性疾病的功效。

一种名为 3-硝基丙酸(3-nitropropionic)的真菌神经毒素,会引发类似亨廷顿舞蹈症的运动和认知缺陷。让老鼠在注射此神经毒素的前几天摄取姜黄素,就可保护它们的脑部,大幅防止毒素导致的破坏性作用。

研究人员已表示,当基因饲养的老鼠呈现等同阿尔兹海默症的征兆时,喂它们吃以姜黄调味的食物,即可大幅降低脑部发炎,它们也和未食用此香料的老鼠般,仅显现半数含淀粉体的菌斑[12]。

若姜黄素可抵抗神经退化,或许可预期摄取大量咖喱的人较少罹患阿尔兹海默症。这是新加坡一项研究的基础,在此研究中,超过 1 000 名 60 岁以上且从未诊断出任何类型失智症的居民,接受一项饮食测试,并以简易智能量表进行评估。表示"经常"吃咖喱者有认知问题的风险比"从未或鲜少"吃咖喱者低 49%,"偶尔"吃咖喱者的风险则为较低的 38%[13]。

匹兹堡大学(University of Pittsburgh)研究人员进行了类似的研究。咖喱菜肴在印度很受欢迎。研究人员在新德里(New Delhi)附近一处常吃咖喱的社区收集阿尔兹海默症的病情资料,并与宾州(Pennsylvania)匹兹堡附近一群鲜少吃咖喱的人做比较。美国 65 岁以上的人口,每千人有 17.5 人的患

第十七章 大脑推动剂

病率,反之,印度人口每千人的患病率仅 4.7 人。印度拥有最低的患病率,仅占美国的 1/4[14]。这特别低的阿尔兹海默症罹患率,或许是因为摄取咖喱中的姜黄,但咖喱经常以富含中链三酸甘油酯的椰子油制成,因此研究结果可能是由于椰子、姜黄或两者皆然。

有数百种植物化学成分具抗炎和抗氧化的特性,多数尚未经过任何详细研究。摄取多种植物性食物可大幅预防神经退行性疾病。

植物性食物并非唯一的抗炎复合物来源。鱼类,更精确地说是鱼肝油,亦有助于舒缓发展迅速的发炎。鱼油是富含 Ω-3 脂肪酸的来源。身体将这些脂肪酸转化为类似激素的物质,亦即具有强大抗炎特性的前列腺素。最佳的鱼油来源是食用新鲜的鱼,另一种来源是鱼肝油。鱼肝油优于鱼油营养补充品之处,在于它有较高的抗氧化成分,且为最佳的维生素 D 饮食来源。

研究确实令人联想到食用鱼类可降低帕金森病和阿尔兹海默症的风险[15]。一项研究显示,相较于鲜少或从未食用鱼类者,每周至少吃一份鱼,可降低 60% 罹患阿尔兹海默症的风险[16]。

有些人由于可能的汞和其他污染源的污染,而对食用鱼类表达关切,这很合理。鱼身上累积汞的毒素值,这是生物放大作用的结果。鱼愈是在食物链的较高层,受污染的风险愈大。因此,有些人偏好从磷虾油摄取 Ω-3。磷虾是袖珍、类似虾的甲壳纲动物,居住在冰洋中并食用微小的浮游生物。它们接近食物链的底层,所以没有汞污染的问题。磷虾油亦含许多抗氧化剂,包括维生素 E、维生素 A、维生素 D 与一种名为虾红素的超级抗氧化剂。它的抗氧化能力是一般鱼油的 48 倍。您可在健康食品店或网络上找到磷虾油。

鱼油含两种重要的 Ω-3 脂肪酸:二十二碳六烯酸(DHA)和二十碳五烯酸(EPA)。两者皆可转化为抗发炎的前列腺素,有助于减缓发展迅速的发炎。二十二碳六烯酸在两者中更重要,因为它也是部分脑组织的建构成分。因此至少每周食用鱼类或营养补充品是有益的。

另一种热门的 Ω-3 脂肪酸来源是亚麻籽油。有些人因亚麻籽油来自于植物而偏好食用。亚麻籽中的 Ω-3 脂肪酸及其他植物来源,被称为 α-亚麻酸(ALA)。不像二十二碳六烯酸,脑部组织并不需要 α-亚麻酸或直接转化为前列腺素。然而,身体借一系列漫长的化学步骤,可将前 α-亚麻酸转化为二十碳五烯酸。这过程不是非常有效,仅约 10% 的 α-亚麻酸最终成为二十碳五烯酸,若部分转化为二十二碳六烯酸就更少。即便摄取高量的 α-亚麻酸,脑部的二十二碳六烯酸值并不会改变[17]。因此,从鱼类或其他动物来源(例如蛋、草食牛），而非仅仰赖亚麻籽或其他植物来源摄取 Ω-3 营养素甚为关键。

从烹调用油获取每日的抗氧化剂量

　　近年来有许多令人振奋的研究，是关于一种相对鲜为人知、名为三烯生育醇（tocotrienols，俗称 T3）的营养素。三烯生育醇是超强大的维生素 E 种类，比一般维生素 E 的抗氧化功能还强 60 倍，对于健康的功效也远超过一般的维生素 E。研究显示三烯生育醇可降低高血压、溶解动脉菌斑、延长脑卒中和心脏病患者的生命、拥有强大的抗癌特性，并防止阿尔兹海默症和帕金森病等脑部退化状况。

　　一般的维生素 E 可见于多种食物。反之，三烯生育醇就较罕见，可见于一些坚果、籽类和谷类，但量很小。迄今，最富含这些超级抗氧化剂的来源是棕榈油。一般而言，棕榈油是最富含维生素 E 的天然来源之一，也是迄今最丰富的三烯生育醇来源。

　　因为三烯生育醇是强力抗氧化剂，因此在治疗心脏病方面就受到研究。心脏病的特征为动脉硬化——动脉中形成斑块。许多研究已显示，抗氧化剂具预防脂肪和胆固醇氧化的能力，因此可抑制动脉硬化的形成。虽然一般的维生素 E 是强力抗氧化剂，但在这方面的效益却不高。然而，棕榈油所含的三烯生育醇已显示可有效制止甚至逆转动脉硬化，预防心脏病和脑卒中。

　　研究显示，三烯生育醇可积极移除动脉中斑块，并逆转动脉硬化的进展，这已显示在动物和人体实验中。例如，在一项实验中，50 名研究对象被分为人数相同的两组。所有的人都经过诊断患有动脉硬化症，且经历至少一次脑卒中。研究一开始，他们的颈动脉——也就是供给脑部的动脉——阻塞程度为 15%～79%。在不改变饮食和药物的情况下，半数研究对象服用安慰剂。研究人员花了 18 个月以超声波扫描监测动脉硬化的程度。服用三烯生育醇的群组，25 人中有 23 人停止动脉硬化，其中 7 人的动脉硬化逆转。相较之下，控制组中无人显示任何进展；事实上，其中 10 人病情恶化[18]。这项研究显示三烯生育醇不仅可停止动脉硬化的进展，更能逆转它。

　　三烯生育醇也借维持正常血压，帮助防止心脏病和脑卒中。这强大的抗氧化剂防止斑块彼此粘着，因此使血液"变薄"。它也降缓炎症，且有助于保持血管正常扩张，血液循环因此维持正常，血压亦获得控制。

在一项研究中,研究人员在实验动物的动脉中诱导炎症。炎症引起肿胀、使动脉通道变窄,并限制血液流向例如心脏等生命器官。半数动物在饮食中摄取三烯生育醇,另一半则为控制组。控制组的动脉通道严重紧缩,42%的动物死亡。然而,摄取三烯生育醇的动物的炎症和动脉紧缩就少得多,导致100%的生存率。

三烯生育醇强化心脏,因此更能抗压。研究人员可借此阻绝通往心脏的血流,在实验室动物身上刻意诱导心脏病发,这引发严重的伤害和死亡。然而,若事先喂动物吃富含三烯生育醇的棕榈油,生存率就大幅上升,伤害降到最低,复原时间也缩短[19]。

尽管三烯生育醇似乎是防止心脏病的得力助手,它们在抗癌症方面更受到瞩目。长久以来,氧化剂以对抗多种癌症而闻名。身为强力抗氧化剂的三烯生育醇,也已显示卓越的抗癌特性,比多数其他的抗氧化剂,包括它们更普遍的维生素 E 更优。

研究显示三烯生育醇可抑制皮肤癌、胃癌、胰腺癌、肝癌、肺癌、结肠癌、前列腺癌、乳腺癌和其他癌症的发展。多数近期的研究是关于乳腺癌,三烯生育醇使研究结果充满希望。初始的研究非常令人印象深刻,使得癌症研究人员将三烯生育醇称为科学已知最强大的天然抗癌物质[20]。这是很大胆的宣言,却显示三烯生育醇在防癌和治癌上的潜力。

棕榈油的抗氧化威力,亦显示有益于对抗神经退化。影响脑功能最显著的两个要素,就是氧化压力和不良循环。氧化压力产生破坏脑和神经组织的自由基;不良循环借抑制正常脑功能亟需的氧和葡萄糖,来影响脑部。研究人员已发现氧化压力及降低通往脑部的血流,以及导致老年失智症、阿尔兹海默症、帕金森病、亨廷顿舞蹈症,甚至和精神分裂的相互关联。所有的这些状况皆意味着脑细胞死亡。三烯生育醇帮助脑部降低氧化压力和改善血流。

研究人员可借喂食实验动物谷氨酸盐(glutamate)——一种在大量时可杀死脑细胞的氨基酸,模拟多数可见于神经疾病的破坏。细胞死亡的主要作用导源于自由基。一般维生素 E 的力道并不足以预防谷氨酸盐所导致的细胞死亡,但棕榈三烯生育醇却能抑制谷氨酸盐的破坏性作用。在实验室研究中,以三烯生育醇治疗的神经元可维持健康的成长和机动性,即便在过量的谷氨酸盐存在时亦然[21]。

研究显示三烯生育醇有助于许多普遍的健康问题,包括骨质疏松、气喘、白内障、黄斑部退行性病变和肝病,以及阻碍促进提前老化的过程。

棕榈油源于油棕榈的果实。棕榈果实的大小约等同一小颗梅子，而油是从果实或种子周围的果肉所萃取而来的。棕榈果实为深红色，生产橘红色的油。这天然或初榨油被称为红棕榈油。红棕榈油经过最少的加工处理，并保有多数天然产生的脂溶性维生素和其他营养素。红颜色来自果实中富含的β胡萝卜素和其他胡萝卜素。

红棕榈油是实质的营养发电厂，它的营养素含量比任何其他食用油更多。除了是最富含三烯生育醇的天然来源之外，它也是最富含维生素 A 的前导物、即β胡萝卜素的饮食来源。它的β胡萝卜素含量比萝卜多 15 倍、比番茄多 300 倍。此外，它含有茄红素、α胡萝卜素和至少 20 种的其他胡萝卜素，加上维生素 E、维生素 K、辅酶 Q10、鲨烯（squalene）、植物固醇（phytosterols）、类黄酮（flavonoids）、酚醛酸（phenolic acids）和糖脂质（glycolipids）。也含有 4 种不同形式的三烯生育醇。结合维生素 E、三烯生育醇、胡萝卜素和其他抗氧化剂，让红棕榈油成为天然的超抗氧化补充品。事实上，它现在已被制成胶囊，在特定商店出售。也有瓶装油，如同其他蔬菜油般可拿来烹饪。

一汤匙就供给了超过每日摄取量的维生素 E 和维生素 A。食用红棕榈油的最佳方式为将之纳入每日的备餐中，如同其他烹调用油般使用。它非常抗热，是绝佳的烹调用油。

红棕榈油因其耀眼的橘红色，所以很容易在商店架上找到。它在室温中呈现半固态，有点像软奶油；如果冷藏，就会变硬；在温暖的一天将之置于柜子上，就会液化。红棕榈油不需冷藏，它非常抗氧化。您可在油硬或软的时候使用，以营养而言并无差异。

红棕榈油有特殊的口感和香味。在生产棕榈油的文化中，这是备餐的重要成分，为食物增添许多它的特殊风味。这种油有一种令人愉悦、略带芳香的口感，可提升肉类和蔬菜的天然风味，并为汤、酱料、嫩煎蔬菜、蛋和肉类提味。在使用蔬菜油、奶油或乳玛琳的食谱中，您通常可用红棕榈油取而代之。

请注意红棕榈油和椰子油不同。除了明显的颜色差异，红棕榈油并不含中链三酸甘油酯，因此，它并不产生脑部所需的酮。红棕榈油的优点是它优异的烹调特性及丰富的维生素和抗氧化剂成分。

棕榈果实产生两种油：一种源于果肉，另一种则源于种子或果仁。红棕榈油源于柔软的果实，棕榈果仁油则由种子萃取而出，这两种并不相同。棕榈果仁油几乎和椰子油一样，约含 53％的中链三酸甘油酯，而且像椰子油般无色。

可在多数好的健康食品店和网络上购买红棕榈油。欲知更多关于三烯生育醇和棕榈油的健康效益,我推荐《棕榈油奇迹》(*The Palm Oil Miracle*)这本书。

抗老饮食

产酮饮食的开发,是为了模拟禁食的新陈代谢和疗效。另一种促进禁食疗效的方式是透过限制热量。热量限制饮食或所谓的 CR 饮食(calories restricted diet),限制每日热量摄取量至为一般摄取量的 50%～90%。热量限制饮食常被称为"抗老饮食",因为它能减缓老化过程和延长寿命。热量限制饮食的基本成分最早出现于 20 世纪 30 年代,当时科学家获悉吃不饱的啮齿目动物,比它们吃得饱的同伴多活了长达 40%的时间。多年来,这些结果已复制在果蝇、蠕虫、鱼和其他实验室动物身上。

多数近期的研究使用一种天生长寿的老鼠。例如,在一项典型的研究中,半数老鼠摄取一般饮食,另一半则摄取限制热量但其他养分皆足够的饮食(这被称为"限制热量但营养足够")。摄取一般饮食的老鼠寿命最长约可达 41 个月。然而,摄取热量限制饮食的老鼠,最多可活到 56 个月,这等同人类寿命延长至 150 岁!

多出来的这些寿命并非生病的年份,却多为青春洋溢、毫无病痛的年份。摄取热量限制饮食的动物所罹患的老化疾病少得多。例如,一份已发表的报告显示,吃饱动物的乳腺癌罹患率为 40%,而热量限制饮食的动物则降至仅 2%;肺炎罹患率从 60%降至 30%;肝癌从 100%降至 36%;而心血管疾病则由 63%降至 17%[22]。热量限制饮食延缓或避免的其他症状包括关节炎、糖尿病、动脉硬化、阿尔兹海默症、帕金森病、亨廷顿舞蹈症和几乎所有的老化退行性疾病[23-24]。

热量限制饮食究竟如何延长寿命和减缓疾病,尚待了解。但已知它可增加脱氧核糖核酸(DNA)的修复、降低氧化损害、增进自体抗氧化防御系统、降低血压、减轻炎症、改善葡萄糖的新陈代谢和胰岛素敏感度、延缓老化免疫性衰退,并和较少的糖化相关,这些无疑皆攸关促进健康和寿命。

所有的这些因素,都在防止脑创伤和疾病方面起了作用。此外,热量限制饮食增加脑部衍生出来的脑源性神经营养因子(brain-derived neurotrophic factor, BDNF),这可促使脑神经元抵抗失调和退化,并维持修复和重新生长。

热量限制也减少或消除多种神经毒素的有害效应，包括引起帕金森病的假海洛因[25-26]。

即使少量限制热量也有益处，仅限制10%即有显著效益，而限制20%、30%和甚至50%的效益更大。当然有比较低的限制，低于50%则导致饥饿，死亡率遂开始增加。

在动物研究中，40%～50%的热量限制最能够延长寿命。对人类而言，则很难维持如此大量的热量限制，25%的限制比较可行。正常的2 000卡饮食应降至1 500卡。即便如此，这仍需要很大的意志力，才能终身维持这程度的限制。在此程度上，人类研究已描述多项健康状态的改善，如同在动物研究中所见。最长寿命的改变尚无定论，因为研究时间不够长。

既然食物总量降低，所摄取的食物必须富含营养素，因此没有空热量（例如垃圾食物）。在限制饮食中摄取空热量将导致营养不良。这就是这世界某些地区的半饥荒人口无法活得更久的原因——他们是热量受限制和营养不良。即便限制热量的拥护者大量摄取营养补充品，以确保完整的营养，但忽略摄取适量的脂肪，将饱受匮乏症之苦。如同最知名的热量限制饮食拥护者罗伊·瓦福特博士（Dr. Roy Walford）在进行20年的热量限制饮食之后，出乎意料地因脑部破坏性疾病肌萎缩性脊髓侧索硬化症而提早辞世。

虽然热量限制饮食已显示可改善多方面的健康，却仍有些问题。即便摄取适量的营养素，热量减量妨碍发育且减缓生长。身体质量会降低，这包括较少的体脂肪，但也导致肌肉流失。缺乏饮食脂肪和热量严重影响激素的制造，导致丧失性欲、月经失调和减少骨质密度，并增加之后罹患骨质疏松症的风险。较少的热量也将身体转为求生模式，新陈代谢减缓、体温也下降，导致对冷的敏感度和体温变化。热量限制饮食最显著和令人难以承受的症状，就是持续折磨人的饥饿。

近年来，许多人类研究已显示，低热量饮食可产生和热量限制饮食相同的新陈代谢益处。[27-32]结合大量脂肪和低碳水化合物饮食，似乎可提升这些益处。所有和卡路里限制饮食相关的新陈代谢改善可用低碳水化合物、高脂肪的饮食复制，毫无任何热量的限制[33]。

老化和葡萄糖值、胰岛素及三酸甘油酯（triglycerides）的升高有关。寿命超过100岁、健康相对良好的人，比活不过百岁的人拥有较低的血糖、胰岛素、纤瘦素（leptin，一种和调节体重及新陈代谢有关的激素）、游离三碘甲状腺素（free T3，一种甲状腺激素）和血清三酸甘油酯（serum triglycerides）。杜克大

第十七章　大脑推动剂

学(Duke University)和亚利桑纳大学(University of Arizona)研究人员已假设，限制热量是借改变这些新陈代谢参数的基本机制来延长寿命。采用高脂肪、适量蛋白质和低碳水化合物的饮食，这些研究人员就能够完全不仰赖热量摄取，来复制热量限制的新陈代谢效应。这项饮食基于一个前提，那就是将身体对葡萄糖的依赖大幅移转到脂肪，以获取能量，而可在热量限制动物身上看到的许多生理变化，同样可在遵循这项饮食的人身上看到[34]。

在他们的研究中，患者被告知当他们饿的时候就进食，并没有明确限制热量；热量的摄取完全由食量决定。蛋白质的摄取大约限制在每天每千克无脂身体质量 1 克。结果，多数患者接受指示，每日摄取 50～80 克的蛋白质，只准吃无碳水化合物的纤维蔬菜。虽然没有明确描述，多数研究对象普遍的每日热量摄取百分比，后来变成大约 20％碳水化合物、20％蛋白质和 60％脂肪。相比之下，典型的美式饮食通常含有 50％～60％碳水化合物、10％～20％蛋白质和 25％～35％脂肪。基本上，脂肪取代大多的碳水化合物，结果，健康大幅增进。

这项研究持续 3 个月。在这段时间，患者平均减重 7 磅(3 千克)，即便他们并非节食，而且想吃多少就吃多少。他们的血压大幅降低，平均降低 10 毫米汞柱(mmHg)。血液中的瘦体素、胰岛素、饭前血糖(fasting glucose)和游离三碘甲状腺素值大幅降低。胰岛素敏感度获得改善。此外，尽管脂肪摄取增加，他们的三酸甘油酯值也大幅降低。他们平均的三酸甘油酯/高密度胆固醇(HDL)比率从 5.1 降至 2.6，这非常显著。深信三酸甘油酯/高密度胆固醇比率是最精准的心脏病风险指标[35]。4.0 或更高的比率代表高风险。患者一开始的平均值为 5.1，这太高了。研究尾声，平均比率降至更安全的 2.6。深信 2 的比率是理想的。因此，在短短 3 个月内摄取高脂肪、低碳水化合物的饮食，他们罹患心脏病的风险从非常高降至低风险，也降低了糖尿病和许多其他健康问题的风险，因此避免或减缓缩短寿命的疾病。

运用热量限制的寿命研究，同样检视此项研究中所测量的新陈代谢参数。这和其他的研究已显示高脂肪、低碳水化合物的饮食，会产生和热量限制饮食相同的生理效果，却使得诸如持续饥饿和激素失衡等所有的缺陷消失。

低碳水化合物、适量蛋白质和高脂肪的饮食是温和的产酮饮食，让它比热量限制饮食更具优势。事实上，研究显示低碳水化合物、高脂肪饮食的新陈代谢参数，比热量限制饮食更好。调查人员在 24 周内，针对肥胖和 2 型糖尿病患者，比较低热量、高脂肪的产酮饮食和热量限制饮食。低碳水化合物饮食将每日碳水化合物摄取限制在 20 克或更低,并没有明确限制热量摄取总量。热量限制饮食比正常摄取量每日少了 500 卡路里,或大约 25% 的减量。两种饮食皆改善新陈代谢参数。

新陈代谢的测量包括饭前血糖、血液的三酸甘油酯值、高密度脂蛋白(好的)值、极低密度脂蛋白(VLDL,即坏的)胆固醇值、总胆固醇/高密度胆固醇比率、三酸甘油酯/高密度胆固醇比率、血压、腰围周长、体重和身体质量指数(body mass index)。在每种状况中,低碳水化合物群的测量数值都超过热量限制饮食群。有趣的是,低碳水化合物群比热量限制饮食群摄取更多热量,却减掉更多的体重和腰围。这显然是低碳水化合物群更优越的新陈代谢控制,以及胰岛素敏感度提升的结果。注射胰岛素的糖尿病患者,效果经常更显著。例如,在研究之前注射 40~90 单位胰岛素的研究对象,可不再使用胰岛素,同时改善血糖控制。超过 95% 的低碳水化合物群研究对象,在研究尾声减少用药或完全停药[胰岛素、美弗明(metformin)、爱妥糖锭(pioglitazone)、糖安锭(glimiperide)]。这项研究结果和许多评估低碳水化合物、高脂肪饮食的新陈代谢效果的其他研究一致[36-40]。

热量限制可防止神经退行性疾病和延长寿命的原因,并非由于热量降低,而是碳水化合物降低。低碳水化合物饮食并不限制热量,让新陈代谢参数变得更好,亦无和热量限制相关的有害不良反应。因此,真正的抗老饮食,是提供适量蛋白质以符合身体所需、以脂肪取代大多数的碳水化合物,并维持适量热量摄取的饮食。基本上,这是一种不限制脂肪摄取的低碳水化合物饮食。这项饮食已证实可改善胰岛素敏感度和葡萄糖新陈代谢,减轻炎症、糖化和自由基的产生,因此可防止脑部退行性疾病[41]。

运动让心智更敏锐

血糖值飙高会磨损心智。高血糖会削弱脑部攸关记忆形成及恢复的主要区域"海马体"。当血糖上升时,会降低血量和通往脑部的血流,对脑部产生不良影响。在未罹患糖尿病患者身上,血糖值的转换很普遍,也并不特别有害,却会长期升高葡萄糖,导致严重后果。研究显示即使当血糖仅适度升高时,也会影响记忆[42]。

调节血糖的能力,在生命的第三或第四个 10 年开始退化,这是为何记忆容易随着时间衰退的原因之一。糖尿病加速认知衰退和增加失智症的风险，无临床症状的糖尿病甚至也会影响认知功能。

研究已显示胰岛素敏感度和血糖调节会随着身体活动而改善。运动也可防止认知衰退。规律的运动，即便只是稍微活动筋骨，都能抵消糖尿病对认知功能潜在的负面影响。运动的功效包括增加产酮、改善血液循环、降低氧化损害，以及增加可促进修复和再生的神经滋养物质。肝在长时间的运动期间和之后的恢复期皆会增加产酮。因为运动可在脑部产生正向的转变，故已被推荐为预防和治疗脑卒中、血管型失智症、阿尔兹海默症和帕金森病的方式[43]。

一项由澳大利亚研究人员所进行的研究显示，快走可改善银发族的记忆力。这项研究有 138 名 50 岁或更年长、表示有记忆问题、但不符合失智症标准的人参与。研究对象分为两组，一组展开 24 周的运动计划，每周 3 天走 50 分钟。另一组则继续他们正常的活动量。

24 周之后，运动组的记忆评估和认知测验分数较好，失智症的评分则较低。反之，控制组呈现记忆衰退。运动的功效若没比经过许可、有助于阿尔兹海默症心智功能的药物更好，至少也一样好，运动的正面功效在 18 个月后依然明显[44]。

运动显示可减缓脑细胞死亡和耗损。使用磁共振造影的研究人员已证明，体适分数较高的阿尔兹海默症患者，其脑部海马回的耗损较不严重[45]。

研究显示，神经毒素的破坏性效果，能透过运动来中和。田纳西州（Tennessee）曼斐斯市（Memphis）圣裘德儿童研究医院（St. Jude Children's Research Hospital）的研究人员，已证明用来诱导帕金森病征兆的药物，可借规律的运动使之彻底失效[46]。

运动不需要是累垮人的 42 千米马拉松，单是每天走 30 分钟都有好处。在一项研究中，65 岁以上的志愿者参加一项步行计划。在研究期间得知，每周仅消耗额外的 209 克热量，可使血管型失智症的风险降低 27％[47]。以适中的速度步行（每小时 4.8 千米），可轻易在 1 小时消耗 209 克热量。这项研究显示，每周仅增加 1 小时的运动，皆对脑部有益。

运动另一影响脑部健康的好处是提升免疫功能。研究显示，适度运动的人，比不运动的人少了高达 50％ 的生病时间。活跃的人不仅较易拥有更强的免疫系统、症状较轻微，生病时也更快复原。

阿帕拉契州立大学（Appalachian State University）美国运动药物学院

（American College of Sports Medicine）研究员大卫·尼曼（David Nieman）说："没有药物、药丸或补充品能达到接近此种程度的防病效果。规律适度运动的人有较佳的免疫反应，包括运动后3小时持续涌出的天然细胞，有助于发现和杀死病毒。长久下来，运动可反击炎症以缩短生病时间，炎症是许多慢性疾病的隐因。"这也包括神经退行性疾病。

任何的感染，无论是在脑部还是足部，皆可在脑部煽动一种炎症反应，加速神经退行性疾病的进程。运动是强化免疫系统、阻挡感染和炎症，以及保护脑部的一种方式。

运动比药物更有效，因为它可改善胰岛素敏感度和血糖控制、抵抗感染和维护脑部健康，亦毫无用药常有的恼人不良反应。

> 运动已被证明比任何目前用于治疗阿尔兹海默症的药物更有效。

第十七章　大脑推动剂

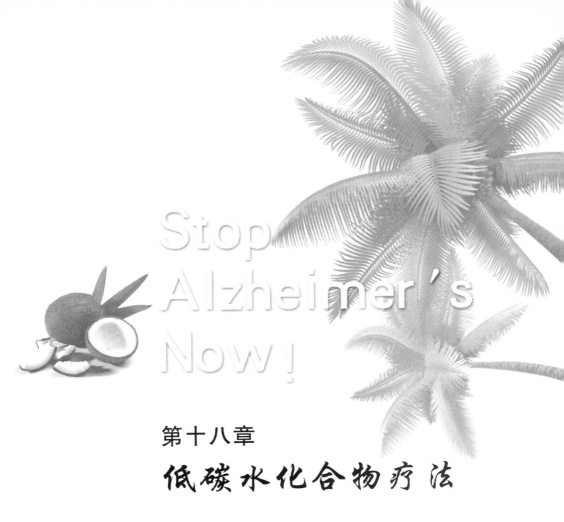

Stop
Alzheimer's
Now!

第十八章

低碳水化合物疗法

酮治疗

20世纪90年代以来,产酮饮食的酮治疗已成功运用在治疗癫痫。最近的一项研究显示,酮治疗对于治疗阿尔兹海默症、帕金森病、亨廷顿舞蹈症、多发性硬化症和许多其他的神经失调都有好处。

神经退行性疾病意味着脑部新陈代谢葡萄糖和产生能量的功能受损。酮是避免此一缺陷、维持精力和脑部功能正常化的关键。无论是借产酮饮食、服用中链三酸甘油酯或产酮药物的酮治疗,都致力于提供脑部所需的燃料,以达到及维持正常、健康的功能。

有鉴于此,有些研究人员假设血酮含量愈高愈好。有人进行相关研究,开发能增加酮含量的药物,增加量比服用椰子油或健康中链三酸甘油酯油高出10倍。尽管需要某种程度的产酮现象,以供给脑部所需的能量,但高血酮含量并没有比低血酮含量更有效。对于酮而言,"多就是好"的想法未必正确。这显然攸关控制癫痫的发作,而发作的保护措施与酮含量相关的发作并无相互关联[1]。

无论我们的饮食如何,血液和尿液中一直都有可测量的血酮值。主要酮体羟基丁酸酯(beta-hydroxybutyrate,BHB)的血酮值通常约0.1毫克分子(每千克所含的毫克分子量)。饥饿或延长禁食的羟基丁酸酯酮值为2~7毫克分子,和典型的产酮饮食可达到的浓度相同。具疗效并可治疗阿尔兹海默症的血酮值低于0.5毫克分子[2]。服用2汤匙的椰子油可轻易达到这个值。血液中这个水平的血酮值,已显示椰子油疗法和那些能使血酮值高出很多倍的产酮饮食一样有效[3],因此并不需要高血酮值。

您可以把这想成是在您的汽车油箱加油。油箱可装满油,但引擎一次只能燃烧少量的油。油箱中的油量对引擎燃烧油的速度并无影响,只要有足够的油让引擎持续运作,油加得多满并没有关系。酮亦如此,让身体吸收超过其所需的酮,并无额外的好处。如同油箱中的油或葡萄糖(储存为肝糖或脂肪)一样,过多的酮不会被储存。酮在血液中的生命期很短,若在几分钟内未被使用,就会连同尿液排出体外。因此,在血液中大量注入酮,到头来只是排出体外,毫无益处。

即使血酮值高,在饮食中添加碳水化合物都能引起癫痫发作。血糖值显然也对脑功能产生影响。单靠酮治疗并非完整的解答,控制血糖值也非常重要。

尽管过高的血酮值并非必要,在日夜间仍应维持具疗效的血酮值。可大幅提高酮值的药物或营养补充品仅可维持几小时,需要经常再服用。在白天这不是问题,晚上则否。血酮在夜间逐渐变少,隔天早晨就消退。酮治疗防止脑部在日间失能,但是当酮耗尽时,脑部就产生匮乏,毁坏和退化则持续进行。

这如同日间能呼吸 16 小时,夜间却停止供氧 8 小时一样。您只要有氧气就能活得好好的,但抽掉氧气,您就会窒息而死。您一天 24 小时都需要氧气,而非只有 16 小时。脑部亦然,一天 24 小时都需要能量和酮。

一天仅几小时的酮治疗可减缓疾病扩散,甚至可产生些许改善,但除非日夜间都有酮,否则脑终将逐渐退化。

椰子油比当今的酮药物或中链三酸甘油酯油更好,因为它可长时间产生酮、持续 8 小时。有个缺点是,椰子油也会促进新陈代谢,所以服用之后可能会精力大增、难以入眠。

结合酮治疗和低碳水化合物的产酮饮食可解决这问题。这项饮食会让身体一天 24 小时持续产生酮。即便将温和的产酮饮食与椰子油结合,皆能维持具疗效的血酮值。因为只在用餐时服用椰子油,所以不影响睡眠。脑部从不拒绝其所需的能量。疗效日夜持续。

低碳水化合物饮食

胰岛素抵抗似乎是各种脑神经退行性疾病的普遍问题。当血糖获得控制后,所有主要的脑神经退行性都将获得改善。因此,血糖控制攸关治疗阿尔兹海默症和相关症状。

过度摄取高碳水化合物食物是问题的中心。碳水化合物使血糖升高。胰岛素输入血液中,将葡萄糖运送到细胞里。当碳水化合物摄取量高时,血糖和胰岛素也跟着升高。细胞长时间暴露在高胰岛素中,就对胰岛素的作用失去敏感度,亦即形成胰岛素抵抗。葡萄糖无法有效进入细胞中,长时间在血液中维持高质量,接着就释放更多胰岛素来清除血液中的葡萄糖,使胰岛素抵抗加剧,形成恶性循环。胰岛素是 2 型糖尿病的隐因,也是许多其他神经退行性疾病的主要导因。

胰岛素抵抗影响脑运用葡萄糖的功能，可能会演变为脑部胰岛素抵抗，让脑缺乏能量并促使脑细胞退化。因此，阿尔兹海默症已被标记为 3 型糖尿病。仅将酮送到脑并不能解决这个问题。酮治疗本身治标不治本，仅提供暂时的舒缓，却未针对隐藏的问题——胰岛素抵抗提出对策。

抵消胰岛素抵抗的唯一方法，就是控制血糖值，限制碳水化合物摄取量即可达成。早在 20 世纪 20 年代发现胰岛素之前，含 75％脂肪、17％蛋白质和 8％碳水化合物的低碳水化合物饮食早已成功运用在治疗糖尿病。这种饮食的问题如同典型的产酮饮食（90％脂肪、8％蛋白质和 2％碳水化合物）一样，对多数人而言，很难长时间持续遵循下去。幸运的是，限制碳水化合物摄取量或大幅提升酮含量，并不需这项严格的饮食。艾特金饮食或低碳水化合物饮食已显示可提供类似程度的保护，同时容许更多种食物甚至更高却仍为限制性的碳水化合物摄取。

本书推荐调整版的艾特金饮食，结合椰子油中链三酸甘油酯的产酮和护脑威力。此饮食计划产生足够的酮，供给脑部所需的燃料，好让脑部正常运作。此外，它也提升胰岛素敏感度、使新陈代谢参数正常化、中和神经毒素、减轻炎症、停止失控的氧化压力和破坏性糖化，并抑制有害的微生物。换句话说，它移除导致神经退行性疾病的隐因，并提供脑部活化所需的能量和建材。单是酮治疗并不够，亦需借低碳水化合物饮食计划控制血糖，才是最好的改善方式。

本方案由 3 项饮食计划所组成，以饭前血糖值而定的患者胰岛素抵抗程度为基础。

◎ 25 克低碳水化合物饮食

如果饭前血糖为 7 mmol/L（126 mg/dl）或更高，碳水化合物摄取量应限制在每日 25 克。每餐不超过每日总碳水化合物容许量的一半（12.5 克）。

◎ 50 克低碳水化合物饮食

如果饭前血糖为 5.6～6.9 mmol/L（101～125 mg/dl），碳水化合物摄取量应限制在每日 50 克。每餐不超过每日总碳水化合物容许量的一半（25 克）。

◎ 100 克低碳水化合物饮食

如果饭前血糖为 5.0～5.5 mmol/L(91～100 mg/dl)，碳水化合物摄取量应限制在每日 100 克。每餐不超过每日总碳水化合物容许量的一半(50 克)。

若遵循本书的饮食指南一段时间之后，您的饭前血糖降至较低的类别，即可进入下一阶段，并增加碳水化合物摄取量。例如，若您展开计划时采用 25 克低碳水化合物饮食，而饭前血糖现已持续低于 126 mg/dl，即可执行 50 克低碳水化合物饮食。但是，若您的饭前血糖在这阶段超过 126 mg/dl，就需要回到 25 克低碳水化合物饮食疗法。同理，如果您的饭前血糖持续低于 101 mg/dl，即可执行 100 克低碳水化合物饮食。

若饭前血糖值低于 5.0 mmol/L(91 mg/dl)，血糖和胰岛素控制皆为正常，显然是正常运作。神经退行性疾病鲜少在此阶段发生。然而，不注意碳水化合物摄取量，特别是精制碳水化合物和甜品，终将导致问题。对于饭前血糖正常的人而言，100 克低碳水化合物饮食甚至是更享受的 150 克饮食，将有助于预防甚至避免胰岛素抵抗和神经退行性疾病。然而，若您的父母甚至配偶深受胰岛素抵抗之苦，便增加您罹患胰岛素抵抗的风险。

本书是为了关心自身未来心理健康和已经历重大心智退化者所写的。从现在起，赶在症状出现之前就开始照顾您的脑，是您维持心理健康到老的最佳保障。

低碳水化合物饮食基本指南

上述 3 种低碳水化合物饮食，与椰子油结合即可产生酮。显然，碳水化合物摄取量愈低，产酮效果愈高，血糖控制也愈好。因此，有严重的胰岛素抵抗和血糖控制等问题者，需要在饮食中更限制碳水化合物的摄取。25 克低碳水化合物饮食是 3 种饮食中产酮量最高的，而它的碳水化合物量够低，可用来控制癫痫发作。

低碳水化合物饮食可成就许多事情，除了上述好处之外，这项饮食以燃烧脂肪替代燃烧糖，改变破坏性的饮食模式，停止无法控制的食欲，破除对于糖、碳酸饮料、咖啡因、白面包、酒精和其他垃圾食物的瘾，让您毫无罪恶感地享用全脂和全味的食物，体验完整、天然的食物是多么可口，让身体有机会恢复，摆脱对药物的依赖，更尽情地享受人生。

请依照您的饭前血糖数据，遵循 25 克、50 克或 100 克的低碳水化合物饮食，这些是您一整天可摄取的最高碳水化合物量。无需计算热量、测量脂肪或蛋白质摄取量，除了碳水化合物之外无需限制饮食，吃到您满意为止，但可别吃撑了。饮食过量会降低饮食计划的效益。您所摄取的蛋白质中，最多 58％转化为葡萄糖，所以也不用过度摄取高蛋白质的食物。既然脂肪仅产生微量的葡萄糖，您可尽管吃。

一个人可以无限期地靠这些饮食为生，包括 25 克饮食在内。这并不缺乏营养素，反而提供良好健康所需的所有营养素。想想爱斯基摩人在传统上，就是靠全肉和脂肪的饮食为生，人丁兴盛。植物性食物中的碳水化合物低于总热量含量的 1％，但他们很健康，毫无我们当今高碳水化合物社会中常见的糖尿病、阿尔兹海默症、帕金森病、癌症或其他神经退行性疾病。这崭新的饮食，让我们摄取比传统爱斯基摩饮食更多的植物性食物、种类和营养素，这可能比您所吃过的任何饮食更健康。

您不用计算吃下去的每克碳水化合物，这很重要。当您有了经验后，无需计算每克的碳水化合物即可备餐。但您在头几个月就得特别留意，必须遵循碳水化合物摄取量的限制。

肉类、鱼类、禽肉蛋、多数的乳酪、鲜奶油、奶油和所有的脂肪都是自由的食物，亦即无需限量摄取。乳酪和鲜奶油的确含少量碳水化合物。请参阅第 387 页附录 D 的净碳水化合物计算式，来计算摄取食物中的净碳水化合物含量。"净碳水化合物"是指可消化、提供热量和升高血糖的碳水化合物。食用纤维也是一种碳

Nutrition Facts

Serving Size 1 box (28g)

Amount Per Serving

Calories	110
Calories from Fat	10

	% Daily Value*
Total Fat 1g	**2%**
Saturated Fat 0g	**0%**
Trans Fat 0g	
Polyunsaturated Fat 0g	
Monounsaturated Fat 0.5g	
Cholesterol 0mg	**0%**
Sodium 170mg	**7%**
Potassium 4mg	**1%**
Total Carbohydrate 24g	**8%**
Dietary Fiber 1g	**4%**
Sugars 10g	
Protein 1g	

Vitamin A 8%	•	Vitamin C 8%	
Calcium 8%	•	Iron 20%	
Vitamin D 8%	•	Thiamin 20%	
Riboflavin 20%	•	Niacin 20%	
Vitamin B6 20%	•	Folic Acid 20%	
Vitamin B12 20%	•	Zinc 20%	

*Percent Daily Values are based on a 2,000 calorie diet.

这产品含 24 克碳水化合物总量和 1 克纤维（净碳水化合物含量为 23 克）

第十八章　低碳水化合物疗法

水化合物,但它不会升高血糖或供给热量,因此并没有涵盖在内。多数植物性食物含可消化的碳水化合物和纤维,只要从总数中减掉纤维,就能算出净碳水化合物含量。附录 D 的净碳水化合物计算式列出多种全食物的净碳水化合物含量,您可自行计算包装食品的净碳水化合物含量。包装上的营养成分标签,显示一份食物所含的热量、脂肪、碳水化合物、蛋白质和其他营养素。您可在"碳水化合物总量"标题下看到"食用纤维"。总碳水化合物数减掉列出的纤维数,就是净碳水化合物含量。

碳水化合物计算式列出最普遍的蔬菜、水果、乳制品、谷类、坚果和种子类食物。若想找未在列表上的食物,包括许多受欢迎的包装和餐厅食物,请上 www.calorieking.com 查询。您只要在这网站输入要找的食物,就会得到一张包括营养成分标签的列表。若要计算净碳水化合物含量,就必须依照和营养成分相同的步骤,从列表的碳水化合物总含量减掉纤维含量。有几个网站提供多种食物的碳水化合物总量。其中一个是 www.car-counter.org。

为了维持每日碳水化合物限制量,您可移除或大幅降低饮食中的高碳水化合物食物。例如,一片白面包含有 12 克碳水化合物。如果您正采用 25 克低碳水化合物饮食,只要两片就能达到每日限制量。由于所有蔬果都含碳水化合物,您当天接下来只能吃肉和脂肪,才不会超过 25 克的限制量,但这可不是个好主意。一颗中型的焗烤马铃薯含 33 克的碳水化合物,比一天的限制量还高;一个苹果含 18 克;一个橘子含 12 克;一根中型的香蕉含 24 克。面包和谷类的碳水化合物含量最高,一片 4 英寸且不加任何糖浆或糖精的薄松饼含 13 克,一片 10 英寸的玉米饼含 24 克,一个 4.5 英寸的原味培果则含 57 克。糖果和点心的碳水化合物含量更高,几乎毫无营养价值,千万别吃。若不完全去除所有的面包和多数的水果,请高度限制摄取量,特别是 25 克和 50 克的饮食。

然而,蔬菜的碳水化合物含量更少。一份芦笋或生甘蓝菜含 2 克,一份花椰菜含 3 克。所有莴苣的碳水化合物含量都非常低:一份切丝的莴苣仅约含 0.6 克。什锦生菜沙拉和其他低碳水化合物蔬菜很容易让您吃饱,且无需担心超过碳水化合物限制量。

即便采用 25 克低碳水化合物饮食,仍可限量摄取水果。碳水化合物含量最低的水果是莓果,例如黑莓(半杯 3.5 克)、波伊森莓(半杯 4.5 克)、覆盆子(半杯 3 克)和草莓(半杯切片 4.8 克)。可以吃任何蔬果或谷类制品,只要不超过每日碳水化合物限制量即可。既然多数水果、含碳水化合物蔬菜和面包皆为高碳水化合物,最好别吃。

让我们看看 25 克饮食典型的每日膳食计划。每项食物的净碳水化合物含量列在括号中。

◎ 早　餐

加 2 枚蛋的煎蛋饼(1.2 克)、1 盎司(约 31 克)切达乳酪(0.4 克)、1/2 切片香菇(1.2 克)、2 盎司(约 62 克)切丁无糖火腿(0 克)和一汤匙切碎的细香葱(<0.1 克),以 1 汤匙椰子油(10 g)烹调。碳水化合物含量 2.8 克。

◎ 午　餐

加入 2 杯切丝莴苣的什锦生菜沙拉(1.2 克)、半杯切丝萝卜(4 克)、1/4 杯切丁甜椒(1.1 克)、1/2 个中型番茄(1.7 克)、1/4 份酪梨(0.9 克)、1/2 份切丝甘蓝菜(1.6 克)、3 盎司(约 93 克)切块烤鸡(0 克)、1 汤匙烤葵花籽(1 克),加上 2 汤匙以橄榄油为基底、无糖的意大利沙拉酱(1 克)。碳水化合物含量 12.5 克。

◎ 晚　餐

一块或更多块猪肉(0 克)、1 份煮熟的芦笋(2.4 克)加 1 汤匙奶油(0 克)、2 份煮熟的花椰菜(3.2 克)加上 1 盎司(约 31 克)寇比乳酪(0.7 克)和提升口感的多种芳草和香料(0<0.1 g)。碳水化合物含量 6.3 克。

上述三餐的净碳水化合物摄取总量为 21.6 克,比每日 25 克的限制量还低。您可由这范例看出饮食提供了多种有营养的食物。可在 50 克低碳水化合物饮食中加上 28.1 克的净碳水化合物含量。这可以是高碳水化合物蔬果,甚或小量的全谷类食品。

相较于其他两种饮食,100 克低碳水化合物饮食算很温和了。它基本上包括所有种类的食物。只要降低碳水化合物蔬菜、水果、谷类制品的摄取量和频率,甚至偶尔享享口福,都可轻松维持标准的总碳水化合物摄取量。

相较之下,让我们看看一些典型非限制餐饮的碳水化合物含量。典型的

第十八章　低碳水化合物疗法

即时遏止 阿尔兹海默症

早餐可能包括一份糖霜麦片（35 克）和 1/2 份 2％ 含脂的牛奶（12.5 克）。碳水化合物总含量高达 47 克。一份这种冷麦片是很典型的含碳水化合物食物，超过了 25 克的限制量，并且几乎占了 50 克的限制量。显然，冷麦片并非遵循低碳水化合物饮食计划的好选择。

多数人了解冷的早餐麦片并非健康的食物。人们因为方便、快速和美味，绝非为了营养成分而食用它。我深信热的全谷类麦片是更佳选择。一碗热燕麦粥比等量的冷麦片更营养，碳水化合物含量大致相同。1 份煮熟的燕麦粥（21.3 克）、1 汤匙的糖（12 克）和半杯 2％ 含脂的牛奶（12.5 克），总共提供 45.8 克的碳水化合物含量。

典型的午餐可能包括麦当劳的大麦克汉堡（42 克）、一份中薯（43.3 克）和一杯 12 盎司（约 373 克）的碳酸饮料（39.9 克），提供了超高量的 125.2 克碳水化合物，比任一饮食计划的每日限制量还高。

典型的晚餐可能包括三片中型的切片意大利辣味香肠披萨（97.2 克）和一杯 12 盎司（约 373 毫升）的碳酸饮料（39.9 克），提供了 137.1 克的碳水化合物含量。

最典型的餐饮皆富含碳水化合物。结果，一般美国人（或欧洲人、澳大利亚人）一天摄取超过 300 克的碳水化合物。避免过量碳水化合物的最佳方式是在家用新鲜、低碳水化合物的食材备餐。

这表示您不能再吃披萨了吗？您得做些困难的决定。您想要披萨或失智症？这是您的选择。您必须决定吃披萨是否比您的清晰思考力、记得您的家人朋友是谁，以及不完全依靠他人满足您自身的需求还重要。如果您认为吃披萨、冰淇淋、碳酸饮料或乱吃一通都无妨，您就对这些食物上瘾了。您无须否认，上瘾的明显征兆就是忽略显而易见的原因，转而满足渴望。您需要以这项饮食来破除对那些食物的瘾。

这种低碳水化合物饮食计划其实并未禁止任何种类的食物，只是对摄取量设限。因此，您可偶尔吃吃披萨，但限制食用量和调整其他食物的摄取，您的每日碳水化合物摄取就不会超过饮食计划的限制量。

别太沉溺于吃一顿高碳水化合物餐，然后指望从另外两餐中移除所有的碳水化合物。让我们假设您正在执行 50 克低碳水化合物饮食，然后放任自己吃一片有 46 克碳水化合物含量的派，这让您当天接下来只能再摄取 4 克碳水化合物。您几乎只能吃两餐的肉作为补偿。即便您可以这么做，也不是个好主意。一次摄取 46 克的碳水化合物将在体内引起新陈代谢的狂潮。限制碳水化合物摄取的首要原因，是避免糖大量涌入血流中，因为这会搞垮身体。最好在三餐中平均摄取碳水化合物，任一餐的碳水化合物含量都不超过每日总量的一半。您显然无法像青春期般狂吃披萨或冰淇淋。

身体对碳水化合物非常敏感。一根糖果棒非常具破坏性，其所含的糖足以阻挡酮体形成，并显著降低酮值，更别说对于血糖值的影响。

负责照顾神经退行性疾病晚期患者的人经常会说："噢，但是他那么爱吃冰淇淋，我无法拒绝他。"他当然爱吃冰淇淋，人人都爱吃冰淇淋。喂饱受神经退化之苦的人吃高碳水化合物食物，就是加重他们的病情和心智退化。您可没在帮他。以低碳水化合物替代食物取代冰淇淋，商店里也有许多低碳水化合物美食。

对食物的喜好确实会改变。当您开始吃更多蔬菜时，特别是搭配奶油、乳酪和营养价值高的酱料，就会比您吃过的垃圾食物更能满足食欲。

鼓励您每天至少吃一次新鲜的生菜沙拉。只要改变您所选用的蔬菜种类、配料和沙拉酱，即可做出多种什锦生菜沙拉。试试各种莴苣和其他带叶的绿色蔬菜，并以其他蔬菜搭配绿叶蔬菜。

自制沙拉酱一般而言是最好的。如果您使用从店里买的沙拉酱，请别用加了糖的。详阅营养成分标签查询碳水化合物含量，或参阅第二十章的沙拉酱食谱。

非常简单的晚餐可包括一道由您最爱吃的肉类烹调而成的主菜——烤牛肉、烤鸡、羊排、烘烤鲑鱼、龙虾等。搭配小菜或两种生的或煮熟的蔬菜，例如蒸花椰菜，搭配奶油和软化了的切达乳酪。

您可参阅第二十章的一些低碳水化合物食谱开始动手做。随着低碳水化合物饮食日益受到欢迎，一时之间就涌出无数的低碳水化合物食谱。书店或图书馆有许多低碳水化合物食谱书，网络上也有数百种低碳水化合物食谱。只要搜寻"低碳水化合物食谱"，就能找到许多提供免费食谱的网站。您必须检视每份食谱的碳水化合物总含量，并非所有号称"低碳水化合物"的食谱，碳水化合物含量都真的那么低。有很多只是受欢迎食谱的降碳水化合物版本，却仍含有大量碳水化合物。

鼓励您吃全脂食物、奶油、鲜奶油、椰子油、肉类脂肪和鸡皮。脂肪有益于您，并且满足饥饿感和防止对食物的渴望，对甜食的渴望将大幅消退。因为脂肪填饱了肚子，吃较少的食物就能满足食欲，热量摄取总量便稍微下降。

体重超重的人甚至会减重。体重不足和缺乏营养的人通常没有减重的问题，但饮食中所增加的脂肪，可帮助他们增重到更健康的程度。

在外就餐会有些挑战，但近年来已更为容易。因为低碳水化合物大受欢迎，许多餐厅现在都提供低碳水化合物膳食。几乎每间销售汉堡的餐厅，包括所有热门的快餐店，都供应无面包汉堡。您所期待在一般汉堡中看到的每一项食材，这些汉堡都有，却是用一片莴苣包起来，没有面包。即便菜单上没这项餐点，多数餐厅也会很乐于依您的需求制作。

酮试纸

一旦展开产酮饮食，就需要几天的时间让血酮增加。我们的血液中总有些酮，但数值通常太低，不具任何疗效。在饥饿、禁食或碳水化合物限制期，酮产出就增加。肝所储存的葡萄糖一旦耗尽，就会加速产酮。两三天之后，您即可用尿酮试纸，也就是脂肪分解试纸，来测量血液中酮的相对含量。

将酮试纸的一端浸入新鲜的尿液中，酮试纸会根据尿液中的酮含量变色。一个人可从酮试纸得知自己的血酮值是"无""微量""少量""适中"或"大量"。这检测是有帮助的，因为它显示饮食改变可产生酮和到什么程度。当您在饮食中增加碳水化合物，酮值就下降。降低碳水化合物摄取量就能增加酮值。

25克低碳水化合物饮食将让试纸显示"适中"到"大量"的数值，50克低碳水化合物饮食会显示"微量"到"适中"的数值，100克低碳水化合物饮食则显示"无"到"微量"的数值。试纸显示无并不表示血液缺酮，而是代表酮值太低以致无法用试纸测出。然而，血酮值会比正常值略高。

在饮食中添加椰子油将提升酮值。无论饮食如何，椰子油本身就会产酮，依据服用量的多寡，试纸将显示较低的数值。椰子油会将每种低碳水化合物饮食的酮含量提升至较高的数值，即便是100克低碳水化合物饮食，加了椰子油之后即产生可测量的数值。

虽然尿酮试纸并非必要，但它有助于鼓励人们遵循计划和维持碳水化合物限制量。药店有售酮试纸，热门品牌为酮斯提（Ketostix）尿酮试纸。

基本食物选择

您可以吃所有的肉类——牛肉、猪肉、羊肉、水牛肉、鹿肉和野味肉。所有切块的肉例如牛排、肋排、烤肉、肉块和碎牛肉、碎猪肉和碎羊肉皆可，最好食用有机饲养动物的红肉，以及无激素和抗生素的草食动物肉类。把脂肪留在肉上并吃下去，脂肪是正常蛋白质新陈代谢之所需，并可提升肉类口感。

应避免食用含硝酸盐、味精或糖的加工肉品。这包括多数午餐和加工肉品，例如热狗、腊肠、香肠、培根和火腿，但可食用仅添加香草和香料的加工肉品。请详阅成分标签，若不含化学添加剂或糖，应该可食用。如果仅含少量糖且无其他化学成分，而您也有考虑到糖，并将之计入每日总碳水化合物摄取量中，仍可食用。若您吃沾上面包粉的肉或肉糜卷，就必须考虑到碳水化合物含量。

所有类型的家禽皆可食用——鸡、火鸡、鸭、鹅、春鸡、鹌鹑、雉、鸲、鸵鸟和其他禽类。别拿掉皮，把皮和肉一起吃下去，这通常是最可口的部分。所有的蛋皆可食用。

所有种类的鱼和贝类皆可食用——鲑鱼、鲔鱼、比目鱼、鳝鱼、鲶鱼、鲽鱼、沙丁鱼、鲱鱼、螃蟹、龙虾、蚝、贻贝、蛤蜊和所有其他鱼贝类。建议食用野钓的鱼贝类，好过养殖场饲养的。亦可食用鱼卵和鱼子酱。

多数新鲜肉类不含碳水化合物。它们是自由的食物，即无需计算碳水化合物含量就能食用。唯一的例外是某些贝类和蛋，确实含少量碳水化合物。例如，一枚大鸡蛋约含 0.6 克的碳水化合物。

加工肉品并非自由的食物，它们经常添加碳水化合物，所以您需要用包装上的营养成分标签计算碳水化合物含量。

许多人进行低碳水化合物饮食经常会忘掉一件事，那就是他们曾吃过的酥脆点心——椒盐脆饼、炸洋芋片、薄脆饼干。这些的碳水化合物含量当然过高，而且经常含有多余的添加物，例如铁和高果糖玉米糖浆。零碳水化合物的替代品是炸猪皮，有时也称为猪皮。猪皮是由动物皮肤下的脂肪层所制作而成，将脂肪处理掉，仅剩蛋白质基质。可将这些酥脆美食当点心吃、作为沙拉中的油煎方型小面包片、碾碎当作炸鱼或炸鸡的面包屑，或是砂锅菜或其他菜肴的配料。

乳制品

有些乳制品相对而言含较高量碳水化合物,其他乳制品则含量较低。一杯全脂牛奶含 11 克碳水化合物;2% 含脂的含 11.4 克,1% 含脂的含 12.2 克。如您所见,当脂肪含量下降,碳水化合物含量就上升。

一杯全脂原味优酪乳含 12 克碳水化合物,一杯无脂优酪乳则含 19 克。甜味香草低脂优酪乳含 31 克,水果低脂优酪乳则含 43 克。

多数硬乳酪的碳水化合物含量非常低,软乳酪的碳水化合物含量较高但还不错。好的乳酪选择包括切达(cheddar)、寇比(Colby)、蒙特瑞(Monterey)、意大利白干酪(mozzarella)、格鲁耶尔干酪(gruyere)、荷兰球形干酪(edam)、瑞士(Swiss)、羊奶干酪(feta)、鲜奶油酪(原味之 cottage cheese)、松软白干酪(cream cheese)和羊乳酪(goat cheese)。一盎司(约 31 克)切达乳酪仅含 0.4 克碳水化合物,一整杯切达乳酪仅含 1.5 克,一杯松软白干酪含 8 克,一汤匙原味纯奶油乳酪则含 0.4 克。应避免食用乳浆乳酪和仿乳酪制品。

鲜奶油含略高于 6 克的碳水化合物。每杯由鲜奶油和牛奶对半混合而成的鲜奶油含 10 克,因此您应该选择全脂鲜奶油。一汤匙酸奶油含 0.5 克。

您可食用多数乳酪和鲜奶油,这并不造成碳水化合物过量,但请注意牛奶和优酪乳。应避免食用甜味乳制品如蛋酒、冰淇淋和巧克力牛奶。

脂肪和油

脂肪和油不含碳水化合物,因此是自由的食物,想吃多少就吃多少。有些脂肪比其他的健康,可由下列"好脂肪"类别中选择。用所有的这些油烹调食物都很安全,但请勿用鱼肝油或磷虾油烹调或将之加热,把它们当成营养补充品服用即可。避免食用"坏脂肪"并且绝不用来烹调。完全避开"恶脂肪"、所有含它的食物和以其烹调的食物,例如炸薯条和炸鱼柳。

◎ 好脂肪

- 椰子油
- 棕榈油/棕榈水果油
- 棕榈起酥油
- 红棕榈油
- 棕榈果仁油
- 橄榄油
- 特级初榨橄榄油
- 澳大利亚坚果油

- 酪梨油
- 动物脂肪(猪油、牛油、油汁)
- 奶油
- 酥油
- 鱼肝油
- 磷虾油
- 中链三酸甘油酯

◎ 坏脂肪

- 玉米油
- 红花油
- 葵花油
- 大豆油
- 棉花籽油

- 芥花油
- 花生油
- 胡桃油
- 南瓜籽油

◎ 恶脂肪

- 乳玛琳
- 起酥油
- 氢化蔬菜油

蔬　菜

　　鼓励您大量食用蔬菜,多数蔬菜的碳水化合物含量相对低。您可轻易吃到(美国)政府建议的 5 份蔬菜,碳水化合物含量并不会超过 25 克。一份的量通常约是半杯。各半杯煮熟的甘蓝菜、芦笋、花椰菜、香菇和绿豆,供给总共 9

克的碳水化合物。一份什锦生菜沙拉包含两杯莴苣、一杯低碳水化合物综合蔬菜和半杯中碳水化合物蔬菜,加上一或两汤匙的意大利沙拉酱,碳水化合物含量确实低于9克。可添加乳酪和肉,对碳水化合物总含量影响不大。强烈推荐每天至少吃一份生菜沙拉。

虽然鼓励您吃生的和熟的蔬菜,但生的蔬菜较佳。当蔬菜煮熟之后,碳水化合物和纤维素(纤维)就稍微分解,也更容易转化为糖。基于这原因,熟的蔬菜比生的更容易让血糖值升高。

下列蔬菜是以其相对的碳水化合物含量归类列出的。一份含有6克或更少碳水化合物的蔬菜列在低碳水化合物群,里面有些蔬菜,尤其是绿叶蔬菜,其碳水化合物含量远比6克低。低碳水化合物列表中的蔬菜平均碳水化合物含量约每杯3克,您应该多吃这类蔬菜。

中碳水化合物蔬菜群每份含有7~14克的碳水化合物。应适量摄取这些蔬菜,吃太多很容易就会超过25克甚至50克饮食的限制量。一份切片洋葱含有14克碳水化合物,但是您不会常吃这么多洋葱,比较会吃几汤匙或更少。一汤匙切片洋葱的碳水化合物含量低于1克。

高碳水化合物蔬菜含有大量碳水化合物。一枚中型的烘烤马铃薯含有高达33克的碳水化合物。虽然不用禁食任何蔬菜,但以避免吃这类蔬菜为原则是有道理的,特别是正在执行25克饮食,光一份就占掉一整天的碳水化合物摄取限制量。即便是50克饮食,光吃一份就可严重限制您当天接下来的食物选择。100克饮食可包括一些碳水化合物蔬菜,但再次重申,最多仅于一餐中食用就好,甚至只吃1份。

多数种类的冬季南瓜属植物都是高碳水化合物,有两个例外的是南瓜和意大利面条瓜(鱼翅瓜),它们的碳水化合物含量大约是其他种类的一半。意大利面条瓜是因煮熟之后,就分解为类似意大利面条的线状而得其名。这些"面条"可用来替代某些意大利面条。例如,一盘低碳水化合物意大利面条可用意大利面条瓜搭配肉和酱汁制成。

新鲜的玉米列在高碳水化合物类中。严格说来,玉米并非蔬菜,它是谷类,但通常如同蔬菜般食用。每份玉米含有超过25克的碳水化合物。

◎ 低碳水化合物蔬菜(低于6克/份)

• 朝鲜蓟

• 韭菜

- 酪梨
- 芦笋
- 竹笋
- 豆芽菜
- 甜菜叶
- 黄瓜
- 绿色花椰菜
- 白萝卜
- 茄子
- 苦白菜
- 大白菜
- 菠菜
- 苜蓿芽
- 莴苣(所有种类)
- 蘑菇
- 大头菜
- 秋葵
- 球茎甘蓝
- 甜椒
- 荸荠
- 西洋菜
- 敏豆
- 栉瓜

- 甜菜
- 芹菜根/芹菜
- 唐莴苣
- 细青葱
- 小白菜
- 茴香
- 白色花椰菜
- 球芽甘蓝
- 高丽菜
- 绿豆
- 香草和香料
- 豆薯
- 羽衣甘蓝
- 荷兰豆
- 西葫芦
- 芋头叶
- 绿番茄
- 番茄
- 辣椒
- 大黄
- 德式酸菜
- 青葱
- 海带

◎ 中碳水化合物蔬菜(7～14 克/份)

- 红菜头
- 胡萝卜
- 韭葱
- 洋葱
- 欧洲防风草

- 南瓜
- 芜菁甘蓝
- 大豆(毛豆)
- 意大利面条瓜

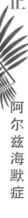

◎ 高碳水化合物蔬菜（15 克/份以上）

- 鸡豆（鹰嘴豆）
- 玉米（新鲜的）
- 干豆（斑豆、黑豆、菜豆等）
- 菊芋
- 利马豆
- 扁豆
- 豌豆
- 马铃薯
- 地瓜
- 芋头根
- 笋瓜（阿克隆瓜、冬南瓜等）
- 番薯

水 果

　　如果谨慎食用，就能将多种水果纳入饮食中。莓果是所有的水果中碳水化合物含量最低的。每杯黑莓和覆盆子约含 7 克，草莓、波伊森莓和醋栗含量较高，大约 9 克。然而，蓝莓的碳水化合物含量最高，每杯将近 18 克。柠檬和莱姆也是低碳水化合物，每颗含量低于 4 克。多数水果通常每杯含 15～30 克的碳水化合物。

　　您可谨慎规划，将一些低碳水化合物水果纳入饮食中，甚至 25 克饮食皆可。50 克和 100 克饮食可添加更多水果。因为水果含糖量高，应适量摄取。选新鲜水果，而非罐头或冷冻水果。您可知新鲜水果究竟有哪些营养成分。罐头和冷冻水果经常添加糖或糖浆。

　　干果特别甜，因为把糖浓缩起来了。例如，一份新鲜葡萄约含 26 克碳水化合物，而一份干葡萄（葡萄干）含 109 克。枣、无花果、红醋栗、葡萄干甜到比水果软糖还像糖果。

◎ 低碳水化合物水果

- 波森莓
- 黑莓
- 红莓（无糖）
- 醋栗
- 柠檬
- 莱姆
- 覆盆子
- 草莓

◎ 高碳水化合物水果

- 苹果
- 杏仁
- 香蕉
- 蓝莓
- 樱桃
- 红醋栗
- 枣
- 接骨木浆果
- 无花果
- 葡萄柚

- 葡萄
- 番石榴
- 奇异果
- 金柑
- 芒果
- 甜瓜
- 桑椹
- 油桃
- 柳橙
- 木瓜

- 百香果
- 桃子
- 洋梨
- 柿
- 凤梨
- 洋李
- 梅干
- 葡萄干
- 橘子

坚果和种子类

您原本以为坚果和种子类是高碳水化合物，但令人惊讶的是，它们的碳水化合物含量仅适中。例如，一份切片杏仁的碳水化合物含量仅略高于 7 克，一颗完整的杏仁约含 0.1 克碳水化合物。

大多树木坚果每杯会含有 6～10 克碳水化合物，腰果和开心果碳水化合物含量较高，前者每份含 40 克，后者每份含 21 克。

种子类的碳水化合物含量通常比坚果高。芝麻籽和葵花籽每杯皆约含 16 克。

在所有的坚果和种子类当中，黑胡桃、美洲薄壳胡桃和椰子的碳水化合物含量最低。一份切碎的生椰子碳水化合物含量低于 5 克，一份干燥、脱水和无糖椰子含 7 克，罐头椰奶每份约含 6 克。相较之下，全脂牛奶每杯约含 11 克。在多数食谱中，椰奶是很适合替代牛奶的低碳水化合物食品。

如果把量限制在一或两汤匙，所有的坚果和种子类皆可作为蔬菜和沙拉的配料。若把它们当点心吃，最好选择低碳水化合物坚果。下列低碳水化合物类坚果，每份的碳水化合物含量皆少于 10 克。高碳水化合物坚果的含量则是每份 11 克以上。

◎ 低碳水化合物坚果和种子类

- 杏仁
- 黑胡桃
- 巴西坚果
- 椰子
- 英国胡桃
- 榛果（欧洲榛果）
- 澳大利亚坚果
- 美洲薄壳胡桃

◎ 高碳水化合物坚果和种子类

- 腰果
- 花生
- 松果
- 开心果
- 南瓜籽
- 芝麻籽
- 大豆果
- 葵花籽

面包和谷类

　　面包和谷类是碳水化合物含量最高的食物来源。您通常需在 25 克和 50 克饮食中移除所有的面包、谷类和麦片。这包括小麦、大麦、玉米粉、燕麦、米、苋菜、竹芋、黍、藜麦、意大利面、非洲小米、玉米碳水化合物和麦麸，因为一份就占掉所有或大部分的每日碳水化合物限制量。一片椒盐脆饼含 97 克碳水化合物，一份谷类早餐麦片含 25 克，一份葡萄干小麦片则含 39 克。热麦片的碳水化合物含量并不会较低，一杯麦乳、半杯牛奶和一匙蜂蜜共含 48 克碳水化合物。

　　全谷类面包和麦片比精制面包更营养，纤维含量也较高，但碳水化合物含量却相似。一片全谷类面包约含 11 克碳水化合物，而一片白面包则含 12 克，其实差异不大。

　　肉汁和酱料可用少量面粉或玉米淀粉芶芡。一汤匙全谷类小麦粉含 4.5 克碳水化合物，一汤匙玉米淀粉含 7 克。一定要将之计入您的每日碳水化合物限制量，千万别过量使用。玉米淀粉的芶芡功效比小麦或其他面粉强，因此少量使用即可达到相同效果。

　　有一种无碳水化合物的选择是乳脂酪，会为肉汁或酱料增添乳酪香味。另一种无碳水化合物和无味的芶芡剂为黄原胶，这是可溶性蔬菜纤维，一般用作加工食品的芶芡剂。类似的产品为 ThickenThin not/Starch 芶芡剂，这产品可像玉米淀粉或面粉般用来芶芡酱料,且因它是由纤维制成,并不含碳水化合物。可在健康食品店和网店购买(ThickenThin not/Starch)芶芡剂和黄原胶粉。

饮 料

饮料是糖尿病和肥胖的最大导因。多数饮料充满了糖,营养成分却很少,甚至没有。碳酸饮料和冲泡饮料根本就是液态糖果,甚至连果汁和运动饮料都主要是糖水。一杯柳橙汁含 25 克碳水化合物,蔬菜汁也好不到哪里去。多数饮料含咖啡因,会令人上瘾并助长过度饮用含糖饮料。许多人习惯一天喝 5～10 杯咖啡或可乐,有些人甚至不喝水,单靠一类或一种饮料补充每日液体所需。您应避免所有的咖啡因饮料。咖啡因刺激胰岛素分泌,模拟糖在血糖中的效应,也阻碍血脑屏障间的葡萄糖输送。[4]

对身体绝对好的饮料就是水。当身体脱水和需要液体时,就需要水,并非可乐或卡布奇诺。水比任何饮料更能解渴,又没有糖、咖啡因或化学成分等添加物。

水是目前为止的最佳选择,我鼓励您让它成为第一选项。您可以把新鲜柠檬或莱姆汁掺入水中调味,或是用无甜味剂无调味剂的苏打水取代水。另一选择为无糖并以香料调味的塞尔兹碳酸水(seltzer water)。无糖香草茶和去咖啡因的咖啡基本上不含碳水化合物。切勿饮用所有的人工加糖低卡清凉饮料。人工糖精带来健康风险,对糖的渴望将不会停止。

脱水会增加血糖浓度和激发胰岛素抗性。多数人在大半的时间里都稍微脱水。人们常忽略身体口渴的内在信号,直到已经脱水了一段时间才察觉。这情况在银发族中更严重,因为口渴的感觉会随着年龄而衰退。基本原则是,您每天应至少喝 8 杯 8 盎司(240 毫升)容量的水。在夏季或天热时,您可能需要增加到每天 10～12 杯或更多。

第十八章 低碳水化合物疗法

调味料

调味料包括香草、香料、大蒜、盐、佐料、代盐、醋、芥末、辣根、调味品、辣酱、鱼酱和类似的酱料。多数调味料皆可食用，因为它们的用量极少，所摄取的碳水化合物量微乎其微。但有几种例外：番茄酱、甜泡菜调味品、烤肉酱和某些沙拉酱充满了糖。在许多情况下，您可以找到低碳水化合物的替代品，您需要详阅包装食物上的食材和营养成分标签。

多数沙拉酱是由多元不饱和蔬菜油制成的。更好的选择是以橄榄油为基底的酱料或自制酱料（请参阅第二十章的酱料食谱和构想）。醋和橄榄油或醋和水是绝佳的酱料，因醋已显示可改善胰岛素敏感度，在享用高碳水化合物饮食后，将使血糖降低高达 30％，所以特别好[5]。醋的功效已被拿来和一种名为迈胰妥膜衣锭（metformin）的血压控制药物做比较，显示前者较佳[6]。因此，在饮食中添加少量的醋是有益的。

糖和甜食

最好避免所有甜味剂和含甜味剂的食物，特别是 25 克和 50 克饮食。碳水化合物上瘾的征兆之一和潜在或既有的血糖问题，就是对甜食的渴望。所谓"纯天然"甜味剂如蜂蜜、糖蜜（molasses）、红糖（sucanat，脱水甘蔗汁）、果糖、龙舌兰糖浆诸如此类，并不优于白砂糖，而且所有食物也应避免含有人工甜味剂和糖的替代品，如代糖阿斯巴甜、蔗糖素、木糖醇（xyitol）、山梨醇（sorbitol）和甜菊（stevia）。甜菊是一种香草萃取物，用来作为无热量的甜味剂。虽然它被认为是比较健康的甜味剂替代品，但仍将延续对糖的渴望和干扰酮的产生。

丽莎（Lisa）已执行 25 克低碳水化合物饮食数周，但酮试纸测试显示她的酮值却仅在"微量"到"少量"的值。她的先生和她吃相同的食物，却有"高"酮值。他们饮食的唯一差异是丽莎习惯喝以甜菊增甜的水。她在展开新的饮食前就对糖成瘾，并以她认为适当的方式控制此瘾，亦即喝以甜菊增甜的水。她怀疑甜菊就是问题所在，于是停止食用，她的酮值因而骤升。

所有的甜味剂即便是天然的，都会助长成瘾。当舌头感觉甜味时，无论甜味来自砂糖、蔗糖素或甜菊，皆无甚差异，对甜食的渴望依然持续。当您很想吃甜食时，意志力即受到考验。一旦您犯规食用违禁的甜食，等到下次再受诱惑时，就容易重复食用，不知不觉间早已无可救药地陷入碳水化合物成瘾的危机中。

您一旦破除对糖的瘾头，甜食就失去了对您的控制。它们变得较无吸引力，您可吃也可不吃。它们不再控制您，而是您控制它们。如果您真想吃，可决定在何时何地吃，因为是您掌控了大局。

在包装食品中，糖会以多种名称出现。下列是一些不同名称和种类的糖：

- 龙舌兰
- 麦芽糖浆
- 蜂蜜
- 乳糖
- 果糖
- 麦芽糊精
- 麦芽糖
- 甘露醇
- 枫糖
- 枫糖浆

- 葡萄糖
- 高果糖玉米糖浆
- 山梨醇
- 高粱糖浆
- 黑红糖
- 蔗糖
- 糖蜜
- 红蔗糖
- 木糖醇
- 木糖

- 糖浆
- 糙米糖浆
- 玉米糖浆
- 枣糖
- 糊精
- 右旋糖
- 卫矛醇
- 左旋糖
- 果汁

点 心

您可能想偶尔在餐间吃点心。通常当一个人开始在下午感到饥饿时，这并非因为饿，而是口渴，只要喝杯水即可满足这个需求。

如果水不够令人满足，可考虑一些低碳水化合物选项，如黄瓜、白萝卜和芹菜等蔬菜都是好的点心。可在芹菜棒上涂抹花生酱或奶油奶酪。一汤匙的花生酱含 2 克碳水化合物，一汤匙的原味奶油奶酪则含 0.4 克。

如果您想吃酥脆点心，可食用无碳水化合物的炸猪皮。另一种酥脆点心是海苔——一种烘干制成的海藻。海苔在日本料理中很受欢迎，用来作为寿司的外卷层。它通常是以干燥烘烤、包装在 20×20 厘米薄纸片的方式出售。海苔有温和的海鲜咸味，可以裁成一口的大小，如同炸洋芋片般食用。通常可买到 10 片包装的海苔，一片基本上不含碳水化合物。

低碳水化合物坚果如杏仁、美洲薄壳胡桃和椰子也是好点心。1/4 杯的这些坚果约含 2.5 克碳水化合物。一个新的点心构想是炸椰子片。烘烤椰子很可口，炸椰子片很类似，却是用炸的而非烘烤。把新鲜或干燥的脱水（无糖）椰子用椰子油炸，直到它变成金黄色为止。最好用油炸锅炸，但也可在浅锅里炸。

肉类、乳酪和蛋是其他的好点心。一片一盎司(约 31 克)的乳酪约含 0.5 克碳水化合物,蛋的含量亦相似。肉类不含碳水化合物,除非经过加工。一些简易的点心是将切片乳酪和火腿卷在一起,加点芥末或乳脂酪,或者包一些新鲜球芽甘蓝、沾了很多芥末的蛋和条状乳酪,以及整片莴苣上盛着鲔鱼黄瓜的沙拉"船盘"。

从店里买的蛋白质棒深受低碳水化合物饮食者的欢迎,但我并不推荐。这只是美化了的糖果棒,并使用人工甜味剂或代糖增加甜味,充其量不过是人工垃圾食物。

营养补充品

乍看之下,低碳水化合物饮食可能缺乏营养素,因为它排除了许多食物,包括某些健康的食物。事实并非如此,低碳水化合物饮食供给个人健康所需的所有营养。想想那些靠典型产酮饮食为生并因此而兴盛的爱斯基摩人,脂肪占了他们所吸收的热量总量 90% 以上。畜产肉品可供应个人所需的所有营养素。

不知怎么了,人们倾向假设肉类和脂肪是缺乏营养的食物。但并非如此,肉类供给大量营养。事实上,这是许多维生素和矿物质的绝佳来源,并提供一些不易由植物来源取得的营养素,例如维生素 A、维生素 B_6、维生素 B_{12} 和辅酶 Q10、锌及其他营养素。如同之前所讨论的,脂肪可提升维生素和矿物质的吸收。事实上,这种饮食将为您带来更多养分,比您吃过的大多由糖和精制谷类等低脂、无热量食物所组成的饮食还要多。

请记住,这并非一个完全的肉类饮食,它包含大量生或熟的天然、全植物的食物。您在这项饮食中所摄取的肉类量或许略增(可能是总热量的 5%),以取代您所移除的一些碳水化合物,但添加的营养大多来自更高品质、养分更密集的碳水化合物来源——新鲜蔬菜。您可能会比从前吃更多蔬菜。这可称之为以蔬菜为基础、由适量的蛋白质和脂肪补充的饮食。

您无需食用营养补充品来弥补任何失去的营养素,因为并没有失去任何营养素。若您已在服用营养补充品还想继续吃,那就继续吃。

尽管已说了许多,我还是建议在展开这项饮食之前服用某些营养补充品。这并非必要，但强烈建议，原因是多数人缺乏许多基本和支持性的营养素，特别是银发族。添加某些维生素和矿物质有助于弥补营养匮乏，亦加速您的进步。在计划一开始的两三个月就该吃这些补充品。到时候即恢复营养素储存，饮食中的食物亦提供适量的营养，因此就不用再吃补充品。

我推荐的营养补充品将维持脂肪新陈代谢、提升胰岛素敏感度、减缓炎症和促进神经元修复。优先推荐的是不含铁、多用途的综合维生素，以及含维生素 A、维生素 B_1、(硫胺素)、维生素 B_2(核黄素)、维生素 B_6、维生素 B_{12}、维生素 B(叶酸)、烟碱酸、锰、锌和其他基本营养素的矿物质，这可供给每种营养素的建议每日摄取量，但请确认这并不含铁。若您在家附近的店找不到无铁的综合维生素和矿物质补充品，可上网购买。除了综合维生素和矿物质补充品的营养素之外，请添加下列营养素，即便补充品里已含这些成分：

- α-硫辛酸(Alpha-lipoic acid)400 毫克
- 左旋肉碱(L-Carnitine)2 000 毫克
- 辅酶 Q10 100 毫克
- 镁 300 毫克
- 维生素 C 500 毫克
- 姜黄素 450 毫克

除了上述补充品，建议你还需要食用一汤匙的红棕榈油或 250 毫克的棕榈 T3(Tocotrienol)。每天一次在用餐时服用这些营养补充品。两三个月之后，若您想停用补充品也可以，但建议您继续服用一汤匙的红棕榈油。红棕榈油是富含多种维生素和植物营养素的食物，可维持良好的健康。

服用红棕榈油的最佳方式，是把它当作植物油来烹煮餐食。用汤匙舀来吃，会闻到一股让多数人难以忍受的浓重气味，但用来烹调蛋、肉类或蔬菜就能替食物提味，味道很香。也可把它加到汤、炖煮食物、肉汁或酱料里。

也可服用胶囊来替代液态红棕榈油，棕榈维缇(Palmvitee)有售。每天服用这种红棕榈油补充品 250 克。

第十八章　低碳水化合物疗法

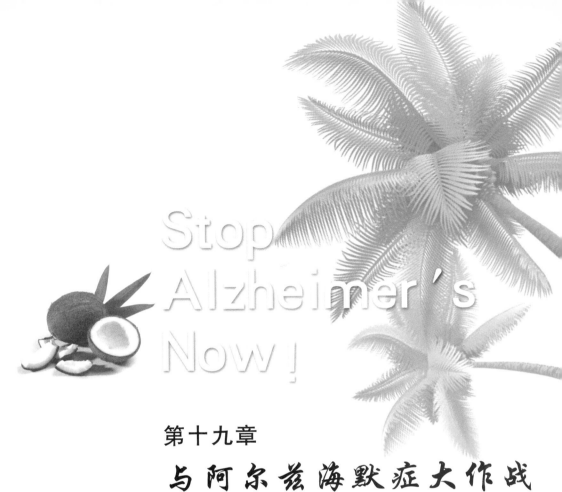

Stop
Alzheimer's
Now！

第十九章
与阿尔兹海默症大作战

基市步骤

本章总结前面篇章所讨论的内容，并将之浓缩成简要的方案，也就是我所谓的与阿尔兹海默症作战计划。虽然使用"阿尔兹海默症"这名词，但本方案亦适用于帕金森病、肌萎缩性骨髓侧索硬化症、多发性硬化症、亨廷顿舞蹈症和许多其他的神经退行性疾病。

若您跳过之前的任何篇章而直接阅读本章，或许不明白每个步骤的原因。这无所谓，只要按步骤执行即可，但仍鼓励您阅读全书以理解步骤背后的缘由，并激发您遵循下列方案的动机。这篇简要的总结并未涵盖每个步骤所有的方法和原理等细节；若想知道这些细节，则需阅读前面的篇章。

本方案最重要的步骤为步骤一和步骤二。步骤一：酮疗程是本方案的基础和成功的关键。步骤二：低碳水化合物饮食亦不可或缺，因其针对脑部新陈代谢的缺陷提出对策。这将提升酮的产出，亦可平衡血糖及停止破坏脑部的毁灭性过程。

接下来的步骤并非那么关键，但将大幅提升前两个步骤的效益，并加速疗愈过程，故强烈建议遵循。

◎ 步骤一：酮治疗

阿尔兹海默症作战计划的第一步骤为提高酮值。您只要每天服用至少 5 汤匙（4 毫升）椰子油即可。请注意汤匙是测量单位（这里所指的汤匙并非一般泛指的餐具），等同于 14.8 毫升的液体。椰子油应该和食物一起服用，可加入食物中或另以汤匙舀出，当作营养补充品服用。早餐一定要服用 2 汤匙椰子油。人体的酮含量在早晨时最低，故此步骤非常重要。您可依自己的喜好，在午、晚餐之间分次服用剩余的 3 汤匙。您可在午餐服用 1 汤匙、晚餐服用 2 汤匙，或午、晚餐各服用 2 汤匙，只要确认您一天之内至少服用 5 汤匙即可。如果您略过一餐，服用 1 汤匙椰子油对您而言总是好的，可维持体内的酮含量。

您一天可服用 5 汤匙以上的椰子油，这并无害，而您也会透过饮食吸取其他的脂肪和油。请注意，任何种类的油若服用过量，皆会使肠松弛，您就得多跑几趟洗手间。

神经退化症状明显者，建议服用 5 汤匙椰子油来治疗。若是预防用，每天服用 2～3 汤匙即可。

若未将椰子油纳入餐饮中，很难一次就服用 2 汤匙。第二十章提供食谱，让您更轻松地服用椰子油。请参阅第 331 页"椰子油建议每日食用量"这一节。

◎ 步骤二：低碳水化合物饮食

下一步就是采取低碳水化合物的饮食计划，选择符合您饭前血糖（即空腹血糖）的计划。

25 克低碳水化合物饮食。如果饭前血糖是 7 mmol/L（126 mg/dl）以上，每日碳水化合物摄取量就要限制在 25 克之内。任一餐都不能超过每日碳水化合物限制总量的一半（12.5 克）。

50 克低碳水化合物饮食。如果饭前血糖在 5.6～6.9 mmol/L（101～125 mg/dl）之间，每日碳水化合物摄取量就要限制在 50 克之内。任一餐都不能超过每日碳水化合物限制总量的一半（25 克）。

100 克低碳水化合物饮食。如果饭前血糖在 5.0～5.5 mmol/L（91～100 mg/dl）之间，每日碳水化合物摄取量就要限制在 100 克之内。任一餐都不能超过每日碳水化合物限制总量的一半（50 克）。

若您不清楚自己的饭前血糖值，请找医师检测，否则就采行 25 克低碳水化合物饮食。几乎每个经诊断患有神经退行性疾病者，起初皆采取 25 克或 50 克的饮食计划。当健康和血糖指数获得改善，即可采用较高碳水化合物摄取量的饮食，每日最多摄取 100 克。

◎ 步骤三：口腔健康

检查牙齿并处理任何既有的口腔感染。每天至少用椰子油做一次 15～20 分钟的油漱法，最好在餐前进行。这应该像刷牙般成为每天的习惯。

◎ 步骤四：营养补充品

多数人的维生素和矿物质摄取量，皆未达到最佳健康状态所需的建议用量,对于神经退行性疾病患者而言尤其如此。虽然饮食提供足够的营养,仍建议您在头 2～3 个月内服用营养补充品,将营养素的储存量提升至正常水准。每天请摄取:

- 不含铁质的综合维生素和矿物质营养补充品。除了铁质之外,它们供给所有主要营养素的建议每日摄取量。
- 硫辛酸：400 毫克
- 辅酶 Q10：100 毫克
- 镁：300 毫克
- 维生素 C：500 毫克
- 左旋肉碱：2 000 毫克
- 姜黄素：450 毫克

◎ 步骤五：红棕榈油

红棕榈油是天然保护性抗氧化剂的丰富来源,有助于对抗氧化压力及减缓发炎。每天一汤匙红棕榈油,在任何时间皆可服用。这是很好的烹调用油,最好和食物一起服用。您也可服用红棕榈油胶囊。若您服用胶囊,每天需摄取至少 250 毫克。有个名为棕榈维缇(Palmuitee)的热门品牌,大力推广生育三烯酚(T3)或维生素 E 和抗氧化剂的营养补充品。此类营养补充品应和食物一起服用。

◎ 步骤六：鱼油

每天服用 1～3 汤匙鱼肝油或磷虾油,或每周吃两顿鱼类膳食。鱼油有益身体健康,因其所提供的脱氧核糖核酸是重要的脂肪酸,为健康脑功能之所需,并供给生产前列腺素、有助于减少炎症的前导物质。把鱼油当成营养补充品服用,切勿拿来烹饪,因烹调的温度会严重降低油的品质。另外,请将鱼油冷藏。

◎ 步骤七：维生素 D

每天晒太阳,以维持体内适量的维生素 D。在冬季阳光较少时,您可服用

即时遏止 阿尔兹海默症

1～3 茶匙的鱼肝油,或每周吃两顿鱼类膳食,以获取所需的维生素 D。然而,仍建议您尽可能晒太阳,但别晒伤了。

◎ 步骤八：运动

每周固定运动 3～7 天,每次 30～60 分钟。无论是步行、慢跑、游泳、有氧运动、耐力训练、健行等任何运动皆有帮助。最初几周先慢慢进行,一旦建立起肌耐力,即可增加频率和时间。有个让您每天晒太阳的好方法,就是尽可能参加户外活动。

基本饮食指南

将重点放在摄取新鲜、完整的食物,最好是有机食物。食用大量低碳水化合物蔬菜和适量的肉类、鱼类、猪肉和蛋,以及全脂乳制品、坚果、水果,和经核可、限量摄取的全谷类和高碳水化合物蔬菜。

尽可能避免预先包装、加工制造的食品。多数加工食品含有不健康的成分,可能导致神经退化。您应将详阅成分说明标签作为您的本能行为。尤须避免的成分为氢化或部分氢化的蔬菜油、起酥油、乳玛琳、亚硝酸盐、硝酸盐、味精、代糖阿斯巴甜、硫酸铁〔ferrous sulfate(iron)〕、酸式磷酸铝钠(sodium aluminum phosphate)、铝硫酸亚铁铵(aluminum ammonium sulfate)、钙矽酸铝(calcium aluminum silicate)、矽铝酸钠(sodium aluminosilicate)和奶粉或脱水牛奶、奶油、乳酪和蛋。含味精的添加物包括水解蔬菜蛋白、干酪素钠、干酪素钙、酵母萃取物、自行分解酵母、分离黄豆蛋白、组织性蛋白,而天然香料也经常含有味精。

所有由精制面粉或白面粉制成的食品皆含硫酸铁,包括披萨、甜甜圈、薄饼、洋芋片、饼干、派皮、蛋糕、松饼材料、面包、卷饼、蛋卷、热和冷的早餐麦片、饼干化的吐司、意式面食、扭结饼、圆面饼、罐头汤品、炸鱼、百斯吉乳酪加通心面等,还有更多。本方案通常限制谷类摄取量,如果您有食用谷类食品,最好食用不含添加铁质的全谷类食品。

请避免所有类型的糖和人工糖精,特别是代糖阿斯巴甜、果糖、高果糖糖浆和龙舌兰糖浆。避免任何含有精制蔬菜油,包括玉米油、酱油、大豆油、红花油、棉籽油、菜籽油、葵花油和花生油的食品，也是个好主意。若这些油用在加工食品中，可能就会有腐臭的油脂味，绝不可将之作为烹调用油。比较好的烹调选择为橄榄油、椰子油、棕榈油和澳大利亚坚果油。

避免含咖啡因的饮料、碳酸饮料、由粉末混合调制的饮品、果汁和蔬菜汁，以及添加代糖阿斯巴甜或其他人工糖精的零热量饮料。水是最健康的饮料，您每天应该至少喝 2 000～3 000 毫升的水，并在水分较易流失的夏季，增加到每天 3 000～4 000 毫升。若您运动时流很多汗，可能需要喝更多水。

展开计划之前，请先做身体检查

无论您的年龄或健康状况为何，我建议您在展开方案前先做身体检查，部分原因是确认您的身体可承受巨大的饮食转变，但更重要的是，取得您目前身体健康状况的记录。

记录您的血压，去做血液生化检验，以取得您的饭前血糖、高灵敏度 C 反应蛋白［high sensitivity C-reactive protein(hs-CRP)］、三酸甘油酯、高密度脂蛋白（HDL）、总胆固醇/高密度脂蛋白比率，以及三酸甘油酯/高密度脂蛋白比率等记录。您的饭前血糖决定了您需要从哪一种低碳水化合物饮食展开饮食计划，因此这步骤很重要。

所有的这些措施都是必要的，以建立比较的基准。在计划执行后数周，请您再次验血，就能比较您执行计划前后的各项数据和评估进展。这步骤非常重要！它将提供证据，证明本计划不但改善您的整体健康，摄取更多脂肪也未对您造成任何损害，反而让您更健康。您也可将这份证明文件交给您的医师或任何怀疑本方案的人过目。事实不会说谎，这些记录亦可鼓励您遵循计划，持续进步和改善您的健康。

一般对于以脂肪和蛋白质取代碳水化合物的疑虑，是会如何影响胆固醇值。若您已经看过第十二、十三和十四章，就知道这根本不是问题。胆固醇数值、所有的血液数据和记忆力都将获得改善。

别担心总胆固醇甚至是所谓"坏的"低密度胆固醇。一份近期的研究显示，有两种低密度胆固醇："好的"和"坏的"低密度胆固醇。多数测试并未将之区分，而是一并归类为低密度胆固醇，因此这项数值是无效的。

第十九章　与阿尔兹海默症大作战

319

请注意,总胆固醇可能会略增或减少,无论增减皆无所谓,总胆固醇并非心脏病或健康欠佳的准确预报。

别等到展开方案之后的一两周才验血,一定要在开始前检测。若您等到展开方案之后才检测,或许会看到一些不讨喜的数值,进而抱怨本方案无效。例如,您的高密度胆固醇可能降到大约 35 mg/dl,或许您就会抱怨新的饮食降低了数值。然而,当您展开计划时,您的高密度胆固醇可能仅 25 mg/dl。因此,数值虽低,却有改善。但除非您在展开方案前就记录数据,否则将永远无法得知此事。

执行本计划至少 6～8 周,然后再验一次血。计划执行愈久,您的数据会愈漂亮。重要的是,因为每间实验室的检测结果不尽相同,所以请您找同一名医师、在同一间实验室验血。

用下表检视您位于哪个区间并评估进展。您可预期会发生下列状况:若您的血压在展开方案前已经太高,您的血压和三酸甘油酯会降低,高密度胆固醇会升高,总胆固醇/高密度胆固醇和三酸甘油酯/高密度胆固醇比率,以及炎症程度(C 反应蛋白)皆会降低。所有的这些转变都是好的,表示血糖控制更佳、胰岛素敏感度改善、心脏病风险降低、循环更好、氧化压力减少、发炎降低,以及整体健康的提升。所有的这些转变都显示本方案是有效的! 继续执行,数据将持续改善。

血液检验参考数值

血压(毫米汞柱 mmHg)

收缩压 (最高数字)	舒张压 (最低数字)	类别
＜90	＜60	低
90～99	60～65	低正常
100～130	66～85	正常
131～140	86～90	高正常
141～149	91～99	高
＞159	＞99	非常高

饭前血糖_____

mg/dl	mmol/L	类别
75～90	4.2～5.0	正常
91～100	5.0～5.5	略高
101～125	5.6～6.9	高(糖尿病早期)
>125	>6.9	非常高 (已确诊为糖尿病)

高敏感度 C 反应蛋白(hs-CRP)_____

Mg/L	类别
<1.0	最佳
1.0～3.0	一般
3.1～10	高
>10	非常高

血脂_____

高密度胆固醇　男性

mg/dl	mmol/L	类别	总胆固醇/高 密度胆固醇	比率
<40	<1.0	低	<3.3	最佳
40～60	1.0～1.6	一般	3.3～5.0	正常
>60	>1.6	最佳	>5.0	高

高密度胆固醇　女性

mg/dl	mmol/L	类别	三酸甘油酯/ 高密度胆固醇	比率
<50	<1.3	低	<2	最佳
50～60	1.3～1.6	一般	2～4	正常
>60	>1.6	最佳	>4	高

三酸甘油酯_____

mg/dl	mmol/L	类别
<150	<1.7	正常
150～199	1.7～2.2	略高
200～499	2.3～5.6	高
>499	>5.6	非常高

在美国,血糖和胆固醇数据通常是以(mg/dl)为单位。在欧洲通常是以(mmol/L)为单位。

尽快验血,甚至在看完这本书前就先验血。有了这份资料,您就能尽快展开本方案,但可等到验完血再开始。

C反应蛋白(C-reactive protein,CRP)是在血液中发现的蛋白质,表示炎症现象。正常来说,血液中没有C反应蛋白。1.0以下的mg/L是令人满意的数值。当C反应蛋白高于10 mg/L时,就意味着感染或慢性炎症正在进行中。

C反应蛋白的血液检验有两种,两者皆测量相同的分子,但其中一种比另一种更敏感。您要做的是高敏感度C反应蛋白或hs-CRP检验。它测量极小量的血液C反应蛋白,最常用来评估心脏问题的潜在风险,因心脏问题通常和低等的慢性发炎有关。高敏感度C反应蛋白的一般检测量为0.5~10 mg/L。有急性感染或慢性炎症性疾病风险的患者,应遵照医嘱定期做高敏感度C反应蛋白检验,检测量为10~1 000 mg/L。上述范围是以美国心脏协会的建议为准,以评估心脏病风险。

进行认知和帕金森病检验

心理或运动技能的微幅改善常遭忽略。如同血液检验般,除非您有方法评估这些细微的转变,否则您不会明白本方案究竟多么有效。建议您在展开方案前,完成附录A的心智状态测验和附录B的帕金森病评定量表。

经诊断罹患或疑似罹患阿尔兹海默症或阿尔兹海默症者应做心智状态测验,进行时钟测验或许也有价值。受试者在此测验中凭记忆画一个钟面。强烈建议做此测验,因它以图像显示认知能力和改善。

罹患类似帕金森病症状者,应以帕金森病评量表进行评估。若亦存在认知问题,也请做心智状态测验。

在展开本方案之后的6~8周,可随时重复这两项测验,并比较前后的结果,应该会产生重大的差异。一般而言,测验得分最低者进行本计划改善最大,而检验值正常或接近正常的人,改善程度或许并不如此明显,这是因为更难发现极其细微的脑功能变化。

这些检验结果应该很鼓舞人心,并彰显本方案的效益。神经退行性疾病是持续不断的过程,患者的状况通常不会自行改善,反而会随着时间逐渐恶化。即便只是停止或减缓疾病的进展,都是好的征兆。

停止服药

在执行本方案之前,请停止服用所有非必要的药物,包括降胆固醇药。饮食可平衡血糖和胰岛素,因此当您一旦展开本计划,就不需要糖尿病药物和胰岛素。若您在展开饮食计划时就有高血压,它自然会降低。若您在执行计划时持续服用降血压药物,血压可能会降得太低,这并非好事。第 373 页附录 C 的详细列表将告诉您不应服用哪些药物。

若您觉得非得吃某些药不可,对于停药亦感到迟疑,您可让自己逐渐断绝药物的服用。请医师监测您的进展,并在必要时调整服用剂量。

如果您想继续服用香草和营养补充品,可以继续,但您大多不需要它们。

预备您的食品柜

遵循本方案饮食指南的缺失之一,就是要向容易取得的限制性食物的诱惑屈服。光是知道最喜爱的美食就坐在那儿等您品尝,就已太令人难以抗拒了。因此,去除诱惑就是最简单和最好的解决方式。

可能的话,应该把饮食计划中所不允许的食物从家中移除,或至少让它们难以取得。把所有的高碳水化合物食物送给朋友、邻居或丢掉。若家中其他人没有饮食方面的限制,就比较难执行这项饮食。或许可将限制性食物放在一个只有能吃的人可以取得之处。

接着,您需要把饮食计划中所允许的食物放进冰箱和橱柜中,让自己随时可享用,即可降低寻找限制性食物的诱惑。大量购买椰子油,并把营养补充品和酮测试纸放在手边。

展开方案之前,先检视符合饮食计划的食物和开发数种膳食计划。计算每餐的碳水化合物含量,将餐饮控制在每日可摄取的总碳水化合物量之内。养成先规划餐饮和点心再去逛商店的习惯,这样就会有明确的购物清单。若您每周买一次食品杂货,在购物前规划每一餐是个好主意。否则,您可能会发现自己把在冰箱或食品柜看到的第一件东西抓来吃,或许就让您所摄取的碳水化合物超过每日限制量。

第十九章　与阿尔兹海默症大作战

入门饮食

入门饮食的目的,是让身心都准备好迎接完整的阿尔兹海默症作战计划。因为您可能要进行重大的饮食改变,很难直接执行方案。入门饮食让您有时间轻松融入计划中,习惯摄取更多脂肪,并学习如何准备和享用低碳水化合物膳食。

在您找医师验血之后,应立即开始把椰子油纳入饮食中。鼓励您在正式展开与阿尔兹海默症作战计划的前1~3周这么做。

到您家附近的营养补充品店或上网购买一罐椰子油,哪种品牌或种类都无所谓。多数品牌会有"初榨"、"特级初榨"或"经榨油机压榨取得(冷压)"等标示,这些都可以。现在就开始在每天做菜时加入椰子油。以椰子油替代食谱中的奶油、乳玛琳、蔬菜油或起酥油。试着每天用餐时服用至少1汤匙椰子油。

如此建议的原因是,由于我们的社会疯狂反对摄取脂肪,导致许多人减少脂肪摄取。人们害怕摄取脂肪,是因为相信它会使人变胖和引发心脏病。椰子油非但不会如此,反而会促进您的健康。然而,因为人们减少脂肪摄取,消化系统就无法适应阿尔兹海默症作战计划所需的脂肪摄取量。在饮食中加入脂肪可能会让有些人感觉恶心或腹泻。建议您现在就开始在每日饮食中加入1汤匙椰子油,让消化系统准备好接受更多脂肪。当脂肪摄取量增加时,身体所产生的脂肪消化酵素自然会递增。当身体适应更多脂肪后,即可增加脂肪摄取量,不会有任何不良反应。

若1汤匙的椰子油会让您感觉恶心或腹泻(很罕见),请将每日摄取量减少至半汤匙。若服用1汤匙的椰子油并不会让您产生任何问题,几天后即可将每日摄取量增至2汤匙。这时,若2汤匙椰子油让您的消化道难以负荷,可将摄取量降至1汤匙,大约1周之后再试着增量,并逐渐将摄取量增至每日3汤匙椰子油。多数人可立即在饮食中加入2汤匙椰子油,并且不会有任何问题。然而,每个人皆有不同,有些人服用1汤匙椰子油就会稍微腹泻,而其他人一开始就服用5~6汤匙椰子油却毫无问题。每个人皆可逐渐增进自身对油的耐受度。您应该现在就开始,让身体习惯处理较高的脂肪摄取量,是入门饮食的主要目的。

当您适应服用更多椰子油后，即可试着准备低碳水化合物膳食。这是练习烹调和食用低碳水化合物食物的好时机，有助于为经测试的低碳水化合物食谱和您喜爱的餐饮计划建立档案，也为您带来烹调低碳水化合物膳食的经验。您或许想开始每天做一两顿低碳水化合物膳食。

在使用椰子油和测试餐饮计划之后的 1～3 周，即可全力执行与阿尔兹海默症作战计划。即便 5 汤匙的椰子油会让您腹泻（每天 4 次或更多次的肠蠕动），无论如何请展开方案。将椰子油摄取降至不会引起腹泻的量，接着逐渐增至 5 汤匙。这可能会花掉好几周的时间，依您的脂肪敏感度而定。请记住，每天清肠一两次并不代表腹泻，健康的结肠就是如此运作。这项饮食会让您的肠功能变好。

若在服用椰子油时搭配其他食物，身体就更能消化脂肪。当您展开饮食计划时，请将椰子油纳入餐饮中。当您的身体随着时间而适应更多的脂肪摄取量后，若您想的话，即可将之当作营养补充品一匙匙的服用。

预期效益

本方案不仅将改善脑部健康，更能促进身体整体的健康。较高品质、富含营养素的食物取代了低品质的空卡路里食物，这可能会对身体产生重大影响。许多人在采取新的饮食规范之后，就注意到精力和活力显著提升。其他人则经历了好的或较差的转变，但他们最终都变得更健康。知道预期效益将帮助您为即将发生的转变做好准备。

当您改变饮食习惯和摄取的食物种类后，纤维摄取量将增加，容易消化的淀粉和糖的摄取量则减少。脂肪摄取量应该会比之前高，这都会对消化功能产生重大影响。肠蠕动的频率和一致性也会改变。一般而言，您可预期粪便变软、排便次数增加。健康的消化道应该每天清空 1～3 次，少于这次数就代表便秘。医师可能会说 1～3 天有一次肠蠕动是一般或正常的，但正常并不表示健康。当您吃得更健康时，肠蠕动会更频繁。

别再摄取淀粉食物、糖、咖啡因、酒精和非必要及引起戒断症状的药物，这些物质就像毒品般容易上瘾。生理症状或许不甚明显，但心理症状和渴望就很恼人。幸运的是，饮食计划中所容许的脂肪、肉类和高营养价值的酱料，能帮助您抑制渴望与缓和匮乏感及依赖感。不久之后，这些物质对您的控制力就会消退。

椰子油的杀菌效果和饮食所提升的免疫功效,或许会引发所谓的"坏菌死去反应"(die-off reaction),也就是赫氏反应(Herxheimer reaction)。当大量细菌或其他微生物遭灭绝后,它们的毒素将会进入血液中。细菌和相关毒素死亡的速度,比身体将之移除的速度更快,身体就转移到较高的解毒和移除状态作为回应。结果就出现类似生病的症状,可能包括下列某一种或更多种:发热、发冷、头痛、肌肉或关节痛、恶心、腹泻、呕吐、皮肤病症发作、发痒、焦虑、兴奋、易怒、失眠、晕眩和鼻塞。事实上,任何一种或多种症状都可能产生。

这项净化反应经常遭误诊为疾病或过敏反应。尽管症状可能会不舒服,却不代表生病,也无须接受特殊治疗或服药。身体只是做它该做的事来净化自己。比方说,若静脉窦正在移除大量黏液,这是为了替身体排毒。同理,抗腹泻药物防止肠排毒。抗生素不会起什么作用,因为细菌已经死亡,而这些药物实际上可能会抑制免疫系统和减缓净化过程。这些症状只是暂时的,请让这过程继续。净化反应维持1~14天,有时更久,3~4天也很常见。

既然新的饮食计划可能远比您一生中所经历任何事情都健康,您将开始注意到健康状况出现许多正向转变,如血液生化改善、血糖得以控制。接着,您就会发现自己拥有更好的记忆力、更清晰的思路、更快乐、对生命更乐观、精力更旺盛、消化功能改善、更好的视力、更少和更轻微的感染、更深沉放松的睡眠,以及彻底感觉自己更健康。

评估进展

在遵循方案计划之后的6~8周,再回去找医师验血,您应可看到所有的数据皆进步显著。

若您看不到预期的改善,重新评估饮食模式及确认您有正确地遵循计划。您真的算过每餐的精确碳水化合物摄取量吗?若您只是猜测,这可能就是问题所在。我们一般倾向低估所摄取食物中的碳水化合物含量,因此在执行方案的头几个月,精准计算每餐的碳水化合物摄取量很重要。若您正确计算,或许就需要更节制地摄取。若您正在执行50克低碳水化合物饮食,即可接着进行25克低碳水化合物饮食。

您可随时调整饮食。例如,若您成功遵循25克低碳水化合物饮食(饭前血糖 126 mg/dl 或 7 mmol/L 或更高），而您的饭前血糖已降至 7 mmol/L（126 mg/dl）以下，即可接着进行 50 克低碳水化合物饮食。同理，若您遵循 50 克低碳水化合物饮食（饭前血糖 101～125 mg/dl 或 5.6～6.9 mmol/L），而您的饭前血糖已降至 101 mg/dl（5.6 mmol/L）以下，即可接着进行 100 克低碳水化合物饮食。

也请再次进行认知和帕金森病的评估，若之前有做过时钟测验，也请再做一次。比较评估结果和最初的检验结果，应该有显著的进步。

在执行方案至少 6 个月之后，请三度验血并比较结果。可 6～12 个月验一次血来监测进展。

再度进行笔试并和之前的结果比较。若确实遵循计划，应该有显著的持续性进步。

每个人会以自己的速度进步。这是某人成功遵循方案的实例，可让您知道预期效益。查理·伯威尔（Charles Brewer），69 岁，深受记忆流失之扰，他将之描述为周期性的"脑雾"现象。当他被问到诸如地址或电话号码等简单问题时，脑中就一片空白，但几小时之后，却又能轻易记起这些细节。他展开方案时的饭前血糖为 162 mg/dl（9.0 mmol/L），显示糖尿病的特征，于是他进行 25 克低碳水化合物饮食。他的血液生化显示罹患心脏病和脑卒中的风险很高。他将自己的总碳水化合物摄取量降至 25 克或更少，并维持 3 个月。当时，这些检验数据皆获得改善，有许多甚至移至"最佳"的范围。他已经可以控制血糖，大幅降低罹患心脏病的风险，脑雾现象亦成为历史。伯威尔的检验数据如下：

之前	类别	之后	类别
饭前血糖			
162 mg/dl（9.0 mmol/L）	非常高	106 mg/dl（5.9 mmol/L）	高但正在下降
C 反应蛋白			
4.8 mg/dl	高	0.5 mg/dl	最佳
高密度胆固醇			
45 mg/dl	一般	91 mg/dl（2.4 mmol/L）	最佳
总胆固醇/高密度胆固醇			
6.0	高	3.0	最佳

第十九章　与阿尔兹海默症大作战

327

（续表）

之前	类别	之后	类别
三酸甘油酯			
204 mg/dl(2.3 mmol/L)	高	66 mg/dl(0.7 mmol/L)	正常
三酸甘油酯/高密度胆固醇比率			
4.5	高	0.73	最佳
血压			
150/95	高	130/80	正常

持续的支持

  网络上有许多网站提供低碳水化合物的建议、鼓励和食谱，皆令人获益良多。最佳资源或许就是艾特金网站 www.atkins.com，上面有许多食谱、聊天社群和支持、鼓励、分享成功故事的部落格，还有碳水化合物计算器资料库，可供查询多种食物的净碳水化合物含量，以及低碳水化合物饮食的最新研究和其他的协助。食谱既多又具创意，且皆含净碳水化合物含量。

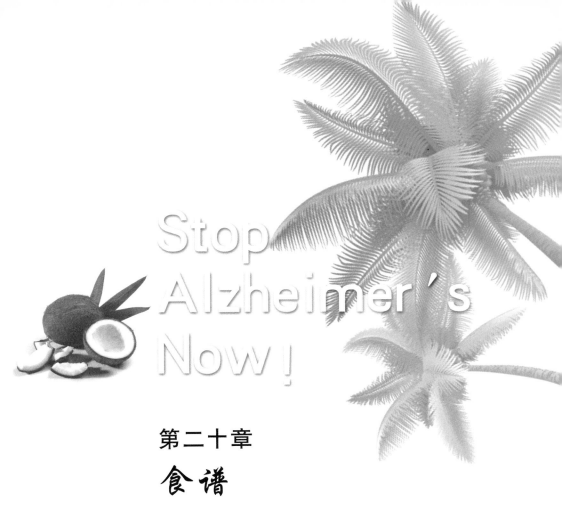

Stop
Alzheimer's
Now！

第二十章

食谱

首先,学习如何烹调低碳水化合物的方式。可能看起来像一个艰巨的任务,然而,它并不难。虽然有一些低碳水化合物的食谱是比较复杂和费时的,但大部分都简单,如烤羊排和蒸栉瓜,有什么能比这更容易的呢?如果您是低碳水化合物烹饪的新手,我强烈建议您阅读本章节。无论您是否使用本章的任何食谱,本章将告诉您如何使低碳水化合物的烹饪变得简单又容易。它还将告诉您如何在日常生活中善用您的椰子油。这里所提供的低碳水化合物烹饪的食谱只是几个例子。您可以在图书馆、书店或网络上找到更多的书籍和食谱,并从中获得更多的想法。

本书所述的方案面临的最大挑战之一是每天消耗5汤匙的椰子油。本章的第一部分提供了许多美味的椰子油食用方法,并在稍后的食谱中说明如何将椰子油添加在餐点中。

椰子油建议每日食用量

本书中的方案建议每天至少食用椰子油5汤匙(75毫升),均分于早餐、午餐和晚餐中食用。这将意味着,每餐至少含有1～2汤匙(15～30毫升)的椰子油。为免枯燥乏味地食用这些椰子油,我们需要一点创意美味的方式,用椰子油来烹调食物、制作沙拉酱或当作一种最棒的蔬菜来食用。以下您将会得到许多创意想法,可运用于您每天的烹调中。

◎ 从一匙开始

食用最简单的方法是取油一匙,像一种营养补充品。很多人都这样做,但也有人很难将初榨椰子油放入口中。他们不习惯初榨椰子油的味道和质感。它确实需要一些时间来适应,随着时间的推移,大多数人都能适应。高品质的"初榨"椰子油有温和的椰子香味,这味道好到您恨不得将汤匙吞下。不同品牌的椰油品质有所不同,有些品牌有一种强烈的气味(有时在加工过程中被烟尘污染),可能令您无法忍受。您可仔细挑选椰子油的品牌,在数个品牌中选择一个最适合您味道的牌子。如果您不喜欢初榨椰子油的味道,您可以使用由"榨油机压榨(冷压)"的无味道椰子油。

如果食用1匙椰子油都很难为的话,有一个方法可使其更容易食用——

即
时
过
止

阿
尔
兹
海
默
症

使用食品萃取物和香料来提升风味。一点肉桂油与椰子油混合,可创造出非常愉快的味道,大多数人都觉得很过瘾,这几乎是生活中美丽的惊喜。以下食谱提供给您参考。

1 汤匙椰子油混合 1～2 滴肉桂油;

1 汤匙椰子油混合 1～2 滴薄荷油;

1 汤匙椰子油混合 3～6 滴椰子香精。

最后一个可能听起来是多余的,但椰子香精将带给椰子油更丰富如甜点般的椰子香味。您可以用在商店买的食品香精做实验,最好只使用那些仅供烘培和准备食物用的不加糖食用香精产品。由油提炼的香精会比由酒精提炼的香精好。如果您使用酒精提炼的香精,您可以将香精与椰子油倒入平底锅中加热 1～2 分钟以去除酒精。

◎ 甜品

在饮食中加入 1～2 匙椰子油,利用甜品是另一个相对容易的方式,此少量亦可在任何时间食用。加上椰子油会使甜品的味道、质地及香味更加美味,使椰子油易于食用。若每杯容量只有 1/4 杯(60 毫升),它将不会代替或干扰正餐的食用。饭前吃,很像一个开胃菜。迷你甜品不只是被当作一顿正餐,而是提供了一个美味的媒介来享受椰子油。如果需要的话,也可以以类似的方式来享受红棕榈油。可将多份的甜品事先准备好并冷藏或冷冻。在每份甜品中加入 1～2 汤匙的椰子油,每天或每餐食用。甜品若在冷冻状态中,可保存在冰箱中数天或数个月之久。

当正餐无法提供足够的椰子油时,迷你甜品可满足人体每日最低需求。以下列举几种汤的食谱。请注意,椰子油不在这些食谱的材料中。加椰子油只是为了享受它,这样您就可以在这特定餐点中加 1 汤匙、1.5 汤匙、2 汤匙或任何数量的椰子油。一人份约 1/4 杯椰子油。在以下的每道食谱中都会标示净热量。您还需要计算每日碳水化合物的总摄取量。

◎ 牛肉汤

1/4 磅(120 克)碎牛肉	1/2 杯(50 克)切碎蔬菜*
1¼ 杯(300 毫升)水	1/4 茶匙洋葱粉

1/4 茶匙辣椒粉   1/4 茶匙马郁兰
调味用盐和胡椒

将碎牛肉、蔬菜和水放入约 1 000 毫升的锅里,煮滚,转小火续煮约 15 分钟。烹饪时,将集结成块的牛肉搅散,加入洋葱粉、辣椒粉、马郁兰,煮 1 分钟,关火。加入盐和胡椒调味。放凉后,存放于密闭容器置于冰箱中。可制成 6 个 1/4 杯的份量。

  *使用两种或更多下列种类的蔬菜:洋葱、胡萝卜、蘑菇、芹菜、四季豆、
   甜椒、秋葵、芦笋等。
   净碳水化合物:每 1/4 杯份量 0.5 克。

◎ 辣牛肉汤

1/4 磅(120 克)碎牛肉   1/2 杯(50 克)蔬菜切碎*
1¼ 杯(300 毫升)水   2 汤匙(30 毫升)莎莎酱(salsa)
调味用盐和胡椒

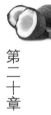

将碎牛肉块搅散,将碎牛肉、蔬菜、水和莎莎酱放入约 1 000 毫升的锅里。煮滚,转小火续煮约 15 分钟,关火。加入盐和胡椒调味。放凉后存放在密闭容器并置于冰箱中。可制成 7 个 1/4 杯的份量。

  *使用两种或更多下列种类的蔬菜:洋葱、胡萝卜、蘑菇、芹菜、四季豆、
   甜椒、秋葵、芦笋等。
   净碳水化合物:每 1/4 杯份 0.6 克。

◎ 猪肉汤

1/4 磅(120 克)猪绞肉或碎猪肉   1/2 杯(50 克)蔬菜切碎*
1¼(300 毫升)杯水   1/4 茶匙洋葱粉
1/4 茶匙百里香   调味用盐和胡椒

将碎猪肉、蔬菜和水放在约 1 000 毫升的锅里。煮滚,转小火续煮约 15 分钟。加入洋葱粉、百里香,煮 1 分钟,关火。加入盐和胡椒调味。放凉后存

放在密闭容器置于冰箱中。可制成 6 个 1/4 杯的份量。

　　＊使用两个或更多下列的蔬菜：洋葱、胡萝卜、蘑菇、芹菜、四季豆、甜椒、秋葵、芦笋等。

　　净碳水化合物：每 1/4 杯份 0.5 克。

◎ 鸡汤

1/4 磅(120 克)鸡肉切碎	1/2 杯(50 克)蔬菜切碎＊
1¼(300 毫升)杯水	1/8 茶匙香芹子
1/4 茶匙鼠尾草	调味用盐和胡椒

将鸡肉、蔬菜和水放入约 1 000 毫升的锅里。煮滚，转小火续煮约 15 分钟。加入洋葱粉、百里香，煮 1 分钟，关火。加入盐和胡椒调味。放凉后存放在密闭容器中置于冰箱。可制成 6 个 1/4 杯份量。

　　＊使用两个或更多下列的蔬菜：洋葱、胡萝卜、蘑菇、芹菜、四季豆、甜椒、秋葵、芦笋等。

　　净碳水化合物：每 1/4 杯份量 0.5 克。

◎ 蛤蜊杂烩

1 罐(10 盎司/300 毫升)去壳蛤肉罐头(连汤汁)＊	1/4 杯(25 克)洋葱，切碎
1/8 茶匙香芹子	1/8 茶匙黑胡椒
1 杯(240 毫升)鲜奶油	2 茶匙(10 毫升)鱼露

把蛤蜊汤汁倒入锅中，并把蛤蜊放在一旁。将洋葱、香芹子、胡椒放入锅中，煮沸，转小火续煮约 10 分钟，或直到洋葱变软。添加鲜奶油、鱼酱和蛤蜊，续煮 2 分钟，关火。放凉后存放在密闭容器中，置于冰箱。可制成约 10 个 1/4 杯份量。

　　＊如果需要的话，亦可以牡蛎替代。

　　净碳水化合物：每 1/4 杯份量 1 克。

◎ 鱼杂烩浓汤

1/4 杯(25 克)洋葱,切碎   1/8 茶匙香芹子

1/8 茶匙黑胡椒   1/4 磅(120 克)切碎的鱼*

1 杯(240 毫升)鲜奶油   2 茶匙(10 毫升)鱼露

一杯水倒入锅中煮沸,加入洋葱、香芹子、胡椒,转小火续煮 8～10 分钟,或直到洋葱变软。添加鱼肉和鲜奶油再煮 5 分钟,关火。放凉后存放在密闭容器中,置于冰箱。

   * 使用任何低汞污染的鱼类,如比目鱼、鲇鱼、鲑鱼、鳟鱼、鲽鱼、鳕鱼、鲭鱼、鲈鱼、罗非鱼。您还可以使用贝壳类如扇贝或螃蟹。

   净碳水化合物:每 1/4 杯份量 1 克。

◎ 奶油鸡汤

1/4 磅(120 克)鸡肉,切碎   1/2 杯(50 克)蔬菜,切碎*

3/4 杯(180 毫升)鸡汤或水   1/2 杯(120 毫升)鲜奶油

1/8 茶匙洋葱粉   1/8 茶匙香芹子

1/8 茶匙百里香   1/8 茶匙盐

1/8 茶匙黑胡椒

将鸡肉、蔬菜和水倒入锅里煮沸,转小火续煮约 15 分钟或直至蔬菜变软。加入鲜奶油和调味料小火再煮 1～2 分钟,关火。放凉后存放在密闭容器中,置于冰箱。可制成 6 个 1/4 杯的份量。

   * 使用两种或更多下列的蔬菜:洋葱、胡萝卜、蘑菇、芹菜、四季豆、甜椒、秋葵、芦笋等。

   净碳水化合物:每 1/4 杯份量 1 克。

◎ 番茄汤

1 杯(240 毫升)水   1/2 杯(120 毫升)的番茄酱

1/8 茶匙香芹子	1/4 茶匙洋葱粉
1/8 茶匙大蒜粉	1/8 茶匙辣椒
1 茶匙(5 毫升)柠檬汁	调味用盐和黑胡椒

将上述 6 项材料倒入锅中,煮滚,转小火续煮 3 分钟,使味道融合。关火起锅加入柠檬汁、盐和胡椒调味。可制成 6 个 1/4 杯的份量。

净碳水化合物:每 1/4 杯份量 1.3 克。

◎ 奶油番茄

1 杯(240 毫升)水	1/2 杯(120 毫升)的番茄酱
1/8 茶匙香芹子	1/4 茶匙洋葱粉
1/8 茶匙大蒜粉	1/8 茶匙辣椒
1/2 杯(120 毫升)鲜奶油	调味用盐和黑胡椒

结合上述 6 项材料倒入锅中,煮滚,转小火续煮 3 分钟,调味。关火起锅并添加奶油、盐和胡椒调味。可制成 8 个 1/4 杯的份量。

净碳水化合物:每 1/4 杯份量 1.3 克。

◎ 番茄牛肉汤

1/4 磅(120 克)碎牛肉	1 杯(120 毫升)水
1/4 杯(60 毫升)番茄酱	1/8 茶匙香芹子
1/4 茶匙洋葱粉	1/8 茶匙大蒜粉
1/8 茶匙辣椒	1/4 茶匙盐
1/8 茶匙黑胡椒	1 茶匙(5 毫升)柠檬汁

结合上述 9 个材料倒入锅中,煮滚,转小火续煮 10 分钟。关火,加入柠檬汁。可制成7 个1/4 杯的份量。

净碳水化合物:每 1/4 杯份量 0.6 克。

◎ 番茄鱼汤

1/4 磅(120 克)切碎的鱼*	1 杯(240 毫升)水
1/4 杯(60 毫升)番茄酱	1/8 茶匙香芹子
1/4 茶匙洋葱粉	1/8 茶匙辣椒
1/8 茶匙黑胡椒	2 茶匙(10 毫升)鱼露

将所有材料倒入锅中,煮滚,转小火煮 5 分钟,关火即成。可制成 7 个 1/4 杯的份量。

　　＊ 使用任何低汞污染的鱼类,如比目鱼、鲇鱼、鲑鱼、鳟鱼、鲽鱼、鳕鱼、鲭鱼、鲈鱼、白鲑鱼、罗非鱼。您还可以使用贝壳类如扇贝、虾或蟹。

　　净碳水化合物:每 1/4 杯份量 0.5 克。

◎ 奶油芦笋

1 杯(240 毫升)鸡汤	4 盎司(115 克)芦笋,切碎
1/2 杯(120 毫升)鲜奶油	1/4 茶匙罗勒
1/4 茶匙盐	1/8 茶匙黑胡椒
1/2 茶匙青葱,切碎	

用一个有盖的锅具,炖鸡汤和芦笋 20 分钟,直到蔬菜变软。关火,放入搅拌机中搅拌,直到细致均匀。再回锅添加奶油、罗勒、盐和胡椒续煮 1 分钟,关火。再将新鲜葱花撒在上面。可制成约 6 个 1/4 杯份量。

　　净碳水化合物:每 1/4 杯份量 1 克。

◎ 奶酪奶油绿花椰菜

1 杯(240 毫升)鸡汤	1 杯(100 克)绿花椰菜,切碎
1/2 杯(120 毫升)鲜奶油	1/4 茶匙盐
1/8 茶匙黑胡椒	1/4 杯(25 克)新鲜磨碎的巴马干酪
	(Parmesan cheese)
1 茶匙青葱,切碎	

用一个有盖的锅具,炖鸡汤和绿花椰菜 20 分钟,直到蔬菜变软。关火,放入搅拌机中混合,直到细致均匀。再回锅倒入鲜奶油、盐、辣椒和奶酪,续煮 1 分钟,关火。再将新鲜葱花撒在上面。可制成约 6 个 1/4 杯份量。

净碳水化合物:每 1/4 杯份量 1.3 克。

◎ 奶油菠菜鸡

1 茶匙(5 毫升)奶油	1/4 磅(120 克)新鲜鸡肉切成一口大小
1/4 杯(60 毫升)水	3/4 杯(180 毫升)鲜奶油
1/4 茶匙洋葱粉	1/8 茶匙大蒜粉
3 杯(80 克)菠菜,切碎	调味用盐和黑胡椒

在煎锅中以中火将奶油加热溶化,加入鸡肉持续拌炒 3 分钟,直到鸡肉变成白色。添加所有剩下的材料续煮直到菠菜变软。可制成 7 个 1/4 杯份量。

净碳水化合物:每 1/4 杯份量 0.9 克。

◎ 奶油肉桂汤

1 杯(240 毫升)鲜奶油	1/2 杯(120 毫升)水
1 茶匙肉桂	1/4 茶匙肉豆蔻
1/2 茶匙(3 毫升)香草精	

将鲜奶油、水、肉桂和肉豆蔻倒入小锅中以中火加热,持续搅拌,不要煮沸。搅拌持续约 5 分钟。将香料的味道融入鲜奶油中,添加香草关火即可。可制成 6 个 1/4 杯份量。

净碳水化合物:每 1/4 杯份量 1.1 克。

◎ 奶油浆果汤

1 杯(240 毫升)鲜奶油	3/4 杯(75 克)浆果(黑莓、桑葚、覆盆子)
1/2 杯(120 毫升)水	

将所有材料倒入搅拌机中混合，直到细致均匀。可制成 8 个 1/4 杯份量。
净碳水化合物：每 1/4 杯份量 1.5 克。

◎ 低碳水化合物的沙拉酱

我建议每天吃至少一个新鲜绿色沙拉。拌蔬菜沙拉是最流行的，因为可以用多种材料来制作。不要限制自己只使用一般的卷心莴苣，您可以尝试球生菜、红叶生菜、长叶莴苣和其他种类。低碳水化合物的蔬菜沙拉包括黄瓜、甜椒、香蕉辣椒、番茄、酪梨、香菜、洋葱、青葱、韭菜、萝卜、豆薯、香菜、水芹、豆芽菜、芹菜、芹菜根（块根芹）、大白菜、小白菜（中国白菜）、包心白菜、红色和绿色的白菜、球花甘蓝、绿花椰菜、白花椰菜、菠菜、甜菜、甘蓝、胡萝卜、菊芋、酸菜、菊苣、荷兰豆等。

沙拉并不总只有莴苣，您可以利用这些所有蔬菜做出各种生菜沙拉。或加入以下低碳水化合物的沙拉配料来做点缀，它可以包括白煮鸡蛋、火腿、碎培根、牛肉、鸡肉、火鸡肉、猪肉、鱼（鲑鱼、沙丁鱼等）、螃蟹、虾、紫菜、硬质乳酪（切达、蒙特雷、明斯特等）、软奶酪（羊乳酪，白干酪等）、坚果、橄榄和炸猪皮等。

沙拉酱也许是最重要的部分，它会提升沙拉的味道，并使其他食材的味道更突出。最受欢迎的商业用沙拉酱是使用大豆油或油菜籽油，并通常包括糖、高果糖玉米糖浆、味精和其他不受欢迎的添加物。其中许多宣称为低热量或低脂肪，但鲜少有低碳水化合物的沙拉酱。您有更好的选择是用健康的食材来自制低碳水化合物的沙拉酱。以下是几个建议的自制沙拉酱食谱：

第二十章　食谱

◎ 美乃滋

1 个大鸡蛋蛋黄	2 茶匙（10 毫升）新鲜柠檬汁
1 汤匙（5 毫升）法式芥茉籽酱（Dijon mustard）	1/2 茶匙盐
1/8 茶匙黑胡椒	1 杯（240 毫升）淡橄榄油

在开始制作之前，让所有食材保持在室温下。准备搅拌机或食品处理机，倒入蛋黄、柠檬汁、芥末酱、盐、胡椒粉和 1/4 杯（60 毫升）油混合约 60 秒。当机器运转时，再将剩下的油非常缓慢地一滴一滴倒入，并逐步完成完美、稳

定的美乃滋。制作完美美乃滋的秘诀在于非常缓慢地把油倒入搅拌。加入油，美乃滋的口感会变醇厚。可依您的口味和口感需要而调整配方。

　　净碳水化合物：每1汤匙份量0.2克。

◎ 椰子美乃滋

　　可以以1/2杯椰子油代替1/2杯橄榄油来制作美乃滋。但请确认椰子油在使用前的室温下是液态。每汤匙椰子美乃滋包含约1/2汤匙椰子油。

　　净碳水化合物：每1汤匙份量0.2克。

◎ 椰子油醋沙拉酱

1/4 杯(60 毫升)椰子油	1/4 杯(60 毫升)淡橄榄油
2 汤匙(30 毫升)水	1/4 杯(60 毫升)苹果醋
1/8 茶匙盐	1/8 茶匙白胡椒

　　将所有材料放入一个玻璃瓶或类似容器，盖上盖子，用力摇晃，直到充分混合。在室温下静置，直到您准备使用它。可存放于橱柜好几天无需冷藏。如果沙拉酱将存放超过1星期，请放入冰箱。当冷藏时，此沙拉酱易凝固。食用前，需把它拿出冰箱至少1小时，待其液化后，方可食用。每汤匙沙拉酱含有约1/4汤匙的椰子油。

　　净碳水化合物：每1汤匙份量0克。

◎ 简单醋汁沙拉酱

1/4 杯(60 毫升)苹果醋	1/2 汤匙(8 毫升)水
少许盐	胡椒粉少许

　　将所有材料混合在一起，制作简单且容易。

　　净碳水化合物：每1汤匙份量0克。

◎ 烤杏仁沙拉酱

1/2 杯(120 毫升)椰子油　　　1/4 杯(25 克)切片杏仁
1 汤匙(15 毫升)淡橄榄油　　　2 汤匙(30 毫升)酱油
1 汤匙(15 毫升)苹果醋　　　　1/4 茶匙姜粉
1/4 茶匙盐

　　将椰子油倒入小锅中,以中小火炒切片杏仁,直到焦黄。起锅在室温中放凉,拌入其他材料。将此沙拉酱静置,油将会分离出来在顶部,而杏仁会沉底,使用前需搅拌。以匙淋在沙拉上时,需确认有包含杏仁。可存放于橱柜好几天无需冷藏。如果沙拉酱将存放超过一星期,请放入冰箱。每汤匙沙拉酱含有约 1/2 汤匙椰子油。

　　净碳水化合物:每 1 汤匙份量 0.3 克。

◎ 油醋汁

1/4 杯(60 毫升)红或白葡萄酒醋　　1/4 茶匙盐
1/8 茶匙白胡椒　　　　　　　　　3/4 杯(180 毫升)初榨橄榄油

　　在一个碗里,使用叉子混合醋、盐和胡椒粉。加入橄榄油搅拌直到充分混合。可制成 1 杯份量。

　　净碳水化合物:每 1/4 杯份量 0 克。

◎ 大蒜油醋汁

　　大蒜去皮,将蒜瓣压扁加入 3/4 杯初榨橄榄油,并在室温下静置 2～3 天。以上配方请在使用前取出大蒜。

　　净碳水化合物:每 1/4 杯份量 0 克。

◎ 西班牙油醋汁

　　准备一个玻璃瓶来制作油醋汁。将 1 茶匙切碎的绿橄榄和 1 茶匙切碎的

即时遏止 阿尔兹海默症

韭菜、酸豆、香菜、酸黄瓜和1个过筛后的熟蛋黄,倒入玻璃瓶中摇匀,静置于室温下30分钟,食用前请再次摇匀。

净碳水化合物:每1/4杯份量0.2克。

◎ 香草醋

2杯(200克)新鲜香草*　　2杯(480毫升)苹果醋或白葡萄酒醋,加热至沸腾

将香草放入约1 000毫升大小的广口瓶中,用木制汤匙轻轻压碎。倒入热的醋,在室温中放凉。盖紧盖子,静置在阴凉处(非冰箱)为期10～14天。每天摇动罐子使其充分均匀混合。10天之后尝尝看,如果味道够强,将香草汁用多层厚纱布过滤至干净的新容器。如果味道尚弱,可持续静置至14天整。

　*可选择以下香草:茵陈蒿、细叶芹、莳萝、罗勒或百里香。

净碳水化合物:每1/4杯份量0克。

◎ 新鲜的香草沙拉酱

1/2杯(120毫升)初榨橄榄油　　1汤匙新鲜的莳萝,切碎
1汤匙新鲜的韭菜,切碎　　　　1汤匙新鲜的香菜,切碎
1/2茶匙盐　　　　　　　　　　1/8茶匙黑胡椒
1/4杯(60毫升)茵陈蒿醋*

将油、香草、盐和黑胡椒倒入玻璃瓶中,静置在室温下2～4小时。加入醋,摇晃或搅拌均匀混合。

　*使用商店买来的茵陈蒿醋或自制香草醋(见上面香草醋配方)。

净碳水化合物:每1/4杯份量0克。

◎ 大蒜香草沙拉酱

1瓣大蒜,去皮压碎　　　　　　1/2茶匙茵陈蒿
1/2茶匙马郁兰　　　　　　　　1/2茶匙芥末粉

1/4 茶匙盐   1/8 茶匙黑胡椒

1/4 杯(60 毫升)初榨橄榄油   2 汤匙(30 毫升)红或白葡萄酒醋

将所有食材放入约 500 毫升(ml)玻璃瓶或类似容器中。盖上盖子,摇晃使其混合。静置在室温下至少 1 小时。使用前再摇匀。

净碳水化合物:每 1/4 杯份量 0 克。

◎ 奶酪沙拉酱

1/2 杯(120 毫升)苹果醋   1 汤匙(15 毫升)初榨橄榄油

1 茶匙盐   1/8 茶匙白胡椒

1 汤匙青葱,切碎   1 杯(240 毫升)奶酪

将所有食材放入玻璃瓶或类似容器中。盖上盖子,摇晃使其混合。可制成 1½ 杯份量。

净碳水化合物:每 1/4 杯份量 2.2 克。

◎ 酸奶油沙拉酱

1 杯(240 毫升)酸奶油   3 汤匙(45 毫升)白醋或苹果醋

1/4 茶匙莳萝   1/2 茶匙盐

1/8 茶匙黑胡椒

将所有材料混合,盖上盖子,冷藏。可制成 1¼ 杯份量。

净碳水化合物:每 1/4 杯份量 2 克。

◎ 蓝奶酪沙拉酱

1/2 杯(120 毫升)鲜奶油   1/2 杯(120 毫升)酸奶油

1/4 杯(60 毫升)美乃滋   2 汤匙(30 毫升)柠檬汁

6 盎司(170 克)蓝纹奶酪,压碎   调味用盐和黑胡椒

在碗里拌匀鲜奶油、酸奶、美乃滋和柠檬汁。倒入搅拌机或食品处理机，加入奶酪混合 1 分钟。可制成约 1¾ 杯份量。

净碳水化合物：每 1/4 杯份量 2.5 克。

◎ 千岛沙拉酱

1 杯(240 毫升)美乃滋	1/4 杯(60 毫升)酸奶油
2 汤匙腌黄瓜，切碎	2 汤匙黑橄榄，切碎
1/4 杯(60 毫升)低糖调味番茄酱或番茄汁	2 汤匙(30 毫升)柠檬汁

将所有食材倒入碗中搅拌均匀。可制成约 1¾ 杯份量。

净碳水化合物：每 1/4 杯份量 1.5 克。

酱 汁

酱汁和肉汁可完美地补充和提升蔬菜和肉类的味道，增添餐点的变化性。添加少许奶油、盐和黑胡椒，去煮、烤、煎、炒、蒸或拌蔬菜泥，虽然味道好极了，但加入酱汁，将会创造一个全新的味觉体验。普通蔬菜拌入酱汁后，将会产生全新的味道。以下食谱可用于蔬菜、肉、鱼、家禽和鸡蛋。

◎ 塔塔酱

1 杯(240 毫升)美乃滋	3 支青葱，切碎
1 汤匙香菜，切碎	1/4 杯腌黄瓜，切碎
2 汤匙刺山柑	1 茶匙(5 毫升)法式芥末酱
2 汤匙(30 毫升)红酒醋	

所有材料混合，盖上盖子冷藏。可搭配海鲜食用。可制成约 1¼ 杯份量。

净碳水化合物：每 1 汤匙份量 0.1 克。

◎ 奶油奶酪酱汁

2 汤匙(30 毫升)奶油　　　　1/2 杯(120 毫升)鲜奶油
1 杯(100 克)切达干乳酪丝　　1/8 茶匙盐

　　在锅里加热奶油和鲜奶油，直到奶油融化，微滚。关火，加奶酪和盐，不断搅拌，直到奶酪融化，混合成浓稠状，淋在煮熟的蔬菜上。可制成约 1 杯份量。
　　净碳水化合物：每 1/4 杯份量 1.2 克。

◎ 虾奶酪酱汁

　　依照制作奶油奶酪酱的指示，但去除盐和加入 1/2 杯(150 克)煮好的虾仁和 1 茶匙鱼露。可制成非常好吃的沙拉淋酱。
　　净碳水化合物：每 1/4 杯份量 0.7 克。

◎ Tex-Mex 奶酪酱

　　依制作奶油奶酪酱的方法，再加 1/2 杯(120 毫升)莎莎酱。
　　净碳水化合物：每 1/4 杯份量 1.5 克。

◎ 辣椒奶酪酱

　　依制作奶油奶酪酱的方法，再加 1/4 杯(25 克)切碎的辣椒。
　　净碳水化合物：每 1/4 杯份量 1.2 克。

◎ 白酱

2 汤匙(30 毫升)奶油或椰子油　　1/2 杯(120 毫升)鲜奶油
1 杯(100 克)蒙特利杰克奶酪(Monterey Jack Cheese)，切丝 *
1/8 茶匙盐　　　　　　　　　　1/4 茶匙洋葱粉

在锅里加热奶油和鲜奶油,直到奶油融化,微滚。关火,加奶酪、盐、洋葱粉,不断搅拌,直到奶酪融化混合成浓稠状。淋在煮熟的蔬菜、鸡蛋或肉类上。可制成约 1 杯份量。

＊如果需要辣味,可以以辣酱取代蒙特利杰克奶酪。

净碳水化合物:每 1/4 杯份量 0.9 克。

◎ 白鱼露酱

2 汤匙(30 毫升)奶油或椰子油	1/2 杯(120 毫升)鲜奶油
1 杯(100 克)蒙特利杰克奶酪,切丝	1/2 茶匙(3 毫升)鱼露

在锅里加热奶油和鲜奶油,直到奶油融化,微滚。关火,加奶酪和鱼露,不断搅拌,直到奶酪融化混合成浓稠状。淋在煮熟的蔬菜上。可制成约 1 杯份量。

净碳水化合物:每 1/4 杯份量 0.9 克。

◎ 腊肠奶油酱

1/2 磅(240 克)猪肉香肠切碎	2 瓣大蒜,切碎
1/2 杯(120 毫升)鲜奶油	1/4 茶匙洋葱粉
1/2 茶匙干鼠尾草	1/4 茶匙辣椒粉
1/8 茶匙盐	1/8 茶匙黑胡椒
1 杯(100 克)蒙特利杰克奶酪,切丝	

在锅里煮腊肠和大蒜,直到肉焦黄和大蒜变软。加入奶油和调味料续煮。关火,加奶酪,不断搅拌,直到奶酪融化混合成浓稠状。淋在煮熟的蔬菜、鸡蛋或肉类上。

净碳水化合物:每 1/4 杯份量 0.9 克。

◎ 鸡肉奶油酱

2 汤匙(30 毫升)奶油或椰子油	1 杯(120 克)煮熟的鸡,切碎

1/2 杯（120 毫升）鲜奶油   1 杯（100 克）蒙特利杰克奶酪，切丝

1/4 茶匙干鼠尾草   1/4 茶匙洋葱粉

1/8 茶匙盐   1/8 茶匙黑胡椒

将奶油、鸡和鲜奶油放入锅中炖煮。关火加奶酪和调味料，不断搅拌，直到奶酪融化混合成浓稠状。淋在煮熟的蔬菜、鸡蛋、肉类上。

净碳水化合物：每 1/4 杯份量 0.6 克。

◎ 咖喱酱

2 汤匙（30 毫升）奶油或椰子油   1/2 杯（120 毫升）鲜奶油

1 杯（100 克）蒙特利杰克奶酪，切丝 1/8 茶匙盐

1/2 茶匙咖喱粉或混合香辛料（garam masala）

在锅里加热奶油和鲜奶油，直到奶油融化，微滚。关火，加奶酪、盐、咖喱粉，不断搅拌，直到奶酪融化混合成浓稠状。淋在煮熟的蔬菜、鸡蛋、肉类。可制作 1 杯份量。

净碳水化合物：每 1/4 杯份量 0.9 克。

早餐、午餐和晚餐的餐点

对于大多数人而言，早餐最困难达成低碳水化合物的饮食。传统上，早餐多为高碳水化合物的食物，如热或冷的谷类食品、煎饼、格子松饼、炸薯饼、松饼、贝果面包、甜甜圈、烘焙糕点、吐司、果冻、柳橙汁、可乐等。传统的低碳水化合物的早餐食物如鸡蛋、培根肉、火腿和香肠。用鸡蛋，您可以做出很多种料理，如荷包蛋、炒蛋、水波蛋、硬或软的水煮蛋、魔鬼蛋或煎蛋卷和蛋白牛奶酥等种类繁多的变化。添加肉类和蔬菜将可进一步增加餐点变化性。以鸡蛋为主膳食的优点之一是，伴随着肉类和蔬菜的全餐，一般含有少于 5 克的碳水化合物。允许在午餐和晚餐摄取较大量的碳水化合物。下面提供几个鸡蛋餐点的食谱。

鸡蛋是美味和营养的，并可为早餐创造多种变化。因此，这才是您应该

尝试吃的食物,而不是一般传统的早餐,如沙拉、汤、牛肉、鸡肉、鱼和蔬菜。以下食谱,可用于早餐、午餐或晚餐。

以下的食谱指定使用椰子油,但是您也可以使用奶油、培根油、红棕榈油,或者任何您想要的其他食用油。您也可以单独使用椰子油或混合其他食用油。椰子油被指定用于以下的食谱,因为这是在饮食中添加椰子油的最佳途径之一。

食用油用于烹饪的主要目的是为了防止食物粘锅具。食用油的防粘性各不相同,猪油有很好的防粘性。相较而言,椰子油则较为温和。因此椰子油并不只适用于鸡蛋和烘培食品(如煎饼),更适用于油炸蔬菜及肉类。如果添加其他食用油如奶油、培根油、红棕榈油或橄榄油,可提高椰子油的防粘特性。例如,如果一个鸡蛋料理配方需要 1 茶匙椰子油,您可以另外添加一点(例如 1/3 汤匙)其他的食用油(如奶油)。但这不是必要的,只是能帮助您起锅时更容易一些。

您不必成为一个美食家等级的厨师,做出美味的低碳水化合物的膳食。除了拌沙拉,最简单的低碳水化合物的餐点包括简单的肉料理(炙、炸、烘、烤、煮、炒)和一或两个蔬菜(炒、蒸、烤、水煮或生食)。将肉类及蔬菜两者放在锅、瓦罐锅或烤盘中一起炖煮将更为容易。下面会介绍几个平底煎锅食谱,将告诉您如何完成简单而美味的烹调。

在以下大多数的食谱您都可以使用比配方建议量更多的椰子油。如果您想确保您获得足够的每日食用量,您应该确认在您的餐点中都含有 1～2 汤匙的椰子油。当肉类中的脂肪被椰子油烹煮时,您可将所产生的肉汁当酱料淋在餐点的肉类和蔬菜上,将呈现非常完美的风味。

◎ 简易煎蛋卷

煎蛋卷非常容易制作,用不同的食材可以制成 12 种甚至更多的变化。煎蛋卷在法国传统的做法是有一点复杂。这个配方是一个简化版本,但味道一样好,您可以发展出更多种的变化。这是一个简单家常的做法。

2 汤匙(30 毫升)椰子油	4 个鸡蛋
1/4 茶匙盐	1/8 茶匙黑胡椒

将椰子油倒入在平底煎锅中以中火加热。搅拌置于碗中的鸡蛋、盐和

胡椒。将混合好的蛋汁倒入煎锅中，不用搅拌，盖上锅盖约5分钟，直到蛋汁上层呈现凝固的状态。关火，将蛋卷从煎锅中盛起，趁热食用。可制成2份。

净碳水化合物：每份量1.2克。

◎ 奶酪煎蛋卷

按照之前简易煎蛋卷的作法，但在蛋汁倒入热锅后，撒上1杯切碎的奶酪在上面。不用搅拌盖上锅盖，直到蛋汁凝固、奶酪融化。可制成2份。

净碳水化合物：每份量2克。

◎ 腊肠蘑菇番茄煎蛋

这是一个很好的范例，如何将煎蛋卷结合肉类和蔬菜。请参阅以下许多变化。

1 汤匙(15 毫升)椰子油	1/4 磅(120 克)腊肠
2 蘑菇，切片	4 个鸡蛋
1/4 茶匙盐	1/2 杯番茄，切碎

在煎锅中将椰子油加热。加入腊肠、蘑菇，煎到焦黄。将碗里的鸡蛋和盐搅拌均匀。将蛋汁倒入煎锅中，覆盖住锅中香肠和蘑菇，不需搅拌，约5分钟直到蛋汁上层凝固。加入番茄，盖上锅盖，续煮1分钟。将蛋卷从煎锅中盛起，趁热食用。可制成2份。

净碳水化合物：每份量2.8克。

变化：煎蛋卷可使用许多不同的材料，包括火腿、培根、鸡肉、腊肠、碎牛肉、碎羊肉、虾、蟹、洋葱、茄子、葫瓜、大蒜、甜椒、番茄、酪梨、芦笋、绿花椰菜、白花椰菜和蘑菇等材料制成各式各样的煎蛋卷。在拌入蛋汁之前，肉类及大部分的蔬菜最好煮熟。番茄、酪梨和配菜如香菜和韭菜最好使用生的，并在烹调后再加入。可以使用酸奶作为配菜。奶酪可以放在烹调时的蛋汁顶部待其融化。这些材料中的任何一个或多个可合并使用。您仅需要注意每种材料的使用数量来计算净碳水化合物。

即时遏止
阿尔兹海默症

◎ 意式洋葱烘蛋

这是一个两面煎至焦黄的意大利式煎蛋饼。

1 个中等大小的红洋葱,去皮,切薄片　　2 汤匙(30 毫升)椰子油

1 瓣大蒜,切块　　　　　　　　　　　4 个鸡蛋,打散

3/4 茶匙盐　　　　　　　　　　　　1/8 茶匙黑胡椒

1 茶匙罗勒叶　　　　　　　　　　　2 汤匙磨碎的奶酪

1 汤匙(15 毫升)初榨橄榄油

使用平底煎锅,倒入椰子油以中火炒香洋葱约 5 分钟,直到洋葱变软,但不是焦黄。加入大蒜,续煮 1 分钟。在碗里混合鸡蛋、调味料和奶酪。在洋葱与大蒜的锅中倒入初榨橄榄油。将蛋汁倒入热锅中。不需搅拌,煎 3～4 分钟,直到下面焦黄后翻面。切成 4 份,续煎 2～3 分钟,直到两面焦黄。可制成 2 份。

净碳水化合物:每份量 6.6 克。

◎ 意式火腿和番茄烘蛋

这是上述传统意大利式煎蛋饼的一种变化型。

1 瓣大蒜,切碎　　　　　　　　　　2 汤匙(30 毫升)椰子油

4 个鸡蛋,打散　　　　　　　　　　1/2 杯火腿,切丁

3/4 茶匙盐　　　　　　　　　　　　1/8 茶匙黑胡椒

1 茶匙罗勒　　　　　　　　　　　　2 汤匙磨碎的巴马干酪

1 个中等大小的番茄,切碎　　　　　1 汤匙(15 毫升)初榨橄榄油

使用平底煎锅,倒入椰子油以中火爆香大蒜 1～2 分钟,直到些微焦黄。在碗里混合鸡蛋、火腿、调味料、奶酪和番茄。在大蒜的锅中倒入初榨橄榄油。将蛋汁倒入热锅中。不需搅拌,煎约 4 分钟,直到下面焦黄后翻面。切成 4 份,续煎 2～3 分钟,直到两面焦黄。可制成 2 份。

净碳水化合物:每份量 3.5 克。

◎ 简易舒芙蕾

舒芙蕾类似煎蛋卷,但是在烤箱中完成,因此有一种独特的味道和质地。使用室温下的鸡蛋,这会使舒芙蕾形状更好。重要的是使用锅、炉和烤箱时的安全。

4 个鸡蛋,分离蛋黄及蛋白　　　1/4 茶匙盐

1/8 茶匙黑胡椒　　　　　　　　2 汤匙(30 毫升)椰子油

将烤箱预热至 350℉(175℃)。用叉子轻轻打散蛋黄、盐和胡椒。在另一个碗中打发蛋白,直到形成膨胀坚固的蛋白泡沫。轻轻加入 1/4 的蛋白至蛋黄中拌匀。将其余蛋白倒入蛋黄混合物后倒入热锅中,煮 1 分钟。将锅子放入烤箱中,不加盖烤 15 分钟,或直到舒芙蕾膨胀和表面有些微焦黄。从烤箱中取出,用锅铲切半,分为 2 份。可制成 2 份。

净碳水化合物:每份量 1.2 克。

◎ 奶酪舒芙蕾

在这个食谱中,如果您是第一次下厨,在热奶酪及将其混合入蛋白时,注意使用锅、炉和烤箱的安全。

2 汤匙(30 毫升)奶油　　　　　1/2 杯(120 毫升)鲜奶油

1/4 杯(150 克)切达奶酪,切碎　3 个鸡蛋,分离蛋黄及蛋白

1/4 茶匙盐　　　　　　　　　　1/8 茶匙黑胡椒

2 汤匙(30 毫升)椰子油

在长柄锅中用中火融化奶油。加入鲜奶油和奶酪,搅拌直到奶酪融化。用叉子轻轻打散蛋黄、盐和胡椒。将蛋黄倒入约 1/4 杯(60 毫升)的热奶酪酱中混合并立即搅拌。用小火炖煮并不断搅拌 1～2 分钟,关火。静置于室温冷却。同时,烤箱预热到 175℃(350℉)。在另一个碗中,打发蛋白,直到形成膨胀坚固的蛋白泡沫。轻轻加入 1/4 的蛋白至冷却的奶酪酱中拌匀。再将其余蛋白倒入冷却的奶酪酱中。不要过度搅拌,否则您的舒芙蕾将塌陷。将椰子油倒入锅中加热。将蛋汁倒入热锅中煮 1 分钟。将锅子放入烤箱中,不加盖

烤 18～20 分钟或直到舒芙蕾膨胀和表面有些微焦黄。从烤箱中取出,用锅铲切半,分为 2 份。可制成 2 份。

净碳水化合物:每份量 3.2 克。

变化:准备奶酪舒芙蕾,步骤如同之前所述,但在冷却奶酪酱之前,可拌入以下任何一种食材:熟火腿、腊肠、碎脆培根、切碎的鸡肝、碎火腿酱、碎炒蘑菇、切碎煮熟的鱼或贝类、切碎煮熟的蔬菜(甜椒、芦笋、菠菜、绿花椰菜、白花椰菜、甘蓝菜、球芽甘蓝或洋葱)。您可以使用 1/4～1/2 杯(25～50 克)这些材料中的任何配方。

净碳水化合物将视额外增加的材料来计算。

◎ 芙蓉蛋

这道鸡蛋料理是从传统的煎蛋卷或舒芙蕾而来的一个有趣的变化。

2 汤匙(30 毫升)椰子油	2 个鸡蛋
1/2 杯(60 克)煮熟的肉制品(火腿、鸡肉、猪肉或虾)	
1 个中等大小的蘑菇,切片	1/2 杯(50 克)的豆芽
1 根青葱,切碎	1/4 杯(25 克)小白菜切丝(或高丽菜)
2 茶匙(10 毫升)酱油	

在煎锅中加热椰子油。在碗里将鸡蛋打散,拌入其余食材拌匀,倒入热锅中,盖上锅盖,煎至蛋汁凝固,轻轻翻面煎至两面金黄。关火起锅即可食用。可制成 2 份。

净碳水化合物:每份量 2.4 克。

◎ 白酱炒鸡蛋和火腿

1 汤匙(15 毫升)椰子油	1 个鸡蛋
3～5 盎司(80～140 克)火腿	1/4 杯(60 毫升),白酱

在平底锅热油。将煮熟的鸡蛋和火腿油炸至适当的熟度。将火腿放在盘子内,鸡蛋放在上面,淋上白酱。可制作 1 份。

净碳水化合物:每份量 1.5 克。

◎ 魔鬼蛋

魔鬼蛋可事先制作,作为方便携带的午餐或零食。结合一小份沙拉或其他生鲜蔬菜,就可以作为一份完整的餐点。

6 个白煮鸡蛋,纵向对切	1/4 杯(60 毫升)的美乃滋
2 茶匙(10 毫升)柠檬汁	1/4 茶匙芥末粉或 1 茶匙(5 毫升)法式芥末酱
1 茶匙洋葱泥	1 茶匙(5 毫升)辣酱油(Worcestershire sauce)
1 小撮白胡椒	

捣碎蛋黄,混合其余的材料,堆放在半个蛋白上,冷藏至少 1/2 小时。随意添加装饰即可。可制成 12 份。

建议配菜:荷兰芹、水芹、龙蒿、莳萝或山萝卜,或甜椒条、切片绿橄榄、酸豆、油渍鳀鱼卷、红辣椒。

净碳水化合物:每份量 0.5 克。

◎ 栉瓜轻食

虽然鸡蛋在这个食谱中是一顿很好的早餐,亦同样适合于晚餐。

2 汤匙(30 毫升)椰子油(可以依喜好增加)

4 个鸡蛋	1 小栉瓜,切片
1/2 杯(50 克)洋葱,切碎	1/4 杯(25 克)甜椒,切碎
2 汤匙(12 克)辣椒(可选择)	1/2 杯(60 克)奶酪,切碎
1/2 杯(50 克)番茄,切小块	调味用盐和胡椒

平底煎锅中热油,轻炒番茄以外的所有蔬菜。碗里将鸡蛋打散,淋在蔬菜上。盖上锅盖,煮约 5 分钟,或直至蛋汁将要凝固。揭开锅盖,在上面撒上奶酪,盖上锅盖直到奶酪融化和蛋汁彻底煮熟。揭开锅盖,撒下番茄丁,盖上锅盖并关火。静置 1～2 分钟,让锅中的温度温热番茄丁。可制作 2 份。

净碳水化合物:每份量 9.4 克。

◎ 腊肠炒白菜

您可以在早餐或晚餐享受这美味简单的煎锅料理。

2 汤匙(30 毫升)椰子油(可以依喜好增加)　　1 份腊肠

1/4 杯(25 克)洋葱,切碎　　　　　　　　　　1/4 杯(25 克)甜椒,切碎

1½ 杯(125 克)白菜,切碎　　　　　　　　　　调味用盐和黑胡椒

平底煎锅加热椰子油,加入腊肠、洋葱和甜椒。炒至蔬菜脆嫩和腊肠些微焦香。加入白菜拌炒,盖上锅盖,煮至软嫩。加入盐和黑胡椒调味即可。可将肉汁淋在蔬菜上。可制成 1 份。

净碳水化合物:每份量 9.2 克。

◎ 开胃卷

开胃卷可以事先准备好,当作一个极佳的带着走的午餐。也可以当作美味的点心或方便、快速的早餐。

1 片肉(28 克)　　　　　　　　　　1 片奶酪(28 克)

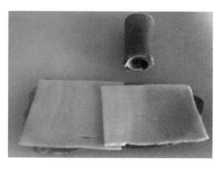

您可以使用几乎任何类型切成薄片的肉品(火腿、牛肉、腌牛肉、鸡肉、火鸡肉)、切成薄片的硬奶酪〔切达(cheddar)、寇比(Colby)、荷兰球形干酪(Edam)、蒙特瑞(Monterey jack)、瑞士(Swiss)、意大利白干酪(mozzarella)、芒斯特干酪(Muenster)〕。基本的制作方式为第一层薄奶酪上面盖上薄肉片。将两者卷成圆筒状即可享用。

净碳水化合物:每份量约 0.5 克,取决于您所用的奶酪类型。

变化:将不同食材包裹在开胃卷中,可以创造各式各样的开胃卷。您可以使用任何一个或多个以下食材:芥末、美乃滋、豆芽、奶油乳酪、酪梨沙拉酱、酪梨、酱菜、切碎的鸡蛋、黄瓜、德国酸菜、甜椒、青葱、豆芽与油醋沙拉酱。

◎ 猪排和青豆

2 汤匙（30 毫升）椰子油（可以依喜好增加）　　2 份猪排
1/2 杯（50 克），洋葱，切碎　　　　　　　　　　3 杯（300 克）绿豆
4 个蘑菇，切片　　　　　　　　　　　　　　　调味用盐和黑胡椒

　　平底煎锅加热椰子油。放入猪排煎至一面金黄。翻面放入洋葱和青豆。盖上锅盖煮，煎到猪排另一面也金黄，蔬菜软嫩。放入蘑菇拌炒至软嫩，约 2 分钟。关火，加入盐和胡椒调味即可。可将肉汁淋在蔬菜上。可制成 2 份。
　　净碳水化合物：每份 10.5 克。

◎ 汉堡牛排、蘑菇和洋葱

　　用碎牛肉做成汉堡牛排佐蘑菇和洋葱，增添白酱将更加美味。
1 汤匙（15 毫升）椰子油（可依喜好增加）　　1 磅（450 克）碎牛肉
8 盎司（230 克）蘑菇，切片　　　　　　　　　1 个中等大小的洋葱，切片
调味用盐和黑胡椒

　　平底锅热油。将碎牛肉分为 4 个圆饼置于煎锅。加入洋葱。将牛肉饼煎至金黄，翻面。加入蘑菇续煎至第二面熟透，蘑菇软嫩。加入盐和胡椒调味。将肉汁淋在肉饼和蔬菜上。2 个肉饼和一半的蔬菜为 1 份。
　　净碳水化合物：每份量 7.2 克。
　　变化：将白酱淋在肉饼和蔬菜上。

◎ 鸡肉和绿花椰菜

2 汤匙（30 毫升）椰子油（可以依喜好增加）
1 磅（450 克）鸡肉（鸡胸肉、鸡腿肉或鸡腿）
3 杯（200 克）绿花椰菜，将花叶与菜梗分开
调味用盐和黑胡椒

用大煎锅以中火加热椰子油。鸡肉以皮朝下放入煎锅中,盖上锅盖,煎20~25分钟。翻面,盖上锅盖,续煎15分钟。加入花椰菜,盖上锅盖,续煮10分钟或直到蔬菜变软嫩,鸡肉完全熟透。加入盐和胡椒调味。将肉汁淋在花椰菜上,将鸡肉和花椰菜适当摆盘。

净碳水化合物:每份量5.4克。

◎ 羊排芦笋

2 汤匙(30 毫升)椰子油(可以依喜好增加)
2 块羊排(也可以使用猪排或牛排)
4 杯(400 克)芦笋　　　　　　　调味用盐和黑胡椒

煎锅中加热椰子油,放入羊排,盖上锅盖,煎至一面金黄。翻面加入芦笋,盖上锅盖,煮至芦笋软嫩,羊排彻底熟透。关火,加入盐和胡椒调味。将肉汁淋在芦笋上。可制成2份。

净碳水化合物:每份4.8克。
变化:可将白酱淋在蔬菜上。

◎ 炒鸡肉

2 汤匙(30 毫升)椰子油(可以依喜好增加)
1 磅(450 克)鸡肉,切成适口大小　　1/2 杯(50 克),洋葱,切碎
1/2 杯(50 克)荷兰豆,切成两半　　1/2 杯(50 克)白菜,切碎
1/2 杯(50 克)甜椒,切碎　　　　　4 个蘑菇,切片
1 杯(100 克)豆芽　　　　　　　　1/2 杯(50 克)竹笋
1~3 茶匙(5~15 毫升)酱油　　　　调味用盐

平底煎锅加热椰子油。拌炒鸡肉和蔬菜,直到蔬菜变软,鸡肉熟透。关火,加入酱油和盐调味。可制成2份。

净碳水化合物:每份10.2克。

◎ 酿甜椒

1 个甜椒　　　　　　　　　　1/2 磅(450 克)碎牛肉

1/4 杯(25 克)，碎洋葱丁　　　2 个蘑菇，切碎

1 汤匙(15 毫升)莎莎酱　　　　1/8 茶匙盐

4 盎司(115 克)切达奶酪

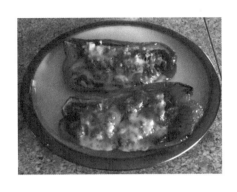

烤箱预热到 175℃(350℉)。甜椒纵向平分对切，去茎、叶脉和籽。混合碎牛肉、洋葱、蘑菇、莎莎酱和盐，平均填入每个甜椒壳。将甜椒放入烤盘中置于烤箱，烤 40 分钟。将奶酪分为 2 份平均放在每个甜椒上，续烤 10 分钟。从烤箱中取出，冷却即可享用。可制成 2 份。餐盘上可佐以新鲜的蔬菜沙拉。

净碳水化合物：每份 5 克。

◎ 椰奶蝶鱼片

2 汤匙(30 毫升)椰子油(可以依喜好增加)　　1/2 个中等大小的洋葱，切碎

1/2 杯碎甜椒丁　　　　　　　　　　　　　2 杯(200 克)白花椰菜，切碎

2 瓣大蒜，切碎　　　　　　　　　　　　　4 片蝶鱼片*

1 茶匙混合香辛料**　　　　　　　　　　　3/4 杯(180 毫升)椰奶

调味用盐和黑胡椒

即时遏止 阿尔兹海默症

平底煎锅中加热椰子油,拌炒洋葱、甜椒、花椰菜、大蒜,直到软嫩。将蔬菜移至煎锅边并放入蝶鱼片。将混合香辛料加入椰奶中搅拌后倒入煎锅。加盖焖煮约8分钟。加盐和胡椒调味。可制成4份。

* 在这个配方,您可以使用任何类型的鱼。

** 混合香辛料融合了印度美食常用的香料和咖哩粉;在大多数的食品店有贩售。您也可以用咖喱粉替代。

净碳水化合物:每份5.4克。

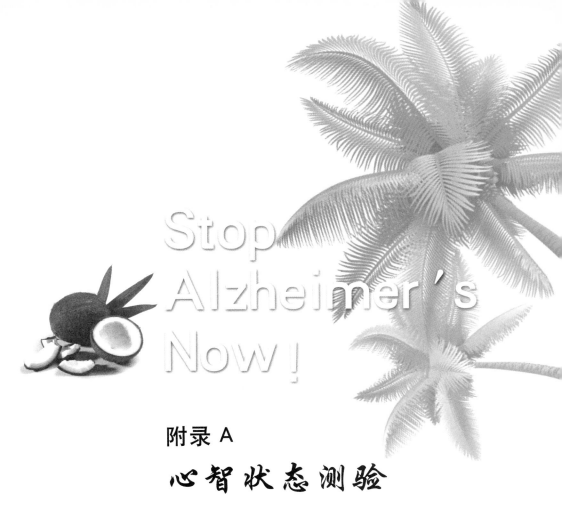

Stop
Alzheimer's
Now!

附录 A

心智状态测验

这个测试类似于简易精神状态检查（Mini-Mental State Examination，MMSE），医生用以评估认知功能。它提供了一个快速和简单的方法，来测试记忆、定向力、计算、语言表达能力和检测可能的认知问题。

MMSE用于筛选认知功能障碍，确定严重程度，和定期监测患者对治疗的反应。这种心理状态测试以类似的方式，可以在家里使用。这是一个非常有用的工具，任何人都可以用以评估可能的认知障碍。该测试可以定期送回以监测认知的状态。

对受测者大声念出测试问题。如果您想自我测验，可以有一个人读给您听，或者您可以自己阅读。测验不须要计时，但要马上记分。每个答案得1分。加总正确的应答数即为得分。最高得分为30分。

	正确	错误
1. 您的年龄	☐	☐
2. 您的生日	☐	☐
3. 今天星期几	☐	☐
4. 这个月是几月	☐	☐
5. 今年是几年	☐	☐
6. 住址（包括街道、住家号码和邮递区域号码）	☐	☐
7. 您现在住的房子是谁的	☐	☐
8. 您现在住的城市名称	☐	☐
9. 您现在住在哪个国家	☐	☐
10. 写下下列句子：好公民总是穿着坚固的鞋子。读一次这个句子，并且尝试记住它	☐	☐
11. 按顺序读下列的字，或跟着复诵一次：手、镜子、苹果、鞋子	☐	☐
12. 在纸上写下下列的数字序列：92537，念一遍，并且尝试记住它	☐	☐
13. 请列举现任的总统与行政院长	☐	☐
14. 从20到1倒数	☐	☐
15. 由后往前拼出"SUNDAY"（不看字）	☐	☐
16. 在一张空白纸上绘制如下图	☐	☐

（续表）

	正确	错误
17. 之前您被依序告知四个单字,您能在没有看到的情况下重复那些字吗(17—20)	☐	☐
18.	☐	☐
19.	☐	☐
20.	☐	☐
21. 列出以字母 C 开头的水果或蔬菜(21~24)	☐	☐
22.	☐	☐
23.	☐	☐
24.	☐	☐
25. 计算下列算式的答案(25~27) $4+17=$	☐	☐
26. $32-5=$	☐	☐
27. $7+14-2=$	☐	☐
28. 为什么苹果像白萝卜	☐	☐
29. 不要回去看,写下您之前在纸上写下的句子	☐	☐
30. 不要回去看,写下您之前写的数字序列	☐	☐

答案和得分

每个正确答案获得 1 分

1~14：答案不言自明。

15：YADNUS

16：共有十个角,有两个角交错。

17~20：手、镜子、苹果、鞋子。每一个字回想起来得 1 分。不需要照顺序,最多得 4 分。

21~24：每列出一种水果得 1 分。一些可能的选择,包括大白菜、胡萝卜、菜花、芹菜、甜菜、白菜、玉米、黄瓜、甜瓜、樱桃、越橘、葡萄干等。最高得分 4 分。

25~27：答案是 31、27 以及 19。

28：任何明智的答案都是被允许的。例如:它们都是植物、它们是可以食用的、它们会成长、它们是活的、它们能够放在手心⋯⋯诸如此类。

29：好公民总是穿着坚固的鞋子。

30：按顺序是 92537。

25～30 分的分数被认为是正常。任何得分低于 25 分表示有一些认知障碍。得分 21～24 分显示轻度障碍，10～20 分中度受损，9 分以下表示严重受损。低得分与老年失智症的存在密切相关，应寻求更详尽的医学检查来确认。

这检查可以周期性的重复，随着时间的推移定期监测认知功能的变化。不要担心再次使用相同的问题。认知困难的人可能会不记得这些答案，而任何记得这些答案的人，显然是没有认知问题的困扰。

附录 A　心智状态测验

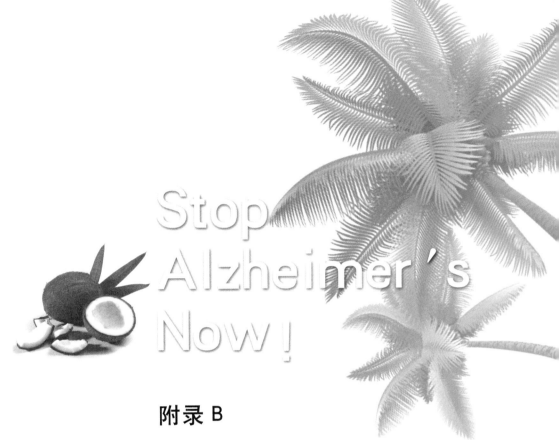

Stop
Alzheimer's
Now！

附录 B

帕金森病评定量表

这是一个整合性帕金森病评估量表(Unified Parkinson's Disease Rating Scale，UPDRS)修正后的版本,这是用来评估帕金森病状的严重程度,并监测治疗。此完整测试一般是由神经科专科医师所提供,亦可以在线上检测www. mdvu. org/library/ratingscales/pd/updrs. pdf。

这个简化的版本测验应该由每日可密切接触病人的人或可询问病人类似个人问题的人完成。检测得分从 0(正常)到 4(严重)。得分愈高,受帕金森病的影响愈重。

1. 说话

0＝正常。

1＝轻度影响。理解没有困难。

2＝中度影响。有时要求重复陈述。

3＝严重影响。时常要求重复陈述。

4＝大部分时间无法理解。

2. 流涎症

0＝正常。

1＝很少噎到。

2＝中度唾液过多,可能有轻微流口水。

3＝明显唾液过多,有些失态。

4＝显著流口水,需要不断用纸巾或手绢擦拭。

3. 吞咽

0＝正常。

1＝很少噎到。

2＝偶尔呛到。

3＝需要软食物。

4＝需要鼻胃管或胃造口术喂食。

4. 笔迹

0＝正常。

1＝有点缓慢和笨拙,但没有需要帮助。

2＝中度影响,速度慢或字体小,所有的字都清晰可辨。

3＝显著影响,不是所有的字都清晰可辨。

4＝多数字不清晰。

5. 使用器具切割食物

0＝正常。

1＝有点缓慢,但没有需要帮助。

2＝可以切割大部分食物,虽然笨拙又缓慢。需要一些帮助。

3＝食品必须有人代为切割,但仍然可以缓慢进食。

4＝需要喂食。

6. 穿衣

0＝正常。

1＝有点慢,但不需要帮助。

2＝偶尔协助扣扣子,让手臂穿过袖子。

3＝需要相当大的帮助,但可以单独做一些事情。

4＝无助的。

7. 个人卫生

0＝正常。

1＝有点慢,但不需要帮助。

2＝需要帮助淋浴或洗澡,或在个人卫生维护上动作缓慢。

3＝需要协助清洗、刷牙、梳头、去浴室。

4＝导尿管(Foley catheter)或其他机械辅助设备帮助。

8. 在床上翻身和调整床单

0＝正常。

1＝有点缓慢和笨拙,但不需要帮助。

2＝可以独自翻身或调整床单,但具有很大的难度。

3＝身体仍可以活动,但无法独自翻身或调整床单。

4＝无助的。

9. 跌倒(与冻结现象无关,冻结现象为行走时脚无法举起离开地面)

0＝无。

1＝很少跌倒。

2＝偶尔跌倒,每天少于一次。

3＝常常跌倒,每日平均一次。

4＝跌倒每天超过一次。

10. 行走时冻结

0＝无。

1＝行走时很少冻结。可能会开始犹豫。

2＝行走时偶尔冻结。

3＝经常冻结。偶尔因此跌倒。

4＝经常因冻结而跌倒。

11. 步行

0＝正常。

1＝轻度困难。可能无法摆动手臂或可能倾向于拖动腿。

2＝中度困难,但不需要或需要些许的协助。

3＝显著困难,需要协助。

4＝甚至在协助下仍无法行走。

12. 有关帕金森病身体感官知觉的抱怨

0＝无。

1＝偶尔有麻木,刺痛,或轻度酸痛。

2＝经常有麻木,刺痛,或疼痛;但非心理层面的痛苦。

3＝经常有痛苦的感觉。

4＝难以忍受的疼痛。

13. 发言

0＝正常。

1＝表达、措词和(或)声调的轻微损失。

2＝中度受损。单调,口齿含糊不清,但尚能理解。

3＝显著受损。难以理解。

4＝不知所云。

14. 在休息或静止时的颤抖(头、上肢和下肢)

0＝没有。

1＝轻微,很少有。

2＝轻度的幅度和持续性。或中度的幅度,但只是间歇性。

3＝中等幅度和大部分时间。

4＝显著幅度和大部分时间。

15. 手部的动作或姿势性的颤抖

0＝没有。

1＝行动中,幅度轻微。

2＝行动中,中等幅度。

3＝在保持姿势及动作中,中等幅度。

4＝显著幅度。干扰至无法进食。

16. 手指轻敲(患者食指快速连续地敲击拇指)

0＝正常。

1＝轻微和缓(和)或幅度小。

2＝中度受损。确定很快就疲劳。可能偶尔会阻碍移动。

3＝显著受损。在开始动作时经常犹豫,或正在进行中的动作发生阻碍。

4＝几乎无法执行动作。

17. 手部动作(让患者快速连续地打开和关闭手)

0＝正常。

1＝轻度和缓(和)或幅度小。

2＝中度受损。确定很快就疲劳。可能偶尔会阻碍移动。

3＝严重受损。在开始动作时经常犹豫,或正在进行中的动作发生阻碍。

4＝几乎无法执行动作。

18. 腿敏捷(患者举起脚以脚跟快速连续的点击地面。脚应离地面至少7～8厘米)

0＝正常。

1＝轻度和缓(和)或幅度小。

2＝中度受损。确定很快就疲劳。可能偶尔会阻碍移动。

3＝严重受损。在开始动作时经常犹豫,或正在进行中的动作发生阻碍。

4＝几乎无法执行动作。

19. 从椅子上站起来(患者手交叉在胸前,从有直立靠背的椅子上站起来)

0＝正常。

1＝缓慢或可能需要多次尝试。

2＝需以手撑椅子才能站起来。

3＝从椅子上跌落,在没有协助的情况下可能必须尝试多次才能站起来。

4＝没有协助的情况下无法站起来。

20. 姿势

0＝正常的直立。

1＝站不太直,稍微佝偻的姿势,老年人可能是正常的。

2＝中度佝偻的姿势,确定是不正常的;稍微倾斜至一侧。

3＝严重驼背佝偻的姿势,中度倾斜至一侧。

4＝显著弯屈极度不正常的姿势。

21. 步态

0＝正常。

1＝缓慢地走,以小步幅拖着脚走,但没有急步(非自主的加速步伐)或推进步(愈走愈快似赶路般向前冲)。

2＝步履艰难,但是很少需要或不需要协助;可能会有一些急步、小步幅或推进步。

3＝严重干扰步态,需要援助。

4＝甚至在所有的协助下仍无法行走。

22. 姿势稳定(患者挺直站立,睁眼,双脚稍微分开。当患者准备好时,拉扯患者的肩膀使其失去平衡)

0=正常。

1=脚步向后或向一侧,但未协助下即可恢复平衡。

2=姿势缺乏反应;测试者若没有抓住患者,患者将会跌倒。

3=非常不稳定,容易自然的失去平衡。

4=没有协助下无法站立。

得分:22分以下的分数表示受测者本质上是正常的;23~44分轻度损害;45~66分中度损害;67~88分严重损害。虽然这是按照顾者的观察和意见的主观测试,但是它可以提供有用的讯息,找出问题和监测进展。可以随着时间的推移,定期重新评估病情的变化。

Source:Fahn, S. and Elton, R., Members of the UPDRS Development Committee.

In:Fahn S., Marsden, C.D., Calne, D.B., Goldstein, M., eds. Recent Developments in Parkinson's Disease Vol 2. Florham Park, NJ. Macmillan Health Care Information 1987, pp 153 – 163,293 – 304.

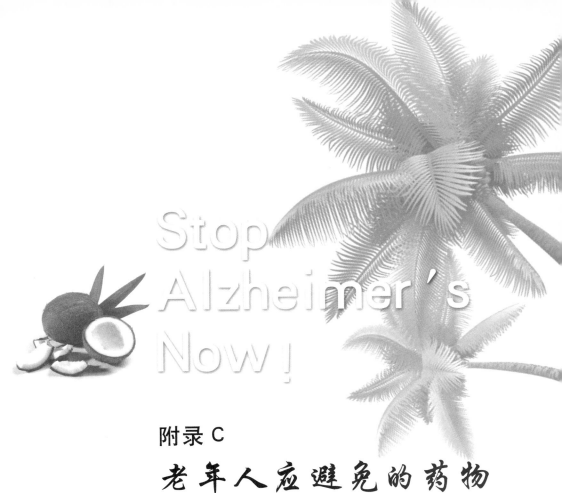

Stop
Alzheimer's
Now！

附录 C

老年人应避免的药物

针对老年人，有些上市药物可能引起或加重脑部疾病或导致其他严重的健康问题。以下列表是依药物的活性成分按字母顺序排列。品牌名称列于一般通用的药物用名之下，一般通用的药物名以粗体字表示。

此列表中包含了许多最常见的药物，可能对中枢神经系统造成不利的影响，但不包含此类所有的药物。因此简单地说，此表未列出的药物，并不意味着它是没有风险的。

Alprazolam（benzodiazepine/tranquilizer）
Alprazolam Intensol，Apo-Alpraz，Apo-Alpraz TS，Gen-Alprazolam，Novo-Alprazol，Nu-Alpraz，ratio-Alprazolam，Xanax，Xanax XR，Xanax TS，Niravam

Amitriptylin
（anticholinergic/antidepressant）
Elavil，Amitriptyline，Apo-Amitriptyline，Levate，Novo-Triptyn，PMS-Amitriptyline

Amitriptyline/Perphenazine
（anticholinergic/antidepressant）
Apo-Peram，Etrafon，PMS-Levazine，Duo-Vil 2 - 10

Amphetamine（stimulant/antinarcoleptic）
Adderall，Adderall XR，Dexedrin
Spansule，
Dexedrine

Atorvastatin
（statin/cholesterol reduction）
Lipitor

Belladonna Alkaloids（anticholinergic/antispasmodic/stomach disorders）
Bentylol，Buscopan，Formulex，Gastrozepin，Levsin，Pro-Banthine，Propanthel，Robinul，Robinul Forte，Spasmoban，Transderm-V

Benztropine
（anticholinergic/treatment for Parkinson's）
Cogentin，Apo-Benztropine

Biperiden（anticholinergic/treatment for Parkinson's）
Akineton

Bromocriptine
（dopamine agonist/freatment for Parkinson's）
Parlodel，Cycloset，Apo-Bromocriptine，PMS-Bromocriptine

Butabarbital（depressant/sedative）
Butisol Sodium

Carisoprodol
（anticholinergic/muscle relaxant）
Soma，Vanadom

附录C　老年人应避免的药物

375

阿尔兹海默症

Chlordiazepoxide

(benzodiazepine/
tranquilizer) Librium,
Limbitrol, Limbitrol DS, Apo-
Chlordiazepoxide HCL,
Apo-Chlorax, Librax

Chlorpheniramine

(anticholinergic/antihistamines/used
in many cough and cold remedies)
Ahist, Aller-Chlor, Allergy, Allergy
Relief, Chlor-Trimeton, Chlor-Trimeton
Allergy, Chlorpheniramine
Maleate, Buckley's,
Children's Nyquil Liquid, Children's
Tylenol Cold, Chlor-Tripolon, Dimetapp,
Dristan, Extra Strength Tylenol Allergy
Sinus, Extra Strength Tylenol Cold
Nighttime Caplet, Jack & Jill Children's
Formula, Neo Citran, Polaramine,
Sinutab,
Triaminic, Vasofrinic, Vicks Formula 44m,
Chlor-Tripolon

Chlorzoxazone

(anticholinergic/muscle relaxant)
Paraflex, Parafon Forte DSC, Remular-S,
Acetazone Forte C8, Acetazone
Forte, Back-Aid Forte,
Extra Strength Tylenol Aches and Strains

Cimetidine (histamine blocker/antacid)
Apo-Cimetidine, Cimetidine, Dom-
Cimetidine, Gaviscon Prevent, Gen-

Cimetidine, Novo-Cimetine, Nu-Cimet,
Peptol, PMS-Cimetidine, Apo-Cimetidine,
Tagamet, Tagamet HB

Clidinium (anticholinergic/antacid)
Quarzan

Climetidine (histamine blocker/antacid)
Tagamet, Tagamet HB, Apo-Cimetidine,
Gen-Cimetidine, Nu-Cimet

Clonazepam (benzodiazepine/psychiatric
disorders/tranquilizer)
Klonopin, Apo-Clonazepam, CO
Clonazepam, Gen-Clonazepam, PMS-
Clonazepam, ratio-Clonazepam, Rivotril,
Sandoz Clonazepam

Clonidine (antihypertensive)
lopidine, Apo-Clonidine, Catapres,
Catapres-TTS-1, Catapres-TTS-2,
Catapres-TTS-3, Clonidine HCL, Dixarit,
Novo-Clonidine, Nu-Clonidine,
Duracion

Clorazepate (benzodiazepine/tranquilizer)
Tranxene, Apo-Clorazepate, Novo-
Clopate, Tranxene

Cyclobenzaprine
(anticholinergic/muscle relaxant)
Amrix, Cyclobenzaprine Hydrochloride,
Alti-Cyclobenzaprine,
Apo-Cyclobenzaprine,

Cyclobenzaprine-10,
Dom-Cyclobenzaprine, Flexeril,
Gen-Cyclobenzaprine, Novo-Cycloprine,
Nu-Cyclobenzaprine-Tab,
PMS-Cyclobenzaprine,
PHL-Cyclobenzaprine,
ratio-Cyclobenzaprine, Riva-Cycloprine

Cyproheptadine(anticholinergic/
antihistamine)
Euro-Cyproheptadine,
PMS-Cyproheptadine
HCL

Diazepam(benzodiazepine/tranquilizer)
Apo-Diazepam,Fio-Diazepam,Diazepam,
Diazemuls, E Pam, Diastat, Novo-Dipam,
PMS-Diazepam, Valium, Vivol, Diazepam
Intensol, Valium Roche Oral

Dicyclomine(anticholinergic/
Gl antispasmodic/stomach disorders)
Bemote, Bentyl, Bentylol, Byclomine,
Dibent, Dilomine, Di-Spaz, Or-Tyl,
Dicyclomine HCL, Diclophen, Lomine,
Formulex, Protylol, Riva-Dicyclomine

Diphenhydramine (anticholinergic/
antihistamine/sleep aid/used in many
allergy and cold remedies)
Aller Aide Plus, Allerdryl, Allergy Elixir,
Allergy Formula, Allernix, Balminil Night-
Time, Benadryl, Buckley's Bedtime,
Calmex, Calmylin, Children's Tylenol

Allergy Contac, Contac Night Caplets,
Diphenhydramine HCL Children's
Liquid,
Diphenist DM Cough Syrup, Dormex
Extra Fort, Dormiphen Comprime,
Ergodryl, Insomnal, Jack And Jill
Bedtime,
Nadryl, Nytol Extra Strength, PMS-
Diphenhydramine, Pulmorex DM,
Scheinpharm Diphenhydramine,
Simply
Sleep, Sinutab N. T. Extra Strength, Sleep
Aid, Sleep-Eze D, Sominex, Unisom
Nighttime Sleep Aid, Anacin P. M.
Aspirin
Free, Coricidin Night Time Cold Relief
Excedrin PM, Excedrin PM Caplet,
Headache Relief PM, Legatrin PM,
Mapap PM, Midol PM, Percogesic Extra
Strength, Tylenol Cold Relief Caplet,
Tylenol Cold Relief Nighttime, Tylenol
Cold Relief Nighttime Caplet, Tylenol
Extra Strength PM, Tylenol Extra
Strength
PM Vanilla Caplet, Tylenol PM, Tylenol
Severe Allergy Caplet, Tylenol Sore
Throat Nighttime, Unisom with Pain
Relief

Disopyramide
(anticholinergic/antiarrhythmic)
Norpace, Norpace CR, Rythmodan,
Rythmodan-LA

附录C　老年人应避免的药物

377

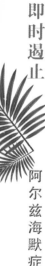

Doxazosin

(anticholinergic/antihypertensive)

Apo-Doxazosin, Cardura, Cardura XL, Doxadura, Cascor Carduran, Dom-Doxazosin, Doxazosin, Gen-Doxazosin, Novo-Doxazosin, PMS-Doxazosin, ratio-Doxazosin

Doxepin(anticholinergic/antidepressant)

Alti-Doxepin, Apo-Doxepin, Doxepine, Sinequan, Novo-Doxepin, Triadapin

Doxylamine

(anticholinergic/insomnia/sleep aid)

Unisom, Aldex, Nighttime Sleep Aid, Vicks NyQuil Cold & Flu Relief, Vicks NyQuil Cold & Flu Symptom Relief Plus Vitamin C, Vicks NyQuil Cough, Vicks NyQuil D, Vicks NyQuil Sinus

Eszopiclone(sedative/sleep aid)

Lunesta

Famotidine(histamine blocker/antacid)

Pepcid, Pepcid AC, Pepcid RPD, Mylanta AR, Apo-Famotidine, Gen-Famotidine, Nu-Famotidine

Fluoxetine(antidepressant)

Prozac, FXT, Selfemra, Sarafem, Rapiflux, Apo-Fluoxetine, CO Fluoxetine, Gen-Flyoxetine, Novo-Fluoxetine, Nu-Fluoxetine, PMS-Fluoxetine, ratio-Fluoxetine, Sandoz Fluoxetine

Flurazepam(benzodiazepine/tranquilizer)

Apo-Flurazepam, Bio-Flurazepam, Dalmane, Flurazepam, Novo-Flupam, PMS-Flurazepam, Somnol, Som Pam

Fluvastatin(Statin/cholesterol reduction)

Lescol

Glycopyrrolate

(anticholinergic/antispasmodic)

Robinul, Robinul Forte

Haloperidol

(antipsychotic/psychiatric disorders)

Haldol, Haldol Decanoate, Apo-Haloperidol, Haloperidol LA

Hydroxyzine

(anticholinergic/antihistamine/tranquilizer)

Hydroxyzine HCL, Apo-Hydroxyzine, PMS Hydroxyzine, Nu-Hydroxyzine, Novo-Hydroxyzin, Riva-Hydroxyzin, Atarax Syrup, Vistaril, Hyzine, Vistaject-50, Rezine, Vistacon, Vistacot, Vistasine

Hyoscyamine(anticholinergic/antispasmodic/stomach disorders)

Anaspaz, Cystospaz, Donnamar ED-SPAZ, Gastrosed, HyoMax, HyoMax FT, Levbid, Levsin, Levsin/SL, Levsinex, NuLev, Hyoscyaminum, AD HP

Homatropine

(anticholinergic/cough suppressant)

Hycodan, Tussigon, Hydromet,

Hydrotropine, Hydromide, Hydropane

Ibuprofen(NSAID/analgesic)

Advil, Advil Migraine, Genpril, Ibu, Midol,

Motrin, Nuprin, Ibutab, Junior Strength Motrin, Motrin Migraine Pain, PediaCare

Fever Apo-Ibuprofen, Motrin IB Extra Strength, Motrin IB Super Strength

Indomethacin(NSAID)

Indocin, Indocin SR, Apo-Indomethacin,

SAB-Indomethacin, ratio-Indomethdcin,

Indocid-P. D. A. , Pro-Indo, Novo-Methacin,

Rhodacine, Nu-Indo

Ipratropium

(anticholinergic/bronchodilator)

Combivent, Atrovent HFA, Ipratropium Bromide, Apo-Ipravent, Gen-Ipratropium,

ratio-Ipratropium, ratio-Ipratropium UDV

Ketorolac(NSAID/analgesic)

Acular, Acular LS, Acuvail, A-Ketorolac, Ketorolac Tromethamine, Novo-Ketorolac,

Nu-Ketorolac, Ratio-Ketorolac, Toradol,

Apo-Ketorolac, ratio-Ketorolac, Toradol

IM

Lorazepam(benzodiazepine/tranquilizer)

Ativan, Lorazepam Intensol, Apo-Lorazepam, Ativan, Dom-Lorazepam, Novo-Lorazem, Nu-Loraz, PMS-Lorazepam, Pro-Lorazepam

Lovastatin(statin/cholesterol reduction)

Mevacor

Mepenzolate(anticholinergic/antacid)

Cantil

Meperidine(narcotic analgesic)

Demerol, Meperitab

Mephobarbital(depressant/sedative)

Mebaral

Meprobamate(tranquilizer)

Equanil, Miltown, MB-TAB, 282 Mep, Novo-Mepro, Apo-Meprobamate

Metaxalone

(anticholinergic/muscle relaxant)

Skelaxin

附录C

老年人应避免的药物

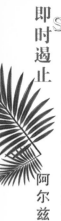
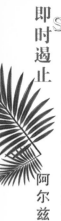

Methocarbamol

(anticholinergic/muscle relaxant)

Dodd's Back-Ease, Dodd's Extra
Strength
Back-Ease, Extra Strength Aspirin
Backache, Extra Strength Muscle & Back
PainRelief, Methocarbamol,
Methocarbamol Omega, Methoxacet,
Methoxisal, Muscle and Back Pain
Relief,
Muscle Relaxant and Analgesic, PMS-
Methocarbamol, Relaxophen, Robax
Platinum, Robaximol, Robaxacet
Robaxin,
Robaxisal, Spasmhalt

Methscopolamine(anticholinergic/antacid)
Pamine, Pamine Forte

Methylphenidate

(stimulant/psychiatric disorders)
Ritalin, Ritalin LA, Ritalin-SR, Concerta,
Metadate CD, Metadate ER, Methylin,
Methylin ER, Apo-Metoclop, Nu-
Metoclopramide

Methyldopa

(benzodiazepine/antihypertensive)
Apo-Methyldopa, Dopamet
Methyldopa,
Novo-Medopa, Nu-Medopa

Metoclopramide

(Gl stimulant/stomach disorders)

Reglan, Metozolv Octamide, Maxolon,
Apo-Metoclop, Nu-Metoclopramide

Naproxen(NSAID)

Aleve, Anaprox, EC-Naprosyn,
Anaprox
D. S. , Apo-Napro-Na, Apo-Naproxen,
Gen-Naproxen, Naprosyn, Novo-
Naprox,
Nu-Naprox, PMS-Naproxen
Suppositories,
Ratio-Naproxen, Riva-Naproxen, Sab-
Naproxen, Synflex, Naproxen Sodium,
Midol Extended Relief, Naprelan

Nifedipine(anticholinergic/calcium channel
blocker/antihypertensive)

Adalat CC, Nifediac, Nifedical, Procardia,
Procardia XL, Adalat XL, Apo-Nifecl,
Apo-Nifed PA

Nizatidine(histamine blocker/antacid)

Axid, Axid AR, Axid Pulvules,
Nizatidine, APo- Nizatidine,
Gen-nizatidine, PMS-Nizatidine

Orphenadrine

(anticholinergic/muscle relaxant)
Norflex, Norgesic, Orphenadrine
Citrate,
Rhoxal-Orphenadrine, Orfenace,
Sandoz
Orphenadrine

Oxaprozin(NSAID)

Daypro, Apo-Oxaprozin, Daypro, Rhoxal-Oxaprozin

Oxazepam(benzodiazepine/tranquilizer)

Oxazepam, Serax, Apo-Oxazepam, Bio-Oxazepam, Novoxapam, Oxpam, PMS-Oxazepam, Zapex

Oxybutynin

(anticholinergic/bladder antispasmodic)

Apo-Oxybutynin, Ditropan, Ditropan XL, Oxytrol, Dom-Oxybutynin, Gen-Oxybutynin, Novo-Oxybutynin, Nu-Oxybutynin, Oxybutynine, Oxybutyn, Oxytrol, PHL-Oxybutynin, PMS-Oxybutynin, Riva-Oxybutynin, Apo-Oxybutynin, Uromax, Urotrol

Pentazocine(narcotic analgesic)

Talwin, Talacen, Talwin NX

Phenobarbital(sedative/hypnotic)

Phenobarbital Sodium, Solfoton, PMS-Phenobarbital

Piroxicam(NSAID)

Feldene, Apo-Piroxicam, Dom-Piroxicam, Gen-Piroxicam, Novo-Pirocam, Nu-Pirox, PMS-Piroxicam, Pro-Piroxicam, Alti-Piroxicam

Pravastatin(statin/cholesterol reduction)

Pravachol

Primidone(anticonvulsant)

Mysoline

Promethazine

(anticholinergic/antihistamine)

Bioniche Promethazine, Histantil, Phenergan, PMS-Promethazine, Promethazine, Pentazine,

Propantheline

(anticholinergic/Gl muscle relaxant)

Propanthel, Pro-Banthine

Propoxyphene(narcotic analgesic)

642,692,Darvon, Darvon-N, Novo-Propoxyn, PP-Cap

Quetiapine(antipsychotic)

Seroquel

Ramelteon(sedative/sleep aid)

Rozerem

Ranitidine

(anticholinergic/histamine blocker/antacid)

Zantac, Zantac EFFERdose, Apo-Ranitidine, CO Ranitidine, Gen-Ranitidine,

Novo-Ranitidine, Novo-Ranidine, Nu-Ranit, PMS-Ranitidine, ratio-Ranitidine, Sandoz Ranitidine, Taladine

附录C　老年人应避免的药物

381

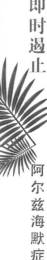

即
时
遏
止

阿
尔
兹
海
默
症

Stop Alzheimer's Now!

Reserpine(benzodiazepine/antihypertensive/ tranquilizer)
Harmonyl, Serpalan, Serpasil

Rosuvastatin
(statin/cholesterol reduction)
Crestor

Scopolamine(anticholinergic/motion sickness, antispasmodic)
Scopace, Maldemar, Transderm Scop, Transderm-V

Secobarbital(depressant/sedative)
Seconal

Sertraline
(antidepressant/psychiatric disorders)
Zoloft, Apo-Sertraline, Novo-Sertraline, ratio-Sertraline

Simvastatin(statin/cholesterol reduction)
Zocor

Temazepam(benzodiazepine/sleep aid)
Apo-Temazepam, Co Temazepam, Dom-Temazepam, Gen-Temazepam, Nu-Temazepam, Novo-Temazepam, PMS-Temazepam, ratio-Temazepam, Restoril

Thioridazine(antipsychotic)
Generic only. No brands available.

Tiotropium
(anticholinergic/bronchodilator)

Spiriva

Tolterodine
(anticholinergic/Gl antispasmodic)
Detrol, Detrol LA, Unidet

Triazolam(benzodiazepine/sleep aid)
Triazolam, Gen-Triazolam, Apo-Triazo, Halcion, Novo-Triolam

Trihexyphenidyl
(anticholinergic/treatment for Parkinson's)
Generic only. No brands available.

Trimethobenzamide
(anticholinergic/antiemetic)
Tigan

Tripelennamine(anticholinergic/ antihistamine)
Talacen, Talwin, Talwin NX, Vagin-X, PBZ, BPZ-SR

Valproate(anticonvulsant)
Depacon

Varenicline(smoking cessation aid)
Chantix

Zaleplon(sedative/sleep aid)
Sonata, Sotacor

Zolpidem(sedative/sleep aid)
Ambien, Ambien CR, Edluar, Zolpimist

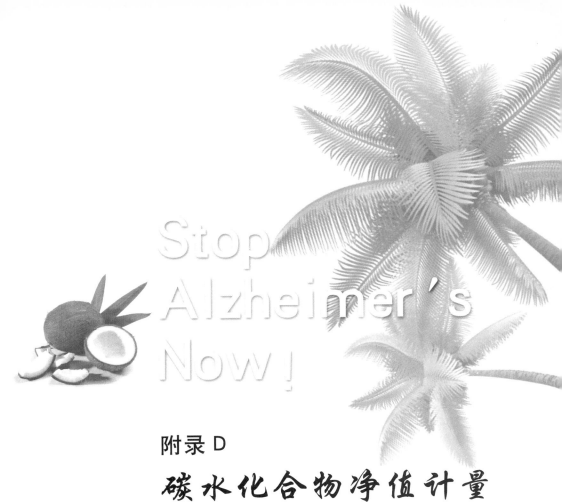

附录 D

碳水化合物净值计量

计量单位

1 大汤匙(tablespoon，tbsp)＝1/2 盎司＝14.8 毫升(大约 15 毫升)

3 茶匙(teaspoons)＝1 大汤匙

4 大汤匙＝1/4 杯

16 大汤匙＝1 杯

1 杯＝8 盎司＝236.6 毫升

1 英寸(in)＝2.5 厘米

蔬菜	总数	净碳水化合物（克）
苜蓿芽	1 杯	0.4
韩国蓟,煮熟	1 中份量	6.5
芝麻菜	1 杯	0.4
芦笋		
罐装	1 杯	2.2
生的	1 杯	2.4
嫩茎	5 英寸长	0.2
酪梨(哈斯)	1 个	3.5
竹笋,罐头	1 杯	2.4
豆类,煮熟		
黑豆	1 杯	26.0
黑眼豆	1 杯	25.0
鹰嘴豆(鸡豆)	1 杯	32.0
北方大豆	1 杯	25.0
青豆	1 杯	4.1
菜豆	1 杯	27.0
扁豆	1 杯	24.0
利马豆	1 杯	24.0
海军豆	1 杯	36.0

附录 D　碳水化合物净值计量

蔬菜	总数	净碳水化合物（克）
花豆	1 杯	30.0
黄豆	1 杯	6.0
蜡豆	1 杯	4.0
白豆	1 杯	34.0
绿豆芽		
煮熟	1 杯	4.2
生的	1 杯	4.4
甜菜（切片），生的	1 杯	9.3
绿甜菜，煮熟	1 杯	2.6
绿色花椰菜，生的，切细	1 杯	3.6
球芽甘蓝		
煮熟	1 杯	7.0
生的	1 杯	4.6
绿甘蓝菜，切细		
煮熟	1 杯	3.2
生的	1 杯	2.2
红甘蓝菜，切细		
煮熟	1 杯	4.0
生的	1 杯	2.8
皱叶甘蓝菜，切细		
煮熟	1 杯	3.8
生的	1 杯	2.0
大白菜		
煮熟	1 杯	1.4
生的	1 杯	0.8

蔬菜	总数	净碳水化合物（克）
胡萝卜		
煮熟，切细	1 杯	11.2
生的，整个	1 中份量	5.1
生的，切细	1 杯	8.0
胡萝卜汁	1 杯	18.0
白色花椰菜		
煮熟	1 杯	1.6
生的，切碎	1 杯	2.8
芹菜		
生的，整个	8 英寸长	0.8
生的，切成小方块	1 杯	1.8
唐莴苣		
煮熟	1 杯	3.4
生的	1 杯	0.7
细香葱	1 大汤匙	<0.1
宽叶甘蓝，煮熟	1 杯	4.2
黄瓜，切片		
生的，带皮	1 杯	3.2
生的，去皮	1 杯	1.8
白萝卜，切片	1 杯	2.0
茄子，生的	1 杯	3.0
莴苣菜，生的	1 杯	0.7
蒜头，生的	1 瓣	0.9
洋姜，生的	1 杯	23.0
豆薯，生的	1 杯	5.0

附录 D　碳水化合物净值计量

387

(续表)

蔬菜	总数	净碳水化合物(克)
羽衣甘蓝		
煮熟,切细	1杯	4.7
生的,切细	1杯	5.4
大头菜		
煮熟,切片	1杯	9.0
生的,切片	1杯	3.5
韭葱/青蒜		
煮熟	1杯	6.8
生的	1杯	11.0
莴苣		
结球莴苣	1叶	0.1
冰山种莴苣	1叶	0.1
宽叶莴苣,切碎	1杯	0.6
钮扣蘑菇		
煮熟	1杯	4.8
生的,切片	1杯	2.4
生的	1朵	0.4
芥菜,生的	1杯	0.5
秋葵,生的	1杯	0.6
洋葱		
生的,切片	0.25英寸厚	3.3
生的,切碎	1大汤匙	0.9
生的,切碎	1杯	14.0
生的,中型,整个	2.5英寸直径	9.6
荷兰芹,生的,切碎	1大汤匙	0.1

蔬菜	总数	净碳水化合物（克）
欧洲防风草根,生的,切细	1 杯	17.4
豌豆		
可食用的豆荚,煮熟	1 杯	7.0
绿色,煮熟	1 杯	7.0
切开,煮熟	1 杯	25.0
椒类		
红辣椒,生的	1 杯	5.5
甜椒(灯笼状),生的	1 杯	4.4
甜椒(灯笼状),生的	1 中份量	5.3
墨西哥辣椒,罐头	1 罐	0.4
马铃薯		
烤的	1 份量(4.9 盎司)	26.0
烤的	1 中份量(6.1 盎司)	33.0
烤的	1 大份量(10.5 盎司)	57.0
马铃薯泥,混牛奶	1 杯	31.0
棕色薯饼	1 杯	30.0
南瓜,罐装	1 杯	12.7
萝卜,生的	1 中份量	0.1
大黄	1 杯	3.4
芜菁甘蓝	1 杯	12.0
德式酸菜	1 杯	2.4
青葱		
生的,切碎	1 大汤匙	0.2
生的,切碎	4 英寸长	0.7
红葱头	1 大汤匙	1.4

附录 D 碳水化合物净值计量

（续表）

蔬菜	总数	净碳水化合物（克）
菠菜		
罐头	1 杯	2.0
冷冻,煮熟	1 杯	4.6
生的	1 杯	0.4
南瓜		
橡实瓜,烘烤过	1 杯	20.8
奶油瓜,烘烤过	1 杯	21.4
弯颈南瓜,生的切片	1 杯	2.8
古巴瓜,烘烤过	1 杯	22.0
扁圆南瓜,生的,切片	1 杯	5.0
意大利面条瓜,烘烤过	1 杯	7.8
美洲南瓜,生的,切片	1 杯	2.2
甘薯		
烘烤过	1 小份量(2.1 盎司)	10.4
烘烤过	1 中份量(4.0 盎司)	19.8
烘烤过	1 大份量(6.3 盎司)	31.4
芋头		
根,煮熟,切片	1 杯	39.0
叶,蒸熟	1 杯	3.0
豆腐	0.5 杯	2.5
番茄		
煮熟	1 杯	7.9
生的,切细	1 杯	4.8
生的,切片	0.25 英寸厚	0.6
生的	1 小份量(3.2 盎司)	2.4

蔬菜	总数	净碳水化合物（克）
生的	1中份量（4.3盎司）	3.3
生的	1大份量（6.4盎司）	4.9
樱桃番茄	1中份量（0.6盎司）	0.5
意大利番茄	1中份量（2.2盎司）	1.7
汁	1杯	8.0
酱汁	0.5杯	7.0
糊	0.5杯	19.0
芜菁，生的块根	1杯	6.0
芜菁甘蓝，生的	1杯	1.4
荸荠	1杯	14
西洋菜，生的，切末	1杯	0.2
山药	1杯	32.2

水果	总数	净碳水化合物（克）
苹果		
生的	1个	18.0
果汁	1杯	29.0
苹果酱，未加糖	1杯	25.0
杏		
生的	1个	3.1
罐头，糖水杏子	1杯	51.0
香蕉	1根	24.0
黑莓，鲜果	1杯	7.1

附录D　碳水化合物净值计量

（续表）

水果	总数	净碳水化合物（克）
蓝莓,鲜果	1 杯	17.5
波伊森莓/杂交种草莓,冷冻	1 杯	9.1
罗马甜瓜/哈密瓜		
小型	1 个(4.25 英寸直径)	34.8
中型	1 个(5 英寸直径)	43.6
大型	1 个(6.5 英寸直径)	64.3
立方块状	1 杯	12.8
樱桃		
甜的,生的	10 颗	9.7
蔓越莓		
生的	1 杯	11.6
酱汁,整颗罐装	1 杯	102.0
椰枣,生的		
完整、无核	1 颗	5.2
切细	1 杯	98.5
接骨木浆果,生的	1 杯	16.4
无花果	1 个	10.5
鹅莓,生的	1 杯	8.8
葡萄柚,生的	半个	8.6
葡萄		
汤玛司无子葡萄	1 颗	0.9
薄皮美国种葡萄	1 颗	0.4
罐头果汁	1 杯	37.0
冷冻浓缩果汁	1 杯	31.0
白兰瓜		

水果	总数	净碳水化合物（克）
小型	1个（5.25英寸直径）	83.0
大型	1个（6～7英寸直径）	106.3
球型	1杯	14.7
奇异果，生的	1个	8.7
柠檬，生的	1个	3.8
柠檬汁	1大汤匙	1.3
莱姆酸橙，生的	1个	3.2
莱姆酸橙汁	1大汤匙	1.3
罗甘莓，冷冻	1杯	11.7
柑橘		
罐头，果汁包	1杯	22.0
罐头，低糖浆	1杯	39.2
芒果，生的	1个	31.5
桑椹，生的	1杯	11.2
油桃，生的	1个	13.0
黑橄榄		
大型	1个	0.2
特大型	1个	0.3
柳橙，生的	1个	12.0
新鲜果汁	1杯	25.0
冷冻浓缩果汁	1杯	27.0
木瓜，生的	1个	24.3
桃子		
生的，整颗	1个	8.0
生的，切片	1杯	14.2

附录D　碳水化合物净值计量

(续表)

水果	总数	净碳水化合物（克）
罐头,低糖浆	半个	16.4
梨子		
生的	1个	20.0
生的,切片	1杯	20.5
半颗,罐头	1杯	15.1
柿子,生的	1个	8.4
凤梨		
新鲜,切块	1杯	17.2
罐头,未加糖	1杯	35.0
芭蕉,煮熟	1杯	44.4
李子,生的	1个	7.6
梅子		
梅干	1个	4.7
果汁	1杯	42.2
葡萄干	1杯	109.0
覆盆莓,生的	1杯	6.0
草莓		
生的,整颗	1小份量	0.4
生的,整颗	1中份量	0.7
生的,整颗	1大份量	1.0
生的,半颗	1杯	8.7
生的,切片	1杯	9.5
橘子,新鲜	1个	7.5
西瓜		
切片	1英寸	33.0
整颗	1杯	11.1

坚果与种子	总数	净碳水化合物（克）
杏仁		
杏仁切片	1 杯	7.2
杏仁条	22 个果仁（1 盎司）	8.6
整颗杏仁	1 个	0.1
整颗杏仁	22 个果仁（1 盎司）	2.2
杏仁奶油酱	1 大汤匙	2.8
巴西坚果	7 个	1.4
腰果		
1/2 颗或整颗	1 杯（4.8 盎司）	40.7
整颗	18 颗（1.0 盎司）	8.4
整颗	1 颗	0.5
腰果奶油酱	1 大汤匙	4.1
椰子		
新鲜	1 片（2 英寸×2 英寸）	2.7
新鲜椰蓉,切碎	1 杯	5.0
干燥椰蓉,未加糖	1 杯	7.0
干燥椰蓉,加糖	1 杯	40.2
罐装椰奶	1 杯	6.6
椰子水	1 杯	6.3
榛果		
整粒	10 粒	0.9
整粒	1 粒	0.1
整粒	1 杯	9.4
夏威夷豆		
整粒	7 粒	1.5

附录 D　碳水化合物净值计量

坚果与种子	总数	净碳水化合物（克）
整粒	1 粒	0.2
整粒或半粒	1 杯	7.0
花生		
生的	1 杯	11.1
烘干	1 杯	19.5
烘干	30 粒	3.8
花生奶油酱	1 大汤匙	2.1
美洲薄壳胡桃		
半个,生的	20 个半个	1.2
半个,生的	1 杯	4.3
碎胡桃,生的	1 杯	4.7
松子		
整粒	10 粒	0.1
整粒	1 杯	12.7
开心果		
整粒	1 粒	0.1
整粒	49 粒果仁	5.0
整粒	1 杯	21.4
南瓜籽		
整粒	10 粒	1.8
整粒	1 杯	22.5
芝麻		
整粒	1 大汤匙	1.0
芝麻酱	1 大汤匙	2.5
黄豆仁,烘烤过	1 杯	42.3

坚果与种子	总数	净碳水化合物（克）
葵花籽,整粒去壳	1 大汤匙	1.0
胡桃		
碎黑胡桃	1 大汤匙	0.3
碎黑胡桃	1 杯	3.9
碎英格兰胡桃	1 杯	8.4
半颗英格兰胡桃	10 个半颗	1.4

谷粒和谷粉	总数	净碳水化合物（克）
芡实		
芡实粒	1 杯	99.4
芡实粉	1 杯	108.4
葛粉	1 大汤匙	6.8
大麦		
大麦粒,煮熟	1 杯	36.4
大麦粉	1 杯	95.4
荞麦		
荞麦粒,烘烤过	1 杯	34.2
荞麦粉	1 杯	72.8
煮熟的干小麦片	1 杯	25.6
玉米		
整粒玉米粒	1 杯	25.1
玉米穗,小型	5.5～6.5 英寸长	11.9
玉米穗,中型	6.75～7.5 英寸长	14.7

附录 D　碳水化合物净值计量

（续表）

谷粒和谷粉	总数	净碳水化合物（克）
玉米穗，大型	7.75～9英寸长	23.3
粗玉米粉，干燥	1杯	121.7
粗玉米粉，水煮	1杯	30.5
玉米片，干燥	1杯	84.9
玉米淀粉	1大汤匙	7.0
爆米花	1杯	5.0
玉米粥，罐头	1杯	18.8
小米，煮熟	1杯	25.8
燕麦		
燕麦片，煮熟	1杯	21.3
燕麦片，干燥	1杯	46.4
燕麦麸，煮熟	1杯	19.3
燕麦麸，干燥	1杯	47.7
藜麦，煮熟	1杯	43.0
稻米		
糙米，煮熟	1杯	41.3
白米，煮熟	1杯	43.9
速煮即食米，煮熟	1杯	40.4
菰米/野米，煮熟	1杯	32.0
糙米粉	1大汤匙	7.1
白米粉	1大汤匙	7.7
黑麦粉	1杯	59.2
粗粒小麦粉	1杯	115.6
黄豆粉	1杯	21.6
树薯粉，干燥颗粒	1大汤匙	8.3

谷粒和谷粉	总数	净碳水化合物（克）
小麦		
白麦,浓缩	1杯	92.0
白麦,浓缩	1大汤匙	5.8
整颗全麦	1杯	72.4
整颗全麦	1大汤匙	4.5
麦麸	1大汤匙	0.8

面包与烘焙商品	总数	净碳水化合物（克）
贝果		
白贝果	1个(3.7盎司)	57.0
全谷物贝果	1个(4.5盎司)	64.0
面包		
黑麦	1片	13.0
小麦	1片	12.0
全麦	1片	10.7
葡萄干面包	1片	12.5
汉堡圆面包	1个	20.4
热狗面包	1个	20.4
硬的凯萨圆面包	1个	28.7
薄脆饼干		
盐脆薄饼干	1片	2.2
杂粮饼干	1片	2.0

附录D 碳水化合物净值计量

（续表）

面包与烘焙商品	总数	净碳水化合物（克）
乳酪饼干	1片（1英寸正方形）	0.6
英式松饼	1个	24.0
薄煎饼	1片（4英寸直径）	13.4
圆面饼		
小麦	1颗	32.0
全麦	1颗	30.5
墨西哥薄烙饼		
玉米	1片（6英寸）	11.0
墨西哥薄饼	1片（8英寸）	22.0
墨西哥薄饼	1片（10.5英寸）	33.8
馄饨皮	1片（3.5英寸）	4.5

面食	总数	净碳水化合物（克）
通心面,煮熟		
小麦通心面	1杯	37.9
全麦通心面	1杯	33.3
玉米通心面	1杯	32.4
面条,煮熟		
冬粉（绿豆）	1杯	38.8
蛋面	1杯	38.0
荞麦面	1杯	37.7
米粉	1杯	42.0

面食	总数	净碳水化合物（克）
意大利面条,煮熟		
小麦意大利面	1杯	37.3
全麦意大利面	1杯	30.9
玉米意大利面	1杯	32.4

乳制品	总数	净碳水化合物（克）
牛油/黄油	1大汤匙	0
白脱牛奶	1杯	11.7
奶酪/乳酪（硬）		
美式干酪,切片	1盎司	0.4
切达干酪,切片	1盎司	0.4
切达干酪,切条	1杯	1.5
科尔比干酪,切片	1盎司	0.7
科尔比干酪,切条	1杯	2.9
荷兰球形干酪,切片	1盎司	0.4
荷兰球形干酪,切条	1杯	1.5
羊干酪	1盎司	0.6
格鲁耶尔干酪,切片	1盎司	0.1
格鲁耶尔干酪,切条	1杯	0.4
蒙特瑞干酪,切片	1盎司	0.2
蒙特瑞干酪,切条	1杯	0.8
意大利白干酪,切片	1盎司	0.6

附录D 碳水化合物净值计量

（续表）

乳制品	总数	净碳水化合物（克）
意大利白干酪,切条	1 杯	2.5
芒斯特干酪,切片	1 盎司	0.3
芒斯特干酪,切条	1 杯	1.2
巴马干酪,切片	1 盎司	0.9
巴马干酪,磨碎	1 大汤匙	0.2
巴马干酪,切条	1 大汤匙	2.0
瑞士干酪,切片	1 盎司	1.5
瑞士干酪,切碎	1 杯	5.8
奶酪/乳酪（软）		
软白乳酪,脱脂	1 杯	9.7
软白乳酪,2%脂肪	1 杯	8.1
奶油乳酪,原味	1 大汤匙	0.4
奶油乳酪,低脂	1 大汤匙	1.1
羊奶酪,压碎	1 盎司	1.2
羊奶酪,压碎	1 杯	6.1
意大利软酪,全奶	1 盎司	0.9
意大利软酪,全奶	1 杯	7.4
意大利软酪,脱脂	1 盎司	1.4
意大利软酪,脱脂	1 杯	12.5
奶油		
全脂鲜奶油	1 杯	6.7
半鲜奶油	1 杯	10.6
酸奶	1 大汤匙	0.5
羊奶	1 杯	11.0
牛奶		

乳制品	总数	净碳水化合物（克）
脱脂	1 杯	12.3
1％脂肪	1 杯	12.2
2％脂肪	1 杯	11.4
全脂牛奶,3.3％脂肪	1 杯	11.0
无脂豆浆	1 杯	9.5
低脂豆浆	1 杯	12.0
优格		
原味,脱脂	1 杯	18.9
原味,全脂牛奶	1 杯	12.0
香草,低脂	1 杯	31.0
添加水果,低脂	1 杯	43.0

肉与蛋类	总数	净碳水化合物（克）
牛	3 盎司	0
水牛肉	3 盎司	0
蛋	1 大份量	0.6
蛋黄	1 大份量	0.3
鱼肉	3 盎司	0
羔羊肉	3 盎司	0
家禽肉	3 盎司	0
猪肉	3 盎司	0
培根,烟熏	3 片	0.5

附录D　碳水化合物净值计量

(续表)

肉与蛋类	总数	净碳水化合物(克)
加拿大式腌肉培根	2 片	1
鲜肉(自然培根)	3 盎司	0
火腿	1 盎司	0.7
贝类		
牡蛎	1 盎司	1.4
螃蟹	1 盎司	0
蚌,罐装	1 盎司	1.4
龙虾,煮熟	3 盎司	1.1
贻贝/淡菜,煮熟	1 盎司	2.1
扇贝	1 盎司	0.5
虾子,煮熟	3 盎司	0
鹿肉	3 盎司	0

其他种类	总数	净碳水化合物(克)
小苏打粉/泡打粉	1 茶匙	0
番茄酱		
塑胶罐装	1 大汤匙	3.8
低碳水化合物	1 大汤匙	1.0
脂肪及油脂	1 大汤匙	0
明胶/吉利丁粉,干燥	1 包	0
肉汁酱料,罐装或干燥包	0.5 杯	6.5(平均)
鱼露	1 大汤匙	0.7

其他种类	总数	净碳水化合物（克）
香辛料	1 大汤匙	1（平均）
蜂蜜	1 大汤匙	17.2
辣根粉	1 大汤匙	1.4
枫糖浆	1 大汤匙	13.4
美乃滋/蛋黄酱	1 大汤匙	3.5
糖蜜	1 大汤匙	14.9
黑糖浆	1 大汤匙	12.2
芥末		
黄芥末	1 大汤匙	0.3
Dijon 芥末籽酱	1 大汤匙	0
糖浆松饼	1 大汤匙	15.1
泡菜		
腌黄瓜，中分量	1 罐	3.1
腌黄瓜，切片	1 片（0.2 盎司）	0.2
甜泡菜，中分量	1 罐	11.0
美式酸黄瓜碎丁，甜味	1 大汤匙	5.3
塔塔酱	1 大汤匙	2.0
墨西哥莎莎酱	1 大汤匙	0.8
酱油	1 大汤匙	1.1
糖		
白砂糖	1 大汤匙	12.0
棕色砂糖	1 大汤匙	13.0
白糖粉（粉状）	1 大汤匙	8.30
醋		
苹果醋	1 大汤匙	0

附录D　碳水化合物净值计量

（续表）

其他种类	总数	净碳水化合物(克)
意大利黑醋	1大汤匙	2.0
红酒醋	1大汤匙	0
米醋	1大汤匙	0
白酒醋	1大汤匙	0
英国黑醋/伍斯特酱	1大汤匙	3.3

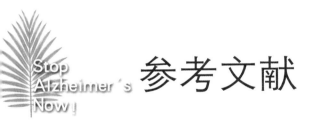

参考文献

第一章　阿尔兹海默症能治愈吗

1. Vanitallie，T. B.，et al. Treatment of Parkinson disease with diet-induced hyperketonemia：a feasibility study. *Neurology* 2005；64：728 – 730.
2. Roan，S. Dementia in one spouse increases risk in the other. *Los Angeles Times* May 5，2010.

第二章　人脑

1. Gould，E.，et al. Neurogenesis in the neocortex of adult primates. *Science* 1999；286：548 – 552.
2. Eriksson，P. S.，et al. Neurogenesis in the adult human hippocampus. *Nat Med* 1998；4：1313 – 1317.

第三章　神经退化的多种面向

1. Heron，M.，et al. *National Vital Statistics Reports* 2009；57：9.
2. Beydoun，M. A.，et al. Obesity and central obesity as risk factors for incident dementia and its subtypes：a systematic review and meta-analysis. *Obes Rev* 2008；9：204 – 218.
3. Hughes，T. F.，et al. Association between late-life body mass index and dementia：The Kame Project. *Neurology* 2009；72：1741 – 1746.
4. Knopman，D. S.，et al. Incident dementia in women is preceded by weight loss by at least a decade. *Neurology* 2007；69：739 – 746.
5. Ott，A.，et al. Prevalence of Alzheimer's disease and vascular dementia：association

with education. The Rotterdam study. *BMJ* 1995;310: 970 - 973.

6. Aarsland, D. , et al. Prevalence and characteristics of dementia in Parkinson disease: an 8-year prospective study. *Arch Neurol* 2003;60: 387 - 392.

7. Friedman, J. H. , et al. Monozygotic twins discordant for Huntington disease after 7 years. *Arch Neurol* 2005;62: 995 - 997.

8. Hockly, E. , et al. Environmental enrichment slows disease progression in R6/2 Huntington's disease mice. *Ann Neurol* 2002;51: 235 - 242.

9. Wachterman, M. , et al. Reporting dementia on the death certificates of nursing home residents dying with end-stage dementia. *JAMA* 2008;300: 2608 - 2610.

第四章　早发性老化与神经退行性疾病

1. Sasaki, N. , et al. Advanced glycation end products in Alzheimer's disease and other neurodegenerative diseases. *American Journal of Pathology* 1998;153: 1149 - 1155.

2. Catellani, R. , et al. Glycooxidation and oxidative stress in Parkinson's disease and diffuse Lewy body disease. *Brain Res* 1996;737: 195 - 200.

3. Kato, S. , et al. Astrocytic hyaline inclusions contain advanced glycation endproducts in familial amyotrophic lateral sclerosis with superoxide dismutase 1 gene mutation: immunohistochemical and immunoelectron microscopical analysis. *Aca Neuropathol* 1999;97: 260 - 266.

4. Cai, W. , et al. High levels of Dietary advanced glycation end products transform low-density lipoprotein into a potent redox-sensitive mitogen-activated protein kinase stimulant in diabetic patients. *Circulation* 2004;110: 285 - 291.

5. Negrean, et al. Effects of low-and high-advanced glycation endproduct meals on macro-and microvascular endothelial function and oxidative stress in patients with type 2 diabetes mellitus. *Am J Clin Nutr* 2007: 85: 1236 - 1243.

6. Cai, W. et al. Reduced oxidant stress and extended lifespan in mice exposed to a low glycotoxin diet. *Am J Pathol* 2007;170: 1893 - 1902.

7. Goldberg, T. , et al. Advanced glycoxidation end products in commonly consumed foods. *J Am Diet Assoc* 2004;104: 1287 - 1291.

8. Uribarri, J. , et al. Circulating glycotoxins and dietary advanced glycation endproducts: two links to inflammatory response, oxidative stress, and aging. *J Gerontol Ser A : Biol Sci Med Sci* 2007;62: 427 - 433.

9. Cerami, C. , et al. Tobacco smoke is a source of toxic reactive glycation products. *Proc Natl Acad Sci USA* 1997;94: 13915 - 13920.

10. Ahmed, N., et al. Assay of advanced glycation endproducts in selected beverages and food by liquid chromatography with tandem mass spectrometric detection. *Molecular Nutrition & Food Research* 2005;49: 691 – 699.

11. Krajcovicová-Kudlacková, M., et al. Advanced glycation end products and nutrition. *Physiol Res* 2002;51: 313 – 316.

12. Wu, C. H. and Yen, G. C. Inhibitory effect of naturally occurring flavonoids on the formation of advanced glycation endproducts. *J Agric Food Chem* 2005;53: 3167 – 3173.

13. Kiho, T., et al. Tomato paste fraction inhibiting the formation of advanced glycation end-products. *Biosci Biotechnol Biochem* 2004;68: 200 – 205.

14. Brackenridge, C. J. Relation of occupational stress to the age at onset of Huntington's disease. *Acta Neurologica Scandinavica* 2009;60: 272 – 276.

15. Slow, E. J., et al. To be or not to be toxic: aggregations in Huntington and Alzheimer disease. *Trends in Genetics* 2006;22: 408 – 411.

16. Davies, S. W., et al. Formation of neuronal intranuclear inclusions underlies the neurological dysfunction in mice transgenic for the HD mutation. *Cell* 1997;90: 537 – 548.

17. Langley, K., et al. Effects of low birth weight, maternal smoking in pregnancy and social class on the phenotypic manifestation of attention deficit hyperactivity disorder and associated antisocial behaviour: investigation in a clinical sample. *BMC Psychiatry* 2007;7: 26.

18. Conley, D. and Bennett, N. G. Is biology destiny? Birth weight and life chances. *American Sociological Review* 2000;65: 458 – 467.

19. Jahoor, F., et al. Plasma apolipoprotein Al and birthweight. *Lancet* 1997;350: 1823 – 1824.

20. Franco, M. C. P., et al. Effects of low birth weight in 8-to 13-year-old children. Implications in endothelial function and uric acid levels. *Hypertension* 2006; 48: 45 – 50.

21. Valsmakis, G., et al. Causes of intrauterine growth restriction and the postnatal development of metabolic syndrome. *Annals of the New York Academy of Sciences* 2006;1092: 138 – 147.

22. Barker, D. J. P. Type 2 (non-insulin-dependent) diabetes mellitus, hypertension and hyperlipidaemia (syndrome X): relation to reduced fetal growth. *Diabetologia* 1993;36: 62 – 67.

23. Liem, J., et al. The risk of developing food allergy in premature/low birthweight

参考文献

children. *Journal of Allergy and Clinical Immunology* 2005;115: S242.

24. Raqib, R., et al. Low birth weight is associated with altered immune function in rural Bangladeshi children: a birth cohort study. *Am J Clin Nutr* 2007;85: 845 - 852.

25. Moore, S. E. Nutrition, immunity and the fetal and infant origins of disease hypothesis in developing countries. *Proceedings of the Nutrition Society* 1998;57: 241 - 247.

26. Falcone, D. Center for Neurodegenerative Disease Research, http: // www. med. upenn. edu/cndr/TDP43androleonALS. shtml.

27. Yagi, H., et al. Amyloid fibril formation of alpha-synuclein is accelerated by performed amyloid seeds of other proteins. *Journal of Biological Chemistry* 2005; 280: 38609 - 38616.

28. Frank-Cannon, T. C., et al. Does neuroinflammation fan the flame in neurodegenerative diseases? *Molecular Neurodegeneration* 2009;4: 47.

29. Reale, M., et al. Peripheral chemokine receptors, their ligands, cytokines and Alzheimer's disease. *J Alzheimers Dis* 2008;14: 147 - 159.

30. Sawada, M., et al. Role of cytokines in inflammatory process in Parkinson's disease. *J Neural Transm Suppl* 2006;(70): 373 - 381.

31. Bjorkqvist, M., et al. A novel pathogenic pathway of immune activation detectable before clinical onset in Huntington's disease. *J Exp Med* 2008;205: 1869 - 1877.

32. Munch, G., et al. Advanced glycation end products in neurodegeneration: more than early markers of oxidative stress? *Ann Neurol* 1998;44(3 Suppl 1): S85 - S88.

33. Frank-Cannon, T. C., et al. Does neuroinflammation fan the flame in neurodegenerative diseases? *Molecular Neurodegeneration* 2009;4: 47.

第五章　胰岛素抵抗与神经退行性疾病

1. de la Monte, S. M., et al. Impaired insulin and insulin-like growth factor expression and signaling mechanisms in Alzheimer's disease — is this type 3 diabetes? *J Alzheimers Dis* 2005;7: 63 - 80.

2. Pavlovic, D. M. and Pavlovic, A. M. Dementia and diabetes mellitus. *Srp Arh Celok Lek* 2008;136: 170 - 175.

3. Ristow, M. Neurodegenerative disorders associated with diabetes mellitus. *J Mol Med* 2004;82: 510 - 529.

4. Craft, S. and Watson, G. S. Insulin and neurodegenerative disease: shared and specific mechanisms. *Lancet Neurol* 2004;3: 169 - 178.

5. Morris, J. K. , et al. Measures of striatal insulin resistance in a 6-hydroxydopamine model of Parkinson's disease. *Brain Res* 2008;1240: 185 – 195.

6. Moroo, I. , et al. Loss of insulin receptor immunoreactivity from the substantia nigra pars compacta neurons in Parkinson's disease. *Acta Neuropathol* 1994;87: 343 – 348.

7. Sandyk, R. The relationship between diabetes mellitus and Parkinson's disease. *Int J Neurosci* 1993;69: 125 – 130.

8. Hu, G. , et al. Type 2 diabetes and the risk of Parkinson's disease. *Diabetes Care* 2007;30: 842 – 847.

9. Farrer, L. A. Diabetes mellitus in Huntington's disease. *Clin Genet* 1985; 27: 62 – 67.

10. Podolsky, S. , et al. Increased frequency of diabetes mellitus in patients with Huntington's chorea. *Lancet* 1972;1: 1356 – 1358.

11. Warram, J. H. , et al. Slow glucose removal rate and hyperinsulinemia precede the development of type 2 diabetes in the offspring of diabetic parents. *Ann Intern Med* 1990;113: 909 – 915.

12. Whitney, E. N. , et al. *Understanding Normal and Clinical Nutrition*, Third Edition. West Publishing Company, St. Paul, MN, 1991.

13. Whitmer, R. A. Type 2 diabetes and risk of cognitive impairment and dementia. *Curr Neurol Neurosci Rep* 2007;7: 3730380.

14. Ott, A. , et al. Diabetes and the risk of dementia: Rotterdam study. *Neurology* 1999;53: 1937 – 1942.

15. Xu, W. , et al. Mid-and late-life diabetes in relation to the risk of dementia: a population-based twin study. *Diabetes* 2009;58: 71 – 77.

16. Roriz-Cruz, M. , et al. (Pre)diabetes, brain aging, and cognition. *Biochim Biophys Acta* 2009;1792: 432 – 443.

17. Sandyk, R. The relationship between diabetes mellitus and Parkinson's disease. *Int. J Neurosci* 1993;69: 125 – 130.

18. Reyes, E. T. , et al. Insulin resistance in amyotrophic lateral sclerosis. *J Neurol Sci* 1984;63: 317 – 324.

19. Hubbard, R. W. , et al. Elevated plasma glucagon in amyotrophic lateral sclerosis. *Neurology* 1992;42: 1532 – 1534.

20. Pradat, P. F. , et al. Impaired glucose tolerance in patients with amyotrophic lateral sclerosis. *Amyotroph Lateral Scler* 2009;March 20: 1 – 6.

21. Reger, M. A. , et al. Intranasal insulin improves cognition and modulates beta-amyloid in early AD. *Neurology* 2008;70: 440 – 448.

参考文献

第六章 创伤

1. Uryu, K., et al. Repetitive mild brain trauma accelerates Abeta deposition, lipid peroxidation, and cognitive impairment in a transgenic mouse model of Alzheimer amyloidosis. *J Neurosci* 2002;15: 446-454.

2. Friedman, J. H. Progressive Parkinsonism in boxers. *South Med J* 1989;82: 543-546.

3. Strickland, D., et al. Physical activity, trauma, and ALS: a case-control study. *Acta Neurologica Scandinavica* 1996;94: 45-50.

4. Piazza, O., et al. Soccer, neurotrauma and amyotrophic lateral sclerosis: is there a connection? *Curr MedRes Opin* 2004;20: 505-508.

5. Gallagher, J. P. and Sanders, M. Trauma and amyotrophic lateral sclerosis: a report of 78 patients. *Acta Neurologica Scandinavica* 2009;75: 145-150.

6. Chen, H., et al. Head injury and amyotrophic lateral sclerosis. *Am J Epidemiol* 2007;166: 810-816.

7. Mortimer, J. A., et al. Head trauma as a risk factor for Alzheimer's disease: a collaborative re-analysis of case-control studies. EURODEM Risk Factors Research Group. *Int J Epidemiol* 1991;20 Suppl 2: S28-S35.

8. Kondo, K. and Tsubaki, T. Case-control studies of motor neuron disease: association with mechanical injuries. *Arch Neurol* 1981;38: 220-226.

9. Rosso, S. M., et al. Medical and environmental risk factors for sporadic frontotemporal dementia: a retrospective case-control study. *J Neurol Neurosurg Psychiatry* 2003;74: 1574-1576.

10. van Duijn, C. M., et al. Head trauma and the risk of Alzheimer's disease. *Am J Epidemiol* 1992;135: 775-782.

11. Hebert, R., et al. Vascular dementia: incidence and risk factors in the Canadian study of health and aging. *Stroke* 2000;31: 1487-1493.

12. Elkind, M. S., et al. Infectious burden and risk of stroke: the northern Manhattan study. *Arch Neurol* 2010;67: 33-38.

13. Yamori, Y., et al. Pathogenesis and dietary prevention of cerebrovascular diseases in animal models and epidemiological evidence for the applicability in man, In: Yamori Y. and Lenfant C. (eds) *Prevention of Cardiovascular Diseases: An Approach to Active Long Life*. Elsevier Science Publishers, Amsterdam, the Netherlands, 1987.

14. Ikeda, K., et al. Effect of milk protein and fat intake on blood pressure and

incidence of cerebrovascular disease in stroke-prone spontaneously hypertensive rats (SHRSP). *J Nutr Sci Vitaminol* 1987;33: 31.

15. Kimura, N. Changing patterns of coronary heart disease, stroke, and nutrient intake in Japan. *Prev Med* 1985;12: 222.

16. Omura, T., et al. Geographical distribution of cerebrovascular disease mortality and food intakes in Japan. *Soc Sci Med* 1987;24: 40.

第七章 药物

1. Boustani, M., et al. The association between cognition and histamine-2 receptor antagonists in African Americans. *J Am Geriatr Soc* 2007;55: 1248 – 1253.

2. Chen, X., et al. The recovery of cognitive function after general anesthesia in elderly patients: a comparison of desflurane and sevoflurane. *Anesth Analg* 2001;93: 1489 – 1494.

3. Bohnen, N. I., et al. Alzheimer's disease and cumulative exposure to anesthesia: a case-control study. *J Am Geriatr Soc* 1994;42: 198 – 201.

4. Muravchick, S. and Smith, D. S. Parkinsonian symptoms during emergence from general anesthesia. *Anesthesiology* 1995;82: 305 – 307.

5. Xie, Z., et al. The inhalation anesthetic isoflurane induces a vicious cycle of apoptosis and amyloid beta-protein accumulation. *J Neurosci* 2007;27: 1247 – 1254.

6. Xie, Z., et al. The common inhalation anesthetic isoflurane induces caspase activation and increases amyloid bets-protein level in vivo. *Ann Neurol* 2008;64: 618 – 627.

7. Plassman, B. L., et al. Surgery using general anesthesia and risk of dementia in the Aging, Demographics and Memory Study. *Alzheimer's and Dementia* 2009;5: 389.

8. Aisen, P. S., et al. Effects of rofecoxib or naproxen vs placebo on Alzheimer disease progression: a randomized controlled trial. *JAMA* 2003;289: 2819 – 2826.

9. Martin, B. K., et al. Cognitive function over time in the Alzheimer's Disease Anti-inflammatory Prevention Trial(ADAPT): results of a randomized, controlled trial of naproxen and celecoxib. *Arch Neurol* 2008;65: 895 – 905.

10. Breitner, J. C., et al. Risk of dementia and AD with prior exposure to NSAIDs in an elderly community-based cohort. *Neurology* 2009;72: 1899 – 1905.

11. Carrière, I., et al. Drugs with anticholinergic properties, cognitive decline, and dementia in an elderly general population: the 3-city study. *Arch Intern Med* 2009; 169: 1317.

参考文献

12. Hanlon, J. T., et al. Adverse drug events in high risk older outpatients. *J Am Geriatr Soc* 1997;45: 945 - 948.

13. Cooper, J. W. Adverse drug reaction-related hospitalizations of nursing facility patients: a 4-year study. *South Med J* 1999;92: 485 - 490.

14. Beers, M. H. Explicit criteria for determining potentially inappropriate medication use by the elderly. *Archives of Internal Medicine* 1997;157: 1531 - 1536.

15. Fick, E. D., et al. Beers criteria for potentially inappropriate medication use in older adults. *Archives of Internal Medicine* 2003;163: 2716 - 2724.

16. Eleven deaths during Aricept trial raises concern over FDA application to permit wider use of the drug. http://www.yourlawyer.com/articles/read/11516.

17. Golomb, B. A., et al. Statin adverse effects: a review of the literature and evidence for a mitochondrial mechanism. *Am J Cardiovasc Drugs* 2008;8: 373 - 418.

18. Horner, H. C., et al. Glucocorticoids inhibit glucose transport in cultured hippocampal neurons and glia. *Neuroendocrinology* 1990;52: 57 - 64.

19. Virgin, C. E., et al. Glucocorticoids inhibit glucose transport and glutamate uptake in hippocampal astrocytes: implications for glucocorticoid neurotoxicity. *J Neurochem* 1991;57: 1422 - 1428.

20. Catania, C., et al. A steroid hormone-Alzheimer's disease connection? Upsides, downsides. *Molecular Bases of Neurodegeneration* 2005: 21 - 42.

21. Sapolsky, R. M. Potential behavioral modification of glucocorticoid damage to the hippocampus. *Behav Brain Res* 1993;57: 175 - 182.

22. Ehlenbach, W. J., et al. Association between acute care and critical illness hospitalization and cognitive function in older adults. *JAMA* 2010;303: 763 - 770.

第八章　环境毒素

1. Costello, S., et al. Parkinson's disease and residential exposure to maneb and paraquat from agricultural applications in the Central Valley of California. *American Journal of Epidemiology* 2009;169: 919 - 926.

2. Chen, H., et al. Consumption of dairy products and risk of Parkinson's disease. *Am J Epidemiol* 2007;165: 998 - 1006.

3. Champy, P., et al. Annonacin, a lipophilic inhibitor of mitochondrial complex I, induces nigral and strata neurodegeneration in rats: possible relevance for atypical parkinsonism in Guadeloupe. *J Neurochem* 2004;88: 63 - 69.

4. Lannuzel, A., et al. The mitochondrial complex I inhibitor annonacin is toxic to

mesencephalic dopaminergic neurons by impairment of energy metabolism. *Neuroscience* 2003;121: 287 - 296.

5. Champy, P., et al. Quantification of acetogenins in Annona muricata linked to atypical parkinsonism in Guadeloupe. *Mov Disord* 2005;20: 1629 - 1633.

6. Cox, P. A., et al. Biomagnification of cyanobacterial neurotoxins and neurodegenerative disease among the Chamorro people of Guam. *Proc Natl Acad Sci USA* 2003;100: 13380 - 13383.

7. Murch, S. J., et al. Occurrence of beta-methylamino-l-alanine (BMAA) in ALS/PDC patients from Guam. *Acta Neurol Scand* 2004;110: 267 - 269.

8. Cox, P. A., et al. Biomagnification of cyanobacterial neurotoxins and neurodegenerative disease among the Chamorro people of Guam. *Proc Natl Acad Sci USA* 2003;100: 13380 - 13383.

9. Pablo, J., et al. Cyanobacterial neurotoxin BMAA in ALS and Alzheimer's disease. *Acta Neurol Scand* 2009;120: 216 - 225.

10. Cox, P. A., et al. Diverse taxa of cyanobacteria produce beta-N-methylamino-lalanine, a neurotoxic amino acid. *Proc Natl Acad Sci USA* 2005;102: 5074 - 5078.

11. Choi, D. Glutamate neurotoxicity and diseases of the nervous system. *Neuron* 1988; 1: 623 - 634.

12. Lipton, S. and Rosenberg, P. Excitatory amino acids as a final common pathway for neurologic disorders. *N Engl J Med* 1994;330: 613 - 622.

13. Whetsell, W. and Shapira, N. Biology of disease. Neuroexcitation, excitotoxicity and human neurological disease. *Lab Invest* 1993;68: 372 - 387.

14. Olney, J. Glutamate, a neurotoxic transmitter. *J Child Neurol* 1989;4: 218 - 226.

15. Olney, J., et al. Excitotoxic neurodegeneration in Alzheimer's disease. *Arch Neurol* 1997;54: 1234 - 1240.

16. Hynd, M. R., et al. Glutamate-mediated excitotoxicity and neurodegeneration in Alzheimer's disease. *Neurochem Int* 2004;45: 583 - 595.

17. Caudle, W. M. and Zhang, J. Glutamate, excitotoxicity, and programmed cell death in Parkinson disease. *Exp Neurol* 2009;220: 230 - 233.

18. Morales, I., et al. Osmosensitive response of glutamate in the substantia nigra. *Exp Neurol* 2009;220: 335 - 340.

19. Meredith, G. E., et al. Impaired glutamate homeostasis and programmed cell death in a chronic MPTP mouse model of Parkinson's disease. *Exp Neurol* 2009;219: 334 - 340.

20. Shi, P., et al. Mitochondrial dysfunction in amyotrophic lateral sclerosis. *Biochim*

参考文献

Biophys Acta 2010;1802: 45 - 51.

21. Brunet, N., et al. Excitotoxic motoneuron degeneration induced by glutamate receptor agonists and mitochondrial toxins in organotypic cultures of chick embryo spinal cord. *J Comp Neurol* 2009;516: 277 - 290.

22. Foran, E. and Trotti, D. Glutamate transporters and the excitotoxic path to motor neuron degeneration in amyotrophic lateral sclerosis. *Antioxid Redox Signal* 2009; 11: 1587 - 1602.

23. Kort, J. J. Impairment of excitatory amino acid transport in astroglial cells infected with human immunodeficiency virus type I AIDS. *Res Human Retroviruses* 1998;14: 1329 - 1339.

24. Tritti, D. and Danbolt, N. C. Glutamate transporters are oxidant-vulnerable: a molecular link between oxidative and excitotoxic neurodegeneration. *TIPS* 1998;19: 328 - 334.

25. Blanc, E. M., et al. 4-hydroxynonenal, a lipid peroxidation product, impairs glutamate transport in cortical astrocytes. *Glia* 1998;22: 149 - 160.

26. Koenig, H., et al. Capillary NMDA receptors regulate blood-brain barrier function and breakdown. *Bran Res* 1992;588: 297 - 303.

27. Van Westerlaak, M. G., et al. Chronic mitochondrial inhibition induces glutamate-mediated corticomotoneuron death in an organotypic culture model. *Exp Neurol* 2001; 167: 393 - 400.

28. Oddo, S., et al. Chronic nicotine administration exacerbates tau pathology in a transgenic model of Alzheimer's disease. *Proc Natl Acad Sci USA* 2005: 102: 3046 - 3051.

29. Jakszyn, P. and Gonzalez, C. A. Nitrosamine and related food intake and gastric and oesophageal cancer risk: a systematic review of the epidemiological evidence. *World J Gastroenterol* 2006;12: 4296 - 4303.

30. Knekt, P., et al. Risk of colorectal and other gastro-intestinal cancers after exposure to nitrate, nitrite and N-nitroso compounds: a follow-up study. *Int J Cancer* 1999; 80: 852 - 856.

31. Larsson, S. C., et al. Processed meat consumption, dietary nitrosamines and stomach cancer risk in a cohort of Swedish women. *Int J Cancer* 2006;119: 915 - 919.

32. Coss, A., et al. Pancreatic cancer and drinking water and dietary sources of nitrate and nitrite. *Am J Epidemiol* 2004;159: 693 - 701.

33. del la Monte, S. M., et al. Epidemiological trends strongly suggest exposures as etiologic agents in the pathogenesis of sporadic Alzheimer's disease, diabetes

mellitus, and non-alcoholic steatohepatitis. *J Alzheimers Dis* 2009;17: 519 – 529.

34. de la Monte, S. M., et al. Nitrosamine exposure exacerbates high fat diet-mediated type 2 diabetes mellitus, non-alcoholic steatohepatitis, and neurodegeneration with cognitive impairment. *Molecular Neurodegeneration* 2009;4: 54.

35. Tong, M., et al. Nitrosamine exposure causes insulin resistance diseases: relevance to type 2 diabetes mellitus, non-alcoholic steatohepatitis, and Alzheimer's disease. *J Alzheimers Dis* 2009;17: 827 – 844.

36. Rossini, A. A., et al. Studies of streptozotocin-induced insulitis and diabetes. *Proc Natl Acad Sci USA* 1977;74: 2485 – 2489.

37. Szkudelski T. The mechanism of alloxan and streptozotocin action in B cells of the rat pancreas. *Physiol Res* 2001;50: 537 – 546.

38. Lester-Coll, N., et al. Intracerebral streptozotocin model of type 3 diabetes: relevance to sporadic Alzheimer's disease. *J Alzheimers Dis* 2006;9: 13 – 33.

第九章　毒性金属

1. Griffiths, P. D., et al. Iron in the basal ganglia in Parkinson's disease. *Brain* 1999; 122: 667 – 673.

2. Altamura, S. and Muckenthaler, M. U. Iron toxicity in diseases of aging: Alzheimer's disease, Parkinson's disease and atherosclerosis. *J Alzheimers Dis* 2009; 16: 879 – 895.

3. Yokel, R. A. Blood-brain barrier flux of aluminum, manganese, iron and other metals suspected to contribute to metal-induced neurodegeneration. *J Alzheimers Dis* 2006;10: 223 – 253.

4. Pall, H. S., et al. Raised cerebrospinal-fluid copper concentration in Parkinson's disease. *Lancet* 1987;2: 238 – 241.

5. Dantzig, P. I. Parkinson's disease, macular degeneration and cutaneous signs of mercury toxicity. *J Occup Environ Med* 2006;48: 656.

6. Wu, J., et al. Alzheimer's disease(AD)like pathology in aged monkeys following infantile exposure to environmental metal lead(Pb): Evidence for a developmental origin and environmental link to AD. *J Neurosci* 2008;28: 3 – 9.

7. Kamel, F., et al. Lead exposure as a risk factor for amyotrophic lateral sclerosis. *Neurodegenerative Diseases* 2005;2: 195 – 201.

8. Coon, S., et al. Whole-body lifetime occupational lead exposure and risk of Parkinson's disease. *Environmental Health Perspectives* 2006;114: 1872 – 1876.

参考文献

阿尔兹海默症

9. Markesbery, W. R. and Ehmann, W. D. Brain trace elements in Alzheimer's disease. In: Terry, R. D., Katzman R., Bick, K. L., eds. Alzheimer's Disease, Raven Press, Ltd. New York, 1994.

10. Markesbery, W. R., et al. Brain trace element concentration in aging. *Neurobiol Aging* 1984;5: 19 - 28.

11. Crapper, D. R., et al. Intranuclear aluminum content in Alzheimer's disease, dialysis encephalopathy and experimental aluminum encephalopathy *Acta Neuropath* 1980;50: 19 - 24.

12. Crapper, D. R., et al. Brain aluminum distribution in Alzheimer's disease and experimental neurofibrillary degeneration. *Science* 1973;180: 511 - 513.

13. Yoshida, S., et al. Bunina body formation in amyotrophic lateral sclerosis: a morphologic-statistical and trace element study featuring aluminum. *J Neurol Sci* 1995;30: 88 - 94.

14. Bouras, C., et al. A laser microprobe mass analysis of the brain aluminum and iron in dementia pugilistica: a comparison with Alzheimer's disease. *Eur Neurol* 1997;38: 53 - 58.

15. Campbell, A. The role of aluminum and copper on neuroinflammation and Alzheimer's disease. *J Alzheimers Dis* 2006;10: 165 - 172.

16. Flaten, T. P. Aluminum as a risk factor in Alzheimer's disease, with emphasis on drinking water. *Brain Res Bull* 2001;55: 187 - 196.

17. Michel, P. H., et al. Study of the relationship between Alzheimer's disease and aluminum in drinking water. *Neurobiol Aging* 1990;11: 264.

18. Birchall, J. D. Dissolved silica and bioavailability of aluminum. *Lancet* 1993; 342: 299.

19. Yokel, R. A. and Florence, R. L. Aluminum bioavailability from the approved food additive leavening agent acidic sodium aluminum phosphate, incorporated into a baked good, is lower than from water. *Toxicology* 2006;227: 86 - 93.

20. Flaten, T. P. Aluminium as a risk factor in Alzheimer's disease, with emphasis on drinking water. *Brain Res Bull* 2001;55: 187 - 196.

21. Cosnes, A., et al. Inflammatory nodular reactions after hepatitis B vaccination due to aluminum sensitization. *Contact Dermatitis* 1990;23: 65 - 67.

22. Nagore, E., et al. Subcutaneous nodules following treatment with aluminium-containing allergen extracts. *Eur J Dermatol* 2001;11: 138 - 140.

23. McLaren, G. D., et al. Iron overload disorders: natural history, pathogenesis, diagnosis, and therapy. *Crit Rev Clin Lab Sci* 1983;19: 205.

24. Gutteridge, J. M. C. and Halliwell, B. 1994. *Antioxidants in Nutrition, Health, and Disease*. Oxford University Press, Oxford, 1994.

25. McCord, J. M. Effects of positive iron status at a cellular level. *Nutrition Reviews* 1996;54: 85.

26. Lauffer, R. B. *Iron and Your Heart*. St. Martin's Press, New York. 1991.

27. Powers, K. M., et al. Parkinson's disease risks associated with dietary iron, manganese, and other nutrient intakes. *Neurology* 2003;60: 1761 - 1766.

28. Chapman, R. W., et al. Hepatic iron uptake in alcoholic liver disease. *Gastroenterology* 1983;84: 143 - 147.

29. Friedman, I. M., et al. Elevated serum iron concentration in adolescent alcohol users. *Am J Dis Child* 1988;142: 156 - 159.

30. Leong, C. C., et al. Retrograde degeneration of neurite membrane structural integrity of nerve growth cones following in vitro exposure to mercury. *Neuroreport* 2001;12: 733 - 737.

31. Koehler, C. S. W. Heavy metal medicine. *American Chemical Society* 2001;10: 61 - 65.

32. Monnet-Tschudi, F., et al. Involvement of environmental mercury and lead in the etiology of neurodegenerative diseases. *Rev Environ Health* 2006;21: 105 - 117.

33. Pendergrass, J. C., et al. Mercury vapor inhalation inhibits binding of GTP to tubulin in rat brain: similarity to a molecular lesion in Alzheimer diseased brain. *Neurotoxicology* 1997;18: 315 - 124.

34. Huggins, H. A. *Solving the MS Mystery: Help, Hope and Recovery*. Matrix, Inc., 2002.

35. FDA hearings/advisory panel rejects amalgam safety. www. mercurypoisoned. com/FDA _hearings/advisory_panel_rejects_amalgam_safety. html.

36. Echeverria, D., et al. Neurobehavioral effects from exposure to dental amalgam Hg (0): new distinctions between recent exposure and Hg body burden. *FASEB J* 1998; 12: 971 - 980.

参考文献

第十章　感染

1. Mystery of the forgotten plague. http://news. bbc. co. uk/2/hi/health/3930727. stm.

2. Olanow, C. W., et al. Levodopa in the treatment of Parkinson's disease: current controversies. *Mov Disord* 2004;19: 997 - 1005.

3. Solbrig, M. V. Acute Parkinsonism in suspected herpes simplex encephalitis movement

disorder. *Movement Disorders* 1993;8: 233 - 234.

4. Jang, H., et al. Highly pathogenic H5N1 influenza virus can enter the central nervous system and induce neuroinflammation and neurodegeneration. *Proc Natl Acad Sci USA* 2009;106: 14063 - 14068.

5. Jang, H., et al. Viral parkinsonism. *Biochim Biophys Acta*. 2008;1792: 714 - 721.

6. Marttila, R. J., et al. Viral antibodies in the sera from patients with Parkinson disease. *Eur Neurol* 1977;15: 25 - 33.

7. Kim, J.S., et al. Reversible parkinsonism and dystonia following probable mycoplasma pneumoniae infection. *Mov Disord* 1995;10: 510 - 512.

8. Altschuler, E. Gastric Helicobacter pylori infection as a cause of idiopathic Parkinson's disease and non-arteric anterior optic ischemic neuropathy. *Med Hypotheses* 1996;47: 413 - 414.

9. Epp, L. M. and Mravec, B. Chronic polysystemic candidiasis as a possible contributoer to onset of idiopathic Parkinson's disease. *Bratisl Lek Listy* 2006;107: 227 - 230.

10. Martyn, C. N., et al. Motoneuron disease and past poliomyelitis in England and Wales. *Lancet* 1988;1: 1319 - 1322.

11. Hugan, J. ALS therapy: Targets for the future. *Neurology* 1996;47: S251 - S254.

12. Nicolson, G. L., et al. High frequency of systemic mycoplasmal infections in Gulf War veterans and civilians with amyotrophic lateral sclerosis(ALS). *J Clin Neurosci* 2002;9: 525 - 529.

13. MacDonald, A. B. Spirochetal cyst forms in neurodegenerative disorders...hiding in plain site. *Med Hypoth* 2006;67: 819 - 832.

14. Halperin, J. J., et al. Immunologic reactivity against Borrelia burgdorferi in patients with motor neuron disease. *Arch Neurol* 1990;47: 586 - 594.

15. Irkec, C., et al. the viral etiology of amyotrophic lateral sclerosis. *Mikrobivol Bul* 1989;23: 102 - 109.

16. Ferri-De-Barros, J. E. and Moreira, M. Amyotrophic lateral sclerosis and herpes virus. Report of an unusual case: a cause of casual association? *Arg Neuropsiguiatr* 1998;56: 307 - 311.

17. Maida, E. and Kristoferitsch, W. Amyotrophic Lateral Sclerosis following Herpes zoster infection in a patient with immunodeficiency. *Eur Neurol* 1981;20: 330 - 333.

18. Auwaerter, P. G., et al. Lyme borreliosis(Lyme disease): molecular and cellular pathobiology and prospects for prevention, diagnosis and treatment. *Expert Rev Mol Med* 2004;6: 1 - 22.

19. Hansel, Y., et al. ALS-like sequelae in chronic neuroborreliosis. *Wien Med Wochenschr*

1995;145: 186 – 188.

20. Harvey, W. T. and Martz, D. Motor neuron disease recovery associated with IV ceftriaxonoe and anti-Babesia therapy. *Acta Neurol Scand* 2007;115: 129 – 131.

21. Alotaibi, S., et al. Epstein-Barr virus in pediatric multiple sclerosis. *JAMA* 2004; 291: 1875 – 1879.

22. Haahr, S. and Hollsberg, P. Multiple sclerosis in linked to Epstein-Barr virus infection. *Rev Med Virol* 2006;16: 297 – 310.

23. Levin, L. I., et al. Multiple sclerosis and Epstein-Barr virus. *JAMA* 2003; 289: 1533 – 1536.

24. Hayes, C. E. and Donald Acheson, E. A unifying multiple sclerosis etiology linking virus infection, sunlight, and vitamin D, through viral interleukin-10. *Med Hypotheses* 2008;71: 85 – 90.

25. Volpi, A. Epstein-Barr virus and human herpesvirus type 8 infections of the central nervous system. *Herpes* 2004;11 Supple 2: 120A – 127A.

26. Honjo, K., et al. Alzheimer's disease and infection: do infectious agents contribute to progression of Alzheimer's disease? *Alzheimers Dement* 2009;5: 348 – 360.

27. Meer-Scheerer, L., et al. Lyme disease associated with Alzheimer's disease. *Curr Microbiol* 2006;52: 330 – 332.

28. Itzhaki, R. F., et al. Infiltration of the brain by pathogens causes Alzheimer's disease. *Neurobiol Aging* 2004;25: 619 – 627.

29. Kountouras, J., et al. Association between Helicobacter pylori infection and mild cognitive impairment. *Eur J Neurol* 2007;14: 976 – 982.

30. Miklossy, J., et al. Borrelia burgdorferi persists in the brain in chronic Lyme neuroborreliosis and may be associated with Alzheimer disease. *J Alzheimers Dis* 2004;6: 639 – 649.

31. Wozniak, M. A., et al. Herpes simplex virus infection causes cellular beta-amyloid accumulation and secretase upregulation. *Neurosci Lett* 2007;429: 95 – 100.

32. Wozniak, M. A., et al. Herpes simplex virus type 1 DNA is located within Alzheimer's disease amyloid plaques. *J Pathol* 2009;217: 131 – 138.

33. Letenneur, L., et al. Seropositivity to herpes simplex virus antibodies and risk of Alzheimer's disease: a population-based cohort study. *PLoS One* 2008;3: e3637.

34. Jamieson, G. A., et al. Herpes simplex virus type 1 DNA is present in specific regions of brain from aged people with and without senile dementia of the Alzheimer type. *J Pathol* 1992: 167: 3665 – 3668.

35. Itzhaki, R. Herpes simplex virus type 1, apolipoprotein E and Alzheimer's disease.

参考文献

Herpes 2004;11: 77A - 82A.

36. Mawhorter, S. D. and Lauer, M. A. Is atherosclerosis an infectious disease? *Cleve Clin J Med* 2001;68: 449 - 458.

37. Elkind, M. S., et al. Infectious burden and risk of stroke: the northern Manhattan study. *Arch Neurol* 2010;67: 33 - 38.

38. Ramirez, J. A. Isolation of Chlamydia pneumonia from the coronary artery of a patient with coronary atherosclerosis. The Chlamydia pneumonia/Atherosclerosis Study Group. *Ann Intern Med* 1996;125: 979 - 982.

39. Danesh, J., et al. Chronic infections and coronary heart disease: is there a link? *Lancet* 1997;350: 430 - 436.

40. Gura, T. Infections: a cause of artery-clogging plaques? *Science* 1998;281: 35, 37.

41. Gaydos, C. A., et al. Replication of Chlamydia pneumoniae in vitro in human macrophages, endothelial cells, and aortic artery smooth muscle cells. *Infect Immun* 1996;64: 1614 - 1620.

42. Muhlestein, J. B. Chronic infection and coronary artery disease. *Med Clin North Am* 2000;84: 123 - 148.

43. Balin, B. J., et al. Identification and localization of Chlamydia pneumonia in the Alzheimer's brain. *Med Microbiol Immunol* 1998;187: 23 - 42.

44. Gerard, H. C., et al. Chlamydophila (Chlamydia) pneumonia in the Alzheimer's brain. *FEMS Immunol Med Microbiol* 2006;48: 355 - 366.

45. Little, C. S., et al. Chlamydia pneumoniae induces Alzheimer-like amyloid plaques in brains of BALA/c mice. *Neurobiol Aging* 2004;25: 419 - 429.

46. Volpi, A. Epstein-Barr virus and human herpesvirus type 8 infections of the central nervous system. *Herpes* 2004;11 Supple 2: 120A - 127A.

47. Zaiou, M. Multifunctional antimicrobial peptides: therapeutic targets in several human diseases. *J Mol Med* 2007;85: 317 - 329.

48. Hammer, N. D., et al. Amyloids: friend or foe? *J Alzheimers Dis* 2008;13: 407 - 419.

49. Nunomura, A., et al. Neurnoal death and survival under oxidative stress in Alzheimers and Parkinson diseases. *CNS Neurol Disord Drug Targets* 2007;6: 411 - 423.

50. Soscia, S. J., et al. The Alzheimer's disease-associated amyloid beta-protein is an antimicrobial peptide. *PLoS One* 2010;5: e9505.

51. Dominguez, D., et al. Phenotypic and biochemical analyses of BACE1-and BACE2-deficient mice. *J Biol Chem* 2005;280: 30797 - 30806.

52. Green, R. C., et al. Effect of tarenflurbil on cognitive decline and activities of daily living in patients with mild Alzheimer disease: a randomized controlled trial. *JAMA* 2009;302: 2557 – 2564.

53. Itzhaki, R. F., et al. Infiltration of the brain by pathogens causes Alzheimer's disease. *Neurobiol Aging* 2004;25: 619 – 627.

54. Miklossy, J., et al. Beta-amyloid deposition and Alzheimer's type changes induced by Borrelia spirochetes. *Neurobiol Aging* 2006;27: 228 – 236.

55. Kountouras, J., et al. Relationship between Helicobacter pylori infection and Alzheimer disease. *Neurology* 2006;66: 938 – 940.

56. Itzhaki, R. F., et al. Herpes simplex virus type 1 in brain and risk of Alzheimer's disease. *Lancet* 1997;349: 241 – 244.

57. Roberts, G. W., et al. Beta A4 amyloid protein deposition in brain after head trauma. *Lancet* 1991;338: 1422 – 1423.

58. Tesco, G., et al. Depletion of GGA3 stabilizes BACE and enhances beta-secretase activity. *Neuron* 2007;54: 721 – 737.

59. Xie, Z., et al. Isoflurane-induced apoptosis: a potential pathogenic link between delirium and dementia. *J Gerontol A Biol Sci Med Sci* 2006;61: 1300 – 1306.

60. Jang, H., et al. Highly pathogenic H5N1 influenza virus can enter the central nervous system and induce neuroinflammation and neurodegeneration. *Proc Natl Acad Sci USA* 2009;106: 14063-14068.

61. Halperin, J. J., et al. Immunologic reactivity against Borrelia burgdorferi in patients with motor neuron disease. *Arch Neurol* 1990;47: 586 – 594.

62. Konsman, J. P., et al. Cytokine-induced sickness behavior: mechanisms and implications. *Trends Neurosci* 2002;25: 154 – 159.

63. Cunningham, C., et al. Systemic inflammation induces acute behavioral and cognitive changes and accelerates neurodegenerative disease. *Biol Psychiatry* 2009; 65: 304 – 312.

64. Holmes, C., et al. Systemic inflammation and disease progression in Alzheimer disease. *Neurology* 2009;73: 768 – 774.

65. Aisen, P. S. the potential of anti-inflammatory drugs for the treatment of Alzheimer's disease. *Lancet Neurol* 2002;1: 279 – 284.

66. McGeer, P. L. and McGeer, D. G. NSAIDs and Alzheimer disease: epidemiological, animal model and clinical studies. *Neurobiol Aging* 2007;28: 639 – 647.

参考文献

第十一章　与牙科的关联

1. Mylonas, A. I., et al. Cerebral abscess of odontogenic origin. *J Craniomaxillofac Surg* 2007;35: 63 - 67.

2. Andersen, W. C. and Horton, H. L. Parietal lobe abscess after routine periodontal recall therapy. Report of a case. *J Periodontal* 1990;61: 243 - 247.

3. Baddour, H. M., et al. Frontal lobe abscess of dental origin. Report of a case. *Oral Surg Oral Med Oral Pathol* 1979;47: 303 - 306.

4. Marks, P. V., et al. Multiple brain abscesses secondary to dental caries and severe periodontal disease. *Br J Oral Maxillofac Surg* 1988;26: 244 - 247.

5. Renton, T. F., et al. Cerebral abscess complicating dental treatment. Case report and review of the literature. *Aust Dent J* 1996;41: 12 - 15.

6. Corson, M. A., et al. Are dental infections a cause of brain abscess? Case report and review of the literature. *Oral Dis* 2001;7: 61 - 65.

7. Marques da Silva, R., et al. Characterization of Streptococcus constellatus strains recovered from a brain abscess and periodontal pockets in an immunocompromised patient. *J Periodontal* 2004;75: 1720 - 1723.

8. Li, X., et al. Brain abscesses caused by oral infection. *Endod Dent Traumatol* 1999; 15: 95 - 101.

9. Zijlstra, E. E., et al. Pericarditis, pneumonia and brain abscess due to a combined Actinomyces-Actinobacillus actinomycetemcomitans infection. *J Infect* 1992;25: 83 - 878.

10. Craig, R. G., et al. Periodontal diseases — a modifiable source of systemic inflammation for the end-stage renal disease patient on haemodialysis therapy? *Nephrol Dial Transplant* 2007;22: 312 - 315.

11. Nibali, L., et al. Severe periodontitis is associated with systemic inflammation and a dysmetabolic status: a case-control study. *J Clin Periodontol* 2007;34: 931 - 937.

12. Tonetti, M, S., et al. Treatment of periodontitis and endothelial function. *N Engl J Med* 2007;356: 911 - 920.

13. US Department of Health and Human Services. Oral health in America: A report of the surgeon general. Rockville, MD: US and Department of Health and Human Services, National Institute of Dental and Craniofacial Research, National Institutes of Health;2000. Available at: http://www2.nider.nih.gov/sgr/sgrohweb/home.htm.

14. Lucas, V. and Roberts, G. J. Odontogenic bacteremia following tooth cleaning procedures in children. *Pediatr Dent* 2000;22: 96 - 100.

15. Rocas, I. N. , et al. Oral treponemes in primary root canal infections as detected by nested PCR. *Int Endod J* 2003;36: 20 - 26.

16. Miklossy, J. Chronic inflammation and amyloidogeneis in Alzheimer's disease — role of spirochetes. *Journal of Alzheimer's disease* 2008;13: 381 - 391.

17. MacDonald, A. B. and Miranda, J. M. Concurrent neocortical borreliosis and Alzheimer's disease. *Hum Pathol* 1987;18: 759 - 761.

18. Miklossy, J. , et al. Borrelia burgdorferi persists in the brain in chronic Lyme neuroborreliosis and may be associated with Alzheimer disease. *J Alzheimer's Dis* 2004;6: 1 - 11.

19. Miklossy, J. , et al. Beta-amyloid deposition and Alzheimer's type changes induced by Borrelia spirochetes. *Neurobiol Aging* 2006;27: 228 - 236.

20. Miklossy, J. Alzheimer's disease — a spirochetosis? *Neuroreport* 1993;4: 841 - 848.

21. Miklossy, J. The spirochetal etiology of Alzheimer's disease: a putative therapeutic approach in: *Alzheimer Disease: Therapeutic Strategies*. *Proceedings of the Third International Springfield Alzheimer Symposium*, Part I. Giacobini, E. , and Becker, R. , eds. Birkhauser Boston, Inc. , 1994, pp. 41 - 48.

22. Miklossy, J. , et al. Further morphological evidence for a spirochetal etiology of Alzheimer's disease. *Neuroreport* 1994;5: 1201 - 1204.

23. Miklossy, J. , et al. Senile plaques, neurofibrillary tangles and neuropil threads contain DNA? *J Spirochetal and Tick-borne Dis* 1995;2: 1 - 5.

24. Miklossy, J. , et al. bacterial peptidoglycan in neuritic plaques in Alzheimer's disease. *Alzheimer's Res* 1996;2: 95 - 100.

25. Miklossy, J. Chronic inflammation and amyloidogenesis in Alzheimer's disease: putative role of bacterial peptidoglycan, a potent inflammatory and amyloidogenic factor. *Alzheimer's Dis Rev* 1998;3: 345 - 351.

26. Riviere, G. R. , et al. Molecular and immunological evidence of oral Treponema in the human brain and their association with Alzheimer's disease. *Oral Microbiol Immunol* 2002;17: 113 - 118.

27. Miklossy, J. Alzheimer's disease — a spirochetosis? *Neuroreport* 1993;4: 841 - 848.

28. Itzhaki, R. F. and Wozniak, M. A. Herpes simplex virus type 1 in Alzheimer's disease: The enemy within. *Journal of Alzheimer's Disease* 2008;13: 393 - 405.

29. Riviere, G. R. , et al. Molecular and immunological evidence of oral Treponema in the human brain and their association with Alzheimer's disease. *Oral Microbial Immunol* 2002;17: 113 - 118.

30. Balin, B. J. , et al. Chlamydophila pneumoniae and the etiology of late-onset

Alzheimer's disease. *Journal of Alzheimer's disease* 2008;13: 371 – 380.

31. Nguyen, A. M., et al. Detection of Helicobacter pylori in dental plaque by reverse transcription-polymerase chain reaction. *J Clin Microbiol* 1993;31: 783 – 787.

32. Kountouras, J., et al. Eradication of Helicobacter pylori may be beneficial in the management of Alzheimer's disease. *J Neurol* 2009;2556: 758 – 767.

33. Kountouras, J., et al. Increased cerebrospinal fluid Helicobacter pylori antibody in Alzheimer's disease. *Int J Neurosci* 2009;119: 765 – 777.

34. Miklossy, J. Chronic inflammation and amyloidogeneis in Alzheimer's disease — role of spirochetes. *Journal of Alzheimer's disease* 2008;13: 381 – 391.

35. Shapira, L., et al. Effects of Porphyromonas gingivalis on the central nervous system: activation of glial cells and exacerbation of experimental autoimmune encephalomyelitis. *J Periodontal* 2002;73: 511 – 516.

36. McGrother, C. W., et al. Multiple sclerosis, dental caries and fillings: a case-control study. *Br Dent J* 1999;187: 261 – 264.

37. Jones, J. A., et al. Caries incidence in patients with dementia. *Gerodontology* 1993; 10: 76 – 82.

38. Comfort, A. O., et al. Dental health of Fiji institutionalized elderly(2003). *Pac Health Dialog* 2004;11: 38 – 43.

39. Shimazaki, Y., et al. Influence of dentition status on physical disability, mental impairment, and mortality in institutionalized elderly people. *J Dent Res* 2001;80: 340 – 345.

40. Stewart, R. and Hirani, V. Dental health and cognitive impairment in an English national survey population. *J Am Geriatr Soc* 2007;55: 1410 – 1414.

41. Noble, J. M., et al. Periodontitis is associated with cognitive impairment among older adults: analysis of NHANES – Ⅲ. *J Neurol Neurosurg Psychiatry* 2009;80: 1206 – 1211.

42. Ellefsen, B., et al. Caries prevalence in older persons with and without dementia. *J Am Geriatr Soc* 2008;56: 59 – 67.

43. Schwarz, J. H., et al. Increased periodontal pathology in Parkinson's disease. *Journal of Neurology* 2006;253: 608 – 611.

44. Hanaoka, A. and Kashihara, K. Increased frequencies of caries, periodontal disease and tooth loss in patients with Parkinson's disease. *Journal of Clinical Neuroscience* 2009;16: 1279 – 1282.

45. Galata, G. Results in a case of Parkinson's disease due to alveolar pyorrhea, treated with bismuth by parenteral route. *Policlinico Prat* 1964;71: 220 – 223.

46. Stein, P. S., et al. Tooth loss, dementia and neuropathology in the Nun Study. *J Am Dent Assoc* 2007;138: 1314 – 1322.

47. Kim, J. M., et al. Dental health, nutritional status and recent-onset dementia in a Korean community population. *Int J Geriatr Psychiatry* 2007;22: 850 – 855.

48. Ogihara, R., et al. ADL and actual life styles of all Japanese centenarians as determined by a visitation interview survey. *Nippon Koshu Eisei Zasshi* 2000;47: 275 – 283.

49. Kondo, K., et al. A case-control study of Alzheimer's disease in Japan — significance of life-styles. *Dementia* 1994;5: 314 – 326.

50. Gatz, M., et al. Potentially modifiable risk factors for dementia in identical twins. *Alzheimer Dement* 2006;2: 110 – 117.

51. Pihlstrom, B. L., et al. Periodontal diseases. *Lancet* 2005;366: 1809 – 1820.

52. Kamer, A. R., et al. Inflammation and Alzheimer's disease: possible role of periodontal diseases. *Alzheimers Dement* 2008;4: 242 – 250.

53. Pucher, J. and Stewart, J. Periodontal disease and diabetes mellitus. *Curr Diab Rep* 2004;4: 46 – 50.

54. Iacopino, A. M. Periodontitis and diabetes interrelationships: role of inflammation. *Ann Periodontol* 2001;6: 125 – 137.

55. Mealey, B. L. and Rose, L. F. Diabetes mellitus and inflammatory periodontal diseases. Curr *Opin Endocrinol Diabetes Obes* 2008;15: 135 – 141.

56. Meining, G. E. *Root Canal Cover-Up*. Price-Pottenger Nutrition Foundation: La Mesa, CA, 1998.

第十二章　胆固醇对您有益

1. White, P. D. Perspectives. *Prog Cardiovascular Dis* 1971;14: 249.

2. Siri-Tarino, P. W., et al. Meta-analysis of prospective cohort studies evaluating the association of saturated fat with cardiovascular disease. *Am J Clin Nutr* 2010;91: 535 – 546.

3. http://www.second-opinions.co.uk/cholesterol_myth_1.html.

4. Ravnskov, U. *The Cholesterol Myths: Exposing the Fallacy that Saturated Fat and Cholesterol Cause Heart Disease*. New Trends Publishing, Washington, DC 2000.

5. Krumholz, H. M. Lack of association between cholesterol and coronary heart disease and morbidity and all-cause mortality in persons older than 70 years. *JAMA* 1994;272: 1335 – 1340.

参考文献

6. Schatz, I. J., et al. Cholesterol and all-cause mortality in elderly people from the Honolulu Heart Program: a cohort study. *Lancet* 2001;358: 351 – 355.

7. Anderson, K. M., et al. Cholesterol and mortality, 30 years of follow-up from the Framingham Study. *JAMA* 1987;257: 2176 – 2180.

8. Garrett, H. E., et al. Serum cholesterol values in patients treated surgically for atherosclerosis. *JAMA* 1964;189: 655 – 659.

9. Sachdeva, A., et al. Lipid levels in patients hospitalized with coronary artery disease: an analysis of 136, 905 hospitalizations in Get With The Guidelines. *Am Heart J* 2009;157: 111 – 117.

10. Al-Mallah, M. H., et al. Low admission LDL-cholesterol is associated with increased 3-year all-cause mortality in patients with non ST segment elevation myocardial infarction. *Cardio J* 2009;16: 227 – 233.

11. Mehta, J.L., et al. Interactive role of infection, inflammation and traditional risk factors in atherosclerosis and coronary artery disease. *J Am Coll Cardiol* 1998;31: 1217 – 1225.

12. Koening, W. Atherosclerosis involves more than just lipids: focus on inflammation. *Eur Heart J* 1999;Suppl T: T19-T26.

13. Ross, R. Atherosclerosis — an inflammatory disease. *N Engl J Med* 1999;34: 115- 126.

14. Gutteridge, J. M. C. and Halliwell, B. *Antioxidants in Nutrition, Health, and Disease*. Oxford University Press, Oxford, 1994.

15. Addis, P. B. and Warner, G.J. Free Radicals and Food Additives. Aruoma, O. I. and Halliwell. B. eds. Taylor and Francis, London, 1991.

16. Muldoon, M. F., et al. Immune system differences in men with hypo-or hypercholesterolemia. *Clin Immunol Immunopathol* 1997;84: 145 – 149.

17. Weinstock, C., et al. Low density lipoproteins inhibit endotoxin activation of monocytes. *Arterioscler Thromb Vasc Biol* 1992;12: 341 – 347.

18. Feingold, K. R., et al. Role for circulating lipoproteins in protection from endotoxin toxicity. *Infect Immun* 1995;63: 2041 – 2046.

19. Bhakdi, S., et al. Binding and partial inactivation of Staphylococcus aureus a-toxin by human plasma low density lipoprotein. *J Biol Chem* 1983;258: 5899 – 5904.

20. Sivas, F., et al. Serum lipid profile: its relationship with osteoporotic vertebrae fractures and bone mineral density in Turkish post-menopausal women. *Rheumatol Int* 2009;29: 885 – 890.

21. Pfrieger, F. W. Role of cholesterol in synapse formation and function *Biochem*

Biophy Acta 2003;1610: 271 - 280.

22. Tong, J., et al. A scissors mechanism for stimulation of SNARE-mediated lipid mixing by cholesterol. *Proc Natl Acad Sci USA* 2009;106: 5141 - 5146.

23. Bjorkhem, I. and Meaney, S. Brain cholesterol: Long secret life behind a barrier. *Arteriosclerosis Thrombosis and Vascular Biology* 2004;24: 806 - 815.

24. Wainwright, G., et al. Cholesterol-lowering therapy and cell membranes. Stable plaque at the expense of unstable membranes? *Arch Med Sci* 2009;5: 289 - 295.

25. Klopfleisch, S., et al. Negative impact of statins on oligodendrocytes and myelin formation in vitro and in vivo. *J Neurosci* 2008;28: 13609 - 13614.

26. Goritz, C., et al. Role of glia-derived cholesterol in synaptogenesis: new revelations in the synapse-gila affair. *J Physiol Paris* 2002;96: 257 - 263.

27. Fan, Q. W., et al. Cholesterol-dependent modulation of tau phosphorylation in cultured neurons. *Journal of Neurochemistry* 2001;76: 391 - 400.

28. Koudinov, A. R. and Koudinova, N. V. Cholesterol, synaptic function and Alzheimer's disease. *Pharmacopsychiatry* 2003;36: S107 - S112.

29. Abad-Rodriguez, J., et al. Neuronal membrane cholesterol loss enhances amyloid peptide generation. *Journal of Cell Biology* 2004;167: 953 - 960.

30. Dayton, S., et al. A controlled clinical trial of a diet high in unsaturated fat in preventing complications of atherosclerosis. *Circulation* 1969;40: 1 - 63.

31. Dorr, A. E., et al. Colestipol hydrochloride in hypercholesterolemic patients — effect on serum cholesterol and mortality. *Journal of Chronic Disease* 1978; 31: 5 - 14.

32. Muldoon, M. F., et al. Lowering cholesterol concentrations and mortality: a quantitative review of primary prevention trials. *British Medical Journal* 1990;301: 309 - 314.

33. Lindberg, G., et al. Low serum cholesterol concentration and short term mortality from injuries in men and women. *BMJ* 1992;305: 277 - 279.

34. Muldoon, M. F., et al. Randomized trial of the effects of simvastatin on cognitive functioning in hypercholesterolemic adults. *Am J Med* 2004;117: 823 - 829.

35. King, D. S., et al. Cognitive impairment associated with atorvastatin and simvastatin. *Pharmacotherapy* 2003;23: 1663 - 1667.

36. Wagstaff, L. R., et al. Statin-associated memory loss: analysis of 60 case reports and review of the literature. *Pharmacotherapy* 2003;23: 871 - 880.

37. Orsi, A., et al. Simvastatin-associated memory loss. *Pharmacotherapy* 2001; 21: 767 - 769.

参考文献

38. Muldoon, M. F., et al. Effects of lovastatin on cognitive function and psychological well-being. *Am J Med* 2000;108: 538 – 546.

39. Meske, V., et al. Blockade of HMG-CoA reductase activity causes changes in microtubule-stabilizing protein tau via suppression of geranylgeranylpyrophosphate formation: implications for Alzheimer's disease. *Eur J Neurosci* 2003;17: 93 – 102.

40. McGuinness B., et al. Statins for the prevention of dementia. *Cochrane Database of Systematic Reviews* 2009, Apr 15;(2): CD003160.

41. Arvanitakis, Z., et al. Statins, incident Alzheimer disease, change in cognitive function, and neuropathology. *Neurology* 2008;70: 1795 – 1802.

42. Szwast, S. J., Hendrie H. C., et al. Association of statin use with cognitive decline in elderly African Americans. *Neurology* 2007;69: 1873 – 1880.

43. Edwards, I. R., et al. Statins, neuromuscular degenerative disease and an amyotrophic lateral sclerosis-like syndrome: an analysis of individual case safety reports from vigibase. *Drug Safety* 2007;30: 515 – 525.

44. Huang, X., et al. Lower low-density lipoprotein cholesterol levels are associated with Parkinson's disease. *Mov Disord* 2007;22: 377 – 381.

45. Sattar, N., et al. Statins and risk of incident diabetes: a collaborative meta-analysis of randomized statin trials. *Lancet* 2010;375: 735 – 742.

46. Golomb, B. A. and Evans, M. A. Statin adverse effects: a review of the literature and evidence for a mitochondrial mechanism. *Am J Cardiovasc Drugs* 2008; 8: 373 – 418.

47. Amarenco, P., et al. Stroke Prevention by Aggressive Reduction in Cholesterol Levels (SPARCL) investigators. High-dose atorvastatin after stroke or transient ischemic attack. *N Engl J Med* 2006;355: 549 – 559.

48. Vergouwen, M. D., et al. Statin treatment and the occurrence of hemorrhagic stroke in patients with a history of cerebrovascular disease. *Stroke* 2008;39: 497 – 502.

49. Burger, M. *Altern und Krankheit*, *3rd Ed*. Georg Thieme, Leipzig, 1957.

50. Corrigan F. M., et al. Dietary supplementation with zinc sulphate, sodium selenite and fatty acids in early dementia of Alzheimer's Type Ⅱ: Effects on lipids. *J Nutr Med* 1991;2: 265 – 271.

51. Elias PK, et al. Serum Cholesterol and Cognitive Performance in the Framingham Heart Study. *Psychosom Med* 2005;67: 24 – 30.

52. Lepara, O., et al. Decreased serum lipids in patients with probable Alzheimer's disease. *Bosn J Basic Med Sci* 2009;9: 215 – 220.

53. Mason, R. P., et al. Evidence for changes in the Alzheimer's disease brain cortical membrane structure mediated by cholesterol. *Neurobiol Aging* 1992;13: 413 - 419.

54. Ledesma, M. D., et al. Raft disorganization leads to reduced plasmin activity in Alzheimer's disease brains. *EMBO Rep* 2003;4: 1190 - 1196.

55. Abad-Rodriguez, J., et al. Neuronal membrane cholesterol loss enhances amyloid peptide generation. *J Cell Biol* 2004;167: 953 - 960.

56. Dupuis, L., et al. Dyslipidemia is a protective factor in amyotrophic lateral sclerosis. *Neurology* 2008;70: 1004 - 1009.

57. Lamperti, E. Decreased concentration of low density lipoprotein cholesterol in patients with parkinson's disease. In: Musanti R, Rocca N, Ghiselli G, Parati E, editors. *Clinical Research* 1991;39: 401A.

58. Huang, X., et al. Lower low-density lipoprotein cholesterol levels are associated with Parkinson's disease. *Mov Disord* 2007;22: 377 - 381.

59. Huang, X., et al. Low LDL cholesterol and increased risk of Parkinson's disease: prospective results from Honolulu-Asia Aging Study. *Mov Disord* 2008;23: 1013 - 1018.

60. Mielke, M. M., et al. High total cholesterol levels in late life associated with a reduced risk of dementia. *Neurology* 2005;64: 1689 - 1695.

61. West, R., et al. Better memory functioning associated with higher total and low-density lipoprotein cholesterol levels in very elderly subjects without the apolipoprotein e4 allele. *Am J Geriatr Psychiatry* 2008;16: 781 - 785.

62. Lee, D. Y., et al. Combination of clinical and neuropsychologic information as a better predictor of the progression of Alzheimer disease in questionable dementia individuals. *Am J Geriatr Psychiatry* 2006;14: 130 - 138.

63. Howland, D. S., et al. Modulation of secreted beta-amyloid precursor protein and amyloid beta-peptide in brain by cholesterol. *J Biol Chem* 1998;273: 16576 - 16582.

第十三章 酮奇迹

1. Cahill, G. F. Jr. and Veech, R. L. Ketoacids? Good medicine? *Trans Am Clin Climatol Assoc* 2003;114: 149 - 161.

2. Liu. Y. M., et al. A prospective study: growth and nutritional status of children treated with the ketogenic diet. *J Am Diet Assoc* 2003;103: 707 - 712.

3. Sharman, M. J., et al. A ketogenic diet favorably affects serum biomarkers for cardiovascular disease in normal-weight men. *J Nutr* 2002;132: 1879 - 1885.

4. Dashti, H. M., et al. Long term effects of ketogenic diet in obese subjects with high

参考文献

即
时
遏
止

阿
尔
兹
海
默
症

cholesterol level. *Mol Cell Biochem* 2006;286: 1 - 9.

5. Patel, A., et al. Long-term outcomes of children treated with the ketogenic diet in the past. *Epilepsia* 2010;Feb 1, Epub ahead of print.

6. Kossoff, E. H., et al. Ketogenic diets: an update for child neurologists. *J Child Neurol* 2009;24: 979 - 988.

7. Kinsman, S. L., et al. Efficacy of the ketogenic diet for intractable seizure disorders: review of 58 cases. *Epilepsia* 1992;33: 1132 - 1136.

8. Nordli, D. R. Jr., et al. Experience with the ketogenic diet in infants. *Pediatrics* 2001;108: 129 - 133.

9. Pulsifer, M. B., et al. Effects of ketogenic diet on development and behavior: preliminary report of a prospective study. *Developmental Medicine and Child Neurology* 2001;43: 301 - 306.

10. Husain, A. M., et al. Diet therapy for narcolepsy. *Nuerology* 2004;62: 2300 - 2302.

11. Nebeling, L. C., et al. Effects of a ketogenic diet on tumor metabolism and nutritional status in pediatric oncology patients: two case reports. *Journal of the American College of Nutrition* 1995;14: 202 - 208.

12. Seyfried, T. N. and Mukherjee, P. Targeting energy metabolism in brain cancer: review and hypothesis. *Nutrition and Metabolism*(*London*) 2005;21: 30.

13. Evangeliou, A., et al. Application of a ketogenic diet in children with autistic behavior: pilot study. *J Child Neurol* 2003;18: 113 - 118.

14. Strahlman, R. S. Can ketosis help migraine sufferers? A case report. *Headache* 2006;46: 182.

15. Murphy, P. et al. The antidepressant properties of the ketogenic diet. *Biological Psychiatry* 2004;56: 981 - 983.

16. Kossoff, E. H., et al. Ketogenic diets: an update for child neurologists. *J Child Neurol* 2009;24: 979 - 988.

17. Mavropoulos, J. C., et al. The effects of a low-carbohydrate, ketogenic diet on the polycystic ovary syndrome: a pilot study. *Nutrition and Metabolism*(*London*) 2005; 2: 35.

18. Yancy, W. S., et al. A low-carbohydrate, ketogenic diet to treat type 2 diabetes. *Nutrition and Metabolism* (*London*) 2005;2: 34.

19. Minassian, B. A., et al. Mutations in a gene encoding a novel protein tyrosine phosphatase cause progressive myoclonic epilepsy. *Nat Genet* 1998;20: 171 - 174.

20. Longo, N., et al. Progressive decline in insulin levels in Rabson-Mendenhall syndrome. *J Clin Endocrinol Metab* 1999;84: 2623 - 2629.

21. Veech, R. L. The therapeutic implications of ketone bodies: the effects of ketone bodies in pathological conditions: ketosis, ketogenic diet, redox states, insulin resistance, and mitochondrial metabolism. *Prostaglandins, Leukotrienes and Essential Fatty Acids* 2004; 70: 309 – 319.

22. Lardy, H. A., et al. The metabolism of bovine epididymal spermatozoa. *Arch Biochem* 1945;6: 41 – 51.

23. Beck, S. A. and Tisdale, M. J. Nitrogen excretion in cancer cachexia and its modification by a high fat diet in mice. *Cancer Res* 1989;49: 3800 – 3804.

24. Nebeling, L. C. and Lerner, E. Implementing a ketogenic diet based on medium-chain triglyceride oil in pediatric patients with cancer. *J Am Diet Assoc* 1995;95: 693 – 697.

25. Nebeling, L. C., et al. Effects of a ketogenic diet on tumor metabolism and nutritional status in pediatric oncology patients: two case reports. *J Am Coll Nutr* 1995;86: 202 – 208.

26. Seyfried, T. N., et al. Role of glucose and ketone bodies in the metabolic control of experimental brain cancer. *British Journal of Cancer* 2003;89: 1375 – 1382.

27. Mukherjee, P., et al. Dietary restriction reduces angiogenesis and growth in an orthotopic mouse brain tumour model. *Br J Cancer* 2002;86: 1615 – 1621.

28. Fife, B. *Coconut Cures: Preventing and Treating Common Health Problems with Coconut*. Piccadilly Books, Ltd;Colorado Springs, CO, 2005.

29. Hasselbalch, S. G., et al. Changes in cerebral blood flow and carbohydrate metabolism during acute hyperketonemia. *Am J Physiol* 1996;270: E746 – E751.

30. Marie, C., et al. Fasting prior to transient cerebral ischemia reduces delayed neuronal necrosis. *Metab Bran Dis* 1990;5: 65 – 75.

31. Prins, M. L., et al. Increased cerebral uptake and oxidation of exogenous âHB improves ATP following traumatic brain injury in adult rats. *J Neurochem* 2004;90: 666 – 672.

32. Suzuki, M., et al. Effect of â-hydroxybutyrate, a cerebral function improving agent, on cerebral hypoxia, anoxia and ischemia in mice and rats. *Jpn J Pharmacol* 2001;87: 143 – 150.

33. Twyman, D. Nutritional management of the critically ill neurologic patient. *Crit Care Clin* 1997;13: 39 – 49.

34. Calon, B., et al. Long-chain versus medium and long-chain triglyceride-based fat emulsion in parental nutrition of severe head trauma patients. *Infusionstherapie* 1990;17: 246 – 248.

参考文献

阿尔兹海默症

35. Gasior, M., et al. Neuroprotective and disease-modifying effects of the ketogenic diet. *Behav Pharmacol* 2006;17: 431 – 439.

36. Van der Auwera, I., et al. A ketogenic diet reduces amyloid beta 40 and 42 in mouse model of Alzheimer's disease. *Nutrition* 2005;2: 28.

37. Zhao, Z., et al. A ketogenic diet as a potential novel therapeutic intervention in amyotrophic lateral sclerosis. *BMC Neuroscience* 2006;7: 29.

38. Duan, W., et al. Dietary restriction normalizes glucose metabolism and BDNF levels, slows disease progression, and increases survival in huntingtin mutant mice. *Proc Natl Acad Sci USA* 2003;100: 2911 – 2916.

39. Kashiwaya, Y., et al. D-beta-hydroxybutyrate protects neurons in models of Alzheimer's and Parkinson's disease. *Proc Natl Acad Sci USA* 2000;97: 5440 – 5444.

40. Tieu, K., et al. D-beta-hydroxybutyrate rescues mitochondrial respiration and mitigates features of Parkinson disease. *J Clin Invest* 2003;112: 892 – 901.

41. VanItallie, T.B., et al. Treatment of Parkinson disease with diet-induced hyperketonemia: a feasibility study. *Neurology* 2005;64: 728 – 730.

42. Van der Auwera, I., et al. A ketogenic diet reduces amyloid beta 40 and 42 in a mouse model of Alzheimer's disease. *Nutr Metab(London)* 2005;2: 28.

43. Studzinski, C.M., et al. Induction of ketosis may improve mitochondrial function and decrease steady-state amyloid-beta precursor protein(AAPP) levels in the aged dog. *Brain Res* 2008;1226: 209 – 217.

44. Costantini, L.C., et al. Hypometabolism as a therapeutic target in Alzheimer's disease. *BMC Neuroscience* 2008;9: S16.

45. Suzuki, M., et al. Beta-hydroxybutyrate, a cerebral function improving agent, protects rat brain against ischemic damage caused by permanent and transient focal cerebral ischemia. *Jpn J Phamacol* 2002;89: 36 – 43.

46. Suzuki, M., et al. Effect of beta-hydroxybutyrate, a cerebral function improving agent, on cerebral hypoxia, anoxia and ischemia in mice and rats. *Jpn J Phamacol* 2001;87: 143 – 150.

47. Imamura, K., et al. D-beta-hydroxybutyrate protects dopaminergic SH-SY5Y cells in a rotenone model of Parkinson's disease. *J Neuroscie Res* 2006;84: 1376 – 1384.

48. Maalouf, M., et al. The neuroprotective properties of calorie restriction, the ketogenic diet, and ketone bodies. *Brain Res Rev* 2009;59: 293 – 315.

49. Koper, J.W., et al. Acetoacetate and glucose as substrates for lipid synthesis for rat brain oligodendrocytes and astrocytes in serum-free culture. *Biochim Biophys Acta* 1984;796: 20 – 26.

50. Robinson, A. M. and Williamson, D. H. Physiological roles of ketone bodies as substrates and signals in mammalian tissues. *Physiol Rev* 1980;60: 143 – 187.

51. Veech, R. L., et al. Ketone bodies, potential therapeutic uses. *IUBMB Life* 2001; 51: 241 – 247.

52. Kirsch, J. R., et al. Butanediol induced ketosis increases tolerance to hypoxia in the mouse. *Stroke* 1980;11: 506 – 513.

53. Suzuki, M., et al. Effect of beta-hydroxybutyrate, a cerebral function improving agent, on cerebral hypoxia, anoxia, and ischemia in mice and rats. *Jpn J Pharmacol* 2001;87: 143 – 150.

54. Chance, B., et al. Hydroperoxide metabolism in mammalian organs. *Physiol Rev* 1979;59: 527 – 605.

55. Kashiways, Y., et al. D-â-hydroxybutyrate protects neurons in models of Alzheimer's and Parkinson's disease. *Proc Natl Acad Sci USA* 2000;97: 5440 – 5444.

56. Schwartzkroin, P. A. Mechanisms underlying the anti-epileptic efficacy of the ketogenic diet. *Epilepsy Res* 1999;37: 171 – 180.

57. Kossoff, E. H., et al. Efficacy of the ketogenic diet for infantile spasms. *Pediatrics* 2002;109: 780 – 783.

58. Husain, A. M., et al. Diet therapy for narcolepsy. *Nuerology* 2004;62: 2300 – 2302.

59. Evangeliou, A., et al. Application of a ketogenic diet in children with autistic behavior: pilot study. *J Child Neurol* 2003;18: 113 – 118.

60. Strahlman, R. S. Can ketosis help migraine sufferers? A case report. *Headache* 2006;46: 182.

61. Murphy, P. et al. The antidepressant properties of the ketogenic diet. *Biological Psychiatry* 2004;56: 981 – 983.

62. Prins, M. L., et al. Increased cerebral uptake and oxidation of exogenous âHB improves ATP following traumatic brain injury in adult rats. *J Neurochem* 2004;90: 666 – 672.

63. Reger, M. A., et al. Effects of beta-hydroxybutyrate on cognition in memory-impaired adults. *Neurobiol Aging* 2004;25: 311 – 314.

64. VanItallie, T. B., et al. Treatment of Parkinson disease with diet-induced hyperketonemia: a feasibility study. *Neurology* 2005;64: 728 – 730.

65. Duan, W., et al. Dietary restriction normalizes glucose metabolism and BDNF levels, slows disease progression, and increases survival in huntingtin mutant mice. *Proc Natl Acad Sci USA* 2003;100: 2911 – 2916.

66. Zhao, Z., et al. A ketogenic diet as a potential novel therapeutic intervention in

参考文献

435

amyotrophic lateral sclerosis. *BMC Neuroscience* 2006;7: 29.

67. Page, K. A., et al. Medium chain fatty acids improve cognitive function in intensively treated type 1 diabetic patients and support the in vitro synaptic transmission during acute hypoglycemia. *Diabetes* 2009;58: 1237 – 1244.

68. Sokoloff, L. Metabolism of ketone bodies by the brain. *Ann Rev Med* 1973;24: 271 – 280.

69. Yeh, Y. Y. and Zee, P. Relation of ketosis to metabolic changes induced by acute medium-chain triglyceride feeding in rats. *J Nutr* 1976;106: 58 – 67.

70. Tantibhedhyangkul, P., et al. Effects of ingestion of long-chain and medium-chain triglycerides on glucose tolerance in man. *Diabetes* 1967;16: 796 – 799.

71. Kashiwaya, Y., et al. Substrate signaling by insulin: a ketone bodies ratio mimics insulin action in heart. *Am J Cardiol* 1997;80: 50A – 60A.

72. Seyfried, T. N., et al. Role of glucose and ketone bodies in the metabolic control of experimental brain cancer. *British Journal of Cancer* 2003;89: 1375 – 1382.

73. Nebeling, L. C., et al. Effects of a ketogenic diet on tumor metabolism and nutritional status in pediatric oncology patients: two case reports. *J Am Coll Nutr* 1995;86: 202 – 208.

74. Kashiwaya, Y., et al. Substrate signaling by insulin: a ketone bodies ratio mimics insulin action in heart. *Am J Cardiol* 1997;80: 50A – 60A.

75. Suzuki, M., et al. Beta-hydroxybutyrate, a cerebral function improving agent, protects rat brain against ischemic damage caused by permanent and transient focal cerebral ischemia. *Jpn J Phamacol* 2002;89: 36 – 43.

76. Alam, H. B., et al. Ketone Ringer's solution attenuates resuscitation induced apoptosis in rat lungs. *5th World Congress on Trauma, Shock, Inflammation, and Sepsis* 2000, 63 – 66.

77. Hiraide, A., et al. Effect of 3-hydroxybutyrate on posttraumatic metabolism in man. *Surgery* 1991;109: 176 – 181.

78. Mavropoulos, J. C., et al. The effects of a low-carbohydrate, ketogenic diet on the polycystic ovary syndrome: a pilot study. *Nutrition and Metabolism* (*London*) 2005: 2: 35.

79. Lardy, H. A. and Phillips, P. H. Studies of fat and carbohydrate oxidation in mammalian spermatozoa. *Arch Biochem* 1945;6: 53 – 61.

80. Yancy, W. S., et al. A low-carbohydrate, ketogenic diet versus a low-fat diet to treat obesity and hyperlipidemia: a randomized, controlled trial. *Ann Intern Med* 2004;140: 769 – 777.

81. Cahill, G. F. Jr. and Veech, R. L. Ketoacids? Good Medicine? *Transactions of the American Clinical and Climatological Association* 2003;114: 149 – 163.

82. Fontana, L. Neuroendocrine factors in the regulation of inflammation: excessive adiposity and calorie restriction. *Exp Gerontol* 2009;44: 41 – 45.

83. Kaunitz, H. and Johnson, R. E. Influence of dietary fats on disease and longevity. In: Chavez, A., Bourges, H., Basta, S., eds. Proceedings of the 9th International Congress on Nutrition, Mexico, 1972. Basel: Karger,1975;1: 362 – 373.

84. Costantini, L. C., et al. Hypometabolism as a therapeutic target in Alzheimer's disease. *BMC Neuroscience* 2008;9: S16.

第十四章　脂肪的真相

1. Brunner, J., et al. Cholesterol, Omega-3 fatty acids, and suicide risk: empirical evidence and pathophysiological hypotheses. *Fortschr Neurol Psychiatr* 2001;69: 460 – 467.

2. Colin, A., et al. Lipids, depression and suicide. *Encephale* 2003;29: 49 – 58.

3. Wells, A. S., et al. Alterations in mood after changing to a low-fat diet. *Br J Nutr* 1998;79: 23 – 30.

4. http://en.wikipedia.org/wiki: Life_expectancy.

5. McGee, D., et al. The relationship of dietary fat and cholesterol to mortality in 10 years: the Honolulu Heart Program. *Int J Epidemiol* 1985;14: 97 – 105.

6. Okamoto, K., et al. Nutritional status and risk of amyotrophic lateral sclerosis in Japan. *Amyotroph Lateral Scler* 2007;8: 300 – 304.

7. Forsythe, C. E., et al. Comparison of low fat and low carbohydrate diets on circulating fatty acid composition and markers of inflammation. *Lipids* 2008;43: 65 – 77.

8. Prior, I. A. Cholesterol, coconuts, and diet on Polynesian atolls: a natural experiment: the Pukapuka and Tokelau island studies. *Am J Clin Nutr* 1981;34: 1552 – 1561.

9. Mendis, S., et al. Cardiovascular risk factors in a Melanesian population apparently free from stroke and ischaemic heart disease: the Kitava study. *J Intern Med* 1994; 236: 331 – 340.

10. Mendis, S. Coronary heart disease and coronary risk profile in a primitive population. *Trop Geogr Med* 1991;43: 199 – 202.

11. Davis, G. P. and Park, E. *The Heart: The Living Pump*. Torstar Books, New York, 1983.

12. Aruoma, O. I. and Halliwell, B. eds. *Free Radicals and Food Additives*. Taylor and

Francis, London, 1991.

13. Harman, D., et al. Free radical theory of aging: effect of dietary fat on central nervous system function. *J Am Geriatr Soc* 1976;24: 301 – 307.

14. Seddon, J. M., et al. Dietary fat and risk for advanced age-related macular degeneration. *Arch Ophthalmol* 2001;119: 1191 – 1199.

15. Ouchi, M., et al. A novel relation of fatty acid with age-related macular degeneration. *Ophthalmologica* 2002;216: 363 – 367.

16. Sheddon, J. M., et al. Progression of age-related macular degeneration: association with dietary fat, transunsaturated fat, nuts, and fish intake. *Arch Ophthalmol* 2003; 121: 1728 – 1737.

17. Tewfik, I. H., et al. The effect of intermittent heating on some chemical parameters of refined oils used in Egypt. A public health nutrition concern. *Int J Food Sci Nutr* 1998;49: 339 – 342.

18. Jurgens, G., et al. Immunostaining of human autopsy aortas with antibodies to modified apolipoprotein B and apoprotein(a). *Arterioscler Thromb* 1993;13: 1689 – 1699.

19. Srivastava, S., et al. Identifcation of cardiac oxidoreductase(s) involved in the metabolism of the lipid peroxidation-derived aldehyde – 4 – hydroxynonenal. *Biochem J* 1998;329: 469 – 475.

20. Nakamura, K., et al. Carvedilol decreases elevated oxidative stress in human failing myocardium. *Circulation* 2002;105: 2867 – 2871.

21. Pratico, D. and Delanty, N. Oxidative injury in diseases of the central nervous system: focus on Alzheimer's disease. *The American Journal of Medicine* 2000;109: 577 – 585.

22. Markesbery, W. R. and Carney, J. M. Oxidative alterations in Alzheimer's disease. *Brain Pathology* 1999;9: 133 – 146.

23. Kritchevsky, D. and Tepper, S. A. Cholesterol vehicle in experimental atherosclerosis. 9. Comparison of heated corn oil and heated olive oil. *J Atheroscler Res* 1967;7: 647 – 651.

24. Raloff, J. 1996. Unusual fats lose heart-friendly image. *Science News* 1996;150: 87.

25. Mensink, R. P. and Katan, M. B. 1990. Effect of dietary trans fatty acids on high-density and low-density lipoprotein cholesterol levels in healthy subjects. *N Eng J Med* 323(7): 439.

26. Willett, W. C., et al. 1993. Intake of trans fatty acids and risk of coronary heart disease among women. *Lancet* 341(8845): 581.

438

27. Booyens, J. and Louwrens, C. C. The Eskimo diet. Prophylactic effects ascribed to the balanced presence of natural cis unsaturated fatty acids and to the absence of unnatural trans and cis isomers of unsaturated fatty acids. *Med Hypoth* 1986; 21: 387.

28. Grandgirard, A., et al. Incorporation of trans long-chain n − 3 polyunsaturated fatty acids in rat brain structures and retina. *Lipids* 1994;29: 251 − 258.

29. Pamplona, R., et al. Low fatty acid unsaturation: a mechanism for lowered lipoperoxidative modification of tissue proteins in mammalian species with long life spans. *J Gerontol A Biol Sci Med Sci* 2000;55: B286 − B291.

30. Cha, Y.S. and Sachan, D. S. Oppostie effects of dietary saturated and unsaturated fatty acids on ethanol-pharmacokinetics, triglycerides and carnitines. *J Am Coll Nutr* 1994;13: 338 − 343.

31. Siri-Tarino, P. W., et al. Meta-analysis of prospective cohort studies evaluating the association of saturated fat with cardiovascular disease. *American Journal of Clinical Nutrition* 2010;91: 535 − 546.

第十五章　终极健脑食物

1. Turner, N., et al. Enhancement of muscle mitochondrial oxidative capacity and alterations in insulin action are lipid species dependent: potent tissue-specific effects of medium chain fatty acids. *Diabetes* 2009;58: 2547 − 2554.

2. Isaacs, C. E. and Thormar, H. The role of milk-derived antimicrobial lipids as antiviral and antibacterial agents, in *Immunology of Milk and the Neonate* (Mestecky, J., et al., eds). Plenum Press, 1991.

3. Isaacs, C. E. and Thormar, H. The role of milk-derived antimicrobial lipids as antiviral and antibacterial agents. *Adv Exp Med Biol* 1991;310: 159 − 165.

4. Isaacs, C. E., et al. Antiviral and antibacterial lipids in human milk and infant formula feeds. *Arch Dis Child* 1990;65: 861 − 864.

5. Bergsson, G., et al. In vitro inactivation of Chlamydia trachomatis by fatty acids and monoglycerides. *Antimicrobial Agents and Chemotherapy* 1998;42: 2290 − 2292.

6. Petschow, B. W., et al. Susceptibility of Helicobacter pylori to bactericidal properties of medium-chain monoglycerides and free fatty acids. *Antimicrobial Agents and Chemotherapy* 1996;40: 302 − 306.

7. Holland, K. T., et al. The effect of glycerol monolaurate on growth of, and production of toxic shock syndrome toxin − 1 and lipase by, Staphylococcus aureus.

Journal of Antimicrobial Chemotherapy 1994;33: 41 - 55.

8. Sun, C. Q., et al. Antibacterial actions of fatty acids and monoglycerides against Helicobacter pylori. *FEMS Immunol Med Microbiol* 2003;36: 9 - 17.

9. Bergsson, G., et al. Killing of Gram-positive cocci by fatty acids and monoglycerides. *APMIS* 2001;109: 670 - 678.

10. Bergsson, G., et al. In vitro susceptibilities of Neisseria gonorrhoeae to fatty acids and monoglycerides. *Antimicrob Agents Chemother* 1999;43: 2790 - 2792.

11. Ogbolu, D. O., et al. In vitro antimicrobial properties of coconut oil on Candida species in Ibadan, Nigeria. *J Med Food* 2007;10: 384 - 387.

12. Bergsson, G., et al. In vitro killing of Candida albicans by fatty acids and monoglycerides. *Antimicrob Agents Chemother* 2001;45: 3209 - 3212.

13. Chadeganipour, M, and Haims, A. Antifungal activities of pelargonic and capric acid on Miscrosporum gypseum. *Mycoses* 2001;44: 109 - 112.

14. Isaacs, E. E., et al. Inactivation of enveloped viruses in human bodily fluids by purified lipid. *Annals of the New York Academy of Sciences* 1994;724: 465 - 471.

15. Bartolotta, S., et al. Effect of fatty acids on arenavirus replication: inhibition of virus production by lauric acid. *Arch Virol* 2001;146: 777 - 790.

16. Thormar, H., et al. Inactivation of visna virus and other enveloped viruses by free fatty acids and monoglycerides. *Ann NY Acad Sci* 1994;724: 465 - 471.

17. Hornung, B., et al. Lauric acid inhibits the maturation of vesicular stomatitis virus. *J Gen Virol* 1994;75: 353 - 361.

18. Thormar, H., et al. Inactivation of enveloped viruses and killing of cells by fatty acids and monoglycerides. *Antimicrob Agents Chemother* 1987;31: 27 - 31.

19. Vazquez, C., et al. Eucaloric substitution of medium chain triglycerides for dietary long chain fatty acids improves body composition and lipid profile in a patient with human immunodeficiency virus lipodystrophy. *Nutr Hosp* 2006;21: 552 - 555.

20. Wanke, C. A., et al. A medium chain triglyceride-based diet in patients with HIV and chronic diarrhea reduces diarrhea and malabsorption: a prospective, controlled trial. *Nutrition* 1996;12: 766 - 771.

21. Thormar, H., et al. Hydrogels containing monocaprin have potent microbicidal activities against sexually transmitted viruses and bacteria in vitro. *Sex Transm Infect* 1999;75(3): 181 - 185.

22. Kabara, J. J. *The Pharmacological Effect of Lipids*. Champaign, IL: The American Oil Chemists' Society, 1978.

23. Coconut Oil: A New Weapon Against AIDS, www. coconutresearchcenter, org/hwnl_5 -

440

5. htm.

24. Gordon, S. Coconut oil may help fight childhood pneumonia. *US News and World Report*, Oct 30, 2008.

25. Amith, H. V., et al. Effect of oil pulling on plaque and gingivitis. *JOHCD* 2007;1: 12 – 18.

26. Tritten, C. B. and Armitage, G. C. Comparison of a sonic and a manual toothbrush for efficacy in supragingival plaque removal and reduction of gingivitis. *J Clin Periodontol* 1996;23: 641 – 648.

27. Shadnia, S., et al. Successful treatment of acute aluminium phosphide poisoning: possible benefit of coconut oil. *Human & Experimental Toxicology* 2005;24: 215 – 218.

28. Kono, H., et al. Medium-chain triglycerides enhance secretory IgA expression in rat intestine after administration of endotoxin. *Am J Physiol Gastrointest Liver Physiol* 2004;286: G1081 – G1089.

29. Medium-chain length fatty acids, glycerides and analogues as stimulators of erythropoiesis, http://www.wipo.int/pctdb/en/wo.jsp? IA=GB2004000457&DISPLAY=DESC.

30. Nolasco, N. A., et al. Effect of Coconut oil, trilaurin and tripalmitin on the promotion stage of carcinogenesis. *Philipp J Sci* 1994;123(1): 161 – 169.

31. Reddy, B. S. and Maeura, Y. Tumor promotion by dietary fat in azoxymethane-induced colon carcinogenesis in female F344 rats: influence of amount and source of dietary fat. *J Natl Cancer Inst* 1984;72(3): 745 – 750.

32. Cohen, L. A. and Thompson, D. O. The influence of dietary medium chain triglycerides on rat mammary tumor development. *Lipids* 1987;22(6): 455 – 461.

33. Lim-Sylianco, C. Y., et al. A comparison of germ cell antigenotoxic activity of non-dietary and dietary coconut oil and soybean oil. *Phil J of Coconut Studies* 1992;2: 1 – 5.

34. Lim-Sylianco, C. Y., et al. Antigenotoxic effects of bone marrow cells of coconut oil versus soybean oil. *Phil J of Coconut Studies* 1992;2: 6 – 10.

35. Bulatao-Jayme, J., et al. Epdemiology of primary liver cancer in the Philippines with special consideration of a possible aflatoxin factor. *J Philipp Med Assoc* 1976; 52: 129 – 150.

36. Witcher, K. J., et al. Modulation of immune cell proliferation by glycerol monolaurate. *Clinical and Diagnostic Laboratory Immunology* 1996;3: 10 – 13.

37. Projan, S. J., et al. Glyceryl monolaurate inhibits the production of â-lactamase, toxic shock syndrome toxin-1 and other Staphylococcal exoproteins by interfering with signal transduction. *J of Bacteriol* 1994;176: 4204: 4209.

参考文献

38. Teo，T. C.，et al. Long-term feeding with structured lipid composed of medium-chain and N-3 fatty acids ameliorates endotoxic shock in guinea pigs. *Metabolism* 1991;40(1)：1152 - 1159.

39. Lim-Navarro，P. R. T. Protection effect of coconut oil against E coli endotoxin shock in rats. *Coconuts Today* 1994;11：90 - 91.

40. Dave，J. R.，et al. Dodecylglycerol provides partial protection against glutamate toxicity in neuronal cultures derived from different regions of embryonic rat brain. *Mol Chem Neuropathol* 1997;30：1 - 13.

第十六章 营养不良与神经退化

1. Hu，F. B. and Malik，V. S. Sugar-sweetened beverages and risk of obesity and type 2 diabetes：epidemiologic evidence. *Physiol Behav* 2010;100：47 - 54.

2. Stranahan，A. M.，et al. Diet-induced insulin resistance impairs hippocampal synaptic plasticity and cognition in middle-aged rats. *Hippocampus* 2008；18：1085 - 1088.

3. Cao，D.，et al. Intake of sucrose-sweetened water induces insulin resistance and exacerbates memory deficits and amyloidosis in a transgenic mouse model of Alzheimer disease. *J Biol Chem* 2007;282：36275 - 36282.

4. Sanchez，A.，et al. Role of sugars in human neutrophilic phagocytosis. *Am J Clin Nutr* 1973;26：1180 - 1184.

5. Higginbotham，S.，et al. Dietary glycemic load and risk of colorectal cancer in the Women's Health Study. *Journal of the National Cancer Institute* 2004;96：229 - 233.

6. Corrada，M. M.，et al. Reduced risk of Alzheimer's disease with high folate intake：the Baltimore Longitudinal Study of Aging. *Alzheimers Dement* 2005;1：11 - 18.

7. Smith，A. D.，et al. Homocysteine-lowering by B vitamins slows the rate of accelerated brain atrophy in mild cognitive Impairment：A randomized controlled trial *PLoS ONE* 2010;5：e12244.

8. Duan，W.，et al. Dietary folate deficiency and elevated homocysteine levels endanger dopaminergic neurons in models of Parkinson's disease. *J Neurochem* 2002；80：101 - 110.

9. Moore，G. J.，et al. Lithium-induced increase in human brain grey matter. *Lancet* 2000;356：1241 - 1242.

10. Nonaka，S.，et al. Chronic lithium treatment robustly protects neurons in the central nervous system against excitotoxicity by inhibiting N-methyl-D-aspartate receptor-

mediated calcium influx. *Proc natl Acad Sci USA* 1998;95: 2642 - 2647.

11. Radesater, A., et al. Inhibition of GSK3 beta by lithium attenuates tau phosphoralation and degeneration. *Society for Neuroscience Abstracts* 2001;1: 437.

12. Hullin, R. Zinc deficiency: can it cause dementia? *Therapaecia* 1983: 26 - 30.

13. Harrison, F. E. and May, J. M. Vitamin C function in the brain: vital role of the ascorbate transporter SVCT2. *Free Radic Biol Med* 2009;46: 719 - 730.

14. Goodwin, J. S., et al. Association between nutritional status and cognitive functioning in a healthy elderly population. *JAMA* 1983;249: 2917 - 2921.

15. Herbert, V. Recommended dietary intakes (RDI) of vitamin B_{12} in humans. *American Journal of Clinical Nutrition*, 1987;45: 671 - 678.

16. Halliwell, B. Reactive oxygen species and the central nervous system. *J Neurochem* 1992;59: 1609 - 1623.

17. Jiménez-Jiménez, F. J., et al. Serum levels of beta-carotene, alpha-carotene and vitamin A in patients with Alzheimer's disease. *Eur J Neurol* 1999;6: 495 - 497.

18. Zaman, Z., et al. Plasma concentration of vitamin A and E and carotenoids in Alzheimer's disease. *Age Aging* 1992;21: 91 - 94.

19. Okamoto, K., et al. Fruit and vegetable intake and risk of amyotrophic lateral sclerosis in Japan. *Neuroepidemiology* 2009;32: 251 - 256.

20. Etminan, M., et al. Intake of vitamin E, vitamin C, and carotenoids and the risk of Parkinson's disease: a meta-analysis. *Lancet Neurol* 2005;4: 362 - 365.

21. Morris, M. C., et al. Associations of vegetable and fruit consumption with age-related cognitive change. *Neurology* 2006;67: 1370 - 1376.

22. Polidori, M. C., et al. High fruit and vegetable intake is positively correlated with antioxidant status and cognitive performance in healthy subjects. *J Alzheimers Dis* 2009;17: 921 - 927.

23. Chan, A., et al. Apple juice concentrate maintains acetylcholine levels following dietary compromise. *J Alzheimers Dis* 2006;9: 287 - 291.

第十七章　大脑推动剂

1. 2005 Dietary Guidelines for Americans. Center for Nutrition Policy and Promotion, U. S. Department of Agriculture. http://www. health. gov/DietaryGuidelines/dga2005/document/default. htm.

2. Bazzano, L. A., et al. Intake of fruit, vegetables, and fruit juices and risk of diabetes in women. *Diabetes Care* 2008;31: 1311 - 1317.

3. Appel, L. J., et al. Effects of protein, monounsaturated fat, and carbohydrate intake on blood pressure and serum lipids: results of the OmniHeart randomized trial. *JAMA* 2005;294: 2455 - 2464.

4. Llewellyn, D. J., et al. Serum 25-hydroxyvitamin D concentration and cognitive impairment. *J Geriatr Psychiatry Neurol* 2009;22: 188 - 195.

5. Evatt, M. L., et al. Prevalence of vitamin D insufficiency in patients with Parkinson disease and Alzheimer disease. *Arch Neurol* 2008;65: 1348 - 1352.

6. Wilkins, C. H., et al. Vitamin D deficiency is associated with worse cognitive performance and lower bone density in older African Americans. *J Natl Med Assoc* 2009;101: 349 - 354.

7. Przybelski, R. J. and Binkley, N. C. Is vitamin D important for preserving cognition? A positive correlation of serum 25-hydroxyvitamin D concentration with cognitive function. *Arch Biochem Biophys* 2007;460: 202 - 205.

8. Hayes, C. E. Vitamin D: a natural inhibitor of multiple sclerosis. *Proc Nutr Soc* 2000;59: 531 - 535.

9. Hayes, C. E., et al. Vitamin D and multiple sclerosis. *Proc Soc Exp Biol Med* 1997; 216: 21 - 27.

10. www. vitamindcouncil. org.

11. Jang, S., et al. Luteolin reduces IL-6 produciton in microglia by inhibiting JNK phosphorylation and activation of AP-1. *Proc Nati Acad Sci USA* 2008;105: 7534 - 7539.

12. Lim, G. P., et al. The curry spice curcumin reduces oxidative damage and amyloid pathology in an Alzheimer transgenic mouse. *J Neurosci* 2001;21: 8370 - 8377.

13. Ng, T. P., et al. Curry consumption and cognitive function in the elderly. *Am J Epidemiology* 2006;164: 898 - 906.

14. Chandra, V., et al. Incidence of Alzheimer's disease in a rural community in India: the Indo-US study. *Neurology* 2001;57: 985 - 989.

15. Bousquet, M., et al. Beneficial effects of dietary Omega-3 polyunsaturated fatty acid on toxin-induced neuronal degeneration in an animal model of Parkinson's disease. *FASEB J* 2008;22: 1213-1225.

16. Morris, M. C., et al. Consumption of fish and n - 3 fatty acids and risk of incident Alzheimer disease. *Arch Neurol* 2003;60: 940 - 946.

17. Dell, C. A., et al. Lipid and fatty acid profiles in rats consuming different high-fat ketogenic diets. *Lipids* 2001;36: 373 - 374.

18. Tomeo, A. C., et al. Antioxidant effects of tocotrienols in patients with hyperlipidemia

and carotid stenosis. Lipids 1995;30: 1179 - 1183.

19. Esterhuyse, A. J., et al. Dietary red palm oil supplementation protects against the consequences of global ischemia in the isolated perfused rat heart. *Asia Pac J Clin Nutr* 2005;14: 340 - 347.

20. Yano, Y., et al. Induction of cytotoxicity in human lung adenocarcinoma cells by 6-0-carboxypropyl-alpha-tocotrienol, a redox-silent derivative of alpha-tocotrienol. *Int J Cancer* 2005;115: 839 - 846.

21. Khanna, S., et al. Molecular basis of vitamin E action: tocotrienol modulates 12 - 1 ipoxygenase, a key moderator of glutamate-induced neurodegeneration. *J Biol Chem* 2003;278: 43508 - 43515.

22. Walford, R. L. Calorie restriction: eat less, eat better, live longer. *Life Extension* 1998; Feb: 19 - 22.

23. Bruce-Keller, A. J., et al. Food restriction reduces brain damage and improves behavioral outcome following excitotoxic and metabolic insults. *Ann Neurol* 1999; 45: 8 - 15.

24. Dubey, A., et al. Effect of age and caloric intake on protein oxidation in different brain regions and on behavioral functions of the mouse. *Arch Biochem Biophys* 1996; 333: 189 - 197.

25. Duan, W. and Mattson, M. P. Dietary restriction and 2-deoxyglucose administration improve behavioral outcome and reduce degeneration of dopaminergic neurons in models of Parkinson's disease. *J Neurosci Res* 1999;57: 195 - 206.

26. Mattson, M. P. Neuroprotective signaling and the aging brain: take away my food and let me run. *Brain Res* 2000;886: 47 - 53.

27. Boden, G., et al. Effect of a low-carbohydrate diet on appetite, blood glucose levels, and insulin resistance in obese patients with type 2 diabetes. *Ann Intern Med* 2005;142: 403 - 411.

28. Volek, J. S., et al. Carbohydrate restriction has a more favorable impact on the metabolic syndrome than a low fat diet. *Lipids* 2009;44: 297 - 309.

29. Halton, T. L., et al. Low-carbohydrate-diet score and risk of type 2 diabetes in women. *Am J Clin Nutr* 2008;87: 339 - 346.

30. Sargrad, K. R., et al. Effect of high protein vs high carbohydrate intake on insulin sensitivity, body weight, hemoglobin A 1 c, and blood pressure in patients with type 2 diabetes mellitus. *J Am Diet Assoc* 2005;105: 573 - 580.

31. Boden, G., et al. Effect of a low-carbohydrate diet on appetitie, blood glucose levels. and insulin resistance in obese patients with type 2 diabetes. *Ann Intern Med*

参考文献

2005;142; 403 - 411.

32. Volek, J. S. and Feinman, R. D. Carbohydrate restriction improves the features of metabolic syndrome. Metabolic syndrome may be defined by the response to carbohydrate restriction. *Nutrition & Metabolism* 2005;2; 31.

33. Volek, J. S. and Sharman, M. J. Cardiovascular and hormonal aspects of very-low-carbohydrate ketogenic diets. *Obes Res* 2004;12; 115S - 1123S.

34. Rosedale, R. , et al. Clinical experience of a diet designed to reduce aging. *J Appl Res* 2009;9; 159 - 165.

35. Gaziano, J. M. , et al. Fasting triglycerides, high-density lipoprotein, and risk of myocardial infarction. *Circulation* 1997;96; 2520 - 2525.

36. Accurso, A. , et al. Dietary carbohydrate restriction in type 2 diabetes mellitus and metabolic syndrome; time for a critical appraisal. *Nutrition & Metabolism* 2008; 5; 9.

37. Neilsen, J. V. and Joensson, E. A. Low-carbohydrate diet in type 2 diabetes; stable improvement of bodyweight and glycemic control during 44 months follow-up. *Nutrition & Metabolism* 2008;5; 14.

38. Volek, J. S. and Feinman, R. D. Carbohydrate restriction improves the features of metabolic syndrome. Metabolic syndrome may be defined by the response to carbohydrate restriction. *Nutrition & Metabolism* 2005;2; 31.

39. Forsythe, C. E. , et al. Comparison of low fat and low carbohydrate diets on circulating fatty acid composition and markers of inflammation. *Lipids* 2008; 43; 65 - 77.

40. Volek, J. S. , et al. Modification of lipoproteins by very low-carbohydrate diets. *J Nutr* 2005;135; 1339 - 1342.

41. Craft, S. and Watson, G. S. Insulin and neurodegenerative disease; shared and specific mechanisms. *Lancet Neurology* 2004;3; 169 - 178.

42. Colcombe, S. J. , et al. Aerobic exercise training increases brain volume in aging humans. J Gerontol *A Biol Sci Med Sci* 2006;61; 1166 - 1170.

43. Larson, E. B. , et al. Exercise is associated with reduced risk for incident dementia among persons 65 years of age or older. *Ann Intern Med* 2006;144; 73 - 81.

44. Lautenschlager, N. T. , et al. Effect of physical activity on cognitive function in older adults at risk for Alzheimer disease; a randomized trial. *JAMA* 2008;300; 1027 - 1037.

45. Honea, R. A. , et al. Cardiorespiratory fitness and preserved medial temporal lobe volume in Alzheimer disease. *Alzheimer Dis Assoc Disord* 2009;23; 188 - 197.

46. Faherty, C. J., et al. Environmental enrichment in adulthood eliminates neuronal death in experimental Parkinsonism. *Brain Res Mol Brain Res* 2005;134: 170–179.

47. Liu-Ambrose, T., et al. Resistance training and executive functions: a 12-month randomized controlled trial. *Arch Intern Med* 2010;170: 170–178.

48. Ravaglia, G., et al. Physical activity and dementia risk in the elderly: finding from a prospective Italian study. *Neurology* 2008;70: 1786–1794.

49. Etgen, T., et al. Physical activity and incident cognitive impairment in elderly persons: the INVADE study. *Arch Intern Med* 2010;170: 186–193.

第十八章　低碳水化合物疗法

1. Dell, C. A., et al. Lipid and fatty acid profiles in rats consuming different high-fat ketogenic diets. *Lipids* 2001;36: 373–374.

2. Reger, M. A., et al. Effects of beta-hydroxybutyrate on cognition in memory-impaired adults. *Neurobiol Aging* 2004;25: 311–314.

3. Likhodii, S. S., et al. Dietary fat, ketosis, and seizure resistance in rats on the ketogenic diet. *Epilepsia* 2000;41: 1400–1410.

4. Gordon, N. and Newton, R. W. Glucose transporter type 1 (GLUT) deficiency. *Brain Dev* 2003;25: 477–480.

5. Brighenti, F., et al. Effect of neutralized and native vinegar on blood glucose and acetate responses to a mixed meal in healthy subjects. *Eur J Clin Nutr* 1995;49: 242–247.

6. Johnston, C. S., et al. Vinegar improves insulin sensitivity to a high-carbohydrate meal in subjects with insulin resistance or type 2 diabetes. *Diabetes Care* 2004;27: 281–282.

参考文献

Stop Alzheimer's Now!

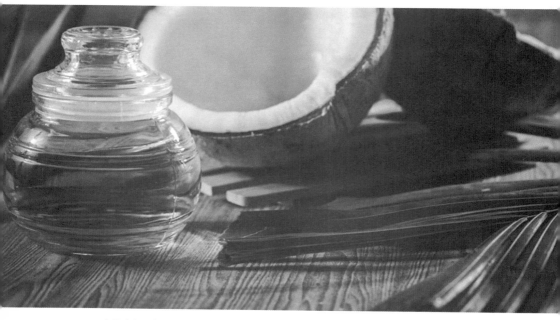

正确预防与逆转失智症(特别是阿尔兹海默症)、帕金森病、肌萎缩性脊髓侧索硬化症(渐冻人)、多发性硬化症及其他神经退行性疾病

中文译本版权所有者：张贻新
责任编辑：吕　岷
版式设计：诸黎敏
封面设计：Team Asia Corporation
　　　　　（菲律宾亚洲团队股份有限公司）

感谢维基媒体共享(Wikimedia Commons)和玛莉·纽波特医师(Marry Newport, MD)授权使用部分照片。